专科护理规范与护理管理

主编　陈焕银　赵海萍　李龙飞　张桂明

裴太兴　张喜英　邓小超

上海科学普及出版社

图书在版编目（CIP）数据

专科护理规范与护理管理／陈焕银等主编. —上海：上海科学普及出版社，2022.12
ISBN 978-7-5427-8356-1

Ⅰ.①专… Ⅱ.①陈… Ⅲ.①护理学 Ⅳ.①R47

中国版本图书馆CIP数据核字（2022）第242657号

统　　筹　张善涛
责任编辑　陈星星　郝梓涵
整体设计　宗　宁

专科护理规范与护理管理

主编　陈焕银　赵海萍　李龙飞　张桂明

裴太兴　张喜英　邓小超

上海科学普及出版社出版发行

（上海中山北路832号　邮政编码200070）

http://www.pspsh.com

各地新华书店经销　山东麦德森文化传媒有限公司印刷

开本 787×1092 1/16　印张 29.75　插页 2　字数 768 000

2022年12月第1版　　2022年12月第1次印刷

ISBN 978-7-5427-8356-1　定价：128.00元

本书如有缺页、错装或坏损等严重质量问题

请向工厂联系调换

联系电话：0531-82601513

编 委 会

◎ 主 编

陈焕银　赵海萍　李龙飞　张桂明

裴太兴　张喜英　邓小超

◎ 副主编

于佳佳　张秀梅　丁秀洁　刘国才

周致今　买万茹

◎ 编 委

（按姓氏笔画排序）

丁秀洁（淄博市职业病防治院）

于佳佳（山东省德州市宁津县计划生育妇幼保健服务中心）

邓小超（广东省高州市人民医院）

刘国才（冠县新华医院）

买万茹（陆军第八十集团军医院）

李龙飞（高唐县人民医院）

张秀梅（梁山县人民医院）

张桂明（昌乐县人民医院）

张喜英（山东省惠民县魏集镇卫生院）

陈焕银（嘉祥县人民医院）

周致今（云南省精神病医院）

赵海萍（利津县明集中心卫生院）

裴太兴（潍坊市人民医院）

前 言

FOREWORD

随着科学技术的进步、社会经济的发展和人民生活水平的提高,疾病谱发生了很大变化。国外有研究表明,现代人类的疾病约有 50％ 与生活方式和行为有关,20％ 与生活环境和社会环境有关,20％ 与遗传、衰老等生物学因素有关,10％ 与卫生服务的缺陷有关。在我国,心脑血管疾病、恶性肿瘤、慢性支气管炎、糖尿病等与生活方式和环境因素有关的疾病呈逐年上升趋势,性病、艾滋病、乙型病毒性肝炎及一些原已基本得到控制的传染病(如结核病等)的感染率和发病率也呈现上升趋势。这些变化说明了心理、社会因素对人类健康的影响力逐渐增大,显露了生物医学模式的局限性,更促使生物—心理—社会医学模式取而代之。

护理实践以促进健康、预防疾病、协助康复、减轻痛苦为目的,注重人生命的全过程,注重人作为一个整体的生理、心理、文化、精神、环境需求。其视野正在从人的疾病向患病的人到所有的人、从个体向群体、从医院向社区扩展。为了促进临床护理学交流,便于基层护理人员学习新理论、新技能,本编委会特组织相关专家编写了《专科护理规范与护理管理》一书。

本书的目的是反映近年来护理学最新研究成果,为临床护理人员提供专业的参考导向。全书先对临床常用护理技术进行介绍;此后重点围绕临床实际工作,对手术室、重症监护室、神经内科、普外科、血管外科、妇科、产科等重点科室的护理规范展开叙述,叙述过程中融入了常见护理难点问题讨论和护理新要求;最后对护理管理进行补充说明,以强调提升护理质量。本书框架清晰,结构安排合理,内容由浅入深,具有很高的临床参考价值,适合各级医院初级护士、进修护士及实习护士参考阅读。

　　本书在编写过程中虽反复斟酌并几经修改，但由于编写时间紧张、编者水平有限，书中难免有不足之处，希望广大读者提出宝贵意见，以期进一步完善。

《专科护理规范与护理管理》编委会

2022 年 9 月

目 录

CONTENTS

第一章　临床常用护理技术

第一节　皮　内　注　射

一、目的

(1)进行药物过敏试验,以观察有无变态反应。

(2)预防接种。

(3)局部麻醉的起始步骤。

二、评估

(一)评估患者

(1)双人核对医嘱。

(2)核对患者床号、姓名、住院号和腕带(请患者自己说出床号和姓名)。

(3)评估患者病情、意识状态、配合能力、用药史、药物过敏史、不良反应史。

(4)向患者解释操作目的和过程,取得患者配合。

(5)查看注射部位皮肤情况(皮肤颜色,有无皮疹、感染和皮肤划痕阳性)。

(6)协助患者取舒适坐位或卧位。

(二)评估环境

安静整洁,宽敞明亮,必要时遮挡。

三、操作前准备

(一)人员准备

仪表整洁,符合要求。洗手,戴口罩。

(二)按医嘱配制药液

(1)操作台(治疗室):注射盘、无菌治疗巾、无菌镊子、1 mL注射器、药液、安尔碘、75％乙醇、无菌棉签等。

(2)双人核对药液标签,药名、浓度、剂量、有效期、给药途径。

(3)检查瓶口有无松动、瓶身有无破裂、药液有无混浊、沉淀、絮状物和变质。

(4)检查注射器、安尔碘、75%乙醇、无菌棉签、包装无破裂、是否在有效期内。

(5)按正规操作抽吸药液,并贴好标识,置于无菌盘内。

(6)再次核对皮试液,并签名。

(三)物品准备

治疗车上层放置无菌盘(内置已抽吸好的药液)、治疗盘(75%乙醇、无菌棉签)、备用(1 mL注射器1支、0.1%盐酸肾上腺素1支,变态反应时用)、快速手消毒剂、注射单,以上物品符合要求,均在有效期内。治疗车下层放置生活垃圾桶、医疗废物桶、锐器盒。

四、操作程序

(1)携用物推车至患者床旁,核对床号、姓名、住院号、腕带和药物过敏史(请患者自己说出床号和姓名)。

(2)选择注射部位(过敏试验选择前臂掌侧下 1/3;预防接种选择上臂三角肌下缘;局部麻醉则选择麻醉处)。

(3)75%乙醇常规消毒皮肤。

(4)二次核对患者床号、姓名和药名。

(5)排尽空气,药液至所需刻度,且药液不能外溢。

(6)一手绷紧局部皮肤,一手持注射器,针头斜面向上,与皮肤呈 5°刺入皮内。

(7)待针头斜面完全进入皮内后,放平注射器,固定针栓并注入 0.1 mL 药液,使局部形成一个圆形隆起的皮丘(皮丘直径 5 mm,皮肤变白,毛孔变大)。

(8)迅速拔出针头,勿按揉和压迫注射部位。

(9)20 min 后观察患者局部反应,做出判断。

(10)协助患者取舒适体位,整理床单位。

(11)快速手消毒剂消毒双手,签名。

(12)推车回治疗室,按医疗废物处理原则处理用物。

五、20 min 后判断结果

(1)核对患者床号、姓名、住院号和腕带(请患者自己说出床号和姓名)。

(2)须经两人判断皮试结果,并将结果告知患者和家属。

(3)洗手,皮试结果记录在病历、护理记录单和病员一览表等处。阳性用红笔标记"+",阴性用蓝色或黑笔标记"-"。

(4)如对结果有怀疑,应在另一侧前臂皮内注入 0.1 mL 生理盐水作对照试验。

六、皮内试验结果判断

(一)阴性

皮丘无改变,周围无红肿,并无自觉症状。

(二)阳性

局部皮丘隆起,局部出现红晕、硬块,直径>1 cm 或周围有伪足;或局部出现红晕,伴有小水疱者;或局部发痒者。严重时可出现过敏性休克。观察反应的同时,应询问有无头晕、心慌、恶心、胸闷、气短、发麻等不适症状,如出现上述症状时不可使用青霉素。

七、注意事项

(1)皮试药液要现用现配,剂量准确。

(2)备好相应抢救设备与药物,及时处理变态反应。

(3)行皮试前,尤其行青霉素过敏试验前必须询问患者家族史、用药史和药物过敏史,如有药物过敏史者不可作试验。

(4)药物过敏试验时,患者体位要舒适,不可采取直立位。

(5)选择注射部位时应注意避开瘢痕和皮肤红晕处。

(6)皮肤试验时禁用碘剂消毒,对乙醇过敏者可用生理盐水消毒,避免反复用力涂擦局部皮肤。

(7)拔出针头后,注射部位不可用棉球按压揉擦,以免影响结果观察。

(8)进针角度以针尖斜面全部刺入皮内为宜,进针角度过大易将药液注入皮下,影响结果的观察和判断。

(9)如需作对照实验,应用另一注射器和针头,抽吸无菌生理盐水,在另一前臂相同部位皮内注射 0.1 mL,观察 20 min 进行对照。告知患者皮试后 20 min 内不要离开病房。

(10)正确判断试验结果,对皮试结果阳性者,应在病历、床头或腕带、门诊病历和病员一览表上醒目标记,并将结果告知医师、患者和家属。

(11)特殊药物皮试,按要求观察结果。

(赵海萍)

第二节 皮 下 注 射

一、目的

(1)注入小剂量药物,用于不宜口服给药而需在一定时间内发生药效时。

(2)预防接种。

(3)局部供药,如局部麻醉用药。

二、评估

(一)评估患者

(1)双人核对医嘱。

(2)核对患者床号、姓名、住院号和腕带(请患者自己说出床号和姓名)。

(3)评估患者病情、意识状态、配合能力、用药史、药物过敏史、不良反应史等。

(4)向患者解释操作目的和过程,取得患者配合。

(5)查看注射部位皮肤情况(皮肤颜色,有无皮疹、感染)。

(6)协助患者取舒适坐位或卧位。

(二)评估环境

安静整洁,宽敞明亮,必要时遮挡。

三、操作前准备

(一)人员准备

仪表整洁,符合要求。洗手,戴口罩。

(二)按医嘱配制药液

(1)操作台上放置注射盘、纸巾、无菌治疗巾、无菌镊子、2 mL注射器、医嘱用药液、安尔碘、75%乙醇、无菌棉签。

(2)双人核对药液标签、药名、浓度、剂量、有效期、给药途径。

(3)检查瓶口有无松动、瓶身有无破裂、药液有无混浊、沉淀、絮状物和变质。

(4)检查注射器、安尔碘、75%乙醇、无菌棉签等,包装无破裂,在有效期内。

(5)按正规操作抽吸药液,并贴好标识,置于无菌盘内。

(6)再次核对药液,记录时间并签名。

(三)物品准备

治疗车上层放置无菌盘(内置抽吸好的药液)、治疗盘(安尔碘、75%乙醇)、注射单、快速手消毒剂,以上物品符合要求,均在有效期内。治疗车下层放置生活垃圾桶、医疗废物桶、锐器盒。

四、操作程序

(1)携用物推车至患者床旁,核对床号、姓名、住院号和腕带(请患者自己说出床号和姓名)。

(2)根据注射目的选择注射部位(上臂三角肌下缘、两侧腹壁、后背、股前侧和外侧等)。

(3)常规消毒皮肤,待干。

(4)二次核对患者床号、姓名和药名。

(5)排尽空气;取干棉签夹于左手示指与中指之间。

(6)一手绷紧皮肤,另一手持注射器,示指固定针栓,针头斜面向上,与皮肤呈30°～40°(过瘦患者可捏起注射部位皮肤,并减少穿刺角度)快速刺入皮下,深度为针梗的1/2～2/3;松开紧绷皮肤的手,抽动活塞,如无回血,缓慢推注药液。

(7)注射毕用无菌干棉签轻压针刺处,快速拔针后按压片刻。

(8)再次核对患者床号、姓名和药名,注射器按要求放置。

(9)协助患者取舒适体位,整理床单位,并告知患者注意事项。

(10)快速手消毒剂消毒双手,记录时间并签名。

(11)推车回治疗室,按医疗废物处理原则处理用物。

(12)洗手,根据病情书写护理记录单。

五、注意事项

(1)遵医嘱和药品说明书使用药品。

(2)长期注射者应注意更换注射部位。

(3)注射中、注射后观察患者不良反应和用药效果。

(4)注射<1 mL 药液时须使用 1 mL 注射器,以保证注入药液剂量准确无误。

(5)持针时,右手示指固定针栓,但不可接触针梗,以免污染。

(6)针头刺入角度不宜超过 45°,以免刺入肌层。

(7)尽量避免应用对皮肤有刺激作用的药物作皮下注射。

(8)若注射胰岛素时,需告知患者进食时间。

(赵海萍)

第三节 肌 内 注 射

一、目的

注入药物,用于不宜或不能口服或静脉注射,且要求比皮下注射更快发生疗效时。

二、评估

(一)评估患者

(1)双人核对医嘱。

(2)核对患者床号、姓名、住院号和腕带(请患者自己说出床号和姓名)。

(3)评估患者病情、治疗情况、意识状态、用药史、药物过敏史、不良反应史、肢体活动能力和合作程度。

(4)向患者解释操作目的和过程,取得患者配合。

(5)查看注射部位皮肤情况(皮肤颜色,有无皮疹、感染和皮肤划痕阳性)。

(6)协助患者取舒适坐位或卧位。

(二)评估环境

安静整洁,宽敞明亮,必要时遮挡。

三、操作前准备

(一)人员准备

仪表整洁,符合要求。洗手,戴口罩。

(二)按医嘱配制药液

(1)操作台:注射盘、无菌盘、2 mL 注射器、5 mL 注射器、医嘱所用药液、安尔碘、无菌棉签。如注射用药为油剂或混悬液,需备较粗针头。

(2)双人核对药物标签、药名、浓度、剂量、有效期、给药途径。

(3)检查瓶口有无松动、瓶身有无破裂、药液有无混浊、变质。

(4)检查无菌注射器、安尔碘、无菌棉签等,包装无破裂,在有效期内。

(5)按正规操作抽吸药液,并贴好标识,置于无菌盘内。

(6)再次核对药液,记录时间并签名。

（三）物品准备

治疗车上层放置无菌盘（内置抽吸好药液）、安尔碘、注射单、无菌棉签、快速手消毒剂，以上物品符合要求，均在有效期内。治疗车下层放置生活垃圾桶、医疗废物桶、锐器盒。

四、操作程序

（1）携用物推车至患者床旁，核对床号、姓名、住院号和腕带（请患者自己说出床号和姓名）。

（2）协助患者取舒适体位，暴露注射部位，注意保暖，保护患者隐私，必要时可遮挡。

（3）选择注射部位（臀大肌、臀中肌、臀小肌、股外侧和上臂三角肌）。

（4）常规消毒皮肤，待干。

（5）再次核对患者床号、姓名和药名。

（6）拿取药液并排尽空气，取干棉签，夹于左手示指与中指之间，以一手拇指和示指绷紧局部皮肤，另一手持注射器，中指固定针栓，将针头迅速垂直刺入，深度约为针梗的2/3。

（7）松开紧绷皮肤的手，抽动活塞。如无回血，缓慢注入药液，同时观察反应。

（8）注射毕，用无菌干棉签轻按进针处，快速拔针，按压片刻。

（9）再次核对患者床号、姓名和药名。

（10）协助患者取舒适体位，整理床单位，注射后观察用药反应。

（11）快速手消毒剂消毒双手，记录时间并签名。

（12）推车回治疗室，按医疗废物处理原则处理用物。

（13）洗手，根据病情书写护理记录单。

五、常用肌内注射定位方法

（一）臀大肌肌内注射定位法

注射时应避免损伤坐骨神经。

1.十字法

从臀裂顶点向左或右侧画一水平线，然后从髂嵴最高点作一垂线，将一侧臀部划分为4个象限，其外上象限并避开内角为注射区。

2.联线法

从髂前上棘至尾骨作一连线，其外1/3处为注射部位。

（二）臀中肌、臀小肌肌内注射定位法

（1）以示指尖和中指尖分别置于髂前上棘和髂嵴下缘处，在髂嵴、示指、中指之间构成一个三角形区域，示指与中指构成的内角为注射部位。

（2）髂前上棘外侧三横指处（以患者手指的宽度为标准）。

（三）股外侧肌肌内注射定位法

在股中段外侧，一般成人可取髋关节下10 cm至膝关节的范围。此处大血管、神经干很少通过，且注射范围广，可供多次注射，尤适用于2岁以下的幼儿。

（四）上臂三角肌肌内注射定位法

取上臂外侧，肩峰下2～3横指处。此处肌肉较薄，只可作小剂量注射。

(五)体位准备

1.卧位

臀部肌内注射时,为使局部肌肉放松,减轻疼痛与不适,可采用以下姿势。

(1)侧卧位:上腿伸直,放松,下腿稍弯曲。

(2)俯卧位:足尖相对,足跟分开,头偏向一侧。

(3)仰卧位:常用于危重和不能翻身的患者,采用臀中肌、臀小肌肌内注射法较为方便。

2.坐位

坐位为门诊患者接受注射时常用体位。可供上臂三角肌或臀部肌内注射时采用。

六、注意事项

(1)遵医嘱和药品说明书使用药品。

(2)药液要现用现配,在有效期内,剂量要准确。选择两种药物同时注射时,应注意配伍禁忌。

(3)注射时应做到"两快一慢"(进针、拔针快,推注药液慢)。

(4)选择合适的注射部位,避免刺伤神经和血管,无回血时方可注射。

(5)注射时切勿将针梗全部刺入,以防针梗从根部衔接处折断。若针头折断,应先稳定患者情绪,并嘱患者保持原位不动,固定局部组织,以防断针移位,同时尽快用无菌血管钳夹住断端取出;如断端全部埋入肌肉,应速请外科医师处理。

(6)对需长期注射者,应交替更换注射部位,并选择细长针头,以避免减少硬结的发生。如因长期多次注射出现局部硬结时,可采用热敷、理疗等方法予以处理。

(7)2岁以下婴幼儿不宜选用臀大肌肌内注射,因其臀大肌尚未发育好,注射时有损伤坐骨神经的危险,最好选择臀中肌和臀小肌肌内注射。

(赵海萍)

第四节 静脉注射

一、目的

(1)所选用药物不宜口服、皮下、肌内注射,又需迅速发挥药效时。

(2)注入药物作某些诊断性检查,如对肝、肾、胆囊等造影时需静脉注入造影剂。

二、评估

(一)评估患者

(1)双人核对医嘱。

(2)核对患者床号、姓名、住院号和腕带(请患者自己说出床号和姓名)。

(3)了解患者病情、意识状态、配合能力、药物过敏史、用药史。

(4)评估患者穿刺部位的皮肤状况、肢体活动能力、静脉充盈度和管壁弹性。选择合适静脉注射的部位,评估药物对血管的影响程度。

(5)向患者解释静脉注射的目的和方法,告知所注射药物的名称,取得患者配合。

(二)评估环境

安静整洁,宽敞明亮。

三、操作前准备

(一)人员准备

仪表整洁,符合要求。洗手,戴口罩。

(二)物品准备

1.操作台

治疗单、静脉注射所用药物、注射器。

2.按要求检查所需用物,符合要求方可使用

(1)双人核对药物名称、浓度、剂量、有效期、给药途径。

(2)检查药物的质量、标签,液体有无沉淀和变色,有无渗漏、混浊和破损。

(3)检查注射器和无菌棉签的有效期、包装是否紧密无漏气,安尔碘的使用日期是否在有效期内。

3.配制药液

(1)安尔碘棉签消毒药物瓶口,掰开安瓿,瓶帽弃于锐器盒内。

(2)打开注射器,将外包装袋置于生活垃圾桶内,固定针头,回抽针栓,检查注射器,取下针帽置于生活垃圾桶内,抽取安瓿内药液,排气,置于无菌盘内。在注射器上贴上患者床号、姓名、药物名称、用药方法的标签。

(3)再次核对空安瓿和药物的名称、浓度、剂量、用药方法和时间。

4.备用物品

治疗车上层治疗盘内放置备用注射器一支、安尔碘、无菌棉签,无菌盘内放置配好的药液、垫巾。以上物品符合要求,均在有效期内。治疗车下层放置生活垃圾桶、医疗废物桶、锐器盒,含有效氯 250 mg/L 消毒液桶。

四、操作程序

(1)携用物推车至患者床旁,核对床号、姓名、住院号和腕带(请患者自己说出床号和姓名)。

(2)向患者说明静脉注射的方法、配合要点、注射药物的作用和不良反应。

(3)协助患者取舒适体位,充分暴露穿刺部位,放垫巾于穿刺部位下方。

(4)在穿刺部位上方 5~6 cm 处扎压脉带,末端向上,以防污染无菌区。

(5)安尔碘棉签消毒穿刺部位皮肤,以穿刺点为中心向外螺旋式旋转擦拭,直径>5 cm。

(6)再次核对患者床号、姓名和药名。

(7)嘱患者握拳,使静脉充盈,左手拇指固定静脉下端皮肤,右手持注射器与皮肤呈 15°~30° 自静脉上方或侧方刺入,见回血可再沿静脉进针少许。

(8)保留静脉通路者安尔碘棉签消毒静脉注射部位三通接口,以接口处为中心向外螺旋式旋转擦拭。

(9)静脉注射过程中,观察局部组织有无肿胀,严防药液渗漏,如出现渗漏立即拔出针头,按

压局部,另行穿刺。

(10)拔针后,指导患者按压穿刺点 3 min,勿揉,凝血功能差的患者适当延长按压时间。

(11)再次核对患者床号、姓名和药名。

(12)将压脉带与输液垫巾对折取出,输液垫巾置于生活垃圾桶内,压脉带放于含有效氯250 mg/L消毒液桶中。整理患者衣物和床单位,观察有无不良反应,并向患者讲明注射后注意事项。快速手消毒剂消毒双手,推车回治疗室,按医疗废物处理原则整理用物。

(13)洗手,在治疗单上签名并记录时间。按护理级别书写护理记录单。

五、注意事项

(1)严格执行查对制度,需双人核对医嘱。

(2)严格遵守无菌操作原则。

(3)了解注射目的、药物对血管的影响程度、给药途径、给药时间和药物过敏史。

(4)选择粗直、弹性好、易固定的静脉,避开关节和静脉瓣。常用的穿刺静脉为肘部浅静脉:贵要静脉、肘正中静脉、头静脉。小儿多采用头皮静脉。

(5)根据患者年龄、病情和药物性质掌握注入药物的速度,并随时听取患者主诉,观察病情变化。必要时使用微量注射泵。

(6)对需要长期注射者,应有计划地由小到大、由远心端到近心端选择静脉。

(7)根据药物特性和患者肝肾或心脏功能,采用合适的注射速度。随时听取患者主诉,观察体征和其病情变化。

(赵海萍)

第五节 胃肠道减压

胃肠道减压是利用负压吸引的原理,将胃管自口腔或鼻腔插入,通过胃管将积聚于胃肠道内的气体及液体吸出,对胃肠梗阻患者可减低胃肠道内的压力和膨胀程度,对胃肠道穿孔患者可防止胃肠内容物经破口继续漏入腹腔,并有利于胃肠吻合术后吻合口的愈合。因此适用范围很广,常用于急性胃扩张、肠梗阻、胃肠穿孔修补或部分切除术以及胆道或胰腺手术后。

一、适应证

(1)适用于单纯性及麻痹性肠梗阻,解除肠内压力。

(2)腹部较大手术前做胃肠减压,减少并发症。

(3)胃、食管、肠道手术后的患者。

(4)胃部疾病需要排出胃内容物。

(5)胃、十二指肠穿孔。

二、禁忌证

(1)活动性上消化道出血。

（2）食管阻塞或静脉曲张。

（3）极度衰弱。

（4）食管或胃腐蚀性损伤。

三、操作前准备

（1）明确操作目的。

（2）物品准备治疗卡、治疗盘、治疗碗内盛生理盐水或凉开水、治疗巾、一次性 12/14 号胃管、20 mL 注射器、液状石蜡、纱布、棉签、胶布、镊子、止血钳、弯盘、压舌板、听诊器、胃肠减压器。

（3）患者准备操作前告知患者胃肠减压的目的，正确认识胃肠减压技术的重要性及必要性，消除患者思想上的恐惧心理，主动配合操作。

四、操作过程

（1）体位能配合者取半坐位或坐位，无法坐起者取右侧卧位，昏迷患者取去枕平卧位，头向后仰，将治疗巾围于患者颌下，放置弯盘，接唾液或者患者的呕吐物。

（2）测量胃管插入长度并标记，液状石蜡润滑胃管前端，持镊子夹住胃管前端从一侧鼻孔轻轻插入。

（3）插入胃管达咽喉部时（10～15 cm），清醒患者嘱其做吞咽动作，对于昏迷患者，护士左手将其头托起，使下颌靠近胸骨柄，缓缓将胃管插至预定长度。

（4）确认胃管是否在胃内：在胃管末端连接注射器抽吸，抽出胃液，说明胃管留置成功。

（5）胃管连接胃肠减压吸引器的吸引管，持续吸引。

五、操作后护理

（1）胃肠减压期间应禁食、禁饮，一般应停服药物。如需胃内注药，则注药后应夹管并暂停减压 0.5～1.0 h。适当补液，加强营养，维持水、电解质的平衡。

（2）妥善固定胃管固定要牢固，防止移位或脱出，尤其是外科手术后胃肠减压，胃管一般置于胃肠吻合的远端，一旦胃管脱出，应及时报告医师，切勿再次下管。因下管时可能损伤吻合口而引起吻合口瘘。

（3）保持胃管通畅维持有效负压，每隔 2～4 h 用生理盐水 10～20 mL 冲洗胃管 1 次，以保持管腔通畅。

（4）观察引流液颜色、性质和量，并记录 24 h 引流液总量。观察胃液颜色，有助于判断胃内有无出血情况，一般胃肠手术后 24 h 内，胃液多呈暗红色，2～3 天后逐渐减少。若有鲜红色液体吸出，说明术后有出血，应停止胃肠减压，并通知医师。引流装置每天应更换 1 次。

（5）加强口腔护理，预防口腔和呼吸道感染，必要时给予雾化吸入，以保持口腔和呼吸道的湿润及通畅。

（6）观察胃肠减压后的肠功能恢复情况，并鼓励患者于术后 12 h 在床上翻身，有利于胃肠功能恢复。

（7）拔管通常在术后 48～72 h，肠鸣音恢复，肛门排气后可拔除胃管。拔胃管时，先将吸引装置与胃管分离，捏紧胃管末端，嘱患者吸气并屏气，迅速拔出，以减少刺激，防止患者误吸。擦净鼻孔及面部胶布痕迹,妥善处理胃肠减压装置。

(8)长期胃肠减压者,普通胃管每周更换 1 次,硅胶胃管每月更换 1 次,从另一侧鼻孔插入。

(赵海萍)

第六节 灌 肠 法

灌肠法是将一定量的液体由肛门经直肠灌入结肠,以帮助患者清洁肠道、排便、排气或由肠道供给药物或营养,达到确定诊断和治疗目的的方法。根据灌肠的目的,分为保留灌肠和不保留灌肠;根据灌入的液体量,将不保留灌肠分为大量不保留灌肠和小量不保留灌肠。如为了达到清洁肠道的目的,而反复使用大量不保留灌肠,则为清洁灌肠。

一、适应证

(1)各种原因引起的便秘及肠胀气。
(2)结肠、直肠及大手术前的准备。
(3)高热降温。
(4)分娩前准备。

二、禁忌证

(1)急腹症和胃肠道出血。
(2)肠道手术。
(3)肠伤寒。
(4)严重心脑血管疾病。

三、操作方法

(一)操作前准备

(1)操作者衣帽整洁,修剪指甲,洗手,戴口罩。酌情关闭门窗,屏风遮挡患者,保持合适的室温,光线充足或有足够的照明。

(2)评估患者的年龄、病情、临床诊断、意识状态、心理状况、排便情况、理解配合能力。向患者及家属解释灌肠的目的、操作方法、注意事项及配合要点。

(3)用物准备:一次性灌肠器包(内有灌肠筒、引流管、肛管一套,垫巾,孔巾,肥皂冻 1 包,纸巾数张,手套)、弯盘、水温计、输液架、医嘱单、手消毒液、便器及便巾,生活垃圾桶(袋)、医疗垃圾桶(袋)。

(二)操作步骤

以大量不保留灌肠为例。

(1)携用物至患者床旁,核对患者身份;协助患者取左侧卧位,双膝屈曲,脱裤至膝部,臀部移至床沿(不能自控排便的患者可取仰卧位,臀下垫便盆),盖好被子,暴露臀部;操作者消毒双手。

(2)检查灌肠器包并打开,取出垫巾铺在患者臀下,孔巾铺在患者臀部,暴露肛门,置弯盘于患者臀部旁边,备好纸巾。

(3)取出灌肠筒,关闭开关;将灌肠液倒入灌肠筒中,挂灌肠筒于输液架上,筒内液面高于肛门 40～60 cm;戴手套;润滑肛管前端,排尽管内气体。

(4)左手垫纸巾分开臀部,暴露肛门,嘱患者深呼吸,右手将肛管轻轻插入直肠 7～10 cm(小儿插入深度 4～7 cm),固定肛管。

(5)打开开关,使液体缓缓流入;灌入过程中密切观察筒内液面下降速度和患者的情况;待灌肠液即将流尽时夹管,用纸巾包裹肛管轻轻拔出;擦净肛门,脱下手套,消毒双手。

(6)协助患者取舒适卧位;嘱其尽量保留 5～10 min 后再排便;对不能下床的患者给予便盆,协助能下床的患者上厕所排便。

(7)清理用物;根据需要留取标本送检;协助患者取舒适体位,整理床单位;消毒双手,记录灌肠的结果。

四、注意事项

(一)特殊情况
肝性脑病患者禁用肥皂水灌肠;充血性心力衰竭和水钠潴留患者禁用生理盐水灌肠。

(二)准确选用灌肠溶液
(1)大量不保留灌肠常用灌肠溶液为 0.1%～0.2% 的肥皂液,生理盐水。成人每次用量为 500～1 000 mL,小儿 200～500 mL。溶液温度一般为 39～41 ℃,降温时为 28～32 ℃,中暑患者灌肠溶液温度为 4 ℃。

(2)小量不保留灌肠常用"1、2、3"溶液(50% 硫酸镁 30 mL、甘油 60 mL、温开水 90 mL)、甘油 50 mL 加等量温开水或各种植物油,溶液温度通常为 38 ℃;液面距肛门通常不超过 30 cm;灌注溶液后,嘱患者保留 10～20 min。

(3)保留灌肠常用 10% 水合氯醛及各种抗生素溶液,溶液量一般不超过 200 mL,温度通常为 38 ℃;慢性细菌性痢疾病者取左侧卧位,阿米巴痢疾取右侧卧位;灌注溶液前在臀下垫治疗巾,使臀部抬高 10 cm;排气后将肛管插入肛门 15～20 cm;开水 5～10 mL,嘱患者尽量保留药液 1 h 以上。降温灌肠时溶液要保留 30 min,排便后 30 min 测量体温并记录。

(4)灌肠时,灌肠溶液流速和压力适宜。患者如有腹胀或便意时,应嘱患者做深呼吸,以减轻不适。伤寒患者灌肠时溶液不得超过 500 mL,压力要低,液面不得超过肛门 30 cm。

(5)灌肠过程中,随时观察患者病情变化,如发现脉速、面色苍白、出冷汗、剧烈腹痛、心慌气急时,应立即停止灌肠并及时采取急救措施。

(赵海萍)

第七节　伤口护理技术

一、伤口护理原则

历史上最早有关伤口处理的记载主要是清洗伤口、盖上敷料、包扎伤口三个方面,这也成为今日伤口处理的主要原则。随着慢性疾病的发病率越来越高,伴随的慢性伤口也越来越多。如何提高慢性伤口的愈合质量,加快伤口的愈合时间,成为临床医疗的一大挑战。具体来说,伤口护理原则包括以下几个方面。

(一)清洁伤口

去除附着于伤口和皮肤表面的刺激。每次更换敷料时要仔细去除黏附于伤口表面的坏死组织和感染性渗出液,注意勿将棉织纤维遗留于伤口内,使之成为异物,影响伤口愈合。

(二)预防和控制感染

伤口感染发生的因素包括伤口本身状况、细菌毒性、患者免疫力、营养状况及潜在疾病等。所以要及早发现伤口感染,及时处理,避免感染扩散。监测感染情况,必要时进行伤口细菌培养。

(三)伤口探查

遇到有穿刺、切割伤或怀疑有深部组织受伤时,要进行伤口探查,检查是否有异物存在或深部组织受损,以免影响伤口愈合。

(四)移除失活的组织及异物

可以通过清创术来进行,因为失活的组织或污染的组织会成为伤口感染的来源。

(五)保护伤口及其周围组织

在清创时,注意保护伤口床的正常组织和伤口周围组织,减少组织二度伤害。

(六)为伤口愈合提供湿润平衡的环境

根据伤口大小、深度、颜色及渗液量等情况,选择恰当的敷料,为伤口愈合提供一个低氧、湿润的愈合环境;对于渗液量较多(>10 mL/24 h),特别是有感染性渗液的伤口,应采用吸收渗液的敷料,如采用藻酸盐敷料或交互式敷料,对于洞穴性伤口可用封闭式负压吸引技术。

(七)使患者感到舒适

伤口护理都不应给患者带来或加重疼痛。应采取减轻疼痛的方法,尽可能使患者感到舒适。这种舒适包括躯体上和心理上的,因此伤口护理中应重视做好身心整体护理。

(八)伤口闭合

依据伤口的情形进行伤口闭合。若伤口床准备完毕,组织缺失少,可直接缝合或使用免缝胶带、负压闭合技术等;组织缺失多时,可选择合适的敷料,使其自然愈合,也可使用负压闭合技术。

二、伤口清洗

伤口清洗是伤口处理最基本且重要的步骤,适当的冲洗可将伤口表面上的污染源及异物清除,促进伤口的愈合。

(一)伤口清洗目的

除去异物、细菌或坏死组织,避免细菌感染,促进新细胞的增生;但清洁伤口时,不应使健康的细胞受损。

(二)伤口清洗原则和方法

1.伤口清洗的基本原则

从较清洁部位先清洗,避免将污染部位的细菌带到清洁部位

(1)一般认为清洁伤口的中间部位较周边清洁,所以应从中间往外缘方向逐一清洗;而污染伤口的周边部位较中间清洁,应先清洗伤口周围开始,然后清洗伤口床。之后用消毒的干纱布或棉球擦干。

（2）伤口部位有引流管时，先清洗伤口，再清洗引流管。

（3）若为不同部位的伤口亦先清洗较清洁的伤口，例如植皮手术的伤口换药时，应先清洗捐皮区再清洗受皮区。

2.伤口清洗液

一般来说，最理想、最经济的冲洗液是生理盐水（0.9％ NaCl 溶液）。在欧美国家有些医院使用不含离子的清洁液，但成本过高，不是必要的。应注意的是尽量避免将下列清洁消毒液用于清洁伤口的清洗；若有必要用于感染或污染的伤口中，一定要稀释后使用，而且清洗后一定要用生理盐水完全冲洗干净，避免伤口的健康细胞受破坏而影响伤口的愈合。这些消毒液常见的有肥皂水、过氧化氢溶液、碘酒、醋酸等。碘液、过氧化氢（双氧水）或醋酸等溶液虽有杀菌的效果，但会对细胞造成伤害，阻碍伤口愈合。若需使用碘液清洗伤口，研究发现最合适的碘液浓度为 0.001％。

三、伤口清创

伤口清创最早由巴黎学者德索提出，指的是利用手术方式除去坏死组织，后来这个名词被更广泛地解释为各种形式的清创术，在 Dorland 医学辞典里定义为从伤口或其周围组织除去坏死的或无活性的组织及外来的异物，直到健康的组织暴露出来为止。现代伤口护理的观点认为：对坏死组织应尽早清除。理由一是坏死组织自溶后经创面吸收可成为毒素，引起机体中毒；二是坏死组织富含蛋白质等营养，是细菌生长繁殖的良好培养基，易引发感染；三是坏死组织附着于创面可成为不良刺激源，影响毛细血管重建与生长，阻止肉芽生长和上皮再生，因而会阻碍伤口愈合。伤口清创方法包括以下类型。

(一)外科清创或手术清创

因深部的感染或伤口会成为全身性感染的来源，所以需利用手术刀直接将坏死及感染的组织切除，一般适用于存有大范围坏死及感染的部分。

1.优点

最快速、有效的方式，可快速控制全身性感染来源，缩短伤口愈合时间。

2.缺点

较具侵犯性，较易出血，较疼痛，且将周围正常组织一起除去。

3.禁忌证

有血液疾病，容易出血不止（血小板不足）者；正在服用抗凝血制剂者。

(二)机械清创

已经应用几十年，常用的方式为水疗法、湿纱浸泡法（包括湿至干敷料或湿至湿润敷料）及连续性伤口的冲洗。

1.水疗法

将伤口浸泡在水中来软化腐肉或黑色结痂，促进痂皮的脱落，同时可以清洗掉伤口上的细菌。注意事项：①避免长时间浸泡，否则会造成伤口周边皮肤过度浸润，一般建议浸泡时间不要超过 15 min；②浸泡器具要有消毒灭菌处理，否则容易造成交互感染。

2.湿纱浸泡法

此类方法较适用于存有中量坏死组织或腐肉的伤口，不适用于已有肉芽组织生长或上皮化的伤口。

（1）湿至干敷料：湿至干敷料是利用湿纱浸泡生理盐水覆盖在伤口上，当湿纱布上的水分蒸发后,更换纱布时可将部分坏死的组织或腐肉一起移除,但也很容易破坏新生成的肉芽组织或上皮组织。

(2)湿至湿润敷料:湿至湿润敷料是利用纱布浸泡生理盐水覆盖在伤口上,4～6 h更换一次,维持纱布湿润度。当这些坏死组织软化后,在清洁伤口的过程时,即可随着棉棒擦拭或生理盐水冲洗一并被带走,以达到清创的目的。

3.连续性伤口的冲洗

有些感染的深部骨科伤口,用生理盐水不停地冲洗伤口。

总体而言,机械性清创术具有费用低、取材容易、实施方便有效等优点,但是清创无选择性,易破坏新生成的上皮细胞,耗时长;疼痛感较明显,易造成伤口周围的皮肤过度浸润,有时会导致感染扩散。

(三)化学清创

以化学制剂或酶溶解坏死组织,促使其及早脱落。优点是只溶解痂皮而不破坏活的组织,治疗过程不会造成伤口明显出血,患者一般无疼痛感;缺点是费用较昂贵,伤口感染率有增加的趋势,有时会有炎症症状和不适感。

目前临床上使用的有两种,一种含木瓜蛋白酶及尿素,另一种含胶原酶。木瓜蛋白酶是一种蛋白质分解酶,由木瓜萃取而来,可以分解坏死的组织,而尿素可以帮助木瓜素的蛋白质分解。过氧化氢会破坏木瓜蛋白酶的活性,所以不可以和木瓜蛋白酶一起合用于伤口。另外,重金属(例如铅、银、汞)亦会破坏木瓜蛋白酶的活性。胶原蛋白分解酶是由溶组织梭状芽孢杆菌制造出来,它作用环境的理想酸碱度是6～8,重金属(例如铅、银、汞)亦会破坏它的活性,过氧化氢、氯化钠则不会。

(四)自溶清创

利用封闭敷料或半封闭敷料覆盖伤口,维持伤口湿润的环境,让身体本身产生酶(如蛋白质分解酶),软化坏死组织进行自体清创。适用于年纪大或抵抗力低的患者、慢性伤口或没有细菌感染的伤口。其优点是选择性高,不会破坏正常的组织,安全性高、有效、容易实行,患者一般无疼痛感;缺点是时效性较慢,需观察有无感染变化,有时会引发厌氧菌感染,而且此法不适用于感染性或较深有空腔的伤口。

(五)蛆虫清创

将特定无菌培养的幼蛆放在伤口表面,盖上浸泡生理盐水的纱布,外层覆盖封闭性敷料,每2～3天更换一次。重复更换直到坏死的组织被清除干净。幼蛆会选择性地吃掉坏死的组织,而不损伤正常组织。幼蛆分泌的蛋白酶,可分解、液化、溶解坏死组织。幼蛆还会分泌抗细菌的物质及一些促进伤口愈合的物质,例如尿囊素、生长因子等。其优点是实施方便有效,有选择性,可减少伤口上细菌的负荷,可促进伤口愈合,无过敏、毒性的报道。缺点是获取较不易、费用高;患者的接受度低。此法禁用于接近身体空腔(如腹腔)、内部器官或较大血管的伤口。

四、渗液管理

渗液的成分包括水、电解质、营养、炎症介质、白细胞、蛋白消化酶、生长因子。伤口血管丰富、血管通透性增加,局部充血和伤口坏死组织成为细菌过度繁殖的培养基,感染或炎症反应会产生的过多渗液。适量的渗液有益于防止伤口床干涸,帮助组织修复,提供细胞代谢所需营养,协助生长因子和免疫因子扩散,帮助分解坏死组织。但渗液过多会延缓或阻止伤口愈合,引起生理或心理疾病,消耗医疗资源。渗液处理中的重要目标是将渗液的有利作用增至最大,不利作用减至最小。

渗液的处理方法:伤口引流和使用造口袋对控制此问题和减少更换敷料的频率是经济有效的办法。需要选择恰当的适应证,在不能使用造口袋的伤口中,考虑使用伤口腔洞填充敷料或高吸收性敷料,如泡沫敷料、藻酸盐填充条、银离子泡沫敷料等。

五、伤口引流管护理

(一)引流管的分类

1.按引流目的

可将引流管分为预防性引流和治疗性引流。其中预防性引流放置时间短,术后几天可拔除。治疗性引流留置时间较长,可长达数月。

2.按引流的作用机制

可分为被动引流和主动引流。被动引流是借助体内液体与大气压差、引流管的虹吸作用或体位引流,达到引流液排出体外的目的,例如留置导尿引流、脓肿的切开引流、甲状腺术后的皮片引流等。主动引流则是利用负压吸引的方法将体液引流至体外,如乳腺癌术后负压吸引、胃肠减压、大手术后的负压吸引等。

(二)引流的目的

(1)预防严重感染:急诊腹腔外伤和大手术污染比较严重、手术区内渗血较严重时,可能会有积血。

(2)降低局部压力:如胆道术后"T"管引流。

(3)预防吻合口瘘。

(4)促进脏器功能恢复:如胸腔闭式引流,可促进肺的早日膨胀,尽早恢复肺功能。

(三)引流器材的种类和选择

1.橡皮片引流

适用于表浅的切口及渗出量较少的引流,如甲状腺手术后引流、脓肿切开引流等。

2.纱布类引流

常用的为纱条、盐水纱条、油纱布及凡士林纱布或纱条。适用于表浅的切口感染、有窦道的伤口、脓肿切开后的引流。

3.烟卷引流

将纱布卷入薄型乳胶片中制成。常用于胆囊手术时胆囊窝的引流、某些深部组织间的引流。

4.单腔管状引流管

常用的有硅胶管、乳胶管、软塑管,例如导尿管(福来导尿管、蕈状导尿管)、"T"管等。适用于体腔、深部组织、膀胱、胆道术后引流。

5.多腔管状引流管

双腔以上的引流管,一般都是根据引流的需要自制的,使用的材质同单腔管状引流管。外管较粗,内管较细,并剪有多个侧孔。体液由于吸引力而积聚于粗管内,再由细管将液体吸出体外,不会将周围的组织由引流管吸入造成损伤。

(四)引流的原则

(1)放置引流的位置应处于引流液的最低位。

（2）采用最短的通路,不能绕经多脏器。

（3）不能将引流管吸引口放置在吻合口或穿孔修补处。

（4）不能直接放置在大血管、神经、肠管等重要脏器旁吸引,避免吸引力过大而造成损伤。

（5）引流管一般不应通过切口直接引出,以免发生感染、切口疝或切口裂开等并发症,而应自切口旁重新打小孔将引流管引出。

(五)引流管的护理

（1）妥善固定引流管。

（2）保持引流的通畅。

（3）严密观察引流液,应在无菌操作下更换引流袋或引流瓶,使用的引流袋应有防反流装置,避免逆行感染。

（4）引流管需经常挤压,放置时间过长者（>7 天）可更换引流管。

（5）取合适的体位,尤其是盆腔脓肿的引流,应取半坐卧位,以保持体位引流的畅通。

(六)引流管周围皮肤的护理

（1）保护引流管周围的皮肤,避免引流液的刺激,可采用保护皮肤的敷料,例如皮肤保护膜、伤口保护粉等。

（2）引流管周围必须用无菌的开口纱布覆盖,也可用无菌的伤口敷料,如水胶体敷料、岛状敷料、泡沫敷料等。

（3）严密观察引流管周围皮肤的情况,观察有无因引流液刺激引起的皮肤过敏,或由于放置时间过长及其他原因引起的引流管周围皮肤感染。如有以上情况可咨询皮肤科医师或按伤口护理的原则处理引流管周围的感染。

六、伤口敷料的粘贴技巧

（1）以不引起皮肤紧张力或牵拉力的方法把胶布粘在敷料及皮肤上。先把敷料放在适当位置以全部盖住伤口,第一条胶布放在敷料的最上方,一半的宽度粘住敷料,一半的宽度粘在敷料旁的皮肤上,先粘敷料的中间,再分别粘住两旁的皮肤。在敷料中间放置第二条胶布,以同上的方法固定胶布;第三条胶布放置在敷料的最下方,一半的宽度粘住,一半的宽度粘在敷料旁的皮肤,方法同上。

（2）胶布的粘贴与身体动作方向应相反。例如贴胶布横过关节面时,不要直贴,因为直贴时胶布会随着关节的移动而松动。

（3）如果伤口在骨突处或不易固定的部位,例如骶尾部、尾骨或膝盖处,则可考虑使用管状网或固定网或使用自黏性绷带或胶带。

（4）免缝胶带 Steri-Strip 固定:①用酒精消毒或生理盐水清洁伤口周围 5 cm 皮肤并待其干燥;②以无菌技术从包装袋中取出粘有胶带的卡片;③卡片的两端都有预切口,移除一侧的纸片;④用镊子将胶带从卡片上剥离,以 45°剥离胶带,防止粘连;⑤从伤口的中部开始粘贴第一条免缝胶带,先将一半免缝胶带无张力的粘于伤口一侧的皮肤上,加压确保粘贴牢固;⑥用手尽量将伤口另外一侧皮肤与同侧对齐,然后同时将免缝胶带的另一半贴紧;⑦按照同样的方法闭合剩下的伤口部分;⑧两条胶带的间距在 0.3 cm 左右;⑨如果伤口没有对齐,应将胶带移除并重新粘贴;⑩在伤口闭合后,可在平行于伤口 2～4 cm 处,粘贴几条免缝胶带。这样可以减轻张力,防止产生水疱和皮肤缺损。

（5）免缝胶带的移除方法：①用手固定胶带的一端，慢慢地用手轻轻拉起另一端的胶布，这时应顺着体毛生长的方向往下轻拉；②轻柔、慢慢地打开各两侧的胶布（先慢慢打开一侧，再慢慢打开另一侧胶布），之后再整个移除胶布，避免由一侧用力移走胶布造成物理性的皮肤伤害。

（6）透明敷料粘贴及移除的方法：①选择比伤口边缘长 2～3 cm 的透明敷料；②除去透明敷料上的纸，露出黏性表面，直接贴在伤口上，用手施压把敷料压平，避免拉得太紧，以致活动不便；③用剩下的纸胶布粘贴敷料周边，记上日期、时间及签名；④有渗液流出时，敷料变软、潮湿、松弛或边缘卷起时应更换；⑤透明敷料的移除方法如图 1-1。

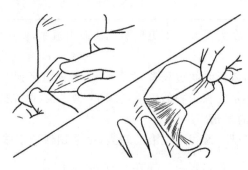

图 1-1　透明敷料的移除方法

（7）纱布敷料的粘贴方法：①放消毒的纱布或棉垫在伤口上；②选择合适的胶布或绷带把伤口固定好。

（8）纱布绷带包扎方法：环形包扎法、螺旋包扎法、螺旋反折包扎法、"8"字形包扎法、回返包扎法和特殊部位包扎法。

（9）绷带包扎注意事项：①先做伤口和被包扎部位及其远端处的皮肤、血液循环、神经状况的评估，例如手指及脚趾部位等；②为避免绷带直接摩擦骨突处而皮肤缺损，可在包扎前用衬垫保护骨突皮肤脆弱的部位；③包扎时，让肢体保持自然正常的姿势，关节要稍微弯曲，以避免肌肉、关节或韧带的过分牵拉；④为帮助静脉血回流，应由身体远端处往近端处包扎；⑤应使用平均的力量包扎，以免血液循环受阻；⑥为便于观察肢体的血流循环及判断患者的感觉，应让肢体露出；⑦绷带要能包扎盖住伤口敷料的上方及下方边缘处远于 5 cm 的部位。

（10）特殊部位敷料粘贴：由于身体某些部位有特殊性，伤口敷料固定较为困难，导致伤口敷料容易脱落，增加患者的治疗费用和护理时数。另外，患者担心伤口敷料脱落而不敢翻身或下床活动，影响伤口和疾病的康复。粘贴好特殊部位的伤口敷料，使伤口敷料粘贴稳妥、牢固持久，既便于患者活动又使其感到舒适，同时利于伤口愈合。

（赵海萍）

第二章　手术室护理

第一节　手术室护士岗位职责

手术室护理工作的内容主要为手术室管理和手术患者的护理。

手术室管理包括对手术室设施、仪器设备、手术器械、周围环境、常用药品的管理,要求物品配备齐全、功能完好并处于备用状态。手术间内部设施、温控、湿控要求应当符合环境卫生学管理和医院感染控制的基本要求。

手术室护理工作具有高风险、高强度、高应急等特点,因此必须与临床科室等有关部门加强联系,有效预防手术患者在手术过程中的意外伤害,保证手术患者的安全和围术期各项工作的顺利进行。

手术室护理实施以手术患者为中心的整体护理模式,根据岗位各司其职,但又需相互密切合作,共同完成护理任务。

一、手术室巡回护士

(一)手术前一天

1.术前访视

术前一天至病房访视手术患者,有异常特殊情况及时交班。

2.术前用物检查

检查灭菌手术用物是否符合规范、准备齐全;检查次日手术所用仪器、设备性能是否正常;检查次日手术特殊需求是否满足(如骨科和脑外科特殊体位的手术床准备)。

(二)手术当天

1.术前

(1)检查手术灭菌包的有效期和室内各类用物、仪器设备、医用气体是否齐全;调节室内温湿度,做好环境准备;检查室内恒温箱是否调节至适当温度。

(2)核对手术通知单无误后,由手术室工作人员(一般为工勤人员)至病房接手术患者;病房护士陪同手术患者至手术室半限制区,与手术室巡回护士进行手术患者交接,共同核对手术患者身份、手术信息、术前准备情况及所带入用物,正确填写《手术患者交接单》并签名,适时进行心理护理。

(3)手术室巡回护士护送下,将手术患者转运至手术间内手术床,做好防坠床措施。协助麻醉医师施行麻醉。

(4)按医嘱正确冲配抗生素,严格执行用药查对制度,并于划皮前30～60 min内给药。

(5)协助洗手护士穿无菌衣。提供手术操作中所需的无菌物品(如手套、缝针等)。

(6)与洗手护士共同执行《手术物品清点制度》。按规范正确清点纱布、器械、缝针等术中用物的数量、完整性,及时正确地记录清点内容,并签字。

(7)严格执行手术安全核查制度。在麻醉前、手术划皮前,手术室巡回护士、手术医师、麻醉医师、共同按《手术安全核查表》内容逐项核查确认,并签字。

(8)手术护理操作尽量在手术患者麻醉后进行。例如留置导尿管,放置肛温测温装置等,尽量减少手术患者的疼痛。操作时注意保护患者的隐私。

(9)正确放置手术体位,充分暴露手术野;妥善固定患者肢体,约束带松紧适宜,维持肢体功能位,防止受压;床单保持平整、干燥、无皱折;调节头架、手术操作台高度;调整无影灯位置、亮度。

(10)正确连接高频电刀、负压吸引、外科超声装置、腹腔镜等手术仪器设备,划皮前完成仪器设备自检,仪器脚踏放置在适宜的位置;完成手术仪器使用前准备工作,例如:正确粘贴高频电刀电极板、环扎止血仪器的止血袖带。

(11)督查手术人员执行无菌操作规范的情况,例如手术医师外科洗手、手术部位皮肤消毒、铺无菌手术巾等操作,及时指出违规行为。

2.术中

(1)维持手术间室内环境整洁、安静、有序。严格督查手术医师、洗手护士、麻醉医师、参观手术人员、实习同学遵守无菌操作原则、消毒隔离制度和手术室参观制度。

(2)密切关注手术进展调整无影灯光,及时供给手术操作中临时需求的无菌物品(如器械、缝针、纱布、吻合器、植入物等),并记录。

(3)注意手术患者的生命体征波动。保持静脉输液通路、动静脉测压通路、导尿管等通畅;观察吸引瓶液量,及时提示手术医师术中出血量;定时检查调整手术患者的手术体位,防止闭合性压疮的发生。

(4)术中输液、输血、用药必须严格遵守用药查对制度。紧急情况下执行的术中口头医嘱,应复述2遍后经确认再执行,术后手术医师必须补医嘱。

(5)熟练操作术中所需仪器设备。例:正确调节高频电刀、超声刀、心脏除颤仪等仪器设备的参数;变温毯的故障排除、电钻术中拆装等。

(6)手术中在非手术部位盖大小适宜的棉上衣保暖。术中冲洗体腔的盐水,水温必须在35～37 ℃。遇上大手术或年老体弱患者,根据现有条件,加用保温装置(温水循环热毯或热空气装置)。

(7)术中手术标本及时与洗手护士、手术医师核对后放入标本袋存放(特殊情况除外)。如手术标本需快速作冰冻切片检验,必须及早送检。

(8)术中发生应急事件(如停电、心脏停搏、变态反应等),应及时按照手术室应急预案,积极配合抢救,挽救患者生命。

（9）与洗手护士在关闭腔隙前、关闭腔隙后及缝皮后分别共同执行《手术物品清点制度》，按规范正确清点术中用物数量、完整、正确、及时、记录，并签字确认。

（10）准确及时书写各类手术室护理文件和表单。

3.术后

（1）协助医师包扎手术切口，擦净血迹，评估患者皮肤情况，采取保暖措施，妥善固定肢体，执行防坠床措施。固定各种引流管及其他管道，防止滑脱，待麻醉医师记录尿量后，将尿袋内的尿液放空。

（2）手术患者离开手术间前，手术室巡回护士、手术医师、麻醉医师，共同再按《手术安全核查表》《手术患者交接单》内容逐项核查、确认、签字。

（3）手术人员协同将手术患者安全转运至接送车。手术患者的病历、未用药品、影像学资料等物品随手术患者带回病房或监护室。护送手术患者离开手术室。

（4）严格执行手术室标本管理制度。手术室巡回护士、手术医师、洗手护士共同再次核对手术标本，正确保存、登记、送检。

（5）清洁、整理手术间设施、设备、仪器，填写使用情况登记手册。所有物品物归原位，更换手术床床单及被套，添加手术间常用的一次性灭菌物品，如手套、缝线等。若为感染手术，则按感染手术处理规范进行操作。

（6）正确填写各种手术收费单。

二、手术室洗手护士

（一）手术前一天

（1）了解手术情况：了解次日手术患者病情、手术方式、手术步骤及所需特殊器械、物品及仪器设备。

（2）协助巡回护士检查术前用物。

（二）手术当天

1.术前

（1）协助巡回护士检查灭菌器械、敷料包是否符合规范、准备齐全；准备手术所需一次性无菌用品，包括各类缝针、引流管、止血用物和特殊器械等。准备次日手术所用仪器、设备。

（2）严格按照查对制度检查无菌器械包和敷料包的有效期、包外化学指示胶带及外包装完整性，是否潮湿及被污染。在打开无菌器械包和敷料包后，检查包内化学指示卡。严格按照无菌原则，打开器械包和敷料包。

（3）提前 15 min 按规范洗手、穿无菌手术衣、戴无菌手套。

（4）与巡回护士共同执行《手术物品清点制度》。按规范正确清点纱布、器械、缝针等术中用物的数量、完整性，按规范铺手术器械台。

（5）协助并督查手术医师按规范铺无菌巾，协助手术医师系无菌手术衣带、戴无菌手套。

（6）严格按照无菌原则将高频电刀、负压吸引、外科超声装置、腹腔镜等各种连接管路或手柄连接线交予巡回护士连接，并妥善固定在手术无菌区域。

2.术中

（1）严格执行无菌操作，遇打开空腔脏器的手术，需用无痛碘纱布垫于其周围。及时回收处理相关器械，关闭空腔脏器后更换手套和器械。

（2）密切关注手术进展及需求，主动、正确、及时地传递器械、敷料及针线等。

（3）及时取回暂时不用的器械，擦净血迹；及时收集线头；无菌巾一经浸湿，及时更换或加盖，手术全程保持手术操作台无菌、干燥、整洁。

（4）密切关注手术进展，若术中突发大出血、心跳骤停等意外情况，沉着冷静，积极配合手术。

（5）密切注意手术器械等物品的功能性与完整性，发现问题及时更换；规范精密器械的使用与操作。

（6）正确与手术医师核对并保管术中取下的标本，按标本管理制度及时交予巡回护士。

（7）妥善保管术中的自体骨、异体骨、移植组织或器官，不得遗失或污染。

（8）正确管理术中外科用电设备的使用，防止电灼伤患者和手术人员。

（9）术中手术台上需用药，按查对制度抽取药物，并传递于手术医师使用。

（10）术中需使用外科吻合器、手术植入物时，应及时向巡回护士通报型号、规格及数量，与手术医师、巡回护士共同核对后，方能在无菌区域使用。

（11）与巡回护士在关闭腔隙前、后及缝皮后分别按手术用物清点规范正确清点术中用物数量并检查完整性。

3.术后

（1）协助巡回护士做好手术患者的基础护理工作，并协助将患者安全转运至接送车上。

（2）按手术用物清点规范，在手术物品清点记录单上签字。

（3）与手术医师、巡回护士共同核对手术标本。

（4）对常规器械、专科器械和腹腔镜器械等进行规范清洗和处理，精密器械和贵重器械单独进行规范清洗和处理，若为感染手术，则按感染手术处理规范对器械、敷料等物品进行处理。

三、手术室器械护士

（1）每天上午检查灭菌物品的有效期、包外化学指示胶带以及外包装情况；清点手术器械包与敷料包数量；及时补充添加一次性消毒灭菌物品。

（2）检查包装，保持灭菌区和无菌物品存放区清洁整齐，保持敷料柜、无菌用品柜上用物排列整齐、定位放置、标签醒目。无菌用品柜上的无菌包和一次性消毒灭菌物品按失效日期的先后顺序排列。

（3）检查与核对每包手术器械的清洁度、完好性、关节的灵活性，对损坏或功能不良的器械进行更换或及时送修。

（4）负责待灭菌器械及物品的包装，选择正确的包装方法及材料，按规定放置包外及包内化学指示物，并填写灭菌物品包装的标识，若遇硬质容器还应检查安全闭锁装置。

（5）负责每天对预真空压力蒸汽灭菌、过氧化氢低温等离子灭菌和环氧乙烷灭菌的技术操作，保证灭菌手术物品及时供应。

（6）根据手术通知单准备并发放次日手术用器械、敷料，如需特殊手术器械，应立即准备做灭菌处理并发放。如需植入物及植入性手术器械，应在生物监测合格后方可发放。

（7）负责外来器械及手术植入物的接收、清点、清洗、核对、消毒灭菌及监测登记发放工作。

（8）负责手术器械的借物管理，严格执行借物管理制度。

（9）对清洗、消毒、灭菌操作过程、日常监测和定期监测进行具有可追溯性的记录，负责保存清洗、消毒监测资料和记录≥6个月，保留灭菌质量监测资料和记录≥3年。

(10)专人负责管理精密器械与贵重器械,并督查各专科组员进行保养管理工作,并做相应记录。

(11)负责与各专科组长之间保持沟通,了解临床器械使用情况,每半年对器械进行一次保养工作。

(12)根据持续质量改进制度及措施,发现问题及时处理,认真执行灭菌物品召回制度。

四、手术室值班护士

(1)与日班护士交班前,完成手术间内基数物品、体位垫、贵重仪器以及值班备用物品的清点核对,做到数量相符、定位放置并登记签名。核对所有术中留取标本,确认手术标本、病理申请单、标本送检登记本三者书写内容一致。

(2)与日班护士交班前,按次日手术通知单检查并核对次日手术所需器械、敷料及特殊手术用物;检查灭菌包有效期、灭菌效果及是否按失效日期进行先后顺序排列。

(3)与日班护士进行交接班,全面了解手术室内各种情况,做到心中有数。

(4)根据轻重缓急,合理安排并完成急诊手术,积极并正确应对可能出现的各种突发事件,遇有重大问题,及时与医院总值班人员或手术室护士长取得联系。

(5)仔细核对次日第一台手术患者的姓名、病区床号和住院号,如信息缺失或错误,应及时与相关病房护士和手术医师取得沟通。

(6)值班过程中,若接到次日选择性手术安排有改变通知,应及时汇报手术室护士长及麻醉科,征得同意,通知供应室,更换器械、敷料,准备特殊手术用物,并做好次日的晨交班。

(7)临睡前仔细巡视手术室,负责手术间内所有物品及仪器、设备归于原位。认真检查手术室内所有门窗、消防通道、水、电、中心供气、中心负压、灭菌锅等开关的关闭情况,及时发现问题,处理解决。

(8)次日晨巡视手术间,检查特殊手术用物是否处于备用状态(如 C 型臂机、显微镜、腹腔镜、体外变温毯等)。开启室内恒温箱,调节至适当温度并放置0.9%的生理盐水。检查洗手用品(如手刷、洗手液等)处于备用状态。

(9)负责检查待灭菌器械的灭菌状况,保证次日第一台手术器械的正常使用。

(10)按照手术通知单顺序,安排接手术患者。迎接第一台手术患者入室,核对手术患者身份、手术信息、术前准备情况及所带入用物,正确填写《手术患者交接单》并签名。做好防坠床和保暖工作,进行心理护理。

(11)完成手术室护理值班交班本的填写,要求书写认真,字迹清楚,简明扼要,内容包括值班手术情况及手术室巡视结果、物品及手术标本清点结果、当天手术器械及特殊手术用物准备情况等。

(12)第一值班护士参加手术室晨间交班,汇报相关值班内容。

五、手术室感染监控护士

(1)每天对含氯消毒剂进行浓度监测。至少每周一次对戊二醛浓度进行监测。每月对手术室空气、无菌物品及器械、化学灭菌剂、物体表面和手术人员手进行细菌培养监测。每半年对紫外线灯管强度进行监测。

(2)负责收集、整理、分析相关监测数据和结果,将化验报告单按时间顺序进行粘贴保存;

一旦细菌培养监测不合格,应及时告知护士长,查明原因,采取有效措施后,再次进行细菌培养监测,直至培养合格。

(3)负责将细菌培养监测的数据和结果报告护士长和医院感染控制部门。

(4)监督和检查手术室消毒隔离措施及手术人员无菌操作技术,对违反操作规程或可能污染环节应及时纠正,并与护士长一同制订有效防范措施。

(5)完成手术室及医院感染知识的宣传和教育工作。

六、手术室护理教学工作

(1)根据手术室护理教学计划与实习大纲以及实习护生学历层次,制订手术室临床带教计划,包括确立具体教学目标、教学任务、考核内容与方法,并安排教学日程。

(2)完成手术室环境、规章制度、手术室工作内容、常用手术器械物品、手术体位、基本手术配合等手术室专科理论教学,达到手术室护理教学计划与实习大纲的要求。

(3)进行手术室专科操作技能教学,完成外科洗手、铺无菌器械台等基本手术室操作的示教与指导;带领实习护生熟悉各种中小手术的洗手及巡回工作,并逐步带教实习护生独立参加常见中小手术的洗手工作。

(4)带领实习护生参与腹腔镜、泌尿科、脑外科、胸骨科等大型疑难手术的见习教学。

(5)带领实习护生参与供应室工作,完成供应室布局、器械护士工作内容、常用消毒灭菌方法及监测等理论教学,并指导实习护生参与待灭菌器械及物品的包装等操作。

(6)开展手术室专科安全理论教育,防止实习护生发生护理差错和事故。

(7)及时与手术室护士、实习护生进行沟通,了解实习护生学习效果,反馈信息和思想动态,及时并正确解答实习护生提问,满足合理学习要求。

(8)负责组织实习护生总复习,完成手术室专业理论、专科技术操作考核;完成《实习考核与鉴定意见》的填写。

(9)对实习护生进行评教评学,征求实习护生对手术室护理教学及管理的建议和意见,提出整改措施,及时向护士长及科护士长反映实习期间存在的情况。

七、手术室护理管理工作

手术室护士长作为手术室的主要管理者,全面负责手术室的护理管理工作,保证手术室高质量的工作效率和有效运转。

(1)全面负责手术室的护理行政管理、临床护理管理、护理教研管理以及对外交流。

(2)制订手术室护理工作制度和各级各班各岗位护理人员职责、手术室护理操作常规、护理质量考核标准,督查执行情况,并进行考核。负责组织手术室工勤人员的培训和考核。

(3)合理进行手术室护理人员排班,根据人员情况和手术特点科学地进行人力资源调配。定期评估人力资源使用情况,负责向护理部提交人力资源申请计划。合理进行手术室人才梯队建设。

(4)每天巡视、检查并评估手术配合护理质量和岗位职责履行情况,参加并指导临床工作。检查手术室环境清洁卫生和消毒工作,检查工勤人员工作质量。

(5)定期组织与开展科室的业务学习并进行考核,关注学科及专业的发展动态。负责组织和领导科室的护理科研普及推广和护理新技术应用。

（6）对手术室护理工作中发生的隐患、差错或意外特殊事件,组织相关人员分析原因并提出整改措施和处理意见,并及时上报护理部。

（7）填报各类手术量统计报表,与手术医师及其他科室领导进行沟通和合作。

（8）负责手术室仪器设备、手术器械购置前的评估和申报。定期检查并核对科室物资、一次性耗材的领用和耗用情况,做好登记,控制成本。

（李龙飞）

第二节　手术室常用物品的管理

随着外科手术技术的发展,越来越多的手术器械运用于手术过程中,不仅使用数量大幅上升,其精密度和技术含量也不断提高,因此如何正确操作使用,如何正确进行保养以及作为手术室护理人员,如何对手术室常用物品进行管理,成为现代手术室护士所面临的挑战。

一、手术室常用的器械及操作技术

手术室器械是保证手术顺利进行的关键条件之一,也是手术室的重要组成部分,正确掌握器械的用途和传递方法,是手术室护士必备的基础技能之一。下面简单介绍一些常用器械的种类及传递方法。

（一）常用器械种类

1.手术刀

手术刀由刀柄和刀片组装而成,一般用持针器协助安装刀片于刀柄上。刀片为一次性使用,型号有 11 号尖刀、15 号小圆刀、20 号中圆刀、22 号大圆刀等,刀柄的型号有 3 号、4 号、7 号。（图 2-1）具体分类及用途如下。

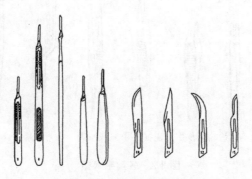

图 2-1　各类刀柄和刀片

（1）中圆刀、大圆刀:用于切口皮肤、皮下、肌肉、骨膜等组织。

（2）小圆刀:用于深部组织及眼科、冠状动脉搭桥等组织切割。

（3）尖刀:用于切开血管、神经、胃肠及心脏组织。

2.手术剪

手术剪分为组织剪（弯型）、线剪（直型）、骨剪和钢丝剪四大类,有长、短和大小之分以及头部的尖、钝之分；根据其形状、用途不同又有不同命名，如梅氏剪（又称解剖剪）、血管剪、眼科剪、子宫剪等。一般情况下，分离、剪开深部组织用长、薄刃、尖弯剪；游离剪开浅部组织用短、厚刃、钝弯剪；剪线、修剪引流管和敷料用直剪；剪断骨性组织用骨剪；剪截钢丝、克氏针等用钢丝剪。组织剪和线剪都用钝头剪，以免尖头剪操作时刺伤深部或邻近重要组织，细小尖头剪一般仅用于眼科或静脉切开等精细手术。一般不宜用除线剪之外的剪刀进行剪线或其他物品，以免刃面变钝。（图 2-2）

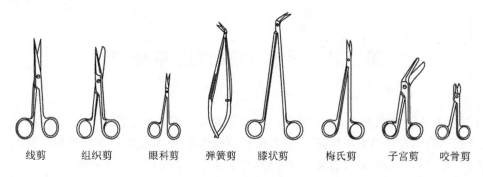

| 线剪 | 组织剪 | 眼科剪 | 弹簧剪 | 膝状剪 | 梅氏剪 | 子宫剪 | 咬骨剪 |

图 2-2　各类手术剪

3.手术镊

手术镊主要用于夹持或提起组织，以便于剥离、剪开或缝合。手术镊分为有齿和无齿两种，并有长短等不同类型。根据形状、用途不同有不同命名，如有齿镊、无齿镊、眼科镊、血管镊、动脉瘤镊等。有齿镊用于夹持坚韧的组织，如皮肤、筋膜、肌腱和瘢痕组织，夹持较牢固；无齿镊用于夹持较脆弱的组织，如腹膜、胃肠道壁黏膜等，损伤性较小；尖头镊富有弹性，用于夹持细小而脆弱的神经、血管等组织；无损伤的精细镊用于显微手术血管的缝合。（图 2-3）

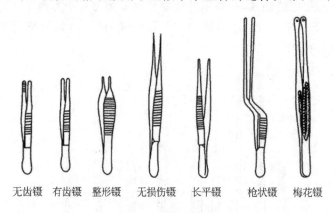

| 无齿镊 | 有齿镊 | 整形镊 | 无损伤镊 | 长平镊 | 枪状镊 | 梅花镊 |

图 2-3　各类手术镊

4.血管钳

血管钳用于钳夹血管或出血点，以达到止血的目的，也用于分离组织，牵引缝线和把持或拔出缝针等。血管钳有直、弯两种，并有多种长短大小不同型号。根据手术部位的深浅，分离和钳夹血管的大小，以及解剖的精细程度而选择应用。直型血管钳夹持力强，对组织损伤大，用于夹持较厚的坚韧组织或离断。较深部手术，选用不同长度的弯型血管钳，以利于操作方便和视野的清晰，中弯血管钳应用最广，蚊式钳用于脏器、血管成形等精细手术。（图 2-4）

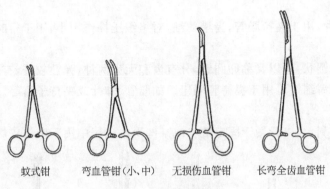

蚊式钳　　　弯血管钳(小、中)　　无损伤血管钳　　长弯全齿血管钳

图 2-4 各类血管钳

5.持针器

持针器用于夹持缝针,协助缝线打结,有各种长度、粗细和大小型号(图 2-5),供不同手术深度和缝针大小选用。粗头持针器持力大,固定缝针稳,术中比较常用;细头持针器持力相对小,缝合操作范围小,多用于夹持小缝针或缝合深部组织。夹针时应用持针器尖端,并夹在针的中、后1/3 交界处。

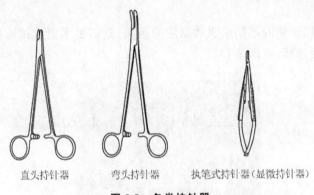

直头持针器　　　弯头持针器　　执笔式持针器(显微持针器)

图 2-5 各类持针器

6.组织钳

组织钳弹性较好,头端有一排细齿,用于钳夹组织、皮瓣和肿瘤包膜,作为牵引、协助剥离时提夹组织。有不同长度,粗细之分。

7.阑尾钳

阑尾钳又称"爪形钳""灯笼钳",阑尾钳轻巧而富有弹性,头端有较大的环口,钳夹后不致组织损伤。适用于夹持较脆弱的脏器和组织,如小肠、阑尾系膜、胃等。

8.有齿血管钳

有齿血管钳较粗壮,钳夹力大,头端有齿,可防止钳夹的组织滑脱,常用于控制胃、肠切除的断端和肌肉切断等较厚、韧组织内的出血。

9.直角钳

直角钳用于游离和绕过重要的血管、神经、胆管等组织的后壁,有时用于较大面积渗血时止血。

10.肠钳

肠钳有弯、直两种,用于夹持肠管,齿槽薄细,对组织压榨作用小,用于暂时阻断胃肠道。

11.海绵钳

海绵钳头部呈卵圆状,所以又称卵圆钳,分有齿和无齿两种,弹性较好,有齿海绵钳主要用以夹持敷料、物品;无齿海绵钳可用于提持脆弱组织如肠管、肺叶或夹持子宫等。

12.布巾钳

布巾钳头端较锐利,铺巾时用于固定敷料或某些手术过程中用于牵拉皮瓣。(图2-6)

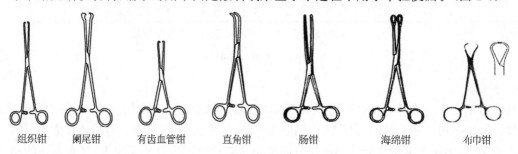

| 组织钳 | 阑尾钳 | 有齿血管钳 | 直角钳 | 肠钳 | 海绵钳 | 布巾钳 |

图 2-6　各类特殊器械钳

13.拉钩

拉钩又称牵开器,用于牵开不同层次和深度的组织,显露手术野。拉钩种类繁多,术中可根据手术部位及方式进行选择。(图2-7)

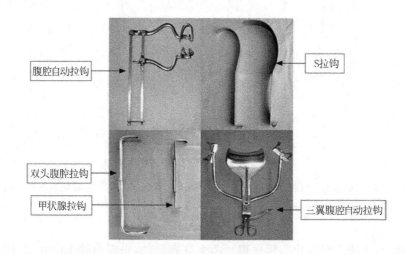

图 2-7　各类拉钩

甲状腺拉钩用于浅部切口的牵开显露;双头腹腔拉钩用于牵开腹壁;S拉钩用于深部切口的牵开显露;压肠板用于牵开肠段,暴露目标脏器;腹腔自动拉钩用于长时间牵开并固定腹腔或盆腔,并可分为二翼和三翼两种自动拉钩;胸腔自动拉钩用于胸腔、腰部切口的牵开显露;悬吊拉钩用于牵开上腹壁,主要用于胃、肝胆胰手术;后颅窝牵开器用于后颅窝、脊柱的牵开显露;脑压板用于牵压、保护脑组织;乳突牵开器用于撑开显露乳突、牵开头皮、牵开显露位于四肢的小切口。

传递拉钩前应先用生理盐水浸湿,使用时用湿纱布将拉钩与组织间隔开,防止组织损伤。

14.吸引器

吸引器用于吸去手术野内血液以及脑、胸、腹腔内液体,使手术野清晰显露;也用于吸除空腔脏器内容物、囊性包块内液体以及脓肿内脓液,减少手术区域污染;也可用于组织的钝性分离。常用的吸引器有单管吸引头、侧孔单管吸引头和套管吸引头。侧孔单管吸引头可通过手术医师指腹按压侧孔,调节负压吸引力大小;套管吸引头可通过单孔吸引管配多侧孔外套,避免大网膜、肠壁等组织被吸附引起损伤或堵塞吸引口。

(二)各类器械传递方法

1.手术刀装卸及传递方法

(1)洗手护士安装刀片时,用持针器夹持刀片前段背侧,轻轻用力将刀片与刀柄槽相对合;取刀片时,用持针器夹住刀片的尾端背侧,向上轻抬,推出刀柄。

(2)传递手术刀时,洗手护士应手持刀背,握住刀柄和刀片衔接处,将刀柄尾端交给手术者,不可刀刃朝向手术者,以免割伤手术者。洗手护士亦可将手术刀放于弯盘内进行传递。手术刀用完后,应及时收回并放在适当位置,以免滑落台下,造成手术者损伤。

2.手术剪及各类血管钳传递方法

洗手护士右手拇指握于剪刀凸侧的上1/3处,四指握住凹侧中部,通过腕部的力量将器械的柄环打在手术者的掌心。

3.手术镊传递方法

洗手护士手握镊尖端闭合开口,直立式传递。

4.持针器传递方法

(1)持针器夹针穿线方法:洗手护士右手拿持针器,用持针器开口处的前1/3夹住缝针的后1/3;然后将持针器交于左手握住,右手拇指与中指捏住缝线前端,将缝线穿入针孔;右手拇指顶住针孔,示指顺势将线头拉出针孔1/3后,并反折合并缝线卡入持针器的头部。

(2)传递持针器的方法:洗手护士右手捏住持针器的中部,针尖向外侧,利用手腕部运动,用适当的力气将柄环部拍打在术者掌心。或者将持针器放于弯盘内进行传递。

二、手术室常用缝线和缝针的管理

缝线和缝针作为手术中重要的缝合止血、维持组织愈合张力的材料,其品种式样繁多。随着近几十年加工技术和工艺的革新,缝线和缝针在材质上有了突飞猛进的发展。手术室护士应掌握常用缝线和缝针的特点,根据其特点和具体手术操作,正确合理地配合传递缝线和缝针。

(一)常用外科缝线

外科缝线又称缝合线,用于各种组织和血管的缝扎、结扎、止血、牵引、对合以及关闭腔隙、管道固定等。

1.良好的缝线应具备的条件

应具备的条件包括:①无菌性;②缝线于缝合打结后不易自行滑脱;③对组织伤口反应轻微,不利于细菌生长;④直径小、拉力大、能对抗组织内的收缩;⑤缝线种类齐全,以适合不同手术使用和不同组织缝合。

2.缝线直径与型号的判断

所有缝线的直径粗细规格都有一定标准,通常以缝线的某一型号来表示该缝线的直径。缝线的型号以数字表示。

（1）传统丝线以单个数字表示型号，如"1""4""7"等，数字越大，代表该缝线越粗，如传统"4"号丝线比传统"1"号丝线粗，直径大。

（2）人工合成缝线或羊肠线以"数字-0"表示型号，如"1-0""2-0""3-0"等，"0"之前的数字越大，代表该缝线越细，如"2-0"的缝线比"1-0"的缝线细，直径小。

3.缝线的分类

根据缝线的组织特性可将其分为可吸收缝线和不可吸收缝线；根据缝线的材料构造分为单纤维缝线（单股缝线）和多股纤维缝线；也可根据缝线是否带针，分为带针缝线和不带针缝线。

（1）可吸收缝线：是指缝线植入组织后，通过机体组织酶分解吸收或水解过程吸收，随着时间的推移，缝线材料逐渐消失。目前临床常用可吸收缝线主要包括肠线、铬肠线和人工合成可吸收缝线，其中人工合成可吸收缝线与前两者比较有诸多优点：①强度高；②可于较长时间内维持缝线强度；③在一定时间（60～90天）内完全吸收，稳定并可预测，无患者个体差异；④组织反应较轻。常见的人工合成可吸收缝线有Dexon、Vicryl、PDS、Maxon、Monocryl等。可吸收缝线可用于胃肠道、胆道、子宫、膀胱、尿道等黏膜、肌层的缝合以及皮内缝合。

（2）不可吸收缝线：是指缝线在人体内不受酶的消化，同时不被水解吸收。常用不可吸收缝线的类型、特性和适用范围见表2-1。

表2-1　常用不可吸收缝线的类型、特性和适用范围

类型	特性	适用范围
有机不可吸收材料（医用丝线）	抗张力强度较高，柔韧性好，打结不易滑脱，价廉；组织反应大。常见的为慕丝医用丝线	用于除胆道、泌尿道以外，大部分组织的缝合
合成不可吸收材料（聚酯缝线、聚丙烯缝线、涤纶线）	强度高，具有良好的组织相容性，组织反应极低，维持时间长，不被吸收；打结易滑脱，价格较贵。常见的为prolene、Surgipro等	适用于心血管、神经、心脏瓣膜、眼睛和整形手术等
金属丝线（钢丝）	强度高，拉力大，组织反应最小；不易打结，容易损伤软组织，包埋于组织中可能引起手术患者术后不适	适用于骨折、筋膜和肌腱接合，带针钢丝用于胸骨的固定；也适用于感染伤口、伤口裂开或加强缝合

（二）常用外科缝针

缝针的目的是引导缝线穿过组织或血管，以完成缝合过程。大多数缝针有三个基本构成：针眼（或称锻模）、针体和针尖。

1.针眼

缝针按针眼可分为封闭眼、裂缝眼（又称法国眼）和无针眼缝针。封闭眼缝针在末端有缝线穿过的封闭针眼，常见的有圆形和方形针眼；裂缝眼缝针，缝线可直接由裂缝嵌入。（图2-8）无针眼缝针又称连线针，是用激光在缝针末端纵向打孔，在显微镜下将缝线与缝针末端孔隙以机械性方式附着在一起，提供牢固平滑的结合点。无针眼缝针对组织牵拉小，对组织损伤小，有效避免了针孔漏血隐患。无针眼缝针多为一次性使用，有效防止交叉感染，目前被临床广泛使用。

2.针体

针体指持针器夹持的部分，按形态可分为直针和弯针。直针多用于缝合皮肤、肌腱和胃肠道。弯针是临床最常用的缝针，按照其不同弧度，可分为1/4、3/8、1/2、5/8等，通常浅表组织可选用小弧度大弯针缝合，深部组织可选用大弧度小弯针缝合。1/4弧度弯针常用于眼科和显微

外科手术,1/2 弧度弯针常用于胃肠、肌肉、心肺血管手术,5/8 弧度弯针常用于泌尿生殖科及盆腔手术。(图 2-9)

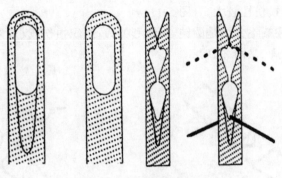

图 2-8 封闭眼和裂缝眼

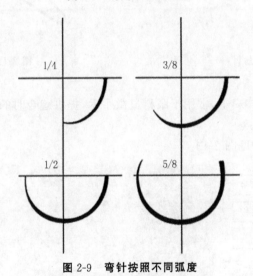

图 2-9 弯针按照不同弧度

3.针尖

针尖是指从缝针尖端直至针体最大横截面之间的部分。按针尖形态可分为圆针、角针、圆钝针、铲针等。

(1)圆针:除尖端尖锐外,其余呈现圆滑针体,能轻易穿透组织,但无切割作用,常用于皮下组织、腹膜、脏器、血管和神经鞘等的缝合以及胃肠道吻合。(图 2-10)

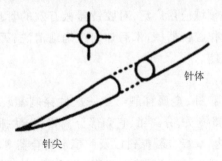

针体

针尖

图 2-10 圆针

（2）角针：针尖和针体截面均呈三角形，具有锐利的边缘，易于穿透坚韧、难以穿刺的组织，常用于皮肤、韧带、肌腱、骨膜、瘢痕组织的缝合及管道的固定。角针缝合后，有较大的针孔道，且易破坏周围的组织和血管，损伤性较大。（图2-11）

（3）圆钝针：圆针的尖端不尖而是圆钝，无锋利的刃，组织损伤较小，常用于易碎脆性组织、高度血管化组织，如肝、肾、脾。（图2-12）

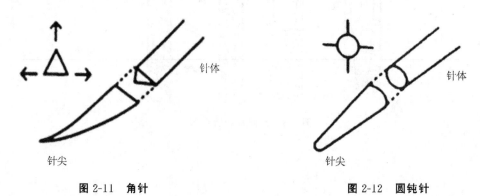

图 2-11　角针　　　　　　　　　　　　　　　图 2-12　圆钝针

（4）铲针：针尖极薄，针体扁平，常用于眼科显微手术，提供缝合时的高度平稳性。

4.连线针外包装标识解读

连线针外包装标识解读见图2-13。

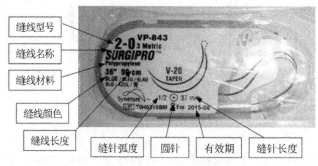

图 2-13　连线针外标识包装解读

三、手术室腔镜器械的管理

近年来腔镜技术在众多外科领域应用广泛，对腔镜器械有效的管理是成功开展腔镜手术的基本条件。因此术中如何正确操作腔镜器械，术后如何正确地清洗、灭菌和保养，成为每一名手术室护士所必须掌握的知识与技能。

（一）常用腔镜器械

手术室常用腔镜器械包括气腹针、金属穿刺器或一次性穿刺套装（包括穿刺鞘和穿刺器内芯，常用5 mm或10 mm）、腹腔镜镜头、分离钳、直角形分离钳、齿状抓钳、微型剪、持针器、钛夹钳、扇形压板、冲洗吸引器、电凝钩、双极电凝抓钳以及腔镜下吻合器等。

气腹针是通过前端一可弹性压入的钝头，建立气腹，防止建立气腹时意外损伤腹腔内脏器；穿刺器由穿刺器针芯、外套管和尾端防漏气的阀门组成，手术医师在穿刺完毕后拔取穿刺器针芯,由外套管作为通道将腔镜器械引入腹腔或胸外内进行操作;扇形压板常用于腹腔镜下胃肠手术,用于牵开腹腔内器官或组织;电凝钩用于分离疏松组织或烧灼胆囊床渗血面等。

(二)腔镜器械的术中正确操作

1.术前检查

洗手护士仔细检查器械的完整性,发现密封帽、螺丝等配件缺少或器械绝缘部分损坏应及时更换;由于腔镜手术对器械要求极高,因此洗手护士应仔细检查器械的功能,尤其是操作钳的旋转功能、闭合功能以及带锁器械的开、解锁功能,发现器械功能不佳应及时更换。

2.术中管理

洗手护士应妥善固定连接摄像头及操作器械的连接线及各种管道。术中根据手术进展和手术医师需要及时正确传递腔镜器械,并且及时收回,避免腔镜器械或腹腔镜镜头意外掉落。及时擦净器械头端的血渍及污物。由于腔镜器械普遍较长,在传递过程中洗手护士应确保无菌操作,避免在传递过程中将器械的两端污染。

(三)腔镜器械的正确清洗与保养

1.腔镜器械的正确清洗

彻底清洗是保证腔镜器械灭菌成功的关键。腔镜器械比普通器械的结构复杂,并附有管腔和大小不一的配件,极易残留血渍和有机物碎片,既影响灭菌效果又影响腔镜器械的使用寿命。因此腔镜器械的正确清洗应按以下步骤进行。

(1)拆卸:将腔镜器械彻底拆卸至最小化。

(2)初步清洗:用流动水冲洗腔镜器械表面明显的血渍和污渍。

(3)浸泡:将初步清洗过的器械放多酶洗液内浸泡 5 min,多酶洗液浸泡可以快速分解器械上的蛋白及残留血渍、脂肪等有机物碎片。

(4)冲洗和刷洗:用清水冲洗器械,将表面残留的多酶洗液冲净,使用高压水枪彻底冲洗腔镜管腔及各部件;同时器械的轴节部、弯曲部、管腔内用软毛刷上下抽动 3 次达到彻底清洗。

(5)超声清洗:用自动超声清洗器清洗 5～10 min。

(6)水洗:再次将器械用流动水彻底清洗。

(7)干燥。①吹干:清洗结束后用气枪吹干。②烘干:采用烘干设备将器械进行烘干,适用于待用的器械,既可以在短时间内使器械各关节、管腔干燥,又可以保证低温灭菌的效果。

(8)腔镜镜头禁止用自动超声清洗器清洗,防止损坏。

2.腔镜器械的保养

(1)腔镜镜头的保养:手术结束后使用蘸有多酶洗液或清水的湿纱布对镜头表面的血渍和污渍进行擦拭,镜面之外部分使用吸水较强的软布擦干,镜面用脱脂棉球或专用拭镜纸顺时针方向进行擦拭,避免用粗糙布巾擦拭,造成镜面损坏。

(2)日常维护及保养:器械护士应在每次腔镜器械使用后,仔细检查器械配件是否齐全、螺丝是否松动、腔镜镜头是否完好、器械是否闭合完全、器械绝缘部分有无损坏、穿刺器密封圈是否老化等,如有问题应及时维修或更换,以保证器械的正常使用。

(四)腔镜器械的灭菌与存放

1.腔镜器械的灭菌

分离钳、冲洗吸引器、电凝钩、气腹针、金属穿刺器等常用腔镜操作器械通常使用压力蒸汽灭菌法。腹腔镜镜头等精密器械以及特殊不耐高压器械应使用环氧乙烷气体密闭灭菌法或过氧化氢低温等离子灭菌法。

2.腔镜器械的存放

腔镜器械必须定点存放于专用橱柜内,不与普通器械混合放置。腔镜镜头一定要放置在原装盒内,不能重压。气腹针与一些可拆分的小零件要放在小盒内,以免折断和丢失。

四、外来手术器械的管理

外来器械是指由医疗器械生产厂家、公司租借或免费提供给医院,可重复使用的医疗器械。它作为市场经济的新产物,是器械供应商在取得医院认可、主刀医师认定送到手术室临时使用的器械。这类器械节约了医院的开支,减低了医疗成本,减少了资源浪费,有手术针对性强、质量优异等特点,因此在骨科、五官科、脑外及胸外科内固定等领域得到广泛使用。

(一)外来器械的使用流程

1.外来器械准入流程

外来器械必须是经过医院严格监控,器械科或采购中心应查看有关资料,符合《医疗器械监督管理条例》第 26 条规定:医疗器械经营企业和医疗机构从取得《医疗器械生产许可证》的生产企业或取得《医疗器械经营许可证》的经营企业购进合格的医疗器械,并验明产品合格证、进口注册证、准销证等卫生权威机构的认可证明,不得使用未经注册、过期失效或淘汰的医疗器械。

2.外来器械接受流程

手术医师在预约手术时在手术申请单上备注外来器械的厂家、名称及数量等信息,以便手术室及供应室能及时知晓,同时通知器械供应商及时配备器械。器械供应商在规定时间内将器械送至供应室器械接收点,并提供植入物合格证及器械清单一式两份。经审核合格后交接签名。

3.外来器械的清洗、包装、灭菌流程

彻底清洁是保证灭菌成功的关键,外来器械送至供应室前仅经过预清洗,因此外来器械送达后供应室器械护士必须按照消毒规范流程进行严格的器械清洗。清洗结束后再次进行清点核对,确认无误后再规范包装。包装标签上除常规的信息之外还应写上器械名称、公司名称、主刀医师姓名、患者信息等。最后按照规范进行灭菌,灭菌后进行生物检测,检测合格后给予发放。

4.手术室护士核对与使用流程

器械送至手术室后,由手术室护士与供应室器械护士按照手术通知单,逐项核对相关内容,确认无误后接收器械,存入专用无菌储物架上。相关手术间护士凭手术通知单领取外科手术器械。手术开始前由洗手护士、巡回护士按器械包内清单共同核对,并经术者确认无误后方可开始手术。手术结束时,由洗手护士、巡回护士与术者共同核对所使用的内植入物名称、规格、数量等,及时填写器械清单及手术室器械交接本,同时将术中使用的外来器械信息存档保存。

5.外来器械取回流程

使用后的器械经清洗处理,由器械供应商凭有效证件从手术室污物通道领取,并在器械清单和手术室器械交接本签名确认。因故暂停手术的器械,为减少资源浪费,可与器械供应商约定,在有效期内暂存于手术室,用于同类手术。器械过期或因其他原因需取回时,应在手术室器械交接本上签字。

(二)外来器械使用注意事项

1.规范流程

建立规范的操作流程,建立质量控制和追溯机制,发现问题立即启动追溯系统。

2.定期培训

定期由专业人员对手术医师、手术室护士进行外来手术器械使用的专业培训,以掌握器械的基本性能和操作方法。

五、手术植入物的管理

随着社会的进步、医学的发展、新技术的应用,各类性能优异、造价不菲的植入物越来越多地应用到手术患者身上,通过手术将植入物种植、埋藏、固定于机体受损或病变部位,可达到支持、修复、替代其功能的作用。手术室应严格管理手术植入物,防止对患者造成意外不良后果。

(一)植入物的准入

1.公开招标

医院通过定期举行的公开招标方式,择优录用质量性能可靠、价格适宜的产品作为本院常用产品。

2.未中标植入物准入流程

未中标植入物若具有适合某些手术的特殊性能,手术医师可向医院提出临时申请,经审核、特殊批准后方可使用。

3.厂家提供材料备案

生产厂家必须提供产品的所有信息,供使用方备案,以便日常监管以及发生问题后进行及时追溯。

(二)植入物在手术室使用的管理

手术植入物使用前手术医师应向手术室预约,手术室工作人员经核查后领取;所有手术植入物必须经过严格的清洗、包装、灭菌后,经生物检测,判定合格后方能使用。手术中使用植入物前,必须严格核对植入物型号规格、有效期及外包装完整性,避免错用、误用,造成不必要的浪费。使用后,手术室护士需填写所用植入物产品信息及数量,并附产品条形码,保存在病历中存档。未用完或废弃的一次性植入物需毁形,并交医院管理部门统一处理,以免造成不良后果。

六、手术室常用药品的管理

手术室内常用药品,无论数量和种类都很多,主要以静脉用药和外用消毒药为主。手术室应制订严格的药品管理制度,对所有药品定点放置,专人管理,每一名手术室护士都应严格遵守药物使用制度,掌握常用药品性能,安全用药。

(一)手术室常用药品种类及管理要求

1.手术室常用药品种类

手术室常用药品包括具有镇静镇痛和催眠作用的麻醉类药物,糖类、盐类、酸碱平衡调节药物,心血管系统药物,中枢兴奋及呼吸系统药物,子宫兴奋类药物,利尿药,止血药和抗凝血药,各类抗生素激素类药物,生物制品剂和消毒防腐药物等。

2.管理要求

(1)定点放置,专人管理:手术室应设立药物室、药品柜及抢救药车,并指定一名护士专门负责药品管理。

(2)分类放置:静脉用药应与外用消毒防腐药分开放置,并贴上标签,标签纸颜色有所区别。易燃易爆药品、对人体有损害的药品应妥善保管,远离火源或人群,并写有明显警句提示他人。

生物制品及需要低温储存的药品应置于冰箱内保存,每周定期派人清理一次,保持冰箱内整洁。

（3）药品使用制度:手术室所有药品均有明确的出入库记录,每类药品均设有使用登记本,手术室护士如有领用均需在登记本上进行信息记录,由指定护士进行清点并补充。麻醉药、剧毒药和贵重药必须上锁,应班班清点,发现数量不符及时汇报并查明原因。

（4）领药周期:手术室药品基数不应太多,以免过期。一般常用药品每周领取一次,不常用药品每月领取一次,麻醉药、贵重药则根据每天使用情况领取。

（二）手术室药品的使用注意事项

1.严格执行查对制度

定期检查药品柜的存药,发现过期、变色、浑浊或标签模糊不清的药品不得使用。术前访视及进行手术安全核查时,必须核对手术患者药物过敏史,并及时记录。术中使用药物时,配制、抽取药物必须两人核对,并保留原始药瓶,手术台上传递药物之前,洗手护士必须与手术医师口头进行核对;若术中需执行口头医嘱,巡回护士应将口头医嘱复述一遍,由手术医师确认后执行,术毕督促手术医师及时补全医嘱。

2.熟练掌握药品性能

手术室用药要求快速、及时、准确,抢救患者时更是分秒必争,护士应熟悉抢救药品的药理作用与用途、剂量与用法、不良反应和配伍禁忌等,以利于抢救配合。手术室护士应熟悉常用抗生素的商品名、通用名、分类及常见过敏症状。此外,手术室外用消毒药较多,手术室护士必须了解每种消毒药的用法、有效浓度及浓度监测标准、达到消毒效果的时间以及对人体和物品有无损害等特点,同时指导其他有关人员正确使用。

（李龙飞）

第三节　常见手术体位的安置原则

一、手术体位概述

（一）手术体位的概念

1.定义

手术体位是指术中患者的体位状态,由患者的姿势、体位垫的应用及手术床的操作三部分组成。标准手术体位是由手术医师、麻醉医师、手术室护士共同确认和执行,根据生理学和解学知识,选择正确的体位设备和用品,充分显露手术野,确保患者安全与舒适。标准手术体位包括仰卧位、侧卧位、俯卧位,其他手术体位都在标准体位基础上演变而来。

2.体位设备

（1）手术床是一种在手术室或操作室内使用的、带有相关附属配件、可根据手术需要调节患者体位,以适应各种手术操作的床。

（2）手术床配件包括各种固定设备、支撑设备及安全带等,如托手板、腿架、各式固定挡板、肩托、头托及上下肢约束带等。

3.辅助用品

体位垫是用于保护压力点的一系列不同尺寸、外形的衬垫,如头枕、膝枕、肩垫、胸垫、足跟垫等。

(二)手术体位常见并发症

1.手术体位造成的皮肤损伤

手术中最常见的皮肤损伤是压疮。体位摆放不当是引起压疮等压迫性皮肤损伤的主要原因之一。由于麻醉药物作用和肌肉松弛造成动脉血压低于外界压力(体重),血液循环遭受强大干扰,以致造成严重的组织损伤。压疮的发生机制如下。

(1)压力:局部组织受到持续的垂直压力,当压力超过局部毛细血管压时血流阻断,引起组织缺氧。浅表组织的血液供应不足,持续时间过长时,就会引发组织破坏和压力性溃疡。

(2)压强:是作用力与受力面积的比值,作用力相同,受力面积越小,压强越大。如果毛细血管的内部压强小于体表压强就会阻断毛细血管内的血液流畅运行。

(3)剪切力:两层相邻组织间的滑行,进行性相对移位而产生的力。这种力会对组织造成损伤,是压疮的原因之一。

(4)内因:患者的年龄、体重、营养状况、感染及代谢性疾病。

2.手术体位造成的周围神经损伤

(1)因手术体位造成的周围神经损伤常发生于臂丛神经、尺神经、腓神经等。①臂丛神经:当肩关节外展时,臂丛神经的牵拉负荷也变大,长时间保持90°的外展状态,是导致臂丛神经损伤的直接原因。②尺神经:俯卧位时,当肘关节处于过度屈曲时,尺神经容易受到牵拉负荷,同时由于尺神经内侧有骨性突起,也容易受到压迫,因此,摆放手臂时需依照远端关节低于近端关节的原则,即手比肘低,肘比肩低。③腓神经:在摆放膀胱截石位时,托腿架位置不当容易压迫腘窝或者腓骨小头导致腓总神经受损。

(2)手术体位造成的周围神经损伤的5个主要原因为牵位、压迫、缺血、机体代谢功能紊乱以及外科手术损伤。

3.手术体位造成的组织器官损伤

(1)生殖器官压伤:摆放体位时,女性的乳房、男性外生殖器容易因受到挤压导致器官损伤。

(2)颈椎损伤:由于在全麻下颈部肌肉张力丧失,搬运患者时过度扭动头部,可导致颈椎脱位及颈椎损伤。

(3)组织挤压伤:多见于骨突出部位,如髂部、骶髂部、足跟等,因长时间受挤压而致皮肤及皮下组织损伤。在年老体弱、手术时间长、约束带过紧、手术床垫过硬时更易发生。

(4)眼部损伤:俯卧位头圈、头托位置不当或大小不合适均可导致眼球受压或擦伤角膜,严重者可造成失明。

(5)腰背痛:多发生于椎管内麻醉术后,由于腰背部肌肉松弛,腰椎生理前凸暂时消失,引起棘间肌和韧带长时间受牵拉所致。

(6)血管受压:约束带过度压迫以及过紧可造成血液循环障碍。

(7)急性肺水肿、顽固性低血压:心肺功能低下的患者,术中过度抬高或快速放平双下肢时,可造成急性肺水肿和顽固性低血压。

4.骨筋膜室综合征

骨筋膜室综合征是因动脉受压,继而血供进行性减少而导致的一种病理状态。临床表现为肿胀、运动受限、血管损伤和严重疼痛、感觉丧失。

5.仰卧位低血压综合征

仰卧位低血压综合征是由于妊娠晚期孕妇在仰卧位时,增大的子宫压迫下腔静脉及腹主动脉,下腔静脉受压后导致全身静脉血回流不畅,回心血量减少,心排血量也随之减少,而出现头晕、恶心、呕吐、胸闷、面色苍白、出冷汗、心跳加快及不同程度血压下降的一组综合症状,当改变卧姿(左侧卧位)时,患者腹腔大血管受压减轻,回心血量增加,上述症状即减轻或消失的一组综合症状。

6.甲状腺手术体位综合征

在颈部极度后仰的情况下,椎间孔周围韧带变形、内凸而压迫颈神经根及椎动脉,而引起的一系列临床症状,表现为术中不适、烦躁不安,甚至呼吸困难,术后头痛、头晕、恶心、呕吐等症状。

(三)手术体位安置原则

在减少对患者生理功能影响的前提下,充分显露手术视野,保护患者隐私。

1.总则

(1)保持人体正常的生理弯曲及生理轴线,维持各肢体、关节的生理功能体位,防止过度牵拉、扭曲及血管神经损伤。

(2)保持呼吸道通畅、循环稳定。

(3)注意分散压力,防止局部长时间受压,保护患者皮肤完整性。

(4)正确约束患者,松紧度适宜(以能容纳一指为宜),维持体位稳定,防止术中移位、坠床。

2.建议

(1)根据手术类型、手术需求、产品更新的情况,选择适宜的体位设备和用品。

(2)选择手术床时注意手术床承载的人体重量参数,床垫宜具有防压疮功能。

(3)体位用品材料宜耐用、防潮、阻燃、透气性好,便于清洁、消毒。

(4)定期对体位设备和用品进行检查、维修、保养、清洁和消毒,使其保持在正常功能状态。

(5)根据患者和手术准备合适的手术体位设备和用品。

(6)在安置体位时,应当做好保暖,确保手术体位安置正确,各类管路安全,防止坠床。

(7)安置体位时,避免患者身体任何部位直接接触手术床金属部分,以免发生电灼伤。

(8)术中应尽量避免手术设备、器械和手术人员对患者造成的外部压力。压疮高风险的患者,对非手术部位,在不影响手术的情况下,至少应当每隔2h调整受压部位一次。

(9)对于高凝状态的患者,遵医嘱使用防血栓设备(如弹力袜、弹力绷带或间歇充气设备等)。

二、仰卧位摆放规范

仰卧位是最基本也是最广泛应用于临床的手术体位,是将患者头部放于枕上,两臂置于身体两侧或自然伸开,两腿自然伸直的一种体位。根据手术部位及手术方式的不同摆放各种特殊的仰卧位,包括头(颈)仰卧位、头高脚低仰卧位、头低脚高仰卧位、人字分腿仰卧位等。特殊仰卧位都是在标准仰卧位的基础上演变而来。

(一)适用手术

头颈部、颜面部、胸腹部、四肢等手术。

(二)用物准备

头枕、上下肢约束带。根据评估情况另备肩垫、膝枕、足跟垫等。

(三)摆放方法

(1)头部置头枕并处于中立位置,头枕高度适宜。头和颈椎处于水平中立位置。

(2)上肢掌心朝向身体两侧,肘部微屈用布单固定。远端关节略高于近端关节,有利于上肢肌肉韧带放松和静脉回流。肩关节外展不超过 90°,以免损伤臂丛神经。

(3)膝下宜垫膝枕,足下宜垫足跟垫。

(4)距离膝关节上或下 5 cm 处用约束带固定,松紧适宜,以能容下一指为宜,防腓总神经损伤。

(四)注意事项

(1)根据需要在骨突处(枕后、肩胛、骶尾、肘部、足跟等)垫保护垫,以防局部组织受压。

(2)上肢固定不宜过紧,预防骨筋膜室综合征。

(3)防止颈部过度扭曲,牵拉臂丛神经引起损伤。

(4)妊娠晚期孕妇在仰卧位时需适当左侧卧,以预防仰卧位低血压综合征的发生。

(五)特殊仰卧位

1.头(颈)后仰卧位。

(1)适合手术:口腔、颈前入路等手术。

(2)用物准备:肩垫、颈垫、头枕。

(3)摆放方法:肩下置肩垫,按需抬高肩部。颈下置颈垫,使头后仰,保持头颈中立位,充分显露手术部位。

(4)注意事项:防止颈部过伸,引起甲状腺手术体位综合征;注意保护眼睛;有颈椎病的患者,应在患者能承受的限度之内摆放体位。

2.头高脚低仰卧位

(1)适用手术:上腹部手术。

(2)用物准备:另加脚挡。

(3)摆放方法:根据手术部位调节手术床至适宜的倾斜角度,保持手术部位处于高位。

(4)注意事项:妥善固定患者,防止坠床;手术床头高脚低不宜超过 30°,防止下肢深静脉血栓的形成。

3.头低脚高仰卧位

(1)适用手术:下腹部手术。

(2)用物准备:另加肩挡。

(3)摆放方法:肩部可用肩挡固定,防止躯体下滑。根据手术部位调节手术床至适宜的倾斜角度。一般头低脚高(15°~30°),头板调高约 15°;左倾或右倾(15°~20°)。

(4)注意事项:评估患者术前视力和心脏功能情况;手术床头低脚高一般不超过 30°,防止眼部水肿、眼压过高以及影响呼吸循环功能。

4.人字分腿仰卧位

(1)适用手术:如开腹 Dixon 手术;腹腔镜下结直肠手术、胃、肝脏、脾、胰等器官手术。

(2)用物准备:另加床档或脚挡。

(3)摆放方法:麻醉前让患者移至合适位置,使骶尾部超出手术床背板与腿板折叠处合适位置。调节腿板,使双下肢分开。根据手术部位调节手术床至头低脚高或头高脚低位。

(4)注意事项:评估双侧髋关节功能状态,是否实施过髋关节手术。防止腿板折叠处夹伤患者。两腿分开不宜超过 60°,以站立一人为宜,避免会阴部组织过度牵拉。

三、侧卧位规范摆放

侧卧位是将患者向一侧自然侧卧,头部侧向健侧方向,双下肢自然屈曲,前后分开放置。双臂自然向前伸展,患者脊柱处于水平线上,保持生理弯曲的一种手术体位。再在此基础上,根据手术部位及手术方式的不同,摆放各种特殊侧卧位。

(一)适用手术

颞部、肺、食管、侧胸壁、髋关节等部位的手术。

(二)用物准备

头枕、胸垫、固定挡板、下肢支撑垫、托手板及可调节托手架、上下肢约束带。

(三)摆放方法

取健侧卧位,头下置头枕,高度平下侧肩高,使颈椎处于水平位置。腋下距肩峰 10 cm 处垫胸垫。术侧上肢屈曲呈抱球状置于可调节托手架上,远端关节稍低于近端关节;下侧上肢外展于托手板上,远端关节高于近端关节,共同维持胸廓自然舒展。肩关节外展或上举不超过 90°;两肩连线与手术台呈 90°。腹侧用固定挡板支持耻骨联合,背侧用挡板固定骶尾部或肩胛区,共同维持患者 90°侧卧位。双下肢约 45°自然屈曲,前后分开放置,保持两腿呈跑步时姿态屈曲位。两腿间用支撑垫承托上侧下肢。小腿及双上肢用约束带固定。

(四)注意事项

(1)注意对患者心肺功能保护。

(2)注意保护骨突部(肩部、健侧胸部、髋部、膝外侧及踝部等),根据病情及手术时间建议使用抗压软垫及防压疮敷料,预防手术压疮。

(3)标准侧卧位安置后,评估患者脊椎是否在一条水平线上,脊椎生理弯曲是否变形,下侧肢体及腋窝处是否悬空。颅脑手术侧卧位时肩部肌肉牵拉是否过紧。肩带部位应用软垫保护,防止压疮。

(4)防止健侧眼睛、耳郭及男性患者外生殖器受压。避免固定挡板压迫腹股沟,导致下肢缺血或深静脉血栓的形成。

(5)下肢固定带需避开膝外侧,距膝关节上方或下方 5 cm 处,防止损伤腓总神经。

(6)术中调节手术床时需密切观察,防止体位移位,导致重要器官受压。

(7)髋部手术侧卧位,评估患者胸部及下侧髋部固定的稳定性,避免手术中体位移动,影响术后两侧肢体长度对比。

(8)体位安置完毕及拆除挡板时妥善固定患者,防止坠床。

(9)安置肾脏、输尿管等腰部手术侧卧位时,手术部位对准手术床背板与腿板折叠处,腰下置腰垫,调节手术床呈"∧"形,使患者凹陷的腰区逐渐变平,腰部肌肉拉伸,肾区显露充分。双下肢屈曲约 45°错开放置,下侧在前,上侧在后,两腿间垫一大软枕,约束带固定肢体。缝合切口前及时将腰桥复位。

(10)安置 45°侧卧位时,患者仰卧,手术部位下沿手术床纵轴平行垫胸垫,使术侧胸部垫高约 45°;健侧手臂外展置于托手板上,术侧手臂用棉垫保护后屈肘呈功能位固定于麻醉头架上;患侧下肢用大软枕支撑,健侧大腿上端用挡板固定。注意患侧上肢必须包好,避免肢体直接接触麻醉头架,导致电烧伤;手指外露以观察血运;保持前臂稍微抬高,避免肘关节过度屈曲或上举,防止损伤桡、尺神经。

四、俯卧位摆放规范

俯卧位是患者俯卧于床面、面部朝下、背部朝上、保证胸腹部最大范围不受压、双下肢自然屈曲的手术体位。

(一)适用手术

头颈部、背部、脊柱后路、盆腔后路、四肢背侧等部位的手术。

(二)用物准备

根据手术部位、种类以及患者情况准备不同类型和形状的体位用具。如俯卧位支架或弓形体位架或俯卧位体位垫、外科头托、头架、托手架、腿架、会阴保护垫、约束带、各种贴膜等。

(三)摆放方法

(1)根据手术方式和患者体型,选择适宜的体位支撑用物,并置于手术床上相应位置。

(2)麻醉成功,各项准备工作完成后,由医护人员共同配合,采用轴线翻身法将患者安置于俯卧位支撑用物上,妥善约束,避免坠床。

(3)检查头面部,根据患者脸型调整头部支撑物的宽度,将头部置于头托上,保持颈椎呈中立位,维持人体正常的生理弯曲;选择前额、两颊及下颌作为支撑点,避免压迫眼部眶上神经、眶上动脉、眼球、颧骨、鼻及口唇等。

(4)将前胸、肋骨两侧、髂前上棘、耻骨联合作为支撑点,胸腹部悬空,避免受压,避开腋窝。保护男性患者会阴部以及女性患者乳房部。

(5)将双腿置于腿架或软枕上,保持功能位,避免双膝部悬空,给予体位垫保护,双下肢略分开,足踝部垫软枕,踝关节自然弯曲,足尖自然下垂,约束带置于膝关节上5 cm。

(6)将双上肢沿关节生理旋转方向,自然向前放于头部两侧或置于托手架上,高度适中,避免指端下垂,用约束带固定。肘关节处垫防压疮体位垫,避免尺神经损伤;或根据手术需要双上肢自然紧靠身体两侧,掌心向内,用布巾包裹固定。

(四)注意事项

(1)轴线翻身时需要至少4名医护人员配合完成,步调一致。麻醉医师位于患者头部,负责保护头颈部及气管导管;一名手术医师位于患者转运床一侧,负责翻转患者;另一名手术医师位于患者手术床一侧,负责接住被翻转患者;巡回护士位于患者足部,负责翻转患者双下肢。

(2)眼部保护时应确保双眼眼睑闭合,避免角膜损伤,受压部位避开眼眶、眼球。

(3)患者头部摆放合适后,应处于中立位,避免颈部过伸或过屈;下颌部支撑应避开口唇部,并防止舌外伸后造成舌损伤,头面部支撑应避开两侧颧骨。

(4)摆放双上肢时,应遵循远端关节低于近端关节的原则;约束腿部时应避开腘窝部。

(5)妥善固定各类管道,粘贴心电监护极片的位置应避开俯卧时的受压部位。

(6)摆放体位后,应逐一检查各受压部位及各重要器官,尽量分散各部位承受的压力,并妥善固定。

(7)术中应定时检查患者眼睛、面部等受压部位情况,检查气管插管的位置,各管道是否通畅。

(8)若术中唤醒或体位发生变化时,应检查体位有无改变,支撑物有无移动,并按上述要求重新检查患者体位保护及受压情况。

(9)肛门、直肠手术时,双腿分别置于左右腿板上,腿下垫体位垫,双腿分开,中间以可站一人为宜,角度<90°。

(10)枕部入路手术、后颅凹手术可选用专用头架固定头部,各关节固定牢靠,避免松动。

五、截石位摆放规范

截石位是患者仰卧,双腿放置于腿架上,将臀部移至手术床边,最大限度地暴露会阴,多用于肛肠手术、妇科手术。

(一)适用手术

会阴部及腹会阴联合手术。

(二)用物准备

体位垫,约束带,截石位腿架,托手板等。

(三)摆放方法

(1)患者取仰卧位,在近髋关节平面放置截石位腿架。

(2)如果手臂需外展,同时仰卧,用约束带固定下肢。

(3)放下手术床腿板,必要时,臀部下方垫体位垫,以减轻局部压迫,同时臀部也得到相应抬高,便于手术操作。双下肢外展<90°,大腿前屈的角度应根据手术需要而改变。

(4)当需要头低脚高位时,可加用肩托,以防止患者向头端滑动。

(四)注意事项

(1)腿架托住小腿及膝部,必要时腘窝处垫体位垫,防止损伤腘窝血管、神经及腓肠肌。

(2)手术中防止重力压迫膝部。

(3)手术结束复位时,双下肢应单独、慢慢放下,并通知麻醉师,防止因回心血量减少,引起低血压。

(李龙飞)

第四节　手术前患者的护理

从患者确定进行手术治疗,到进入手术室时的一段时间,称手术前期。这一时期对患者的护理称手术前患者的护理。

一、护理评估

(一)健康史

(1)一般情况:注意了解患者的年龄、性别、职业、文化程度和家庭情况等;对手术有无思想准备、有无顾虑和思想负担等。

(2)现病史:评估患者本次疾病发病原因和诱因;入院前后临床表现、诊断及处理过程;重点评估疾病对机体各系统功能的影响。

(3)既往史:①了解患者的个人史、宗教史和生活习惯等情况。②详细询问患者有无心脏病、高血压、糖尿病、哮喘、慢性支气管炎、结核、肝炎、肝硬化、肾炎和贫血等病史,以及既往对疾病的治疗和用药等。③注意既往是否有手术史,有无药物过敏史。

(二)身体状况

(1)重要器官功能状况:如心血管功能、肺功能、肾功能、肝功能、血液造血功能、内分泌功能和胃肠道功能状况。

(2)体液平衡状况:手术前,了解脱水性质、程度、类型、电解质代谢和酸碱失衡程度,并加以纠正,可以提高手术的安全性。

(3)营养状况:手术前,若有严重营养不良,术后容易发生切口延迟愈合、术后感染等并发症。应注意患者有无贫血、水肿,可对患者进行身高、体重、血浆蛋白测定、肱三头肌皮褶厚度、氮平衡试验等检测,并综合分析,以判断营养状况。

(三)辅助检查

(1)实验室检查。①常规检查:血常规检查应注意有无红细胞、血红蛋白、白细胞和血小板计数异常等现象;尿常规检查应注意尿液颜色、比重,尿中有无红、白细胞;大便常规检查应注意粪便颜色、性状、有无出血及隐血等。②凝血功能检查:包括测定出凝血时间、血小板计数和凝血酶原时间等。③血液生化检查:包括电解质检查、肝功能检查、肾功能检查和血糖检测等。

(2)影像学检查:查看 X 线、CT、MR、B 超等检查结果,评估病变部位、大小、范围及性质,有助于评估器官状态和手术耐受力。

(3)心电图检查:查看心电图检查结果,了解心功能。

(四)心理-社会状况

术前,应对患者的个人心理和家庭社会心理充分了解,患者大多于手术前会产生不同程度的心理压力,出现焦虑、恐惧、忧郁等反应,表现为烦躁、失眠、多梦、食欲下降和角色依赖等。

二、护理诊断及合作性问题

(一)焦虑和恐惧

与罹患疾病、接受麻醉和手术、担心预后及住院费用等有关。

(二)知识缺乏

如缺乏有关手术治疗、麻醉方法和术前配合等知识。

(三)营养失调

低于机体需要量,与原发疾病造成营养物质摄入不足或消耗过多有关。

(四)睡眠形态紊乱

与疾病导致不适、住院环境陌生、担心手术安全性及预后等有关。

(五)潜在并发症

如感染等。

三、护理措施

(一)非急症手术患者的术前护理

1.心理护理

(1)向患者及其亲属介绍医院环境,主管医师、责任护士情况,病房环境、同室病友和规章制度,帮助患者尽快适应环境。

（2）工作态度：态度和蔼,关心、同情、热心接待患者及其家属,赢得患者的信任,使患者有安全感。

（3）术前宣教：可根据患者的不同情况,给患者讲解有关疾病及手术的知识。对于手术后会有身体形象改变者,应选择合适的方式,将这一情况告知患者,并做好解释工作。

（4）加强沟通：鼓励患者说出心理感受,也可邀请同病房或做过同类手术的患者,介绍他们的经历及体会,以增强心理支持的力度。

（5）必要时,遵医嘱给予适当的镇静药和安眠药,以保证患者充足的睡眠。

2.饮食护理

（1）饮食：根据治疗需要,按医嘱决定患者的饮食,帮助能进食的患者制订饮食计划,包括饮食种类、性状、烹调方法、量和进食次数、时间等。

（2）营养：向患者讲解营养不良对术后组织修复、抗感染方面的影响;营养过剩、脂肪过多,给手术带来的影响。根据手术需要及患者的营养状况,鼓励和指导患者合理进食。

3.呼吸道准备

（1）吸烟者：术前需戒烟 2 周以上,减少呼吸道的分泌物。

（2）有肺部感染者：术前遵医嘱使用抗菌药物治疗肺部感染,痰液黏稠者,给予超声雾化吸入,每天 2 次,使痰液稀释,易于排出。

（3）指导患者做深呼吸和有效的咳嗽排痰练习。

4.胃肠道准备

（1）饮食准备：胃肠道手术患者,入院后即给予低渣饮食;术前 1～2 天,进流质饮食。其他手术,按医嘱进食。为防止麻醉和手术过程中的呕吐引起窒息或吸入性肺炎,常规于手术前禁食12 h,禁饮 4 h。

（2）留置胃管：消化道手术患者,术前应常规放置胃管,减少手术后胃潴留引起的腹胀。幽门梗阻患者,术前 3 天每晚以温高渗盐水洗胃,以减轻胃黏膜充血水肿。

（3）灌肠：择期手术患者,术前一天,可用 0.1%～0.2%肥皂水灌肠,以防麻醉后肛门括约肌松弛,术中排出粪便,增加感染机会。急症手术不给予灌肠。

（4）其他：结肠或直肠手术患者,手术前 3 天,遵医嘱给予口服抗菌药物（如甲硝唑、新霉素等）,减少术后感染的机会。

5.手术区皮肤准备

不同手术需备皮范围见图 2-14。

简称备皮,包括手术区皮肤的清洁、皮肤上毛发的剃除,其目的是防止术后切口感染。①颅脑手术：整个头部及颈部。②颈部手术：由下唇至乳头连线,两侧至斜方肌前缘。③乳房及前胸手术：上至锁骨上部,下至脐水平,两侧至腋中线,并包括同侧上臂上 1/3 和腋窝。④胸部后外侧切口：上至锁骨上及肩上,下至肋缘下,前后胸都超过中线 5 cm 以上。⑤上腹部手术：上起乳头水平,下至耻骨联合,两侧至腋中线,包括脐部清洁。⑥下腹部手术：上自剑突水平,下至大腿上1/3 前、内侧及外阴部,两侧至腋中线,包括脐部清洁。⑦肾区手术：上起乳头水平,下至耻骨联合,前后均过正中线。⑧腹股沟手术：上起脐部水平,下至大腿上 1/3 内侧,两侧到腋中线,包括会阴部。⑨会阴部和肛门手术：自髂前上棘连线至大腿上 1/3 前、内和后侧,包括会阴部、臀部、腹股沟部。⑩四肢手术：以切口为中心,上下方 20 cm 以上,一般多为整个肢体备皮,修剪指（趾）甲。

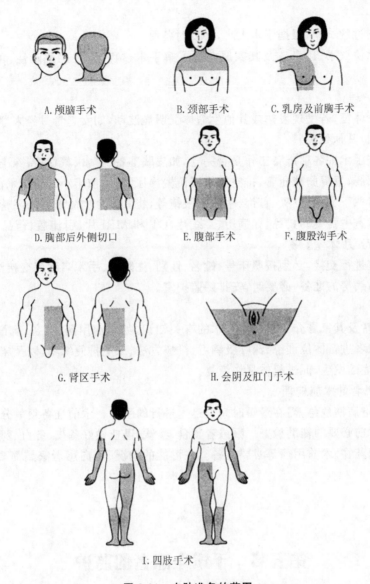

A.颅脑手术　　　　B.颈部手术　　　　C.乳房及前胸手术

D.胸部后外侧切口　　　　E.腹部手术　　　　F.腹股沟手术

G.肾区手术　　　　H.会阴及肛门手术

I.四肢手术

图 2-14　皮肤准备的范围

（1）特殊部位的皮肤准备要求。①颅脑手术：术前 3 天剪短毛发，每天洗头，术前 3 h 再剃头 1 次，清洗后戴上清洁帽子。②骨科无菌手术：术前 3 天开始准备，用肥皂水洗净，并用 70％酒精消毒，用无菌巾包扎；手术前一天剃去毛发，70％酒精消毒后，无菌巾包扎；手术日早晨重新消毒后，用无菌巾包扎。③面部手术：清洁面部皮肤，尽可能保留眉毛，作为手术标志。④阴囊和阴茎部手术：入院后，每天用温水浸泡，并用肥皂水洗净，术前一天备皮，范围同会阴部手术，剃去阴毛。⑤小儿皮肤准备：一般不剃毛，只做清洁处理。

（2）操作方法：①先向患者讲解皮肤准备的目的和意义，以取得理解和配合。②将患者接到换药室或者处置室，若在病室内备皮，应用屏风遮挡，注意保暖及照明。③铺橡胶单及治疗巾，暴露备皮部位。④用持物钳夹取肥皂液棉球，涂擦备皮区域，一手绷紧皮肤，一手持剃毛刀，分区剃净毛发，注意避免皮肤损伤。⑤清洗该区域皮肤，若脐部则用棉签清除污垢。

6.其他准备

(1)做好药物过敏试验,根据手术大小,必要时备血。

(2)填写手术协议书,让患者及其家属全面了解手术过程、存在的危险性,可能出现的并发症等。

7.手术日晨护理

(1)测量生命体征,若发现发热或其他生命体征明显波动,如女患者月经来潮,应报告医师是否延期手术或进行其他处理。

(2)逐一检查手术前各项准备工作是否完善,如皮肤准备、禁食、禁饮;特殊准备是否完善。

(3)遵医嘱灌肠,置胃肠减压管,排空膀胱或留置导尿管,术前半小时给予术前药等。

(4)帮助患者取下义齿、发夹、首饰、手表和眼镜等,将其贵重物品及钱物妥善保管。

(5)准备手术室中需要的物品,如病历、X线片、CT和MRI片、引流瓶、药品等,在用平车护送患者时,一并带至手术室。

(6)与手术室进行交接,必须按照床号、姓名、性别、住院号、手术名称等交接清楚。

(7)做好术后病房的准备,必要时,安排好监护室。

8.健康指导

应注意向患者及其家属介绍疾病及手术的有关知识,如术前用药、准备、麻醉及术后恢复的相关知识;指导患者进行体位训练、深呼吸练习、排痰方法、床上排便练习,以及床上活动等,有利于减少术后并发症的发生,促进机体尽快恢复。

9.急症手术患者的术前护理

急诊手术是指病情危急,需在最短时间内迅速进行的手术。术前准备须争分夺秒,争取在短时间内,做好手术前必要的辅助检查。嘱患者禁食、禁饮;迅速做好备皮、备血、药物过敏试验;完成输液、应用抗菌药物、术前用药等必要准备。在可能的情况下,向患者家属简要介绍病情及治疗方案。

(李龙飞)

第五节　手术中患者的监护

一、基本监测技术

(一)心电监护

心电监测是临床上应用最为广泛的病情监测参数,是指用心电监护仪对被监护者进行持续不间断的心电功能监测,通过心电监护仪反映心肌电活动的变化。早期,为了连续监测患者的心电,出现了由心电示波、心率计和心电记录器构成的最基本的心电监护仪。随着医学的发展,急危重症患者的监护水平不断提高,加之电子及计算机技术等在医疗仪器设备中的应用,又产生了多导心电、呼吸、温度、血压以及血氧饱和度等多参数的监护仪。目前,心电监测普遍采用了床旁监护仪发送的心电波形和数字形式获取相关信息。床旁监护系统是通过导联线与机体相关部位的电极片连接获取心电信号,再经电模块将其进行放大及有关处理。除心电信号外,床旁监护系

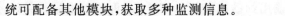

统可配备其他模块,获取多种监测信息。

1.心电导联的连接

心电电极多采用一次性液柱型电极(银-氯化银电极嵌入含浸渍导电糊泡沫塑料的杯型合成树脂),于丙苯酮或乙醚混合液清洁皮肤后,贴于相应位置。目前,基本上采用 5 个电极,具体放置如下。①右上为红色(RA):胸骨右缘锁骨中线第 1 肋间;②右下为黑色(RL):右锁骨中线剑突水平处;③中间为褐色(C):胸骨左缘第 4 肋间;④左上为黄色(LA):胸骨左缘锁骨中线第 1 肋间;⑤左下为白色(LL):左锁骨中线剑突水平处。通过电极放置的位置可模拟心电图导联检查效果,以便对监测结果进行合理分析。如两侧锁骨下与两侧锁骨中线第 7 肋间可模拟标准导联;两侧锁骨下和胸骨中侧第 4 肋间可模拟 V_1 导联;两侧锁骨下和左锁骨中线第 5 肋间可模拟 V_5 导联。此外,临床上可根据不同情况只放置 3 个电极也可达到监测目的,如只放置 RA、RL、LA 电极。

2.心电监护指标及目的

心电监测的主要指标包括:心率和心律、QRS 波形、有无 P 波与 P 波形态、振幅及间期、P-R 间期、Q-T 间期、R-R 间期、T 波形态以及有无异常波形出现等。通过对上述指标的监测,要达到及时发现致命性与潜在致命性心律失常、可能影响血流动力学的心动过缓或过速以及心肌缺血的 ST 段和 T 波的改变的目的。致命性快速心律失常包括心室颤动、心室扑动、持续性室性心动过速,以及心房颤动且心室率超过 220 次/分者等,其常见病因包括呼吸疾病并发急性心肌梗死、冠心病心肌缺血急性发作及其他严重心脏病。致命性心律失常包括长时间心脏停顿或心室停顿及高血钾所致的严重缓慢心律失常等,其常见的呼吸系统疾病病因有呼吸衰竭、气道梗阻、肺动脉栓塞,以及其他心脏病患者如急性心肌梗死、心肌炎及心包压塞等。心肌缺血的监测常需要将心电电极模拟 V_5 导联位置,而无关电极分别放置于胸骨柄和右腋前线第 5 肋间。心肌缺血监测的目的为发现无症状性心肌缺血与确诊有症状的心肌缺血发作,监测持续心肌缺血状态发展动向,心肌缺血治疗效果监测等。

3.监测的原理

心电监护的基本过程是将导联线电极上获取的心电信息经心电模块进行放大及有关处理。心电模块主要包括导联选择、生物放大器、心率计、信号处理等部分。心电信号通过导联线上的电极获取。导联选择不同电极间的电位进行测量。而人体体表的心电信号幅度只有 1 mV 左右,必须将其放大 1 000 倍以上才能通过监视器显示和记录器记录出来,因此,心电放大器是一个高增益、高输入阻抗的放大器。

4.护理

(1)操作程序。使用心电监护仪必须掌握正确的操作流程,以确保监护仪的正常运转和使用寿命。目前临床上使用的综合心电监护仪的操作程序基本相似。具体要求如下。①准备物品:主要有心电监护仪机器及其配件,如导联线、血氧监测线与探头、电极贴、生理盐水棉球、配套血压测量袖带等。②患者准备:将患者取舒适体位,如平卧或半卧位,解释监护的需要与目的。擦拭清洁导联粘贴部位。③接通心电监护仪:连接电源,打开主机,等待机器自检结束后,调试仪器至功能监测状态并根据需要调试报警范围。④连接电极:贴电极片,连接心电导联线,如电极与导线连接为按扣式,应先将电极与导线连接后贴于相应部位。⑤连接袖带:将袖带绑至肘窝上 3~6 cm 处,松紧以插入两手指为宜。连接测量血压的导线。⑥监测指标并记录。

(2)注意事项。①心电监测的效果受多种因素的影响,其中最重要的是电极粘贴是否稳妥。

为保证监测质量,对胸部皮肤须进行剃毛处理或用细砂纸轻轻摩擦皮肤,再放置电极。一般60～72 h更换电极片。②监测时要注意患者体位改变或活动会对监测结果的影响,心电示波可出现不规则曲线,呈现出伪心率或心律。因此,对监测结果要进行综合分析,必要时,听诊心音进行对比,以确定监测结果的真伪。③使用胸前心电监护导联时,若存在规则的心房活动,则应选择 P 波显示较好的导联。QRS 振幅应>0.5 mV,以便能触发心率计数。如除颤时放置电极板,必须暴露出患者的心前区。心电监护只是为了监测心率、心律变化,若需分析 ST 段异常或更详细地观察心电图变化,应做常规 12 导联心电图。

(二)动脉血压监护

1.基本概念

(1)血压:血管内血液对血管壁的侧压力为血压。测压时是以大气压为准,用血压高于大气压的数值表示血压的高度,通常用 mmHg、kPa 为单位来表示。产生血压的重要因素是心血管系统内有血液充盈和心脏的射血力量。

(2)动脉压:动脉压是器官组织灌注的一个极好的生理和临床指标,适度有效的器官组织灌注对生存必不可少。动脉压取决于心排量和血管阻力。其相互间的关系可用公式表达:平均动脉压-中心静脉压=心排量×外周血管阻力。动脉压在一个心动周期中可能随着心室的收缩与舒张而发生规律性的波动。心室收缩时,动脉压升高,当达到最高值时称为收缩压;心室舒张时,动脉压下降,当降至最低时,为舒张压;收缩压与舒张压的差值称为脉压;一个心动周期中每一瞬间动脉血压的平均值,被称为平均动脉压。但须注意平均动脉压不是收缩压与舒张压之和的一半,而是更接近于舒张压。

(3)正常值:正常人血压会受多方面因素的影响。WHO 将血压分为"理想血压""正常血压""正常高压"等(表 2-2)。血压的数值可随年龄、性别及其他生理情况而变化。年龄增高,动脉血压逐年增高,收缩压的升高比舒张压的升高明显。男性比女性高,女性在更年期以后有明显的升高。体力劳动或情绪激动时血压可暂时升高。

表 2-2　血压水平的定义和分类(WHO/ISH)

类别	收缩压/mmHg	舒张压/mmHg
理想血压	<120	<80
正常血压	<130	<85
正常高压	130～139	85～99
1级高血压("轻度")	140～159	90～99
亚组:临界高血压	140～149	90～94
2级高血压("中度")	160～179	100～109
3级高血压("重度")	≥180	≥110
单纯收缩性高血压	≥140	<90
亚组:临界收缩期高血压	140～149	<90

注:当收缩压和舒张压分属于不同分级时,以较高的级别作为标准。(1 kPa=7.5 mmHg)。

(4)动脉压波形:正常血压波形可分为二相,即收缩相和舒张相。收缩相是指主动脉瓣开放和快速射血到主动脉时所形成的波形,此动脉波形为急剧上升至顶峰,随后血流经主动脉到周围动脉,压力下降,主动脉瓣关闭,在动脉波下降支斜坡上出现切迹,称为重搏切迹。舒张相是从主

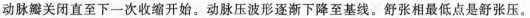

动脉瓣关闭直至下一次收缩开始。动脉压波形逐渐下降至基线。舒张相最低点是舒张压。

2.监测方法与原理

目前,临床常用的监测血压方法有两大类。一类是无创测量法,即指袖带式自动间接动脉血压监测。其原理来自传统的人工听诊气袖法,所不同的是在判别收缩压和舒张压时是通过检测气带内气压的搏动实现的。另一类是有创测量法,即指在动脉内置管进行动脉血压连续监测的直接动脉血压监测法,其原理是使用一般的弹簧压表,但仅能测出平均动脉压,而使用电子压力换能器监测仪,则可测出动脉收缩压、舒张压,还可测得压力波形,且记录一次心动周期的压力波形的变化。两类监测血压法各有其优点和不足。直接动脉压监测的主要优点如下。

(1)可连续监测收缩压、舒张压和平均动脉压,并将其数值及波形实时显示在监护仪荧光屏上,及时准确地反映患者血压动态变化。

(2)有助于根据动脉血压的变化判断体内血容量、心肌收缩力、外周阻力以及有无心包填塞等病情变化。

(3)可以弥补由于袖带监测血压而导致血压测不出或测量不准确的弊端,直接反映动脉血压的实际水平。

(4)可通过动脉置管采集各种动脉血标本,以免除因反复动脉穿刺给患者带来的痛苦。

无创血压监测法操作较有创监测法安全、简单、易于操作,可直接避免有创监测时置管所出现的血栓形成或感染等危险。一般来说,在危重症患者的急救过程中多采用有创监测法,但随病情缓解应尽早改为无创监测法,以减少各种并发症的发生。

3.影响因素

影响动脉血压的因素很多,如每搏输出量、心率、外周阻力、动脉管壁的弹性及循环血量等。这些因素相互关联、相互影响,如心率影响心室充盈和每搏输出量的某些变化,心排血量的改变必伴有血流速度和外周阻力的变化。另外,神经体液因素调节下的心排血量的变化往往会引起外周阻力的变化。临床实际中,遇到具体情况,必须结合患者的血流动力学指标的改变,综合各种因素全面分析和判断。

4.临床意义

动脉血压是衡量机体生理功能的一项重要指标,无论动脉血压过低或过高都可对机体各脏器功能的相对稳定产生十分不利的影响。通过对动脉血压的监测可推算其他心血管参数,如每搏输出量、心肌收缩力、全身循环阻力等。观察血压波形还可对患者的循环状况进行粗略估计。波形高尖见于高血压、动脉硬化及应用升压药和增强心肌收缩力的药物。波形低钝见于低心排综合征、低血压休克和心律失常以及药物影响等情况。

5.护理

无创血压监测法的护理较为简单,按常规血压测量法护理要求进行。下面重点对有创血压监测方法的护理加以论述。

(1)保持测压管通畅,防止血栓形成:①定时监测血压通畅情况,随时注意通路、连接管等各个环节是否折曲、受压,定时冲洗管路。②保持三通管正确的方向,测量时开通三通管,并以肝素盐水持续冲洗测压管。③抽取动脉血后或闭管前必须立即用肝素盐水进行快速正压封管,以防凝血阻管。④管路中如有阻塞,应及时抽出血凝块,切勿将血块推入,以防发生动脉血栓形成。⑤在病情平稳后应及时考虑拔出置管,改为无创血压监测,以防并发症出现。⑥保持各接头连接紧密,防止渗漏。

（2）防止感染：①严格无菌操作，每天消毒穿刺部位，并至少每24 h更换一次透明贴膜。②每次经测压管抽取动脉血标本时，均应以碘酒、乙醇消毒接头处。③各接头及整个管路应保持严格封闭及无菌状态。

（3）防止空气栓塞：在操作过程中，严格控制空气进入管路，防止空气栓塞。

（4）预防并发症：常见并发症可有远端肢体缺血、出血、感染和测压管脱出，具体护理如下。

远端肢体缺血：引起远端肢体缺血的主要原因是血栓形成、血管痉挛及局部长时间包扎过紧等。预防办法有：①置管前要判断肢端动脉是否有缺血症状。②穿刺血管时，动作要轻柔稳准，穿刺针选择要粗细得当，避免反复穿刺损伤血管。③固定肢体勿过紧，防止影响血液循环。

局部出血血肿：穿刺后要密切观察局部出血情况，对应用抗凝药或有出血倾向者要增加压迫止血的时间，至少5 min以上。穿刺局部应用宽胶布加压覆盖，必要时加沙袋压迫止血。如有血液渗出要及时清除，以免影响对再次出血情况的观察。

感染：动脉置管可发生局部或全身感染。一旦发生全身感染多由血源性感染所致，后果严重。因此，置管期间严密观察体温变化，如出现高热、寒战，应及时查找原因；如发现穿刺部位出现红、肿或有分泌物形成，应加强换药，并取分泌物进行细菌培养，以协助诊断，合理选择抗生素。置管期间一旦发生感染应立即拔管，并将测压管末端无菌封闭送做细菌培养。

测压管脱出：置管期间，穿刺针及管路要固定稳妥，防止翻身等操作时将管拉出。对躁动患者要采取好保护措施，必要时将患者手包紧，防止患者不慎将管拔出，一旦发生管路脱出，切忌将管送回，以防感染。

（三）血氧饱和度监护

血氧饱和度（SaO_2）是指血氧含量与血红蛋白完全氧合的氧容量之比。即SaO_2＝动脉血实际结合氧/动脉血氧结合饱和时含氧量×100%。临床上常用的SaO_2监测仪，是通过无创的红外线探头监测患者指（趾）端小动脉搏动时的氧合血红蛋白的百分数而获得经皮SaO_2。SaO_2正常范围为94%～100%。

1.测定方法

经皮血氧饱和度的探头有两种。一种是指夹式，探头由夹子式构成，一面发射红光，一面接收。适用于成人及儿童。另一种是粘贴式，由两个薄片构成，可分别粘在患者指或趾两侧，适用于新生儿和早产儿，因儿童的指或趾较小且细嫩，用指夹式探头夹不住，即便夹住也容易压伤指或趾。

2.测定原理

（1）分光光度测定法：将红外线探头放置于患者指（趾）端等适当的位置，根据血红蛋白和氧合血红蛋白对光吸收特性不同的特点，利用发光二极管发射出红光和红外线穿过身体适当部位的性质，用可以穿透血液的红光（波长660 μm）和红外线（940 μm）分别照射组织（指或趾），并以光敏二极管接受照射后的光信号，为了排除动脉血以外其他组织的影响，只取搏动的信号，经计算机采样分析处理氧合血红蛋白占总血红蛋白的百分数，最终显示在监视器上。但如果无脉搏，则不能进行测量。

（2）容积测定法：正常生理情况下，毛细血管和静脉均无搏动，仅有小动脉有搏动。入射光线通过手指时，在心脏收缩期，手指血容量增多，光吸收量最大；反之，在心脏舒张期，光吸收量最小。因此，光吸收量的变化反映了组织血容量的变化。此种方法只测定搏动性血容量，而不受毛细血管和静脉影响，也与肤色和皮肤张力无关。

3.临床意义

(1)提供低氧血症的监测指标,指导氧疗:监测指尖 SpO_2 方法简单、便捷、安全,通过监测所得的 SpO_2 指标,可以及时发现危重症患者的低氧血症及其程度,指导选择和调节合理氧疗方式,改善低氧血症,避免或减少氧中毒的发生。

(2)提供应用机械通气治疗的依据,指导通气参数的调整:监测能帮助确定危重症患者实施机械通气治疗的时机,并在机械通气过程中,与其他指标相结合,对机械通气选择的通气模式、给氧浓度等参数进行调整,还可为撤机和拔除气管插管提供参考依据。

(3)提供心率监测:有些监护仪在测量血氧饱和度的同时还可以通过其血氧饱和度模块获取心率参数,其原理是通过末梢血管的脉动波计算出心率。此优点保证了心电图受干扰时心率测量的准确性,临床上应用较为方便。

4.影响因素

血氧饱和度的监测结果会受很多因素影响,如患者脉搏的强弱、血红蛋白的质和量、皮肤和指甲状态、患者血流动力学变化等。患者烦躁不安会导致测量结果不准,在使用时应固定好探头,尽量使患者安静,以免报警及不显示结果。因探头为红光及红外线,所以照蓝光的新生儿应将探头覆盖,避免直接照射,损伤探头。严重低血压、休克、体温过低或使用血管活性药物,以及血红蛋白水平较高均可影响测量结果,应结合患者病情综合判断指标的准确性,防止影响病情的治疗和诊断。极高的环境光照情况也会影响测量结果,使用时,应尽量避免。有研究表明,对于那些存在外周血管痉挛或因外界寒冷刺激诱导的外周低灌流时,采取额贴监测血氧饱和度比指尖的监测更有优势。

5.护理

(1)血氧饱和度的监测应排除各种干扰因素,尤其应注意人为因素的干扰,如探头放置位置、吸痰后的影响、肢端的温度等。

(2)要对监测探头进行维护和保养和防止导线断折。

(3)监测时,探头红外线射出面应直对手指(趾)甲床侧,指尖放置深度合适,以防检测结果不准确。

(4)发现监测结果持续下降低于94%时,应及时查找分析原因,排除非病情变化因素后,仍不缓解,应立即采取措施。不宜在测血压侧指尖监测血氧饱和度,以免影响监测结果。

(5)通过血氧饱和度监测结果可以粗略评估动脉血氧分压水平,以便及时判断病情变化,即:当 $SaO_2 > 90\%$ 时,相当于 $PaO_2 > 8.0$ kPa(60 mmHg);当 SaO_2 为 $80\% \sim 90\%$ 时,相当于 PaO_2 $5.3 \sim 8.0$ kPa(40~60 mmHg);当 $SaO_2 < 80\%$ 时,相当于 $PaO_2 < 5.3$ kPa(40 mmHg)。

二、特殊监测技术

(一)中心静脉压监护

中心静脉压(CVP)是指右心房、上下腔静脉近右心房处的压力,主要反映右心的前负荷,正常值为 $4 \sim 12$ cmH_2O。通过对中心静脉压的变化进行监测,有助于判断体内血容量、静脉回心血量、右心室充盈压或心功能状态,对指导临床静脉补液及利尿药的应用有着极其重要的意义,是重危患者的重要监测指标。

1.测量方法

CVP 测量通常采用开放式测量方法。此法通过颈外静脉、颈内静脉或锁骨下动脉至上腔静脉,或者通过股静脉至下腔静脉,其中上腔静脉较下腔静脉测量准确。测量时,将测压管的一端保持与大气相通的状态。另外,还有一种方法为闭合式测量,即整个测量过程保持闭合状态,不与大气相通,而通过压力传感器与压力监测仪相连接测得。右心漂浮导管也可直接测得中心静脉压。开放式测压的具体要求如下。

(1)物品准备:监护仪、监测 CVP 的测压管件一套、三通管、刻度尺、肝素盐水、延长管以及无菌消毒用物。

(2)患者准备:向患者做好解释,以取得配合;取平卧位,上腔静脉测压时要将上肢外展 30°～45°,定位零点为基准点,即平卧时,右心房在腋下的水平投影平面,一般定为平腋中线第 4 肋间处。

(3)监测压力:CVP 监测分连续监测和间断监测。连续测量时需备综合监护仪与中心静脉压测压管一套。间断测量为每次连接测量后取下测压管。CVP 监测有两种方法,一种是间断手动人工测量法,另一种是连续仪器测量方法。具体操作方法如下。

间断手动人工测量方法:①将生理盐水冲入一次性延长管,三通管与接中心静脉置管的输液器相连,排尽管道内气体后备用;②将三通管开向一次性延长管侧,开放一次性延长管远端,保持垂直位,观察延长管内生理盐水下降幅度,当水柱保持不动时,从基点起测量水柱高度,即为中心静脉压测量值;③测量后关闭三通管与延长管的连接,开放输液器端。

连续仪器测量方法:①经锁骨下静脉或颈内静脉将中心静脉导管置入上腔静脉靠近右心房处。②导管末端通过延长管接三通接头,与测压鼓、压力换能器和监护仪相连,三通接头的另一端开口连接输液器。③测压时,使压力换能器与患者的右心房同一水平(平卧位时,平腋中线水平),压力换能器校零。④关闭输液器,使中心静脉导管与压力换能器相通;监护仪上可自动显示压力波形和数值。⑤测压结束时,将压力的换能器端关闭,输液器端与中心静脉导管连通,开始输液。

2.影响因素与临床意义

中心静脉压力来源于 4 种压力成分:①静脉毛细血管压;②右心房充盈压;③作用静脉外壁的压力,即静脉收缩压和张力;④静脉内壁压,即静脉内血容量。

因此,中心静脉压的高低与血容量、静脉张力和右心功能有关。中心静脉压升高,见于右心及全心功能衰竭、房颤、肺栓塞、气管痉挛、输血补液过量、纵隔压迫、张力性气胸、各种慢性肺疾病、心包填塞、血胸、应用血管收缩药物和患者躁动等情况时。中心静脉压下降常见于失血或脱水引起的血容量不足;也可见于周围血管扩张,如应用扩张血管药物及麻醉过深等。机械通气也可影响患者中心静脉压,但不同的通气模式对 CVP 的影响程度不同。平均气道压越高,对循环的影响越大,两者成正相关。近年来,相关研究已显示 PEEP、PEEP＋PSV、SIMV、IPPV 等通气模式对 CVP 影响较大,尤其是在低血容量时影响更为显著。

3.护理

(1)防止测压管阻塞:测压通路需持续静脉滴注生理盐水,或测压后用肝素盐水正压封管。如停止生理盐水连续点滴应定时进行常规封管,每天 3 次。发现测压通路内冲入较多血液,应随时进行再次封管,以防有血凝块阻塞。

(2)保持测压准确性:每次测压前均要重新校对测量零点,因患者可能随时发生体位的变动。测压时,应先排尽测压管中的气泡,防止气体进入静脉造成气栓或影响测量的准确性。测压应在患者平静状态下进行,患者咳嗽、腹胀、烦躁或机械通气应用 PEEP 均可影响测量结果的准确性。

因此,如有上述症状,可先给予处理,待平静 10～15 min 再行测压。如应用呼吸机治疗时,当测压管中水柱下降至基本静止状态时,可暂时断开气管插管与呼吸机的连接,观察水柱再次静止时,即为静脉压。但对于无自主呼吸的患者要慎重行事。

(3)排除干扰因素:测压过程中,测压管中的液面波动最初可快速下降,当接近静脉压时,水柱液面可随呼吸上下波动,且越来越微弱,下降速度也会越来越缓慢,直到静止不动即为静脉压高度。但须注意此时应首先排除测压管阻塞或不够通畅因素,原因可能为静脉导管堵塞、受压或尖端顶于血管壁或管道漏液等,应给予及时处理,以排除干扰。测压时,应禁止同时输入药物,特别是血管活性药物,防止药液输入快,发生意外。

(4)严格无菌操作:每天消毒穿刺点、更换透明敷贴,每天更换输液管和测压管。测压或换管时必须严格消毒各个连接部位。一旦发现感染征象或排除其他原因的高热不退,应及时拔出导管,并剪下导管近心端 2～3 cm,行细菌培养。如穿刺部位出现发红等感染情况,应禁止用透明胶布,改用棉质纱布,以透气、干燥创面,并增加换药次数。

(5)按需测量:测量中心静脉压的频次应随病情而定,切忌过于频繁。测量后准确记录,异常改变要随时报告医师给予处理。

(6)确保机械通气状态下测量数值的准确性:在机械通气过程中,为避免气道压力、循环血容量、通气模式及测量过程脱机等因素对 CVP 的影响,可对机械通气时需测量 CVP 的患者应用回归方程进行计算,所测得的值与患者实际 CVP 无显著差异,且方法安全、简便。但对肺顺应性差的患者,在用此回归方程时所得脱机后的 CVP 值比实际脱机所测的 CVP 稍低。其回归方程为:$y=0.98x-1.27$ 和 $y=0.86x-1.33$(y 和 x 分别为脱机前后的 CVP 值),只要将测得的患者上机时的 CVP 代入上述回归方程,即可计算出脱机后的 CVP 值。

(7)妥善固定管道:除静脉穿刺点及管道须用透明胶布固定外,还应在距穿刺点 5 cm 处,加固胶布。固定部位应避免关节及凹陷处。对清醒患者做好解释,取得配合;对躁动患者应给予适当束缚,防止牵拉或误拔导管。在保证测压管系统密闭及通畅的同时,还应防止管道受压、扭曲,接头松动或脱落。

(二)肺循环血流动力学监护

肺循环指血液由右心室开始,经肺动脉、肺毛细血管、肺静脉,最终到达左心房的循环过程。肺循环血流动力学是研究肺循环的压力、流量、阻力及其他相关问题,是了解肺循环功能的重要方法。许多呼吸系统疾病均直接导致肺循环的异常,因此,监测肺循环功能的变化对呼吸系统疾病的诊治具有十分重要的意义。目前,肺循环血流动力学的监测方法已广泛应用于临床,尤其是应用于危重患者的救治中。

1.肺循环压力测定

肺循环压力的测定技术分为创伤性和无创性两类。前者主要为右心漂浮导管检查技术,后者包括超声法、胸部 X 线检查技术、肺阻抗血流图技术、磁共振成像技术、血气分析、心电图技术等。创伤性技术测定结果虽然准确,但对患者具有一定的损伤,检查所需的费用较为昂贵,检查所用的仪器设备较为复杂,在临床应用也较为局限,且不宜于重复随诊检查,患者多难以接受。无创检查方便、无创伤、价格便宜,适用于多次反复检查,但检查的准确性与有创检查相比不够确切。

目前,肺循环压力测定最直接的检查方法为右心漂浮导管检查测压法。此法被认为是评价各种无创检查性测压法准确性的"金标准"。右心漂浮导管检查除了可获取肺动脉压(PAP)、肺毛细血管楔压(PAWP)、右心房压力(CVP)的参数外,还可进行心排血量的测定,并可采取混合静脉血标本以测定混合静脉血血气指标。检查所用的主要设备与仪器包括右心漂浮导管(Swan-Ganz 导管)或血流引导管、压力传感器、生理记录仪、穿刺针、扩张套管等其他无菌手术器材与敷料等。检查时需在严格无菌条件下,经肘前静脉、锁骨下静脉、颈静脉或股静脉穿刺插入漂浮导管进行测定。其原理是通过导管腔内的盐水柱将血管或心腔内压力信号传递到压力换能器上,同步连续示波显示压力曲线及测定的数据,并记录下曲线图形。操作者可以通过压力曲线形态判断导管前端所处的具体位置。

测定肺动脉压力时,应注意以下各点以确保测量的准确性。

(1)先调定零点,然后使换能器上与大气相通的三通口与患者心房呈同一水平,再校正监护仪零点。

(2)挤压注水器冲洗肺动脉管腔,确认其通畅。

(3)将换能器与通向肺动脉管腔相通测得肺动脉压力。

(4)记录呼气末肺动脉压值,但需注意肺动脉压力可能受其他因素的影响,如呼吸和应用机械通气的患者。

有自主呼吸时,吸气相胸腔呈负压,肺动脉压会明显高于呼气相的压力。相反,间歇正压机械通气时,吸气相呈正压,此时的肺动脉压会明显低于呼气相时的压力。因此,无论何种状态,肺动脉压均应以呼气末数值为准。肺动脉嵌顿压的测定与测定肺动脉压的方法基本相似,不同的是要在测定肺动脉压基础上,使导管气囊充气,导管漂入肺毛细血管测得的结果同样应以呼气末时的压力为准。

测量各种压力时,应确保导管气囊嵌顿的满意效果。具体方法为:先用 0.01%肝素生理盐水冲洗肺动脉管腔,以排除因血块阻塞造成的假性肺动脉楔压,缓慢充气 1～1.5 mL 至肺动脉波形变化为相当于或低于肺动脉舒张压的细小波形,放气后出现典型的肺动脉波形,即为导管气囊嵌顿满意,也是导管的满意位置。如有测不到肺动脉楔压的情况,应考虑可能为导管退出肺动脉或气囊破裂。如需拔出右心漂浮导管时,应先核实气囊确实已放气,再缓慢地将漂浮导管拔出,扩张导管外管后应压迫止血至穿刺部位不再渗血为止。右心漂浮导管持续应用时间过长可出现多种并发症,需要密切观察相关的症状和体征。常见并发症有心律失常、感染、肺栓塞及肺动脉破裂、导管气囊破裂、血栓形成与栓塞、导管在心房或心室内扭曲或打结等,更严重时,可以出现导管折于静脉内,甚至于心搏骤停。

2.心排血量测定

它反映整个循环状态,受静脉回流量、外周血管阻力、外周组织需氧量、血容量、体位、呼吸、心率和心肌收缩力的影响。目前,临床上常用 Fick 法(包括直接与间接 Fick 法)和热稀释法(亦为间接 Fick 法),其中后者方法较为简单,应用较为普遍。另外,还有一种方法为心阻抗图,是 20 世纪 60 年代起出现的应用生物电阻抗原理以测定心排血量的技术。此种技术具有无创伤、价廉、检查迅速等优点,已为学术界所重视。

(1)Fick 法测定:心排血量(L/min)＝耗氧率(mL/min)/[动脉－混合血静脉血氧含量差(mL/dL)×10]。其中氧耗量可直接测得。动静脉血管含量差测定可分别抽取动脉血和混合静脉血(经右心管抽取),经血气分析仪直接测得。但是由于此法中混合动脉血采集较为困难,因此其在临床上的应用受到限制。

(2)热稀释法:将 0 ℃的冷生理盐水作为指示剂,经 Swan-Ganz 导管注入右心房,随血液进入肺动脉,由温度传感器连续测定流过指示剂在右心房和肺动脉内的温度变化,并记录温度/时间稀释曲线。经心排血量时计算仪描记曲线的面积,按公式算出心排血量,并显示、记录其值。此法的优点是指示剂无害,可多次测量,无须抽血检验,机器可自动计算出结果,且测量时无须穿刺动脉。

(3)心阻抗图:应用生物电阻抗原理,通过测定心动周期中胸腔生物电阻抗的变化,间接推算心搏量(SV),再乘以心率即得心排血量(CO)。其公式为:$SV=\rho \times (L/Z_0)^2 \times B-X$ 间期$\times C$。式中:SV 为心搏量(mL);ρ 为血液电阻率,为常数 135;L 为两电极之间的距离(cm);Z_0 为胸腔基础阻抗(Ω);B-X 间期为心阻抗血流图的微力图上由 B 点至 X 点的时间间期(s);C 为心阻抗血流图的微分图上收缩波的最大波幅(Ω/s)。

影响测定准确性的因素很多。心排血量过低时,心肌等组织与血液间的热交换可使测得值高于实际值。心排血量过高(>10 L/min)时测定结果亦不准确。其他如血液温度在呼吸和循环周期中的波动、呼吸不规则、低温液体在进入心室前温度升高等因素均可影响测量结果。在临床实际中,心排血量测定是通过心排血量测定仪计算,能迅速显示数据。

3.护理

导管的正确使用及有效的护理对血流动力学监测数值的准确性具有重要意义。

(1)测量准备。①患者准备:操作前要向患者介绍有关检查的重要性和必要性,消除患者紧张情绪,取得患者配合。体位即要适合监测的需要,又保持患者舒适。尤其是枕头的位置非常重要,其摆放一定要使患者满意。②呼吸道准备:术前尽量清除呼吸道痰液,给予及时的翻身、叩背,刺激咳嗽,必要时给予吸痰。手术当天,给予支气管扩张剂扩张支气管,减轻气道反应性,避免术中咳嗽影响检查结果。

(2)掌握操作要点。护士应熟悉导管的放置和测量操作程序,熟悉导管所在部位的压力及正常值,了解并发症及预防措施。置管时要密切观察屏幕上压力波形及心率和心律的变化。放置导管的位置不一,如肘正中静脉、右锁骨下静脉、股静脉、左锁骨下静脉和右颈内静脉。所有这些穿刺点都有优缺点。穿刺部位一般选择右侧颈内静脉,这是漂浮导管操作的最佳途径,导管可以直达右心房,从皮肤到右心房的距离最短,并发症少,容易成功。而经锁骨下静脉穿刺固定稳妥、便于护理。经股静脉插入导管达右心房的距离较远,经导管感染的机会多。置管前,导管的肺腔及右心房腔以肝素盐水溶液冲洗,并检查气囊有无漏气。患者取 10°~20°体位,头转向左侧远离穿刺点,要严格执行无菌操作。密切观察心电监测,注意患者的生命体征变化,认真记录,发现异常及时报告处理。通过监视器上典型压力波形的变化就可知导管在心腔中的位置。

导管放置成功后准确记录导管位于穿刺点的刻度,测量时换能器应置于心脏水平,每次测量前应调整到零点,特别是体位变动后更要注意,否则所测压力值不准。重新校对零点,确定测压部位后再进行测量并记录。

中心静脉导管做输液通路时,不要输入血液制品、清蛋白、脂肪乳液、高渗液体,因其容易堵塞和污染液体。气囊要用气体充气,而不能用液体,因为液体不能压缩,容易对心脏或肺动脉内膜造成损伤。用空气充气时如气囊破裂容易造成空气栓塞。利用漂浮导管进行血流动力学监测是危重症监测室的一个重要监护技术。

(3)避免和及时纠正影响压力测定的因素。检测压力最好选在患者平静呼吸的呼气末,且避免测压时患者产生剧烈咳嗽。如患者接受机械通气治疗,测量肺毛细血管楔压(PWCP)时,必须暂停呼吸机通气,否则测量结果为肺泡内压。测压系统中大气泡未排净,可使测压衰减,压力值偏低。导管检查过程中如有微小的气泡不会引起严重的后果,但进入较多气泡时,则情况较严重,文献报道病死率为 50%。防止气泡进入监测系统,发现气泡要用注射器及时抽出。测压系统中有小气泡,压力值偏高。测量时换能器应置于心脏水平,每次测量前应调整零点,特别是体位变动后,要重新校对零点,因此,测压时,应排除上述原因,才能准确评估血流动力学,估计左心功能。总之,当出现问题时,要观察屏幕正上方的提示。

(4)并发症的预防与护理。①测压管道堵塞:管道堵塞时,压力波形消失或波形低钝,用生理盐水 500 mL 加入 3 200 U 肝素以 3 mL/h 的速率泵入测压管内或以 2~3 mL/h(4~6 U/mL)间断推注以防止堵塞。留管时间稍长后会出现压力波形低钝、脉压变小,但冲洗回抽均通畅,考虑为导管顶端有活瓣样的血栓形成所致。护士要注意肺动脉压力值及波形的变化。一旦管腔堵塞,无回血,不宜勉强向里推注。②气囊破裂、空气栓塞:气囊充气最好用 CO_2 气充,充气速度不宜过快,充气量不超过1.5 mL,气囊充气时间不可过长,一般为 10~30 个心动周期(10~20 秒),获得肺动脉楔压波形后,立即放气。PCWP 不能连续监测,最多不超过 20 秒,监测中要高度警惕导管气囊破裂,如发现导管气囊破裂,应立即抽出气体,做好标记并交班,以免引起气栓。气囊充气测肺楔压是将针筒与导管充气口保持锁定状态,放气时针芯自动回弹,容积与先前充气体积相等,否则说明气囊已破裂,勿再充气测肺楔压,并尽早拔管防止气囊碎片脱落。PCWP 测定后要放松气囊并退出部分导管,防止肺栓塞和肺破裂。尽量排尽测压管和压力传感器内的气泡。③血栓形成和肺栓塞:导管留置时间过长使血中的纤维蛋白黏附于导管周围,导管尖端位置过深近于嵌入状态时血流减慢,管腔长时间不冲洗以及休克和低血压患者处于高凝状态等情况,均易形成血栓。血栓形成后出现静脉堵塞症状如上肢水肿、颈部疼痛、静脉扩张。④肺动脉破裂和肺出血:肺动脉破裂和肺出血是最严重的并发症,Paulson 等统计 19 例肺动脉破裂患者,11 例发生死亡。肺动脉破裂的发生率占 0.2%。常见于气囊充气过快或导管长期压迫肺动脉分支。肺出血临床可表现为突发的咳嗽、咯血、呼吸困难,甚至休克,双肺可闻及水泡音。肺小动脉破裂的症状为胸痛、咯血、气急;发生肺动脉破裂时,病情迅速恶化,应使患肺保持低位(一般为右肺),必要时行纤维支气管镜检查或手术治疗。多见于老年患者、肺动脉高压和心脏瓣膜病患者。⑤导管扭曲、打结、折断:出现导管扭曲应退出和调换。退管困难时注入冷生理盐水10 mL。打结时可在 X 线透视下,放松气囊后退出。导管在心内打结多发生于右室,由于导管软、管腔较小,插入过快或用力过大,可使导管扭曲打结;测压时可见导管从右房或右室推进 15 cm 后仍只记录到右室或肺动脉压,X 线片即可证实。此时应将导管退出,重新插入。⑥心律失常:严密监测变化,心律失常以房性和室性期前收缩最常见,也有束支传导阻滞,测压时导管经三尖瓣入右心室及导管顶端触及室壁时极易诱发室性期前收缩。如发现室性期前收缩、阵发性室速要及时报告医师。一般停止前送导管,期前收缩即可消失,或静脉注射利多卡因控制。测压时要熟练掌握操作术,减少导管对室壁的刺激。严重的室速、室颤立即报告医师,并及时除颤。⑦缩短置管时间预防感染:留置导管一般在 3~5 天,不超过 7 天为宜,穿刺部位每天消毒后用透明膜覆盖,便于观察有无渗血,保持清洁、干燥,如患者出现高热、寒战等症为感染所致,应立即拔管。感染可发生在局部穿刺点和切口处,也能引起细菌性心内膜炎。怀疑感染的病例应做导管尖端细菌培养,同时应用有效的抗生素。在血流动力学稳定后拔除导管,拔管时须按压穿刺点防止局部出血。

(三)血气监护

血液、气体和酸碱平衡正常是体液内环境稳定、机体赖以健康生存的一个重要方面。

1.血气分析指标

(1)动脉血氧分压(PaO_2):PaO_2是血液中物理溶解的氧分子所产生的压力。PaO_2正常范围$10.7\sim13.3$ kPa($80\sim100$ mmHg),正常值随年龄增加而下降,PaO_2的年龄预计值$=$[13.75 kPa$-$年龄(岁)$\times0.057$]±0.53 kPa 或[1.8 kPa(13.5 mmHg)$-$年龄(岁)$\times0.42$]±0.5 kPa(4 mmHg),PaO_2低于同龄人正常范围下限者,称为低氧血症。PaO_2降至8.0 kPa(60 mmHg)以下,是诊断呼吸衰竭的标准。

(2)动脉血氧饱和度(SaO_2):SaO_2指血红蛋白实际结合的氧含量与全部血红蛋白能够结合的氧含量比值的百分率。其计算公式:$SaO_2=$氧合血红蛋白/全部血红蛋白$\times100\%$,正常范围为$95\%\sim98\%$。动脉血氧分压与SaO_2的关系是氧离曲线。

(3)氧合指数:氧合指数$=PaO_2/FiO_2$,正常值为$53.1\sim66.7$ kPa($400\sim500$ mmHg)。ALI时存在严重肺内分流,PaO_2降低明显,提示高吸氧浓度并不能提高PaO_2或提高PaO_2不明显,故氧合指数常<40.0 kPa(300 mmHg)。

(4)肺泡-动脉血氧分压差[$P(A-a)O_2$]:在正常生理情况下,吸入空气时$P(A-a)O_2$为1.3 kPa(10 mmHg)左右。吸纯氧时$P(A-a)O_2$正常不超过8.0 kPa(60 mmHg),ARDS时$P(A-a)O_2$增大,吸空气时常可增至6.0 kPa(50 mmHg);而吸纯氧时$P(A-a)O_2$常可超过13.3 kPa(100 mmHg)。但该指标为计算值,结果仅供临床参考。

(5)肺内分流量(Qs/Qt):正常人可存在小量解剖分流,一般不大于3%。ARDS时,由于V/Q严重降低,Qs/Qt可明显增加,达10%以上,严重者可高达$20\%\sim30\%$。

以上5个指标常作为临床判断低氧血症的参数。

(6)动脉血二氧化碳分压($PaCO_2$):$PaCO_2$是动脉血中物理溶解的CO_2分子所产生的压力。正常范围$4.7\sim6.0$ kPa($35\sim45$ mmHg)。测定$PaCO_2$是结合PaO_2判断呼吸衰竭的类型与程度,反映酸碱平衡呼吸因素的唯一指标。当$PaCO_2>6.0$ kPa(45 mmHg)时,应考虑为呼吸性酸中毒或代谢性碱中毒的呼吸代偿,当$PaCO_2<4.7$ kPa(35 mmHg)时,应考虑为呼吸性碱中毒或代谢性酸中毒的呼吸代偿。

$PaO_2<8.0$ kPa(60 mmHg)、$PaCO_2<6.7$ kPa(50 mmHg)或在正常范围,为Ⅰ型呼吸衰竭。

$PaO_2<8.0$ kPa(60 mmHg)、$PaCO_2>6.7$ kPa(50 mmHg),为Ⅱ型呼吸衰竭。

肺性脑病时,$PaCO_2$一般应>9.3 kPa(70 mmHg);当$PaO_2<5.3$ kPa(40 mmHg)时,$PaCO_2$在急性病例>8.0 kPa(60 mmHg),慢性病例>10.7 kPa(80 mmHg),且有明显的临床症状时提示病情严重。

吸氧条件下,计算氧合指数<40.0 kPa(300 mmHg),提示呼吸衰竭。

(7)碳酸氢盐(HCO_3^-):HCO_3^-是反映机体酸碱代谢状况的指标。HCO_3^-包括实际碳酸氢盐(AB)和标准碳酸氢盐(SB)。SB和AB的正常范围均为$22\sim27$ mmol/L,平均24 mmol/L。AB是指隔离空气的血液标本在实验条件下所测得的血浆HCO_3^-值,是反映酸碱平衡代谢因素的指标,当<22 mmol/L时,可见于代谢性酸中毒或呼吸性碱中毒代偿;大于27 mmol/L时,可见于代谢性碱中毒或呼吸性酸中毒代偿。SB是指在标准条件下[即$PaCO_2=5.3$ kPa(40 mmHg)、Hb完全饱和、温度37 ℃]测得的HCO_3^-值。它是反映酸碱平衡代谢因素的指标。正常情况下,AB$=$SB;AB$\uparrow$>SB$\uparrow$见于代谢性碱中毒或呼吸性酸中毒代偿;AB$\downarrow$<SB$\downarrow$见于代谢性酸中毒或呼吸性碱中毒代偿。

(8)pH:pH是表示体液氢离子浓度的指标或酸碱度,由于细胞内和与细胞直接接触的内环境的 pH 测定技术上的困难,故常由血液 pH 测定来间接了解。$pH=1/H^+$,它是反映体液总酸度的指标,受呼吸和代谢因素的影响。正常范围:动脉血为 $7.35\sim7.45$;混合静脉血比动脉血低 $0.03\sim0.05$。$pH<7.35$ 为失代偿的酸中毒[呼吸性和/或代谢性],$pH>7.45$ 为失代偿的碱中毒[呼吸性和/或代谢性]。

(9)缓冲碱(BB):BB 是血液(全血或血浆)中一切具有缓冲作用的碱(负离子)的总和,包括 HCO_3^-、血红蛋白、血浆蛋白和 HPO_4^{2-},正常范围 $45\sim55$ mmol/L,平均 50 mmol/L。仅 BB 一项降低时,应考虑为贫血。

(10)剩余碱(BE):BE 是在 38 ℃、$PaCO_2$ 5.3 kPa(40 mmHg)、SaO_2 100%条件下,将血液标本滴定至 pH 7.40 时所消耗酸或碱的量,表示全血或血浆中碱储备增加或减少的情况。正常范围为 ±3 mmol/L,平均为 0。其正值时表示缓冲碱量增加;负值时表示缓冲碱减少或缺失。

(11)总 CO_2 量(TCO_2):它反映化学结合的 CO_2 量(24 mmol/L)和物理溶解的 O_2 量(1.2 mmol/L)。正常值=24+1.2=25.2 mmol/L。

(12)CO_2-CP:CO_2-CP 是血浆中呈化合状态的 CO_2 量,理论上应与 HCO_3^- 大致相同,但因有 $NaHCO_3^-$ 等因素干扰,比 HCO_3^- 偏高。

2.酸碱平衡的调节

人的酸碱平衡是由 3 套完整调节系统进行调节的,即缓冲系统、肺和肾的调节。人体正是由于有了这些完善的酸碱平衡调节机制,才确保了机体处于一个稳定的内环境的平衡状态。机体每天产生固定酸 $120\sim160$ mmol(60~80 mEq)和挥发酸 15 000 mmol(15 000 mEq),但体液能允许的 H^+ 浓度变动范围很小,正常时 pH 在 $7.35\sim7.45$ 内波动,以保证人体组织细胞赖以生存的内环境稳定。这正是由于体内有一系列复杂的酸碱平衡调节。

(1)缓冲系统:人体缓冲系统主要有 4 组缓冲对,即碳酸-碳酸氢盐(H_2CO_3-HCO_3^-)、磷酸二氢钠-磷酸氢二钠系统($NaH_2PO_4^-$-NaH_2PO_4)、血浆蛋白系统和血红蛋白系统。这 4 组缓冲对构成了人体对酸碱失衡的第一道防线,它能使强酸变成弱酸,强碱变成弱碱,或变成中性盐。但是,由于缓冲系统容量有限,缓冲系统调节酸碱失衡的作用也是有限的。碳酸-碳酸氢盐是人体中缓冲容量最大的缓冲对,在细胞内外液中起重要作用,占全血缓冲能力的 53%,其中血浆占 35%,红细胞占 18%。磷酸二氢钠-磷酸氢二钠在细胞外液中含量不多,缓冲作用小,只占全血缓冲能力的 3%,主要在肾脏排 H^+ 过程中起较大的作用。血浆蛋白系统主要在血液中起缓冲作用,占全血缓冲能力的 7%,血红蛋白系统可分为氧合血红蛋白缓冲对($HHbO_2$-HbO_2)和还原血红蛋白缓冲对(HHb-Hb^-),占全血缓冲能力的 35%。

(2)肺的调节:肺在酸碱平衡中的作用是通过增加或减少肺泡通气量、控制排出 CO_2 量使血浆中 HCO_3^-/H_2CO_3 比值维持在 20∶1 水平。正常情况下,当体内产生酸增加,H^+ 升高,肺代偿性过度通气,CO_2 排出增多,使 pH 维持在正常范围;当体内碱过多时,H^+ 降低,则呼吸浅慢,CO_2 排出减少,使 pH 维持在正常范围。但是当增高>10.7 kPa(80 mmHg)时,呼吸中枢反而受到抑制,这是由呼吸中枢产生 CO_2 麻醉状态而造成的结果。肺脏调节的特点是作用发生快,但调节的范围小,当机体出现代谢性酸碱失衡时,肺在数分钟内即可代偿性增快或减慢呼吸频率或幅度,以增加或减少 CO_2 排出。

(3)肾脏调节:肾脏在酸碱平衡调节中是通过改变排酸或保碱量来发挥作用的。其主要调节方式是排出 H^+ 和重吸收肾小球滤出液中的 HCO_3^-,以维持血浆中 HCO_3^- 浓度在正常范围内,使血浆中的 pH 保持不变。肾脏排 H^+ 保 HCO_3^- 的途径有 3 条,即 HCO_3^- 重吸收、尿液酸化和远

端肾小管泌氨与 NH_4^+ 生成。与肺脏的调节方式相比,肾脏的调节酸碱平衡的特点是功能完善但作用缓慢,常需72 h才能完成;其次是肾调节酸的能力大于调节碱的能力。

3.血气监护

血气监护是利用血气监护仪,即一种将传感器放置在患者血管内或血管外不伴液体损失的仪器,间断或连续监测 pH、PCO_2、PO_2。目前市售的血气监护仪一般包括传感器显示器、定标器三大部分。血管内与血管外血气监护仪的差别在于血管内血气监护仪的传感器置于动脉导管内的光缆顶端,而血管外血气监护仪的传感器则置于便携式传感器盒内,这标志着血气监护技术的新进展。

总之,无论选择哪种方式进行血气分析或血气监护,护士均需从以下几个方面加强护理。

(1)熟练掌握动脉采血方法或血气监护仪:操作规程(参照生产厂家仪器使用说明)临床上,凡是需要连续观察血气及酸碱变化的患者均可进行血气监护。但要求每天须进行4~6次者,方可考虑应用血气监护仪进行连续监护。

(2)严格掌握动脉采血或血气监护时机:一般情况下,需在患者平静状态下采集动脉血标本。当患者吸氧或机械通气时,需标明吸入氧浓度、吸氧或机械通气时间、监护仪显示的指尖脉氧值和患者体温。尽量避免在患者剧烈咳嗽、躁动不安,或翻身、叩背、吸痰等强刺激后进行血气分析。

(3)耐心做好解释:动脉采血不同于静脉采血,较为少见,患者易产生恐惧和紧张的心理。操作前护士需向患者详细说明采血意义、方法和注意事项,使患者有充分的心理准备,密切配合,增加一次采血成功率。

(4)避免影响因素。可能影响血气分析结果的常见因素包括:①肝素浓度不当,一般肝素浓度应为1 000 U/mL;②采血时肝素湿润注射器管壁未排尽,剩余过量可造成 pH 下降和 PO_2 升高;③标本放置过久,可导致 PO_2 和 pH 下降;④未对体温进行校正,pH 与温度成负相关,PCO_2 和 PO_2 与温度成正相关;⑤标本中进入气泡,抽取标本时未排尽标本中的气泡,对低氧血症者影响较大;⑥误抽静脉血,一旦误抽静脉血,须及时发现,正确判断,以免影响医师对检查结果的判定。对上述影响因素,要尽量避免,如选择一次性血气分析专用注射器,标本现抽现送,立即检查。

（李龙飞）

第六节　手术后患者的护理

从患者手术结束返回病房到基本康复出院阶段的护理,称手术后护理。

一、护理评估

(一)手术及麻醉情况

了解手术和麻醉的种类和性质、手术时间及过程;查阅麻醉及手术记录,了解术中出血、输血、输液的情况,手术中病情变化和引流管放置情况。

(二)身体状况

1.生命体征

局部麻醉及小手术术后,可每4 h测量并记录1次。有影响机体生理功能的疾病、麻醉、手术等因素存在时,应密切观察。每15～30 min测量并记录1次,病情平稳后,每1～2 h记录1次,或遵医嘱执行。

(1)体温:术后,由于机体对手术后组织损伤的分解产物和渗血、渗液的吸收,可引起低热或中度热,一般在38.0 ℃,临床上称外科手术热(吸收热),于术后2～3天逐渐恢复正常,不需要特殊处理。若体温升高幅度过大、时间超过3天或体温恢复后又再次升高,应注意监测体温,并寻找发热原因。

(2)血压:连续测量血压,若较长时间患者的收缩压<10.7 kPa(80 mmHg)或患者的血压持续下降0.7～1.3 kPa(5～10 mmHg)时,表示有异常情况,应通知医师,并分析原因,遵医嘱及时处理。

(3)脉搏:术后脉搏可稍快于正常,一般在90次/分以内。若脉搏过慢或过快,均不正常,应及时告知医师,协作处理。

(4)呼吸:术后,可能由于舌后坠、痰液黏稠等原因,引起呼吸不畅;也可因麻醉、休克、酸中毒等原因,出现呼吸节律异常。

2.意识

及时评估患者术后意识情况,并根据患者意识恢复的状况安排体位、陪护和其他护理工作。

3.记录液体出入量

术后,护士应观察并记录液体出入量,重点评估失血量、尿量和各种引流量,进而推算出入量是否平衡。

4.切口及引流情况

(1)切口情况:应注意切口有无出血、渗血、渗液、感染、敷料脱落及切口愈合等情况。

(2)引流情况:观察并记录引流液的性状、量和颜色;注意引流管是否通畅,有无扭曲、折叠或脱落等。

5.营养状况

术后,机体处于高代谢状态,且部分患者又需要禁食,应重点评估患者营养摄入,是否能够满足术后的需要,以便进行适当的营养支持,促进患者尽快痊愈和康复。

(三)心理-社会状况

手术结束、麻醉作用消失,度过危险期后,患者心理上有一定程度焦虑或解脱感。随后又可出现较多的心理反应,如术后不适或并发症的发生,可引起患者焦虑、不安等不良心理反应;若手术导致功能障碍或身体形象的改变,患者可能产生自我形象紊乱的问题;家属的态度及家庭经济情况,也可影响患者的心理。

二、护理诊断及合作性问题

(一)疼痛

与手术切口、创伤有关。

(二)体液不足

与术中出血、失液或术后禁食、呕吐、引流和发热等有关。

(三)营养失调

低于机体需要量,与分解代谢增高、禁食有关。

(四)生活自理能力低下

与手术创伤、术后强迫体位、切口疼痛有关。

(五)知识缺乏

常缺乏有关康复锻炼的知识。

(六)舒适的改变

与术后疼痛、腹胀、便秘和尿潴留等有关。

(七)潜在并发症

如出血、感染、切口裂开和深静脉血栓形成等。

三、护理措施

(一)一般护理

1.体位

应根据麻醉情况、术式和疾病性质等安置患者体位。①全麻手术:麻醉未清醒者,采取去枕平卧位,头偏向一侧,防止口腔分泌物或呕吐物误吸;麻醉清醒后,可根据情况调整体位。②蛛网膜下腔麻醉术:去枕平卧 6～8 h,防止术后头痛。③硬膜外麻醉术:应平卧 4～6 h。④按手术部位不同安置体位:颅脑手术后,若无休克或昏迷,可取 15°～30°头高足低斜坡卧位;颈、胸部手术后多取高半坐卧位,以利于血液循环,增加肺通气量;腹部手术后,多取低半坐卧位或斜坡卧位,以利于引流,防止发生膈下脓肿,并降低腹壁张力,减轻疼痛;脊柱或臀部手术后,可取俯卧或仰卧位。

2.饮食

术后饮食应按医嘱执行,开始进食的时间与麻醉方式、手术范围及是否涉及胃肠道有关。能正常饮食的患者进食后,应鼓励患者进食高蛋白、高热量和高维生素饮食;禁食患者暂采取胃肠外营养支持。①非消化道手术:局部麻醉或小手术后,饮食不必严格限制;椎管内麻醉术后,若无恶心、呕吐,4～6 h 给予饮水或少量流质,以后酌情给半流或普通饮食;全身麻醉术后可于次日给予流质饮食,以后逐渐给半流质或普通饮食。②消化道手术:一般在术后 2～3 天内禁食,待肠道功能恢复、肛门排气后开始进流质饮食,应少食多餐,后逐渐给半流质及普通饮食。开始进食时,早期应避免食用牛奶、豆类等产气食物。

3.切口护理

术后常规换药,一般隔天一次,感染或污染严重的切口应每天一次;若敷料被渗湿、脱落或被大小便污染,应及时更换;若无菌切口出现明显疼痛,且有感染迹象,应及时通知医师,尽早处理。

4.引流护理

术后有效的引流,是防止术后发生感染的重要措施。应注意:①正确接管、妥善固定,防止松脱。②保持引流通畅,避免引流管扭曲、受压或阻塞。③观察并记录引流液的量、性状和颜色。④更换引流袋或引流瓶时,应注意无菌操作。⑤掌握各类引流管的拔管指征及拔除引流管时间。较浅表部位的乳胶引流片,一般于术后 1～2 天拔除;单腔或双腔引流管,多用于渗液、脓液较多的患者,多于术后2～3 天拔除;胃肠减压管一般在肠道功能恢复、肛门排气后拔除;导尿管可留置1～2 天。具体拔管时间应遵医嘱执行。

5.术后活动

指导患者尽可能地进行早期活动。①术后早期活动的意义:增加肺活量,有利于肺的扩张和分泌物的排出,预防肺部并发症。促进血液循环,有利于切口愈合,预防压疮和下肢静脉血栓形成。促进胃肠道蠕动,防止腹胀、便秘和肠粘连。促进膀胱功能恢复,防止尿潴留。②活动方法:一般手术无禁忌的患者,当天麻醉作用消失后即可鼓励患者在床上活动,包括深呼吸、活动四肢及翻身;术后1~2天可试行离床活动,先让患者坐于床沿,双腿下垂,然后让其下床站立,稍做走动,以后可根据患者的情况、能力,逐渐增加活动范围和时间;病情危重、体质衰弱的患者,如休克、内出血、剖胸手术后、颅脑手术后,仅协助患者做双上、下肢活动,促进肢体血液循环;限制活动的患者如脊柱手术、疝修补术、四肢关节手术后,活动范围受到限制,协助患者进行局部肢体被动活动。③注意事项:在患者活动时,应注意随时观察患者,不可随便离开患者;活动时,注意保暖;每次活动不能过量;患者活动时,若出现心悸、脉速、出冷汗等,应立即辅助患者平卧休息。

(二)心理护理

患者术后往往有自我形象紊乱、担心预后等心理顾虑,应根据具体情况做好心理护理工作。为患者创造良好的环境,避免各种不良的刺激。

(三)术后常见不适的护理

1.发热

手术热一般不超过38.5 ℃,可暂不作处理;若体温升高幅度过大、时间超过3天或体温恢复后又再次升高,应注意监测体温,并寻找原因。若体温超过39 ℃者,可给予物理降温,如冰袋降温、酒精擦浴等。必要时,可应用解热镇痛药物。发热期间应注意维护正常体液平衡,及时更换潮湿的床单或衣裤,以防感冒。

2.切口疼痛

麻醉作用消失后,可出现切口疼痛。一般术后24 h内疼痛较为剧烈,2~3天后逐渐缓解。护士应明确疼痛原因,并对症护理。引流管移动所致的切口牵拉痛,应妥善固定引流管;切口张力增加或震动引起的疼痛,应在患者翻身、深呼吸、咳嗽时,用手保护切口部位;较大创面的换药前,适量应用止痛剂;大手术后24 h内的切口疼痛,遵医嘱肌内注射阿片类镇痛剂。必要时,可4~6 h重复使用或术后使用镇痛泵。

3.恶心、呕吐

多为麻醉后的胃肠道功能紊乱的反应,一般于麻醉作用消失后自然消失。腹部手术后频繁呕吐,应考虑急性胃扩张或肠梗阻。护士应观察并记录恶心、呕吐发生的时间及呕吐物的量、颜色和性质;协助其取合适体位,头偏向一侧,防止发生误吸。吐后,给予口腔清洁护理及整理床单;可遵医嘱使用镇吐药物。

4.腹胀

术后因胃肠道功能未恢复,肠腔内积气过多,可引起腹胀,多于术后2~3天,胃肠蠕动功能恢复、肛门排气后自行缓解,无须特殊处理。严重腹胀需要及时处理:①遵医嘱禁食、持续性胃肠减压或肛管排气;②鼓励患者早期下床活动;③针刺足三里、气海、天枢等穴位;非胃肠道手术的患者,可口服促进胃肠道蠕动的中药。肠梗阻、低血钾、腹膜炎等原因引起腹胀的患者,应及时遵医嘱给予相应处理。

5.呃逆

神经中枢或膈肌受刺激时,可出现呃逆,多为暂时性的。术后早期发生暂时性呃逆者,可经

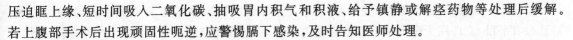

压迫眶上缘、短时间吸入二氧化碳、抽吸胃内积气和积液、给予镇静或解痉药物等处理后缓解。若上腹部手术后出现顽固性呃逆,应警惕膈下感染,及时告知医师处理。

6.尿潴留

多发生在腹部和肛门、会阴部手术后,主要由于麻醉后排尿反射受抑制、膀胱和后尿道括约肌反射性痉挛以及患者不适应床上排尿等引起。若患者术后 6～8 h 尚未排尿或虽有排尿但尿量少,应作耻骨上区叩诊。若叩诊有浊音区,应考虑尿潴留。对尿潴留者应及时采取有效措施,缓解症状。护士应稳定患者的情绪,在无禁忌证的情况下,可协助其坐于床沿或站立排尿。诱导患者建立排尿反射,如听流水声、下腹部热敷、按摩,应用镇静或止痛药,解除疼痛或用氯贝胆碱等药物刺激膀胱逼尿肌收缩。若上述措施均无效,可在严格无菌技术下导尿。若导尿量超过500 mL 或有骶前神经损伤、前列腺增生,应留置导尿。留置导尿期间,应注意导尿管护理及膀胱功能训练。

(四)并发症的观察及处理

1.出血

(1)病情观察:一般在术后 24 h 内发生。出血量小,仅有切口敷料浸血,或引流管内有少量出血;若出血量大,则术后早期即出现失血性休克。特别是在输给足够液体和血液后,休克征象或试验室指标未得到改善、甚至加重或一度好转后又恶化,都提示有术后活动性出血。

(2)预防及处理:术后出血,应以预防为主,包括手术时,严密止血,切口关闭前严格检查有无出血点;有凝血机制障碍者,应在术前纠正凝血障碍。出血量小(切口内少量出血)的患者,更换切口敷料,加压包扎,遵医嘱应用止血药物止血;出血量大或有活动性出血的患者,应迅速加快输液、输血,以补充血容量,并迅速查明出血原因,及时通如医师,完善术前准备,准备进行手术止血。

2.切口感染

(1)病情观察:指清洁切口和沾染切口并发感染,常发生于术后 3～4 天。表现为切口疼痛加重或减轻后又加重,局部常有红、肿、热、痛或触及波动感,甚至出现脓性分泌物。全身表现有体温升高、脉搏加速、血白细胞计数和中性粒细胞比例增高等。

(2)预防及处理:严格遵守无菌技术原则;注意手术操作技巧,防止残留无效腔、血肿、切口内余留的线过多、过长等;加强手术前后处理,术前做好皮肤准备,术后保持切口敷料的清洁、干燥和无污染;改善患者营养状况,增强抗感染能力。一旦发现切口感染,早期应勤换敷料、局部理疗、遵医嘱使用抗菌药物。若已形成脓肿,应拆除部分缝线,敞开切口,通畅引流,创面清洁后,考虑做二期缝合,以缩短愈合时间。

3.切口裂开

(1)病情观察:多见于腹部手术后,时间上多在术后 1 周左右。主要原因常有营养不良、缝合技术存在缺点、腹腔内压力突然增高和切口感染等。一种是完全裂开,一种是不完全裂开。完全裂开往往发生在腹内压突然增加时,患者自觉切口剧疼和突然松开,有大量淡红色液体自切口溢出,可有肠管和网膜脱出;不完全性切口裂开,是指除皮肤缝线完整,深层组织裂开,线结处有血性液体渗出。

(2)预防:手术前纠正营养不良状况;手术时,避免强行缝合,采用减张缝合,术后适当延缓拆线时间;手术后切口处用腹带包扎,咳嗽时,注意保护切口,并积极处理其他原因引起的腹内压增高;预防切口感染。

（3）处理：一旦发现切口裂开，应及时处理：完全性切口裂开时，应立即安慰患者，消除恐惧情绪，让患者平卧，立即用无菌等渗盐水纱布覆盖切口，并用腹带包扎，通知医师，护送患者进手术室重新缝合；若有内脏脱出，切忌在床旁还纳内脏，以免造成腹腔内感染。切口部分裂开或裂开较小时，可暂不手术，待病情好转后择期进行切口疝修补术。

4.肺不张及肺部感染

（1）病情观察：常发生在胸、腹部大手术后，多见于慢性肺气肿或肺纤维化的患者，长期吸烟更易发生。这些患者因肺弹性减弱，术后呼吸活动受限，分泌物不易咳出，易堵塞支气管，造成肺部感染及肺不张。开始表现为发热、呼吸和心率加快，持续时间长，可出现呼吸困难和呼吸抑制。体检时，肺不张部位叩诊呈浊音或实音，听诊呼吸音减弱、消失或为管样呼吸音。血气分析示PaO_2下降和$PaCO_2$升高，继发感染时，血白细胞计数和中性粒细胞比例增加。

（2）预防：术前做好呼吸锻炼，胸部手术者加强腹式深呼吸训练，腹部手术者加强胸式深呼吸训练。手术前2周停止吸烟，有呼吸道感染、口腔炎症等情况者，待炎症控制后再手术。全麻手术拔管前，吸净气管内分泌物，术后鼓励患者深呼吸、有效咳嗽，同时可应用体位引流或给予雾化吸入。

（3）处理：若发生肺不张，做如下处理。遵医嘱给予有效抗菌药物预防和控制炎症。应鼓励患者深吸气，有效咳嗽、咳痰，帮助患者翻身拍背，协助痰液排出。无力咳嗽排痰的患者，用导管插入气管或支气管吸痰，痰液黏稠应用雾化吸入稀释。有呼吸道梗阻症状、神志不清、呼吸困难者，做气管切开。

5.尿路感染

（1）病情观察：手术后尿路感染与导尿管的插入和留置密切相关，尿潴留是基本原因。分为下尿路和上尿路感染。下尿路感染主要是急性膀胱炎，常伴尿道炎和前列腺炎，主要表现为尿频、尿急、尿痛和排尿困难，一般无全身症状。尿常规检查有较多红细胞和脓细胞。上尿路感染主要是肾盂肾炎，多见于女性，主要表现为畏寒、发热和肾区疼痛，血常规检查白细胞计数增高。中段尿镜检有大量白细胞和脓细胞，做尿液培养可明确菌种，为选择抗菌药物提供依据。

（2）预防与处理：及时处理尿潴留，是预防尿路感染的主要措施。鼓励患者多饮水，保持每天尿量在1 500 mL以上，并保持排尿通畅。根据细菌培养和药敏实验验选择有效抗菌药物治疗，残余尿在50 mL以上者，应留置导尿，放置导尿管时，应严格遵守无菌操作原则。遵医嘱给患者服用碳酸氢钠，以碱化尿液，减轻膀胱刺激症状。

6.深静脉血栓形成和血栓性静脉炎

（1）病情观察：多发生于术后长期卧床、活动少或肥胖患者，以下肢多见。患者感觉小腿疼痛。检查肢体肿胀、充血，有时可触及索状物，继之可出现凹陷性水肿，腓肠肌挤压试验或足背屈曲试验阳性。常伴体温升高。

（2）预防与处理：强调早期起床活动。若不能起床活动的患者，指导患者学会做踝关节伸屈活动的方法，或采用电刺激、充气袖带挤压腓肠肌以及被动按摩腿部肌肉等方法，加速静脉血回流。术前，可使用小剂量肝素皮下注射，连续使用5～7天，有效防止血液高凝状态。一旦发生深静脉血栓或血栓性静脉炎，应抬高、制动患肢，严禁局部按摩及经患肢输液，同时遵医嘱使用抗凝剂、溶栓剂或复方丹参液滴注。必要时，手术取出血栓。

(五)健康指导

（1）心理保健：某些患者因手术致残，形象改变，从而使心态也发生改变。要指导患者学会自我调节、自我控制,提高心理适应能力和社会活动能力。

（2）康复知识:指导患者进行术后功能锻炼,教会患者自我保护、保健知识。教会患者缓解不适及预防术后并发症的简单方法。

（3）营养与饮食:指导患者建立良好的饮食卫生习惯,合理的营养摄入,促进康复。

（4）合理用药:指导患者按医师开具的出院带药,按时按量服用、讲解服药后的毒副反应及特殊用药的注意事项。

（5）按时随访。

（丁秀洁）

第七节　手术室应急情况的处理

一、心搏骤停

心搏骤停是指各种原因(如急性心肌缺血、电击、急性中毒等)所致的心脏突然停止搏动,有效泵血功能消失,造成全身循环中断、呼吸停止和意识丧失,引起全身严重缺血、缺氧。一旦发生手术患者心搏骤停,手术团队成员应第一时间进行快速判断,并实施心肺复苏术。

(一)术中发生心搏骤停的原因

1.各种心脏病

各种心脏病,如心肌梗死、心肌病、心肌炎、严重心律失常、严重瓣膜疾病。

2.麻醉意外

术中麻醉过深,或大量应用肌松剂,或气管插管引起迷走神经兴奋性增高,使原来有病变的心脏突然停跳。

3.药物中毒或过敏

常见的如局麻药(普鲁卡因胺)中毒,抗生素过敏、术中血液制品过敏等。

4.心脏压塞

心脏外科手术,如术中止血未完全或术中出血未及时引流出心包,易形成血块导致心脏压塞。

5.血压骤降

血压骤降,如快速大量失血、失液,或术中过量使用扩血管药物(如硝普钠),可使手术患者血压骤降至零,心搏骤停。

(二)心肺复苏术的实施

心肺复苏术(CPR)是针对呼吸心跳停止的急症危重患者所采取的抢救关键措施,即胸外按压形成暂时的人工循环并恢复自主搏动,采用人工呼吸代替自主呼吸,快速电除颤转复心室颤动,以及尽早使用血管活性药物重新恢复自主循环的急救技术。若手术患者因心脏压塞引起心脏呼吸骤停应当马上实行手术,清除心包血块。心跳呼吸骤停急救有效的指标:触及大动脉搏动,收缩压 8.0 kPa(60 mmHg)以上;皮肤、口唇、甲床颜色由紫转红;瞳孔缩小,对光反射恢复,睫毛反射恢复;自主呼吸恢复;心电图表现室颤波由细变粗。

1.迅速评估

如果为术中已实施麻醉监护的手术患者,可以通过监护仪实时监测数据和触摸颈动脉搏动,判断脉搏和呼吸,但不可反复观察心电示波,丧失抢救时机;如果为术中未实施麻醉监护的手术患者,则手术室护士或手术医师应迅速判断其意识反应、脉搏和呼吸情况,若手术患者意识丧失,深昏迷,呼之不应,医护人员用 2 个或 3 个手指触摸患者喉结再滑向一侧,于此平面的胸锁乳突肌前缘的凹陷处,触摸颈动脉搏动,检查至少 5 秒,但不要超过 10 秒,如果 10 秒内没有明确地感受到脉搏,应启动心肺复苏应急预案。

2.启动心肺复苏应急预案

如果麻醉师在场,手术室护士应配合麻醉师和手术医师一同进行心肺复苏术;如果为局麻手术患者,手术室巡回护士应当立刻呼叫麻醉师帮助,同时协助手术医师开始心肺复苏术。

3.胸外按压及呼吸复苏

(1)胸部按压:抢救者站于手术患者的一侧,使手术患者仰卧在坚固平坦的手术床上,如果手术患者为特殊体位如俯卧位、侧卧位,手术团队应将其翻转为仰卧位,翻转时应尽量使其头部、颈部和躯干保持在一条直线上。抢救者一手的掌根放在手术患者胸部中央,另一手的掌根置于第一只手上,伸直双臂,使双肩位于双手的正上方。按压时要求用力快速按压,胸骨下陷至少 5 cm,按压频率至少 100 次/分,每次按压后让胸壁完全回弹,尽量减少按压中断。

(2)开放气道,进行呼吸支持:如果手术患者已置气管插管,则应使用呼吸机或简易人工呼吸器进行呼吸支持。如果手术患者未置气管插管,则手术室护士应协助麻醉师或手术医师用仰头提颏法和推举下颌法两种方法开放气道,同时给予简易人工呼吸面罩呼吸支持,同时应尽快实施气管内插管,连接呼吸器或麻醉机。

仰头提颏法是指抢救者一手置于手术患者的前额,用手掌推动,使其头部后仰,另一只手的手指置颏附近的下颌下方,提起下颌,使颏上抬。推举下颌法是指抢救者同时托起手术患者左右下颌,无须仰头,当手术患者存在脊柱损伤可能时,应选择推举下颌法开放气道。

(3)胸内心脏按压:在胸外心脏按压无效的情况下,可实施胸内心脏按压。应用无菌器械,局部消毒,左第 4 肋间前外侧切口进胸,膈神经前纵形剪开心包,正确地施行单手或双手心脏按压术。一般用单手按压时,拇指和大鱼际紧贴右心室的表面,其余 4 指紧贴左心室后面,均匀用力,有节奏地进行按压和放松,60~80 次/分;双手胸内心脏按压,用于心脏扩大、心室肥厚者,术者左手放在右心室面,右手放在左心室面,双手掌向心脏做对合按压,余同单手法。切勿用手指尖按压心脏,以防止心肌和冠状血管损伤。术后彻底止血,置胸腔引流管。

(三)电除颤

部分循环骤停的手术患者实际上是心室颤动,在心脏按压过程中,出现心室颤动者随时进行电击除颤才能恢复窦性节律。

1.胸外除颤

将除颤电极包上盐水纱布或涂上导电膏,一电极放在患者胸部右上方(锁骨正下方),另一电极放在左乳头下(心尖部),成人一般选用 200~400 J,儿童选用 50~200 J,第一次除颤无效时,可酌情加大能量再次除颤。

2.胸内除颤

术中或开胸抢救时使用胸内除颤电极板,电极板蘸以生理盐水,左右两侧夹紧心脏,成人用 10~30 J,放电后立即观察心电监护波形,了解除颤效果。

二、外科休克

休克是一急性的综合征,是指各种强烈致病因素作用于机体,使循环功能急剧减退,组织器官微循环灌流严重不足,导致细胞缺氧和功能障碍,以致重要生命器官功能、代谢严重障碍的全身危重病理过程。休克分为低血容量性、感染性、心源性、神经性和过敏性休克五类。其中低血容量休克是手术患者最常见的休克类型,指由于体内或血管内血液、血浆或体液等大量丢失,引起有效血容量急剧减少所致的血压降低和微循环障碍,如肝脾破裂出血、宫外孕出血、四肢外伤、术中大出血等均可造成低血容量性休克。

(一)低血容量性休克的临床表现

早期患者出现精神紧张或烦躁,面色苍白,出冷汗,肢端湿冷,心跳加快,血压稍高,晚期患者出现血压下降,收缩压<10.7 kPa(80 mmHg),脉压<2.7 kPa(20 mmHg),心率增快,脉搏细速,烦躁不安或表情淡漠,严重者出现昏迷;呼吸急促,发绀;尿少,甚至无尿。

(二)低血容量性休克的急救措施

休克的预后取决于病情的轻重程度、抢救是否及时、抢救措施是否得力。所以一旦手术患者发生低血容量性休克,手术室护士应采取以下护理措施,协助手术医师、麻醉师,共同对手术患者进行急救。

1.一般护理措施

休克的手术患者送入手术室后,首先应维持手术患者呼吸道通畅,同时使其仰卧于手术床并给予吸氧;选择留置针,迅速建立静脉通路,保证补液速度;调高手术间温度,为手术患者盖棉被,同时可使用变温毯等主动升温装置,维持手术患者正常体温。

2.补充血容量

低血容量休克治疗的首要措施是迅速补充血容量,短期内快速输入生理盐水、右旋糖酐、全血或血浆、清蛋白以维持有效回心血量。同时正确地评估失液量,失液量的评估可以凭借临床症状、中心静脉压、尿量和术中出血量等进行判断。因此休克患者术前必须常规留置导尿管,以备记录尿量;术中出血量包括引流瓶内血量及血纱布血量的总和,巡回护士应正确评估、计算后告知手术医师;在快速补液时,手术室护士应密切观察手术患者的心肺功能,防止急性心力衰竭;在给手术患者输注库存血前,要适当加温库存血,预防术中低体温的发生。

3.积极处理原发病

(1)术前大量出血引起休克:如术前因肝脾破裂出血、宫外孕出血而引起休克的患者,进入手术室后所有手术团队成员应分秒必争,立即实施手术进行止血。

(2)四肢外伤引起休克:手术室护士事先准备止血带,并协助手术医师及时环扎止血带,并记录使用的起止时间。

(3)术中大出血:洗手护士在无菌区内做好应急配合,密切关注手术野、协助手术医师采取各种止血措施,传递器械、缝针时应确保动作迅速、准确。巡回护士应及时向洗手护士提供各类止血物品和缝针,与麻醉师共同准备并核对血液制品。

(4)剖宫产术中发生大出血:手术医师可以通过按摩子宫、使用缩宫素、缝扎等方式进行止血,巡回护士应及时准备缩宫素等增强子宫收缩的药物。如遇胎盘滞留或胎盘胎膜残留情况,洗手护士应配合手术医师尽快徒手剥离胎盘控制出血,若出血未能有效控制,在输血、抗休克的同时,行子宫次全切除术或全子宫切除术,巡回护士应及时提供洗手护士手术器械、敷料及特殊用物,并准确进行添加器械和纱布的清点记录。

4.及时执行医嘱

在抢救手术患者的紧急情况下,巡回护士可以执行手术医师的口头医嘱,执行前必须复述,得到确认后方可执行。

5.做好病情观察及记录

注意观察手术患者的生命体征,包括出入量(输血、输液量、尿量、出血量、引流量等);记录各类抢救措施、术中用药及病情变化。

三、输血反应

输血是临床抢救患者,治疗疾病的有效措施,在外科手术领域应用较广。一般情况下输血是安全的,但仍有部分患者在输血或输入某些血液制品后出现各种反应,可能由供、受者间血细胞表面同种异型抗原型别不同所致,常见的输血反应为红细胞 ABO 血型不符导致的溶血反应。除了溶血反应还有非溶血性反应,即发热反应、变态反应。

(一)溶血反应

溶血反应是最严重的输血反应,死亡率高达 70%。发生溶血反应的患者,临床表现与发病时间、输血量、输血速度、血型、溶血程度密切相关且差异性大。术中全麻患者最早出现的征象是手术野出血、渗血和不明原因的低血压、无尿。

(二)发热反应

发热是最常见的非溶血性输血反应,发生率可达 40%。通常在输血后 1.5～2.0 h 内发生,症状可持续 0.5～2.0 h,其主要表现为输血过程中手术患者出现发热、寒战。如遇发生发热反应的手术患者,立即终止输血,用解热镇痛药或糖皮质激素处理。造成该不良反应的原因有:①血液或血制品中有致热原;②受血者多次受血后产生同种白细胞和/或血小板抗体。

(三)变态反应

变态反应是输血常见的并发症之一,发生在输血过程中或输血后数分钟,临床表现为受血者出现荨麻疹、血管神经性水肿,重者为全身皮疹、喉头水肿、支气管痉挛、血压下降等。造成该不良反应的原因有:①所输血液或血制品含变应原;②受血者本身为高过敏体质或因多次受血而致敏。

(四)输血反应急救措施

一旦发生输血反应,应立即停止输血,更换全部输液管路。遵医嘱进行抗过敏等治疗,紧急情况下,口头医嘱必须完整复述得到确认后方可执行。将未输完的血液制品及管道妥善保存送输血科。

四、火灾

手术室发生火灾虽然罕见,但如果手术室工作人员忽视防火安全管理,操作不规范,仍然可能发生。因此手术室人员要充分认识到火灾的危险性,提高手术室火灾防范意识,防止发生火灾,并制订火灾应急预案,一旦发生火灾将损失降至最低。

(一)手术室发生火灾的危险因素

1.火源

(1)手术室内各种仪器设备:如电刀、激光、光纤灯源、无影灯、电脑、消毒器等,当设备及线路老化、破损发生漏电、短路,接头接触不良,使用后忘记关闭电源等情况,均是手术室发生火灾的导火索。

(2)手术室相对封闭的空间:如果通风不良、湿度过低,特别是在秋冬季,物体间相互摩擦极易产生静电,遇可燃物或助燃剂即可能导致火灾。

(3)高危设备的使用不当:如高频电刀在使用时会产生很高的局部温度,输出功率越高,产生温度也越高,遇到高浓度氧和乙醇时就会诱发燃烧。

2.氧气

氧气是最常见的助燃剂,患者在手术过程中一般都需持续供养,故可造成手术室中局部高氧环境,特别在患者头部。而当术中面罩吸氧时,由于密闭不严造成无菌巾下腔隙中的氧达到较高的浓度,可燃物在此环境中很容易燃烧。

3.可燃物

手术室内可燃物种类很多,如乙醇、碘酊、无菌巾、纱布、棉球、胶布等,尤以乙醇燃烧最常见,特别是乙醇挥发和氧气浓度增大可造成一种极易燃烧的混合物,一旦有火源就能燃烧,严重者可引起爆炸。

(二)手术室火灾预防措施

1.加强手术室管理

改进手术室的通风设备,防止氧气和乙醇在空气中积聚浓度过高;定期对仪器设备、线路进行维护和检修;氧气瓶口、压力表上应防油、防火,不可缠绕胶布或存放在高温处,使用完毕立即关好阀门;制订手术室防火安全制度及火灾应急预案,手术室内放置灭火器材,保证消防通道通畅。

2.加强术中管理

使用电刀时严格控制输出功率,严禁超出电刀使用的安全值范围;使用乙醇或碘酊消毒时,不可过湿擦拭,待其挥发完全后再开始使用电刀;使用任何带电的仪器设备前,必须确定不处在高氧环境中,使用完毕后及时关闭电源;对需要面罩吸氧的手术患者,应尽量给予低流量吸氧。

3.加强手术室人员的消防安全意识

树立防患于未然的观念,杜绝火灾隐患,防止发生火灾。组织全体医务人员学习一些基本的防火灭火安全知识,掌握灭火器材的使用方法。灭火器材有干粉、泡沫、二氧化碳,手术室配备的灭火器主要是二氧化碳灭火器,适合扑灭易燃液体、可燃气体、带电物质引起的火灾。

(三)手术室火灾应急预案及处理

1.原则

早发现、早报警、早扑救,及时疏散人员,抢救物资,各方合作,迅速扑灭火灾。

2.现场人员应对火灾四步骤(按照国际通用的灭火程序"RACE")

(1)救援(rescue):组织患者及工作人员及时离开火灾现场;对于不能行走的患者,采用抬、背、抱等方式转移。

(2)报警(alarm):利用就近电话迅速向医院火灾应急部门及"119"报警,有条件者按响消防报警按钮,迅速向火灾监控中心报警;在向"119"报警时讲清单位、楼层/部门、起火部位、火势大小、燃烧物质和报警人姓名,并通知邻近部门关上门窗、熟悉灭火计划和随时准备接收患者;与此同时,即刻向保卫科、院办、主管副院长汇报,并派人在医院门口接应和引导消防车进入火灾现场。

(3)限制(confine):关上火灾区域的门窗、分区防火门,防止火势蔓延。

(4)灭火或疏散(extinguish or evacuate):如果火势不大,用灭火器材灭火;如果火势过猛,按疏散计划,及时组织患者和其他人员撤离现场。

3.救助人员灭火、疏散步骤

救助人员接到报警到达后,立即采取以下步骤展开灭火和疏散。

(1)报警通报:立即通知所有相关领导、部门以及可能殃及的区域,要求相关人员到位,启动相应流程,做好灭火和疏散准备。

(2)灭火:①明确火场状况,要做到"三查三看"。一查火场有没有人员被困火场,二查具体是什么物质在燃烧,三查通达火场最近的路径;一看火烟,定风向、定火势、定性质,二看建筑,定结构,定通路,三看环境,定重点、定人力、定路线。②扑救过程中,最高负责人总负责,所有参加人员必须严格服从现场,冷静、机智、正确使用灭火器材,应首先控制火情、然后扑灭。③一定要抓住起初灭火有利的时机,集中使用灭火器对存放精密仪器、昂贵物资的部位进行扑灭,力争在初起阶段就将火灾扑灭。④在燃烧过程中部分物品可产生有害有毒气体,应在扑救过程中采取防毒措施,如使用氧气呼吸面罩,用湿毛巾、口罩捂住口鼻等。

(3)疏散:积极抢救受火灾威胁的人员,应根据救人任务的大小和现有的灭火力量,首先组织人员救人,同时部署一定力量扑救火灾,在力量不足的情况下,应将主要力量投入救人工作。

4.疏散的原则和方法

(1)火场疏散先从着火房间开始,再从着火层以上各层开始疏散救人;本着患者优先的原则,医院员工有责任引导患者向安全的地方疏散。即先近后远,先上后下。要做好安抚工作,不要惊慌、随处乱跑,要服从指挥;对于被火围困的人员,应通过内线电话或手机等通信工具,告知其自救办法,引导他们自救脱险。

(2)当烟雾阻塞疏散通道的时候,可以利用湿毛巾、口罩捂住口鼻,尽可能身体贴近地面,匍匐前行,通过消防楼梯实现转移,尽快脱离火场;火灾中如果出现受伤人员,可以利用担架、轮椅,将患者尽快地撤离出危险区域。

(3)电梯严禁使用,因为如果突然停电可导致人员被困电梯。指示方向的哨位必须设立在各个疏散通道口,确保通道畅通。人员必须尽快分流,如果大量人员涌向同一个出口会导致出现拥挤踩踏等造成伤亡。

(4)疏散与保护物资:必须根据现场的具体状况来判断对受火灾威胁物资的处置,尽快决定进行疏散或者就地保护,以使财产的损失降低到最低限度。通常做法是先疏散和保护贵重的、有爆炸和有毒害危险的以及处于下风方向的物资。不能让疏散出来的物资把通路堵塞,妥善放置在安全地点,由专人看护,避免丢失及毁坏。

五、停电

手术室停电通常可分为由人为原因造成的停电和意外情况引起的停电。如维修线路、错峰用电、拉闸限电或打雷时保护性的关闭电源等人为原因导致的停电,应事先告知手术室,做好停电准备,保证手术安全。若由恶劣天气、火灾、电路短路等意外情况引起的手术室停电,虽无法事先预料,但要提高警惕,完善应急工作。

(一)手术室停电预防措施

1.按手术室建筑标准做好配电规划

医院及手术室系统应建立两套供电系统,当其中一路发生故障时,自动切换至备用系统,保障手术室及其他重要部门的供电。同时,医院及手术室还应备有应急自供电源系统,当两套外供系统全部出现故障时,可紧急启动,维持短时间供电,为抢修赢得时间,为患者的安全提供保障。

2.加强手术室管理

每个手术间配备有足够的电插座,术中用电尽量使用吊塔与墙上的电源插座,少用接线板,避免地面拉线太多;电插座应加盖密封,防止进水,避免电路发生故障;每个手术间有独立的配电箱及带保险管的电源插座,以防一个手术间故障影响整个手术室运作。设备科相关人员必须定期对手术室的电器设备进行检测和维护;手术室严禁私自乱拉乱接电线;如发生断电应马上通知相关人员查明原因,防止再次发生。

3.加强手术室人员的用电安全意识

制订防止术中意外停电制度、停电应急预案,组织学习安全用电知识,术中合理使用电器设备,防止仪器短路。

(二)手术室停电应急预案及处理

1.手术间突发停电

(1)手术室人员立即报告科主任、护士长,电话报告医院相关部门。

(2)巡回护士使用应急灯照明,保证手术进行,对清醒的患者做好安抚工作。

(3)断电后麻醉呼吸机、监护仪、微量输液泵等用电设备均停止工作,尽量使用手动装置替代动力装置,如呼吸机改手控呼吸,监护仪蓄电池失灵无法正常工作,应手动测量血压、脉搏和呼吸,以及时判断患者的生命体征,保证手术患者呼吸循环支持。

(4)防止手术野的出血,维持手术患者生命体征稳定,如为单间手术间停电可以先将电刀、超声刀等仪器接手术间外电源;如为整个手术室的停电应立即启动应急电源。

(5)关闭所有用电设备开关(除接房外电源的仪器),由专业人员查明断电原因,排除后恢复供电。

(6)做好停电记录包括时间及过程。

2.手术室内计划停电

(1)医院相关部门提前通知手术室停电时间,做好停电前准备。

(2)停电前相关部门再次与手术科室人员确认,以保证手术的安全。

(3)问题解除后及时恢复供电。

(丁秀洁)

第八节　常见手术的配合

一、胆囊切除术手术配合

(一)特殊用物

扁桃体血管钳、长剪刀、直角钳。

(二)手术配合

(1)常规消毒皮肤,铺巾。取右上腹直肌切口或右肋缘下斜切口,切开皮肤,皮下组织,直血管钳止血。

（2）按切口方向切开腹直肌前鞘及腹外斜肌,分离腹直肌的内外侧缘,依切口方向将其切断。分离腹内斜肌及腹横肌,切开腹直肌后鞘及腹膜,显露胆囊。

（3）探查后,用盐水纱垫保护切口,用深部拉钩和蒂氏拉钩显露肝外胆道和十二指肠韧带,进一步探查肝和胆囊。

（4）用盐水纱垫隔开周围脏器组织,艾力斯钳夹住胆囊底部向上牵引,切开胆囊管前面的腹膜,推开周围的疏松组织,显露胆囊管及其相连的胆总管及肝总管。

（5）分离胆囊管,用直角钳从其后方引过一根 4 号线,将胆囊管提起,分离胆囊动脉并结扎。

（6）游离胆囊,切开胆囊边缘浆膜,用组织剪、电烧将胆囊从胆囊床上剥下,出血点中线结扎。切断胆囊管,近端再结扎 1 次。

（7）用小圆针中线缝合胆囊床两侧腹膜,彻底止血。

（8）清点用物,关闭腹腔,常规逐层缝合,伤口覆盖纱布包扎。

二、胃大部切除术手术配合

（一）特殊用物

3-0 可吸收线、吻合器、荷包钳及荷包线。

（二）手术配合

（1）常规消毒铺巾,取上腹部正中切口,常规进入腹腔,探查病变部位,决定手术方式。

（2）用深拉钩显露手术野,分离大小网膜,游离胃大弯,将胃提起,在大弯稍左处选出一无血管区,剪开胃结肠韧带,切断并结扎胃网膜血管通往胃壁的各分支。

（3）沿大弯向左游离至胃网膜左血管邻近无血管区的最后 1 或 2 个分支,再向右切断并结扎胃网膜右血管各分支,直至幽门部。用剪刀将右侧胃后壁与横结肠系膜、胰腺之间及胃结肠韧带与横结肠系膜之间的粘连分开。

（4）将胃向上翻开,切断并结扎走向胃幽门部的各分支。

（5）游离胃小弯,剪开肝胃韧带,结扎胃右动脉,将胃翻向左侧,游离胃小弯及胰腺之间的粘连。

（6）分离十二指肠球部,切断并结扎胃十二指肠动脉的分支,用两把直可可钳在近幽门处夹住十二指肠,并在两钳间切断,络合碘消毒残端,胃残端用纱垫包裹。

（7）将胃向下方牵引,向左切断肝胃韧带,结扎胃左动脉,清除胃小弯的脂肪约 2 cm,以利缝合。

（8）在预定切除胃大弯侧夹两把直可可钳,胃小弯侧夹一把直可可钳并用闭合器闭合,两钳间将胃切除,移去标本,络合碘消毒残端,小弯侧闭合的残端 1 号线缝合浆肌层。

（9）胃肠道重建。将十二指肠残端用荷包钳及荷包线缝制荷包,将涂有络合碘的吻合器伞形头置入并收紧荷包线,放开胃残端,吸净胃内容物,络合碘消毒,并用吻合器将胃后壁与十二指肠残端吻合,将大弯侧残端用闭合器闭合,并用 1 号线将肌层缝合。

（10）用 1 号线缝闭后腹膜与肠系膜的空隙。

（11）冲洗伤口,止血,清点用物,常规关闭腹腔。

三、右半结肠切除术手术配合

（一）特殊用物

3-0 可吸收缝线、吻合器、引流管。

（二）手术配合

（1）常规消毒铺巾，取右上腹直肌切口，切开腹膜，探查病变。

（2）腹腔牵开器显露腹腔，剪开升结肠后外侧的后腹膜，分离结缔组织，向下剪开升结肠后及末端回肠系膜下的腹膜，向上剪开肝结肠韧带，游离右半结肠。

（3）分离回盲系膜血管，升结肠血管，结扎中结肠动脉、静脉及右结肠动静脉。

（4）在末段回肠的近端夹肠钳，下夹直可可钳，切除回肠末端、盲肠、升结肠及右半横结肠。

（5）回肠、横结肠端端吻合，以小圆针细线做间断缝合，3-0可吸收缝线缝合全层，或用吻合器做功能性对端吻合。

（6）冲洗腹腔，仔细止血，放置引流管，清点物品后常规关闭腹腔。

四、肝切除术手术配合

（一）特殊用物

肝针、粗引流管、超声刀、氩气刀、肝拉钩、血管阻断钳。

（二）手术配合

（1）常规消毒铺巾，做右肋缘下斜切口或右上腹直肌或正中切口，切口上端至剑突左侧，常规进入腹腔。

（2）保护周围组织，用深拉钩充分显露，进行腹腔内探查。

（3）游离肝。用肝拉钩显露手术野，分离肝周围韧带，用扁桃体血管钳和组织剪依次分离切断肝圆韧带、镰状韧带、冠状韧带、三角韧带和肝胃韧带，中线缝扎或7号线结扎。切缘的预计可通过扣诊和用电灼画出界限。也可同时行胆囊切除。

（4）显露肝门。分离肝、十二指肠韧带上段，分离肝动脉、肝管及门静脉分支，用阻断套管和长气门芯环绕肝门并钳夹气门芯两端准备阻断。用扁桃体血管钳和直角钳先分离和夹住动脉和肝管，切断动脉，近端用7号线结扎，切断肝管后用7号线缝扎，门静脉分支用7号线结扎切断。

（5）结扎肝静脉。分离冠状韧带内侧，显露肝上的腔静脉，用肝针或7号线缝扎肝静脉主干。

（6）沿下腔静脉左缘与胆囊右缘的平面用超声吸引装置（CUSA）离断肝，先切开肝包膜，逐步离断肝实质，遇有血管和肝管分支时用蚊式血管钳夹住切断，1号线结扎或缝扎。

（7）肝断面止血。肝针或7号线做褥式缝合，并用氩气刀烧灼肝断面，以大网膜缝合覆盖在肝断面上，左膈下放置引流管于切口旁引出。

（8）仔细止血，清点用物，常规关腹。

五、腹股沟斜疝修补术手术配合

（一）特殊用物

布带子、疝补片。

（二）手术配合

（1）常规消毒皮肤，铺巾，自腹股沟韧带中点上方2 cm处至耻骨结节做一与腹股沟韧带相平行的切口，切开皮肤、皮下组织，直血管钳止血。

（2）保护切口，铺皮垫，用巾钳固定。甲状腺拉钩牵开显露腹外斜肌腱膜及外环。

（3）用弯血管钳或手指将皮下脂肪组织及筋膜从腹外斜肌腱膜上推开，内达腹直肌前鞘，外至腹股沟韧带。

(4)在外环的外上方切开腹外斜肌腱膜,用弯血管钳在腱膜下潜行分离,剪开腱膜,显露并分离髂腹股沟神经及髂腹下神经。用弯血管钳提起腱膜,在深面分离,内达腹内斜肌与联合肌腱,外至腹股沟韧带。

(5)沿纤维方向切开提睾肌,显露精索及疝囊,疝囊一般在精索的内前方。如果疝囊小,就不用切开疝囊;如果疝囊大且进入阴囊,则自精索中部横断疝囊,远端旷置,近端向上钝性剥离达内环口。小疝囊向内翻转推至腹腔内,大疝囊断端4号线缝扎后推至腹腔内,然后将伞状填充物放入内环口,伞端用4号线固定于内环边缘和附近的腹横筋膜上。提起精索将补片平铺于精索深层,补片预留缺口包绕精索间断缝合缺口,修剪补片,用4号线将补片固定于联合肌腱和腹股沟韧带上,还纳精索间断缝合提睾肌。止血,还纳髂腹下和髂腹股沟神经于精索浅层,间断缝合腹外斜肌腱膜达外环口。

(6)缝合皮下、皮肤。

六、阑尾切除术手术配合

(一)特殊用物

麻头吸引器、石炭酸、棉棍。

(二)手术配合

(1)常规消毒,铺巾。取右下腹麦氏切口,切开皮肤,皮下组织,保护皮肤切口铺护皮垫。

(2)切开腹外斜肌腱膜,切开肌膜,甲状腺拉钩牵开肌层。

(3)切开腹膜,直钳将腹膜固定在皮垫上。

(4)用长平镊、卵圆钳找出阑尾,用艾力斯钳提起阑尾,依次切断阑尾系膜,中线结扎,用小圆针中线在阑尾根部做荷包缝合,阑尾根部用7号线结扎。手术刀涂以石炭酸切除阑尾,分别用石炭酸、乙醇、盐水棉棍擦拭阑尾残端。将阑尾残端埋入直肠,扎紧荷包线,做褥式缝合。

(5)检查腹腔有无出血,清点物品,关腹。

(6)更换干净的器械,逐层缝合。

七、乳癌改良根治术手术配合

(一)特殊用物

棉垫、线头、引流管×2、头皮针×2。

(二)手术配合

(1)常规消毒铺巾,做一梭形切口,切皮后用大巾钳依次夹住皮肤边缘,大刀向两侧潜行分离,干纱垫止血。

(2)显露遮盖腋窝的胸锁筋膜,剪开并清除腋窝的淋巴组织,干纱垫止血。

(3)切除乳腺组织,止血,放置引流,做减张缝合。

(4)纱布、棉垫、线头覆盖伤口,弹力绷带包扎。

八、甲状腺次全切除术手术配合

(一)特殊用物

3-0可吸收缝线、皮片引流、显纱、布带子、扣线。

(二)手术配合

(1)常规消毒铺巾,在胸骨切迹上两横指沿颈部皮肤横纹作弧形切口。依次切开皮肤、皮下组织、颈阔肌,出血点直钳钳夹,电凝止血。

(2)分离皮瓣。上至甲状软骨,下至胸骨颈静脉切迹,两侧达胸锁乳突肌缘,弯钳电凝止血。两块干纱垫保护切口。

(3)牵引颈阔肌。直钳钳夹上侧颈阔肌边缘,并用布带子及艾力斯钳将其固定在头部托盘上。

(4)用电刀沿颈白线正中切开颈阔筋膜,上下扩大颈白线切口。

(5)切断颈前肌群。出血点中线结扎或缝扎。

(6)由上级至下级游离甲状腺组织。小圆针中线缝扎甲状腺作牵引,弯钳、组织剪分离甲状腺组织,小直角钳分离甲状腺上、下动静脉,7号线结扎并切断,远端中线结扎,近端中线缝扎。

(7)切断甲状腺峡部。中线或7号线结扎。

(8)切除甲状腺弯钳数把钳夹甲状腺四周,并切除甲状腺体,细线结扎,3-0可吸收线缝合包埋腺体残端,止血。

(9)同法切除另一侧甲状腺。

(10)冲洗切口,清点物品。

(11)中线缝合甲状腺前肌群,并放置皮片引流。

(12)细线或0号线缝合颈阔肌和皮下组织,并清点物品。

(13)扣线缝合皮肤。切口覆盖纱布及棉垫并加压包扎。

九、大隐静脉高位结扎剥脱术手术配合

(一)特殊用物

大隐静脉剥脱器、绷带、显纱、棉垫、弹力绷带。

(二)手术配合

(1)常规消毒铺巾,于卵圆窝处做一平行于腹股沟韧带的斜切口。

(2)切开皮肤及皮下组织,于卵圆窝内下缘找到大隐静脉主干,分离、中线结扎其分支并切断。

(3)7号线结扎并切断大隐静脉,近端中线缝扎,远端插入剥脱器至膝下,并于该部位做一小切口,用7号线将远端静脉与剥脱器绑扎后切断。

(4)拔出剥脱器,同时抽出大隐静脉,干纱垫压迫止血。

(5)膝部以下静脉需剥脱时,将剥脱器从膝部静脉插入,将曲张静脉全部抽出。

(6)冲洗切口,清点物品,缝合筋膜。

(7)细线缝合皮下组织及皮肤。

(8)切口覆盖纱布及棉垫,弹力绷带加压包扎。

十、腹腔镜胆囊切除术手术配合

(一)特殊用物

腹腔镜器械、冲水管、钛夹。

(二)手术配合

(1)常规络合碘消毒皮肤,铺无菌巾。

(2)在脐部刺入气腹针并注入 CO_2 气体建立气腹,插入电视镜头。

(3)在剑突部、右肋缘下穿刺,置入 Trocar(穿刺套管锥),经腹腔镜直视做腹腔探查和胆囊切除术。

(4)分离胆囊管、胆囊血管,用钛夹夹闭并切断。将胆囊从肝床分离,彻底止血,并探查胆总管。

(5)取出胆囊,冲洗腹腔,清点用物,关闭切口。

十一、经腹腔镜乙状结肠癌根治术手术配合

(一)特殊用物

腹腔镜器械、吻合器、闭合器、超声刀、钉仓、钉仓钳、荷包钳等。

(二)手术配合

(1)气腹后,置入摄像头,观察腹腔和盆腔情况,是否适合腹腔镜手术。

(2)用超声刀分离乙状结肠和侧腹壁。此过程中同时解剖出左侧输尿管,并注意保护。

(3)剪开乙状结肠系膜前叶并与左侧术野会合后,用超声刀继续向上解剖,直至肠系膜下动脉根部。

(4)向下游离直肠,于拟切断肠管的位置用超声刀游离肠管周围的系膜和脂肪组织,从第1穿刺孔内置入钉仓,夹住肠管,切断盲肠。

(5)于脐与耻骨联合水平之间行左下腹 3~4 cm 的腹直肌旁切口,逐层进入腹腔,用直桶型的无菌塑料袋保护切口,将近段结肠提出腹壁外。于腹壁外修剪乙状结肠系膜,并切除、移走病变肠段。荷包钳夹住结肠近断端,荷包线缝合结肠断端,并于其中置入吻合器的钉砧头,收紧荷包线并打结。将其放回腹腔内,缝合左下腹切口的腹膜及后鞘,重新气腹。

(6)助手经患者肛门放入吻合器,腹腔内直视下旋出钻钉,主刀用胆囊抓钳将钉仓与钻钉对合,扣动扳机吻合,确认吻合口无张力后,放置引流管,分别置入吻合口的前后方。

(7)冲洗腹腔,清点纱布器械无误后,分层缝合。

十二、肾切除术手术配合

(一)特殊用物

肾蒂钳、开胸去肋器械。

(二)手术配合

(1)常规消毒皮肤,铺无菌单。取腰部切口,探查肾。

(2)用纱垫推开腹膜,打开肾周筋膜,用一深直角拉钩将其牵向内侧再用手分离肾蒂脂肪组织,以充分显露肾蒂。

(3)手指钝性分离肾周围脂肪及粘连处,出血点用中线结扎,直至显露肾动静脉,应先处理肾动脉,找到输尿管,用扁桃体钳夹住,待肾蒂处理完后再切断。

(4)肾及上段输尿管全部分离清楚,用三把肾蒂钳夹住肾血管,两把位于近端,一把位于远端,用手术刀在肾蒂间切断,用7号线结扎肾蒂残端,再用7号线缝扎。

(5)切下的肾用纱垫包好,此时只有输尿管与其相连,沿输尿管向膀胱方向分离,用两把血管

钳夹住,周围以湿纱垫保护、切断。将离体肾放入弯盘内,输尿管残端用中线双重结扎,缝合。

(6)清点物品,冲洗伤口逐层缝合,盖无菌纱布。

十三、前列腺摘除术手术配合

(一)特殊用物

热盐水。

(二)手术配合

(1)常规消毒铺单,取下腹部正中切口。

(2)用盐水纱布将腹膜反折向上推,显露膀胱,用艾丽斯钳提起膀胱从中间切开吸尽尿液。

(3)用组织剪扩大膀胱切口,手指由膀胱插入直至前列腺内,在前列腺体及包膜间作钝性分离。

(4)助手将手指伸入肛门内,向前上顶起前列腺,术者剥离腺体将前列腺摘除的腺体应仔细观察看是否完整,如有残缺遗留部分未摘除应进一步摘除干净。

(5)用热盐水纱垫压迫前列腺窝,暂时止血,用3-0可吸收线将膀胱作荷包缝合止血,缝线应穿过前列腺包膜及膀胱壁肌层和黏膜。

(6)放置尿管冲洗伤口,清点用物缝合伤口。

十四、腹腔镜下肾上腺切除术手术配合

(一)特殊用物

20 mL空针、粗引流管、中粗引流管、三通、无菌引流袋、18#(16#)尿管各1根,手套多备一副(用来作水囊),超声刀、1 000毫升/袋生理盐水、体位垫。

(二)手术配合

(1)腔镜的手术在进Trocar前需要通过水囊将皮下组织撑开,以免进Trocar时造成损伤。

(2)铺巾。先在胸腰段两侧各铺一小手巾,再以切口为中心铺4块小手巾,然后铺腹单。在铺单完成后,将平车放于与床同一水平线上,并用1块大手巾将平车与手术床连接。

(3)连接腹腔镜镜头、冷光源线、单极线、二氧化碳通气管、超声刀等。

(4)尖刀自脐与髂前上棘连线与腋前线交点处做第一个切口,依次切开皮肤、皮下、肌层,用弯钳分离筋膜,并把打水囊的一套用物递与医师。

(5)气腹建立后,由于切口大漏气,用皮针7号丝线缝两针到切口直径大约为1.5 cm后,置入10 mm套管针,建立人工CO_2气腹,压力为1.7～2.0 kPa(13～15 mmHg),引入摄像头。

(6)腹腔镜监视下于术侧锁骨中线肋缘下约1 cm及7 cm分别穿刺置入5 mm、10 mm套管针作为第2、第3穿刺孔,分别引入器械,腋中线肋缘下建立第4穿刺孔。横行切开侧后腹膜及肾上腺筋膜,提起肾周筋膜并行钝性分离。自第4穿刺孔引入一钝性器械,牵开肝脾以暴露肾上腺。

(7)提起肾上腺内侧面,仔细分离肾上腺门区,显露肾上腺上、下动脉并用超声刀切断,分离肾上腺中央静脉,置双肽夹闭后切断。右肾上腺静脉较短,只有1 cm,可置1个钛夹。然后用超声刀于近端切断,仔细止血并检查脾、胰、结肠有无损伤,冲洗和清理手术区。

(8)用无菌橡胶手套剪掉手指后用7号丝线结扎成兜状,把标本经第1穿刺孔从腹腔中取出。

(9)肾上腺窝放置粗引流管,经腋后线套管引出,缝合切口。

十五、全子宫切除术手术配合

(一)特殊用物

双爪钳、有牙血管钳、普通纱布1块、可吸收缝线。

(二)手术配合

(1)常规铺巾,探查盆腔。

(2)分离子宫两侧圆韧带、阔韧带、主韧带、宫骶韧带,并用胖圆针7号丝线缝扎或结扎。

(3)切断宫颈阴道穹隆处,将半块酒精纱布放入阴道残端内,用可吸收缝线封闭残端。

(4)常规关闭伤口,取出阴道内纱布。

十六、卵巢癌细胞减灭术手术配合

(一)特殊用物

深部手术器械1套。

(二)手术配合

(1)常规铺巾,探查腹腔。

(2)按全子宫切除术切除子宫。

(3)切除大网膜,4号线结扎,清扫腹腔各淋巴结,1号线结扎。

(4)按常规方法切除阑尾。

(5)放置引流管,常规关闭腹腔。

十七、卵巢囊肿剔除术手术配合

(一)特殊用物

0号可吸收缝线,3-0可吸收缝线,弯有齿血管钳。

(二)手术配合

(1)常规消毒铺巾,铺护皮膜及无菌单,探查腹腔。

(2)将囊肿拉出腹腔,用10号刀片在囊肿上划一小口,蚊式钳夹住小口边缘,以纱布钝性分离并取出囊肿,3-0可吸收缝线缝合切口。

(3)探查对侧卵巢。

(4)清点用物,常规关腹,覆盖伤口。

十八、阴式子宫切除及阴道前后壁修补术手术配合

(一)特殊用物

重锤、阴道拉钩两个、窥具、海绵钳、宫颈钳。

(二)手术配合

(1)消毒会阴和阴道。第1块络合碘海绵消毒会阴部皮肤,第2块络合碘刷洗阴道。

(2)三角针1号线将小阴唇缝于小手巾上,螺旋拉钩拉开阴道后壁,艾利斯钳夹住宫颈向外牵引,金属导尿管排尿并测定膀胱底部位置。

(3)游离膀胱腹膜反折并做标记。20号刀片在膀胱子宫颈交界下方的阴道膜上做1横切

口。环形延长后分离阴道黏膜,将膀胱向上推开,暴露膀胱宫颈韧带并剪开,7号线结扎。拉钩牵开可见膀胱腹膜反折,用弯血管钳提起腹膜,用剪刀剪1小口,向两侧延长。在腹膜中点用小圆针1号线缝1针,蚊式钳固定末端,剪开后穹隆进入子宫直肠陷窝,在腹膜处剪小口延长并缝1针固定。

(4)切开双侧宫骶韧带及主韧带。双爪钳夹主宫颈作牵引,暴露宫骶韧带用妇科有牙血管钳或弯血管钳夹住切断,小胖针7号线缝扎,4号线加固,主韧带处理同上。

(5)分离并切断双侧子宫动脉和静脉、圆韧带、卵巢固有韧带,切下子宫,并以0号可吸收缝线缝合残端。

(6)修补前壁。在阴道前壁用手术刀做三角形切口,用剪刀和盐水小纱布将阴道黏膜剥离。用4号刀柄20号刀片背面分离膀胱表层及筋膜,并剪去多余的阴道黏膜,再用3-0可吸收缝线缝合阴道黏膜。

(7)关闭后腹膜。小圆针1号线将阴道前壁及前壁腹膜与韧带残端做荷包状缝合,使韧带残端固定于腹膜两侧。呈两个半环状,在中间放置T型管引流。

(8)修补后壁。在后壁及皮肤交界处切口,用剪刀及纱布将阴道后壁向上做钝性分离,再用3-0可吸收缝线缝合后壁,三角针1号线缝合会阴部皮肤。

(9)油纱卷填塞阴道,压迫止血,置尿管。

十九、腹腔镜卵巢囊肿剔除术手术配合

(一)特殊用物

妇科腔镜器械。

(二)手术配合

(1)消毒腹部、会阴和阴道。第1块络合碘海绵消毒会阴部皮肤,第2块刷洗阴道,更换卵圆钳及消毒垫,用碘酒、酒精消毒腹部皮肤。

(2)导尿,消毒宫颈,上举宫器。

(3)11号刀片切开脐部皮肤,大巾钳夹并提起脐周皮肤,气腹针脐部穿刺,人工气腹。左下腹、右下腹、脐部3个小切口分别放置3个打孔器。

(4)切开卵巢囊肿表面包膜、囊皮,吸净内容液体。剥离卵巢囊肿之囊壁,取出囊壁及内容物,卵巢剥离面电凝止血,冲洗。

(5)缝合腹部切口。

(丁秀洁)

第三章　重症监护室护理

第一节　监护病房的设置与管理

重症医学是研究危及生命的疾病状态的发生、发展规律及其诊治方法的临床医学学科。重症加强治疗病房(ICU)是重症医学学科的临床基地,它对因各种原因导致一个或多个器官与系统功能障碍危及生命或具有潜在高危因素的患者及时提供系统的、高质量的医学监护和救治技术,是医院集中监护和救治重症患者的专业科室。ICU 应用先进的诊断、监护和治疗设备与技术,对病情进行连续、动态的定性和定量观察,并通过有效的干预措施,为重症患者提供规范的、高质量的生命支持,改善生存质量。重症患者的生命支持技术水平,直接反映医院的综合救治能力,体现医院整体医疗实力,是现代化医院的重要标志。

一、ICU 设置

(一)ICU 模式
ICU 模式主要根据医院的规模及条件决定。目前大致可分为以下几种模式。

1.专科 ICU

一般是临床二级科室所设立的 ICU,如心内科 ICU(CCU)、呼吸内科 ICU(RCU)等,是专门为收治某个专业危重患者而设立的,多属某个专业科室管理。对抢救本专业的急危重患者有较丰富的经验。病种单一,不能够接受其他专科危重症患者是其不足。

2.部分综合 ICU

部分综合 ICU 介于专科 ICU 与综合 ICU 之间,即由医院内较大的一级临床科室为基础组成的 ICU,如外科、内科、麻醉科 ICU 等。

3.综合 ICU

综合 ICU 是一个独立的临床业务科室,受院部直接管辖,收治医院各科室的危重患者。综合 ICU 抢救水平应该代表全院最高水平。这种体制有利于学科建设,便于充分发挥设备的效益。规模较大的医院,除了设置综合性 ICU 以外,还应设置专科 ICU,如心内科 ICU 及心外科 ICU 等。国内 ICU 发展趋势仍以综合 ICU 和专科 ICU 为主。

(二)ICU 规模

1.床位设置

ICU 床位设置要根据医院规模、总床位数来确定。一般以该科室服务病床数或医院病床总数的2%～8%为宜,可根据实际需要适当增加。从医疗运作角度考虑,每个 ICU 管理单元以 8～12 张床位为宜;ICU 每张床位占地面积不少于 15 m²,以保证各种抢救措施的实施。室温要求保持在 20～22 ℃,相对湿度以 50%～60%为宜。

2.监护站设置

中心监护站原则上应该设置在所有病床的中央地区,能够直接观察到所有患者为佳。围绕中心站周围,病床以扇形排列为好。中心站内放置监护及记录仪,电子计算机及其他设备。也可以存放病历夹、医嘱本、治疗本、病情报告本及各种记录表格,是各种监测记录的场所。

3.人员编制

ICU 专科医师的固定编制人数与床位数之比为 0.8∶1 以上。医师组成应包括高级、中级和初级医师,每个管理单元必须至少配备一名具有高级职称的医师全面负责医疗工作。ICU 专科护士的固定编制人数与床位数之比为 3∶1 以上。ICU 可以根据需要配备适当数量的医疗辅助人员,有条件的医院可配备相关的技术与维修人员。

4.ICU 装备

ICU 装备应包括监测设备和治疗设备两种。常用的监测设备有多功能生命体征监测仪、呼吸功能监测装置、血液气体分析仪、心脏血流动力学监测设备、血氧饱和度监测仪、心电图机等。影像学监测设备包括床边 X 射线机、超声设备。常用的治疗设备有输液泵、注射泵、呼吸机、心脏除颤器、临时心脏起搏器、主动脉内球囊反搏装置、血液净化装置及麻醉机等。

5.其他

每个病床床头前应安置氧气、负压吸引、压缩空气等插头装置,并安装多功能电源插座和床头灯,还应设有应急照明灯。同时,还应有紫外线消毒灯。电源的插孔要求是多功能的。每张床位的电源插孔不应少于 20 个,并配有电源自动转换装置。ICU 应使用带有升降功能的输液轨。为减少交叉感染,两床之间最好应配有洗手池,并装备有自动吹干机,自来水开关最好具有自动感应功能。

二、ICU 管理

(一)ICU 的基本功能

综合性 ICU 应具备以下功能:①有心肺复苏能力。②有呼吸道管理及氧疗能力。③有持续性生命体征监测和有创血流动力学监测的能力。④有紧急做心脏临时性起搏能力。⑤有对各种检验结果做出快速反应的能力。⑥有对各个脏器功能较长时间的支持能力。⑦有进行全肠道外静脉营养支持的能力。⑧能够熟练地掌握各种监测技术以及操作技术。⑨在患者转送过程中有生命支持的能力。

(二)规章制度

ICU 必须建立健全各项规章制度,制定各类人员的工作职责,规范诊疗常规。除执行政府和医院临床医疗的各种制度外,应该制定以下符合 ICU 相关工作特征的制度,以保证 ICU 的工作质量。①医疗质量控制制度。②临床诊疗及医疗护理操作常规。③患者转入、转出 ICU 制度。④抗生素使用制度。⑤血液与血液制品使用制度。⑥抢救设备操作、管理制度。⑦特殊药品管理制度。⑧院内感染控制制度。⑨不良医疗事件防范与报告制度。⑩疑难重症患者会诊制度。⑪医患沟通制度。⑫突发事件的应急预案、人员紧急召集制度。

(三)ICU 的收治范围

(1)急性、可逆、已经危及生命的器官功能不全,经过 ICU 的严密监护和加强治疗短期内可能得到康复的患者。

(2)存在各种高危因素,具有潜在生命危险,经 ICU 严密监护和随时有效治疗死亡风险可能降低的患者。

(3)在慢性器官功能不全的基础上,出现急性加重且危及生命,经过 ICU 的严密监护和治疗可能恢复到原来状态的患者。

(4)慢性消耗性疾病的终末状态、不可逆性疾病和不能从 ICU 的监护治疗中获得益处的患者,一般不是 ICU 的收治范围。

(四)ICU 医护人员专业要求

ICU 医师应掌握重症患者重要器官、系统功能监测和支持的理论与技能:①复苏;②休克;③呼吸功能衰竭;④心功能不全、严重心律失常;⑤急性肾功能不全;⑥中枢神经系统功能障碍;⑦严重肝功能障碍;⑧胃肠功能障碍与消化道大出血;⑨急性凝血功能障碍;⑩严重内分泌与代谢紊乱;⑪水、电解质与酸碱平衡紊乱;⑫肠内与肠外营养支持;⑬镇静与镇痛;⑭严重感染;⑮多器官功能障碍综合征;⑯免疫功能紊乱。

ICU 医师除一般临床监护和治疗技术外,应具备独立完成以下监测与支持技术的能力:①心肺复苏术;②人工气道建立与管理;③机械通气技术;④纤维支气管镜技术;⑤深静脉及动脉置管技术;⑥血流动力学监测技术;⑦胸穿、心包穿刺术及胸腔闭式引流术;⑧电复律与心脏除颤术;⑨床旁临时心脏起搏技术;⑩持续血液净化技术;⑪疾病危重程度评估方法。

ICU 护理人员素质是影响 ICU 护理质量的关键因素。具备良好素质和娴熟护理操作技能的护理人员能保证 ICU 护理操作的准确性、规范性,并能进行预见性护理,杜绝护理差错,消除影响患者康复的潜在因素。具体来说,ICU 护士应具备以下基本素质。①具有各专科基础理论和综合分析能力,经 1～2 年基础理论和临床护理训练,并经过了 2～3 个月 ICU 强化训练。②身体健康,思路敏捷,适应性强。③勇于钻研和创新,善于发现问题、解决问题、总结经验。④处理问题沉着、果断、迅速。⑤有一定的心理学知识,善于人际交流和沟通。⑥具有团队协作精神,能主动协调各种关系。

ICU 护理人员的专业素质是其能胜任重症监护工作的基本保证,有以下具体要求。①熟练掌握急救复苏技术,如心肺复苏术、电击除颤技术、氧气吸入疗法、呼吸机及辅助通气的应用、各种穿刺技术及急救药品的应用等。②具有专科护理知识和技术,包括循环、呼吸、消化、神经、血液和泌尿等专科护理知识和技能。③熟练掌握各种监护技术,包括心电监测及血压、呼吸、体温、血液生化和常规、血液电解质及血流动力学的监测。④具有娴熟的基础护理技能,包括生理和心理护理、各种护理制度的执行、护理文件的书写、标本留取和注射剂药物疗法等。

(五)组织领导

ICU 实行院长领导下的科主任负责制。科主任负责科内全面工作,定期查房、组织会诊和主持抢救任务。ICU 实行独立与开放相结合的原则。所谓独立,就是 ICU 应有自己的队伍,应设有一整套强化治疗手段。所谓开放,就是更多地听取专科医师的意见,把更多的原发病处理(如外伤换药)留给专业医师解决。医师的配备采取固定与轮转相结合的形式。护士长负责监护室的管理工作,包括安排护理人员工作,检查护理质量,监督医嘱执行情况及护理文书书写等情况。护士是 ICU 的主体,能在 24 h 观察和最直接得到患者第一手临床资料的只有护士,她们承担着监测、护理、治疗等任务,当病情突然改变时,要能在几秒钟、几分钟内准确及时地进行处理。所以,ICU 护士应该训练有素,要熟练地掌握各种抢救技术。要有不怕苦、不怕脏的奉献精神,要善于学习、与医师密切配合。

(邓小超)

第二节　护理评估技能

评估是对危重患者实施有效护理的重要环节,ICU 护士应熟悉护理评估内容,掌握护理评估的技能,通过评估了解患者的状况,并依据评估中的问题,有针对地实施护理。本节介绍常用及重要的护理评估指标。

一、身体评估

(一)一般状态评估

一般状态评估是对评估对象全身状态的概括性观察。评估方法以视诊为主,配合触诊、听诊和嗅诊完成。评估内容包括:性别、年龄、生命体征、发育与体型、营养状态、意识状态、面容与表情、语调与语态、体位、姿势与步态。

以营养状态评估为例,最方便快捷的方法是判断皮下脂肪的充实程度。最方便和最适宜的评估部位是前臂屈侧、上臂背侧下 1/3 处,此处脂肪分布的个体差异最小;最简单、直接、可靠、重要的指标是测量体重,但应结合内脏功能测定进行分析;体重指数是反映蛋白质、热量、营养不良及肥胖的可靠指标。体重指数(BMI)=体重(kg)/身高^2(m^2)。

(二)皮肤评估

皮肤评估以视诊为主,必要时结合触诊。主要包括对皮肤颜色、湿度、温度、弹性、皮疹、压疮、皮下出血、蜘蛛痣与肝掌及水肿的评估。

以水肿的评估为例,评估时,指压后应停留片刻,观察有无凹陷及平复情况。常用评估部位为浅表骨表面(如胫骨前、踝部、足背、腰骶骨及额前等)及眼睑。以手指按压局部组织可出现凹陷者,称凹陷性水肿。而黏液性水肿及象皮肿,尽管肿胀明显,但受压后无组织凹陷,为非凹陷性水肿。

根据水肿的程度可分为轻、中、重 3 度。

轻度:仅见于眼睑、眶下软组织、胫骨前、踝部皮下组织,指压后可见轻度凹陷,平复较快。

中度:全身软组织均可见明显水肿,指压后可见明显凹陷,平复缓慢。

重度:全身组织明显水肿,身体低垂部位皮肤紧张发亮,甚至有液体渗出,胸、腹腔等浆膜腔可有积液,外阴部也可见明显水肿。

(三)全身浅表淋巴结评估

1.评估方法

评估者主要用滑动触诊。

2.评估顺序

耳前、耳后、乳突区、枕骨下区、颈后三角、锁骨上窝、腋窝、滑车上、腹股沟及腘窝等。

3.评估内容

触及肿大的淋巴结时应注意其大小、数目、硬度、压痛、活动度、有无粘连,局部皮肤有无红肿、瘢痕及瘘管等,注意寻找引起淋巴结肿大的原发病灶。

(四)头部及其器官和颈部评估

1.头部

头部的评估包括头发、头皮及头颅。

2.面部及其器官

(1)眼的评估:通常由外向内,遵循眼睑、结膜、巩膜、角膜、眼球、视功能评估的顺序依次进行。

(2)耳的评估:外耳注意耳郭有无畸形、外耳道是否通畅,有无分泌物或异物;乳突及听力。

(3)鼻的评估:鼻外形;有无鼻翼扇动、鼻出血;鼻腔黏膜;鼻腔分泌物;鼻窦。

(4)口的评估:应从口唇、口腔黏膜、牙齿、牙龈、舌、咽部和扁桃体、口腔气味及腮腺,沿外向内的顺序依次进行。

3.颈部

颈部包括颈部外形与活动、颈部血管、甲状腺及气管的评估。

(五)胸部评估

评估者嘱评估对象取坐位或仰卧位,按视、触、叩、听顺序,先评估前胸部和侧胸部,再评估背部,对称部位应左右对比。

1.胸部的体表标志

(1)骨骼标志:胸骨角、剑突、腹上角、肋间隙、肩胛骨、脊柱棘突和肋脊角。

(2)自然陷窝:胸骨上窝;锁骨上、下窝;腋窝。

(3)人工画线:前正中线、后正中线、锁骨中线(左右)、腋前线(左右)、腋后线(左右)、腋中线(左右)和肩胛下角线(左右)。

(4)人工分区:肩胛上区、肩胛下区、肩胛间区、肩胛区。

2.胸壁、胸廓及乳房

(1)胸壁评估:静脉、皮下气肿及胸壁压痛。

(2)胸廓评估:是否对称、前后径与左右径的比例。

(3)乳房评估:先视诊,后触诊。除评估乳房外,还应注意引流区的淋巴结。

3.肺和胸膜

(1)视诊:呼吸运动类型、有无呼吸困难;呼吸频率、呼吸幅度、呼吸节律。

(2)触诊:胸廓扩张度、触觉语颤、胸膜摩擦感。

(3)叩诊:先评估前胸,再评估侧胸及背部,有无异常胸部叩诊音。

(4)听诊:是肺部评估最重要的方法。内容包括:正常肺部呼吸音(支气管呼吸音、肺泡呼吸音、支气管肺泡呼吸音);异常肺部呼吸音(异常肺泡呼吸音、异常支气管呼吸音、异常支气管肺泡呼吸音);啰音(干啰音、湿啰音);语言共振;胸膜摩擦音。

(六)心脏评估

(1)视诊包括心前区外形及心尖冲动。

(2)触诊包括心前区搏动,震颤、心包摩擦感。

(3)叩诊主要指叩诊心界。

(4)听诊是评估心脏的重要方法。听诊内容包括心率、心律、心音、额外心音、杂音和心包摩擦音。

(七)血管评估

(1)视诊观察有无肝颈静脉回流征及毛细血管搏动征。

(2)触诊包括脉搏速度改变、节律改变、强弱改变、波形异常。

(3)听诊有无动脉杂音、枪击音及 Duroziez 双重杂音。

(4)血压测量。

(八)腹部评估

1.腹部的体表标志

腹部的体表标志包括肋弓下缘、脐、髂前上棘、腹直肌外缘、腹中线、肋脊角和耻骨联合。

2.腹部分区

腹部分区包括四分区法和九分区法。

3.腹部评估方法

(1)视诊:评估者立于评估对象的右侧,自上而下视诊,有时为观察腹部细小隆起或蠕动波,评估者需将视线降低至腹平面,从侧面呈切线方向观察。腹部视诊内容包括腹部外形;呼吸运动;腹壁静脉曲张;胃肠型及蠕动波;注意有无皮疹、色素、腹纹、瘢痕和疝等。

(2)听诊:由于触诊和叩诊可能会增加肠蠕动而影响听诊效果,因而腹部听诊常在视诊后进行。听诊内容包括肠鸣音和血管杂音。

(3)叩诊:腹部叩诊主要用于评估某些腹腔脏器的大小、位置、叩痛,胃肠道充气情况,腹腔肿物、积气或积液等。腹部叩诊多采取间接叩诊法。

(4)触诊:要求评估对象排尿后低枕仰卧位,两臂自然放于身体两侧,两腿屈曲稍分开,使腹部放松,做张口缓慢腹式呼吸。评估者立于评估对象右侧,手要温暖,动作要轻柔,一般自左下腹开始逆时针方向评估。原则是先触健侧再触患侧。边触诊边观察评估对象的反应及表情,并与之交谈,可转移其注意力而减少腹肌紧张。浅部触诊法适用于检查腹部紧张度、抵抗感、浅表压痛、包块搏动和腹壁上的肿物等。深部触诊法适用于检查腹腔脏器状况、深部压痛、反跳痛及肿物等。

(九)脊柱与四肢评估

(1)脊柱的评估主要包括脊柱弯曲度、脊柱活动度、脊柱压痛和叩击痛。

(2)四肢评估以视诊和触诊为主。主要从形态和功能两方面评估。

(十)神经系统评估

1.运动功能评估

(1)肌力是评估对象主动运动时肌肉的收缩力。嘱评估对象做肢体伸屈运动,评估者从相反方向给予阻力,评估其对阻力的克服力量。注意两侧肢体的对比,两侧力量显著不等时有重要意义。

肌力的记录采用0~5级的6级分级法。

0级:完全瘫痪,无肌肉收缩。

1级:只有肌肉收缩,但无动作。

2级:肢体能在床面水平移动,但不能抬离床面。

3级:肢体能抬离床面,但不能克服阻力。

4级:能克服阻力,但较正常稍差。

5级:正常肌力。

(2)肌张力。

(3)随意、不随意及共济运动。

2.感觉功能评估

感觉功能评估时,评估对象必须意识清晰、合作,注意左右、远近对比。

(1)浅感觉:主要有皮肤、黏膜的痛觉、温觉和触觉。

(2)深感觉:包括关节觉、震动觉。

(3)复合感觉:包括皮肤定位觉、两点辨别觉、实物辨别觉和体表图形觉。

3.神经反射评估

(1)生理反射。①浅反射为刺激皮肤或黏膜引起的反射,包括角膜反射、腹部反射、提睾反射、跖反射。②深反射为刺激骨膜、肌腱引起的反射,包括肱二头肌反射、肱三头肌反射、膝腱反射、跟腱反射和 Hoffmann 征。

(2)病理反射包括巴宾斯基征、奥本海姆征、戈登征、查多克征。

(3)脑膜刺激征为脑膜受激惹的表现,包括颈强直、克尼格征、布鲁津斯基征。

二、常见症状评估

(一)一般情况评估

1.体温的身体变化

如高热环境中体温可稍高;情绪激动可使体温暂时升高等。

2.发热的原因或诱因

有无传染病接触史、预防接种史、手术史等;是否受凉、过度劳累、饮食不洁、损伤及精神刺激等。

3.发热的临床经过

注意发热的时间、体温上升的急缓、发热的高低、持续时间的长短及各病期的主要表现等。

4.发热的程度、热期及热型

定时测量体温,绘制体温曲线,观察发热的程度、热期,注意有无特征性热型。

5.伴随症状

有无寒战、乏力、头痛、肌肉酸痛、咳嗽、咳痰、恶心、呕吐、出血、皮疹、昏迷和抽搐等。

6.身心状况

(1)密切观察生命体征、瞳孔及意识状态、皮肤、口腔黏膜及尿量的改变。

(2)了解高热对机体重要脏器的影响及程度。

(3)体温下降期的患者,注意有无大汗及脱水的表现。

(4)长期发热者注意有无食欲减退及体重下降。

(5)还需注意患者的精神状况、心理反应、睡眠情况等。

7.诊疗及护理经过

(1)了解做过何种检查、结果怎样。

（2）诊断为何种疾病；其治疗护理措施。

（3）是否进行过物理降温。

（4）是否使用过抗生素、激素、解热药，药物的剂量及疗效。

（二）疼痛的护理评估要点

1.疼痛部位

疼痛部位通常为病变所在部位。

2.疼痛性质

疼痛性质与病变部位及病变性质密切相关。

3.疼痛程度

疼痛程度与病情严重性有无平行关系。

4.疼痛发生与持续时间

某些疼痛可发生在特定的时间。

5.疼痛的影响因素

疼痛的影响因素包括诱发、加重与缓解的因素。

6.相关病史

疼痛前有无外伤、手术史、有无感染、药物及食物中毒，有无类似发作史及家庭史等。

7.伴随症状及体征

不同病因所致疼痛的伴随症状和体征不同。

8.疼痛的身心反应

密切观察患者的呼吸、心率、脉搏。血压、面色变化，有无恶心、呕吐、食欲缺乏或睡眠不佳、强迫体位、呻吟或哭叫，有无因疼痛而产生的焦虑、愤怒、恐惧等情绪反应，剧烈疼痛者还应观察有无休克的表现。

（三）水肿的护理评估要点

1.水肿部位及程度

水肿首先出现部位。

2.水肿的特点

水肿出现的时间，发生急缓，水肿性质，使水肿加重、减轻的因素，水肿体位变化和活动的关系。

3.营养与饮食

食欲有无改变，每天进食食物的种类、量；营养物质的搭配是否合理，能否满足身体的需要；体重有无明显变化；对有心、肝、肾脏疾病的患者还应该注意钠盐和液体的摄入量。

4.出入液体量

详细记录 24 h 出入液量。对尿量明显减少者应注意观察有无急性肺水肿发生；有无肾功能损害及电解质酸碱平衡紊乱，如氮质血症、高钾血症等。

5.相关病史

有无心、肝、肾、内分泌代谢性疾病病史；有无营养不良，应用激素类药物、甘草制剂等；有无创伤和过敏史；女性患者水肿应注意与月经、妊娠有无关系。

6.水肿的身心反应

观察体重、胸围、腹围、脉搏、呼吸、血压和体位等情况；注意水肿部位皮肤黏膜的弹性、光

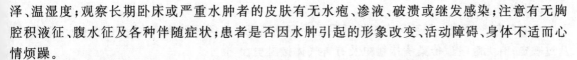

泽、温湿度；观察长期卧床或严重水肿者的皮肤有无水疱、渗液、破溃或继发感染；注意有无胸腔积液征、腹水征及各种伴随症状；患者是否因水肿引起的形象改变、活动障碍、身体不适而心情烦躁。

7.诊疗及护理经过

水肿发生后就医情况；是否使用过利尿剂，药物种类、剂量、疗效和不良反应；休息、饮食、保护皮肤等护理措施的实施情况。

(四)呼吸困难的护理评估要点

1.呼吸困难的发生和进展特点

突然发生，还是渐进性发展；持续存在，还是反复间断；呼吸困难发生的诱因、时间及环境；与活动及体位的关系。

2.呼吸困难的严重程度

通常以呼吸困难与日常生活自理能力水平的关系来评估。让患者自我表述呼吸困难对日常活动的影响，如与同龄人行走、登高；劳动时有无气促；是否需要停下喘气、休息；洗脸、穿衣或休息时有无呼吸困难。

3.呼吸困难的类型及表现

吸气性、呼气性还是混合性；劳力性、还是夜间阵发性；呼吸是表浅还是浅慢或深快。

4.相关病史

了解患者的职业、年龄；以往有无呼吸困难发作史；有无心血管疾病、肺和胸膜疾病、内分泌代谢性疾病史，有无感染、贫血、颅脑外伤史；有无刺激性气体、变应原接触史；有无饮食异常、药物及毒物摄入史；有无过度劳累、情绪紧张或激动等。

5.伴随症状

呼吸困难伴咳嗽、咳痰、咯血、胸痛等首先应考虑为心肺疾病；呼吸困难伴发热最常见于呼吸系统感染性疾病；呼吸困难伴昏迷见于急性中毒、严重的代谢性疾病、中枢神经严重损害等；发作性呼吸困难伴哮鸣音见于支气管哮喘、心源性哮喘。

6.呼吸困难的身心反应

注意观察呼吸的频率、节律和深度，脉搏、血压；意识状况；面容及表情；营养状况；体位；皮肤黏膜有无水肿、发绀；颈静脉充盈程度等。有无"三凹征"、肺部湿啰音或哮鸣音；有无心律失常、心脏杂音等。询问患者入睡的方式，观察患者睡眠的时间、质量，是否需要辅助睡眠的措施。患者是否有疲乏、情绪紧张、焦虑或甚至有恐惧、惊慌、濒死感等心理反应。

7.诊疗及护理经过

是否给氧治疗，给氧的方式、浓度、流量、时间及疗效；使用支气管扩张剂后呼吸困难是否能缓解等。

(五)咳嗽与咳痰的护理评估要点

1.咳嗽的特点

注意咳嗽的性质、音色、程度、频率、发生时间与持续时间，有无明显诱因，咳嗽与环境、气候、季节、体位的关系。

2.痰的特点

注意痰液的性质、颜色、气味、黏稠度及痰量。患者的痰液是否容易咳出，体位对痰液的排出有何影响；收集的痰液静置后是否出现分层现象。

3.相关病史

患者的年龄、职业;是否患有慢性呼吸道疾病、心脏病;有无颅脑疾病、癔症病史;有无吸烟史及过敏史;有无呼吸道传染病接触史及有害气体接触史。

4.伴随症状

咳嗽伴有发热多见于呼吸道感染、急性渗出性胸膜炎等;咳嗽伴呼吸困难多见于气道阻塞、重症肺炎和肺结核、胸膜病变、肺淤血、肺水肿等;咳嗽伴胸痛见于胸膜疾病或肺部病变累及胸膜;咳嗽伴大量咯血常见于支气管扩张症及空洞型肺结核。

5.咳嗽咳痰的身心反应

有无长期剧烈、频繁咳嗽所致的头痛、疲劳、食欲减退、胸腹疼痛、睡眠不佳、精神萎靡、情绪不稳定、眼睑水肿和尿失禁等;注意患者生命体征的变化及胸部体征;剧咳者警惕自发性气胸、咯血、胸腹部手术伤口的开裂等;痰液不易咳出者有无肺部感染的发生和加重。

6.诊疗及护理经过

是否服用过止咳祛痰药物,其药物种类、剂量及疗效;是否使用过促排痰的护理措施,效果如何。

(六)发绀的护理评估要点

1.发绀的发生情况

发生的年龄、起病时间、可能诱因、出现的急缓。

2.发绀的特点及严重程度

注意发绀的部位及范围、青紫的情况,是全身性还是局部性;发绀部位皮肤的温度,经按摩或加温后发绀能否消退;发绀是否伴有呼吸困难。

3.相关病史

有无心肺疾病及其他与发绀有关的疾病史;是否出生及幼年时期就发生发绀;有无家族史;有无相关药物、化学物品、变质蔬菜摄入史,以及在持久便秘情况下过食蛋类或硫化物病史等。

4.伴随症状

急性发绀伴意识障碍见于某些药物或化学物质急性中毒、休克、急性肺部感染、急性肺水肿等;发绀伴杵状指见于发绀型先天性心脏病、某些慢性肺部疾病;发绀伴呼吸困难见于重症心、肺疾病、气胸、大量胸腔积液等。

5.诊疗及护理经过

是否使用过药物,其种类、剂量及疗效;有无氧气疗法的应用,给氧的方式、浓度、流量、时间及效果。

(七)心悸的护理评估要点

1.心悸的特点

注意心悸发作的时间、频率、性质、诱因及程度。是休息时出现还是活动中发生;是偶然发作还是持续发作;持续时间与间隔时间的长短;发作前有无诱因;起病及缓解方式;严重程度;发作当时的主观感受及伴随症状;如是否心跳增强、心跳过快、心跳不规则或心跳有停顿感,有否胸闷、气急、呼吸困难等。

2.相关病史

有无器质性心脏病、内分泌疾病、贫血、神经症等病史;有无烟、酒、浓茶、咖啡的嗜好;有无阿托品、氨茶碱、麻黄碱等药物的使用;有无过度劳累、精神刺激、高热、心律失常等。

3.伴随症状

心悸伴呼吸困难见于心力衰竭、重症贫血等;心悸伴晕厥抽搐见于严重心律失常所致的心源性脑缺血综合征;心悸伴心前区疼痛见于心绞痛、心肌梗死、心肌炎、心包炎和心脏神经功能症等;心悸伴食欲亢进、消瘦、出汗见于甲状腺功能亢进症;心悸伴发热见于风湿热、心肌炎、心包炎、感染性心内膜炎等。

4.心悸的身心反应

注意生命体征及神志的变化,观察有无呼吸困难、意识改变、脉搏异常、血压降低和心律失常等;评估心悸对心脏功能及日常活动自理能力的影响,有无心悸引起的心理反应及情绪变化。

5.诊疗及护理经过

是否向患者解释过心悸症状本身的临床意义;是否使用过镇静剂和抗心律失常药物,其药物种类、剂量及疗效;有无电复律、人工心脏起搏治疗;已采取过哪些护理措施、效果如何。

(八)黄疸的评估要点

1.黄疸的特点

注意发生的急缓,是间断发生还是持续存在;皮肤黏膜及巩膜黄染的程度、色泽;尿液及粪便颜色的改变;有无皮肤瘙痒及其程度等。

2.相关病史

有无溶血性疾病、肝脏疾病、胆道疾病等病史;有无肝炎患者密切接触史或近期内血制品输注史;有无长期大量酗酒及营养失调;如有 G-5-PD 缺乏症还应注意有无食用蚕豆等病史。

3.伴随症状

黄疸伴寒战、高热、头痛、腰痛、酱油色尿多见于急性溶血;黄疸出现前有发热、乏力、食欲减退、恶心呕吐,黄疸出现后症状反而减轻者,甲型病毒性肝炎的可能性大;黄疸伴食欲减退、消瘦、蜘蛛痣、肝掌、腹水和脾大等应考虑肝硬化;黄疸伴右上腹剧烈疼痛见于胆道结石或胆道蛔虫等。

4.黄疸的身心反应

注意有无贫血外貌及急性溶血的全身表现;有无恶心、呕吐、腹胀、腹痛、腹泻或便秘等消化道症状;有无皮肤黏膜出血;有无因严重瘙痒而致皮肤搔抓破损,或影响休息和睡眠;有无巩膜、皮肤明显黄染而产生病情严重的预感及焦虑、恐惧等情绪反应。

5.诊疗及护理经过

注意与黄疸有关的实验室检查结果,以利于 3 种类型黄疸的鉴别;有否做过创伤性的病因学检查;治疗及护理措施,效果如何。

(九)意识障碍的护理评估要点

1.起病情况

起病时间、发病前有无诱因、病情进展情况及病程长短等。

2.意识障碍的程度

根据患者对刺激的反应,回答问题的准确性、肢体活动情况、痛觉试验、神经反射等判断有无意识障碍及程度。也可以按格拉斯哥昏迷评分表(GCS)对意识障碍的程度进行评估。

3.相关病史

有无急性重症感染、原发性高血压、严重心律失常、糖尿病、肺性脑病、肝肾疾病、颅脑外伤及癫痫等病史;有无类似发作史;有无毒物或药物接触史等。

4.伴随症状

先发热后有意识障碍可见于重症感染性疾病；先有意识障碍然后有发热见于脑出血、蛛网膜下腔出血等；意识障碍伴高血压可见于脑出血、高血压脑病、尿毒症等；意识障碍伴低血压可见于感染性休克等；意识障碍伴呼吸缓慢可见于吗啡、巴比妥类、有机磷等中毒；意识障碍伴偏瘫见于脑出血、脑梗死、颅内占位性病变；意识障碍伴脑膜刺激征见于脑膜炎、蛛网膜下腔出血等。

5.意识障碍的身体反应

定时测量生命体征，观察瞳孔变化。注意有无大小便失禁；有无咳嗽反应及吞咽反射的减弱及消失；有无肺部感染或尿路感染的发生；有无口腔炎、结膜炎、角膜炎、角膜溃疡；有无营养不良及压疮形成；有无肢体肌肉挛缩、关节僵硬、肢体畸形及活动受限。

6.诊疗及护理经过

是否做过必要的辅助检查以明确诊断；消除脑水肿、保持呼吸道通畅、给氧、留置导尿管、抗感染，防止并发症；治疗和护理措施的应用及疗效等。

（十）恶心与呕吐的护理评估要点

1.恶心与呕吐的特点

注意呕吐前有无恶心的感觉；呕吐的方式是一口口吐出、溢出或喷射性；恶心与呕吐发生的时间，是晨间还是夜间；呕吐的原因或诱因；与进食有无关系；吐后是否感轻松；呕吐是突发，还是经常反复发作，病程的长短；呕吐的频率等。

2.呕吐物的特征

注意呕吐物的性质、气味、颜色、量及内容物，观察是否混有血液、胆汁、粪便等。

3.相关病史

有无消化系统疾病、泌尿及生殖系统疾病、中枢神经系统、内分泌代谢疾病等病史；有无进食不洁饮食及服药史；有无腹部手术史、毒物及传染病接触史；有无精神因素作用；女性患者要注意月经史。

4.伴随症状

呕吐伴剧烈头痛、意识障碍常见于中枢神经系统疾病；呕吐伴右上腹痛与发热、寒战、黄疸应考虑为胆囊炎或胆石症等；呕吐伴眩晕、眼球震颤见于前庭器官疾病；呕吐伴腹痛、腹泻多见于急性胃肠炎或细菌性食物中毒。

5.恶心与呕吐的身心反应

观察生命体征，有无心动过速、呼吸急促、血压降低、直立性低血压等血容量不足的表现；有无失水征象，如软弱无力、口渴、皮肤干燥、弹性减低及尿量减少等；有无食欲减退、营养不良及上消化道出血；儿童、老人意识障碍者应注意面色、呼吸道是否通畅等，警惕有无窒息情况发生。注意患者的精神状态，有无疲乏无力，有无痛苦、焦虑、恐惧等情绪反应。

6.诊疗及护理经过

是否做过呕吐物毒物分析；血电解质及酸碱平衡的监测结果；是否已做胃镜、腹部 B 超、X 射线钡餐等辅助检查；治疗的方法及使用药物的种类、剂量、疗效；已采取的护理措施及效果。

（邓小超）

第三节 颅内压监测

颅内压监测(intracranial pressure monitoring,ICPM)是将导管或微型压力传感器探头安置于颅腔内,导管与传感器的另一端与颅内压(intracranial pressure,ICP)监护仪连接,将 ICP 压力动态变化转为电信号,显示于示波屏或数字仪上,并用记录器连续描记出压力曲线,以便随时了解 ICP 的一种技术。根据 ICP 高低及压力波型,可及时准确地分析患者 ICP 变化,对判断颅内病情、脑水肿情况和指导临床治疗、估计预后等方面都有重要参考价值。

一、概述

颅内压(ICP)系指颅腔内容物对颅腔壁的压力,它由液体静力压和血管张力变动所致压力两个因素所组成,通过生理调节,维持着相对稳定的正常颅内压。通常以侧卧位时脑脊液压力为代表。穿刺小脑延髓池或侧脑室,以测压管或压力表测出的读数,即为临床的颅内压力。这一压力与侧卧位腰椎穿刺所测得的脑脊液压力接近,故临床上都用后一压力为代表。正常成人在身体松弛状态下侧卧时的腰穿或平卧测脑室内的压力为 0.7~1.8 kPa(5~13.5 mmHg),儿童为 0.5~1.0 kPa(3.8~7.5 mmHg)。平卧时成人颅内压持续超过正常限度 2.0 kPa(15 mmHg),即为颅内高压。临床分类如下。①轻度颅高压:ICP 2.0~2.7 kPa(15~20 mmHg)。②中度颅高压:ICP 2.8~5.3 kPa(21~40 mmHg)。③重度颅高压:ICP>5.3 kPa(40 mmHg)。如不能及早发现和及时处理颅高压,可导致脑灌注压降低、脑血流量减少及脑缺血缺氧,造成昏迷和脑功能障碍,甚至发生脑疝,危及伤病员生命。

自 1960 年 Lundberg 首次发表持续颅内压监测(ICPM)临床应用的数十年来,持续颅内压监测的技术已基本成熟,其重要性已被公认。持续颅内压监测对受到颅内高压(ICH,intracranial hypertension)威胁的患者应常规应用,以利患者的抢救。国内外均有文献表明,在对严重颅脑外伤的患者应用颅内压监测的情况下,由于能早期发现颅内高压以及减少治疗的盲目性,与未行颅内压监测者相比,其病死率较低、疗效较好。

因为中枢神经系统的功能状态与颅内高压的临床表现与颅内压的水平并非绝对一致,尤其是在早期,临床上可无任何表现,而实际测量颅内压已有增高。因此,对严重颅内高压的患者应用颅内压监测,可在颅内高压造成中枢神经系统继发性损害之前即发现颅内高压,从而能够及早进行治疗。此外颅内压监测对诊断与预后的许多方面也有重要意义。

MRI 与 CT 以判断颅内形态方面的变化为主,而颅内压监测则以观察颅内压的动态变化为主,它属于生理变化方面的临床指标。前者不能代替后者。

二、颅内高压的发生机制

在颅缝闭合后,颅腔内的容积即相对固定不变。颅腔内容物主要为脑、血液和脑脊液。因此,颅腔容积即相当于三者的总和,可用公式表示为:颅腔容积=脑组织体积+脑血容量+脑脊液量。此三者的总体积与颅脑总容积保持动态平衡,维持颅内压在正常水平。正常情况下,成人的颅腔容积为 1 400~1 500 mL,其中脑组织的体积为 1 150~1 350 mL。脑脊液量约占颅腔容积的 10%，而血液则依据血流量的不同占总容积的 2%～11%。

颅腔是一个容积相对固定的骨腔，脑、脑脊液和血液三者所占容积保持相对恒定的比例关系，以维持正常颅内压。在正常情况下，为维持脑组织最低代谢所需的脑血流量为 32 mL/(100 g·min)[正常为 54～65 mL/(100 g·min)]，全脑血流量为 400 mL/min(正常 700～1 200 mL/min)，脑血管内容量应保持在 45 mL 以上，脑血容量可被压缩的容积占颅腔容积的 3%左右。脑脊液是颅内三种内容物中最易变动的成分，在脑室、脑池和颅内蛛网膜下腔的脑脊液量，约在 75 mL，约占颅腔容积的 5.5%。当某一颅内容物的体积或容量有改变时，为了保持颅腔内容积与颅内容物体积之间的平衡，其他颅内容物的体积或容量就可能发生减缩或置换，以维持正常的颅内压(Monroe-Kellie 学说)。通常脑组织的压缩性很小，体积在短期内不可能缩小。因此，颅内压力主要依靠脑脊液或脑血容量的减少来缓冲。当发生颅内高压时，首先通过脑脊液减少分泌、增加吸收和部分被压缩出颅以缓解颅内压升高，继之再压缩脑血容量。而在这两者中，脑血流量的减少相对有限，它必须要保持在相对稳定的范围内以保证正常脑功能。因此，可供缓解颅内高压的代偿容积约为颅腔容积的 8%。

颅腔容积仅有 8%的缓冲体积，若颅腔内容物的体积或容量超过颅腔容积的 8%，则会出现颅内压增高。如颅内出血、广泛脑挫裂伤、颅内肿瘤、脑水肿或脑肿胀、脑梗死和脑积水等，当其增加体积超过代偿容积后，即可出现颅内高压。

三、神经外科 ICP 监护的适应证

(一)颅脑损伤

凡是颅脑损伤患者格拉斯哥昏迷分级计分(glasgow coma scale，GCS)≤8 分者，均适于行 ICP 监护。在诊断上，ICP 监护有助于原发性与继发性脑干损伤的鉴别，原发性脑干损伤的患者，临床表现严重而 ICP 多正常。颅脑损伤患者在 ICP 监护过程中，如 ICP 逐渐出现上升趋向，并高于 5.33 kPa，提示有继发颅内血肿的可能，需要紧急手术；ICP 保持在正常水平时多无须手术。在治疗方面，如 ICP 在 2.67 kPa 波动，多属一般性脑水肿的反应，首先应纠正呼吸道不畅，控制躁动，保持适宜的体位，发热时应降低体温。如 ICP>3.33 kPa，持续上升，应开始降压治疗。

(二)颅内肿瘤

颅内肿瘤患者术前、术中与术后均可应用 ICP 监护以了解 ICP 的变动。术前 2～3 天，应用脑室法 ICP 监护，既可测压，又可以通过脑室引流，使 ICP 维持在 2.0～2.67 kPa 之间，可以缓解颅内高压危象，有利于肿瘤切除及提高患者对手术的耐受力。术后监护有利于早期发现术后颅内血肿等并发症，并指导抗脑水肿的治疗。

(三)蛛网膜下腔出血

蛛网膜下腔出血后常合并脑积水。脑室法 ICP 监护，可了解颅内压变化，同时行脑脊液引流，具有减少蛛网膜下腔积血、减轻脑血管痉挛与脑水肿的作用。

(四)脑积水与脑水肿

ICP 监护可以了解 ICP 变化，反映脑积水、脑水肿的状况，以判断脑脊液分流手术效果。同时行脑脊液引流，暂时使颅内高压缓解，也可促使脑水肿消退。

(五)其他

凡因其他原因导致 ICP 增高而昏迷的患者多存在脑缺氧与脑水肿，也可考虑用 ICP 监护。

四、颅内压监测方法和持续时间

19 世纪后期创用的腰椎穿刺测量 ICP 的方法一直沿用至今,已成为传统的检测方法。但是,对于急性颅脑创伤、脑出血等颅内高压患者,腰椎穿刺有导致脑疝的危险。所以,不推荐作为临床颅内压力监测的方法。目前 ICP 监测可以分为无创及有创两大类。无创的方法有多种,如采用前囟测压、测眼压、经颅多普勒超声测脑血流、生物电阻抗法及鼓膜移位测试法等,但无创颅内压监测尚处于研究阶段和临床试用阶段,其精确度和稳定性仍然无法判断。所以,不推荐临床应用。目前用于临床的 ICP 监测多为有创方式。

(一)ICP 监护的测压方式

根据压力传感器是否直接置于颅内,ICP 监测测压方式可以分为下列两类。①植入法:通过头皮切口与颅骨钻孔,将微型传感器置入颅内,又称体内传感器或埋藏传感器法。传感器直接置于脑室、硬脑膜外、硬脑膜下、蛛网膜下腔或脑实质内等处,使之与脑膜或脑实质接触而测压。近年来应用新发展光导纤维传感器装置技术,将此型传感器代替传统压触式传感器,具有"零点"不漂移优势,更适于连续监测 ICP 变化的特点。去骨瓣术后患者也可采用此法进行 ICP 监护。②导管法:一般按侧脑室穿刺引流法,在侧脑室内置入一条引流导管,借引流出的脑脊液或生理盐水充填导管,将导管与体外之传感器连接,通过导管内液体对颅内压进行传导、并与传感器连接而测压。

(二)ICP 监护方法

ICP 监护方法常用的有脑室内压、硬脑膜外压、脑组织内压监测三种方法。

1.脑室内压监护

脑室内压监护步骤与技术如下。

(1)侧脑室穿刺与导管置入:一般选择侧脑室前角穿刺,穿刺点在冠状缝前 2 cm、中线旁 2.5 cm 之交点。切开头皮,做颅骨钻孔及前角穿刺,穿刺深度 4~6 cm。进入脑室后,安置导管于侧脑室内。

(2)将导管从另一头皮小切口引出于颅外,与颅内压传感器及颅内压监护仪连接。

(3)颅内压监测:如导管位于侧脑室内并且很通畅,即在仪器压力记录仪及示波屏上显示出脑脊液曲线,脑脊液压力搏动与脉搏同步跳动,说明仪器运转正常。

(4)将传感器固定并保持在室间孔水平。颅内压监护期间,光导纤维传感器预先调零后,可以连续监测不会发生零点漂移。应用液压传感器,应定时调整零点,以保证数据的准确性。本法的优点是方法简便,测压准确,是 ICP 监测的"金标准",可以兼做脑室引流减压;其缺点是易并发颅内感染,ICP 增高致脑室受压、变窄及移位时,脑室穿刺及安管较困难。一般监护时间不宜超过 5 天,以免增加颅内感染的机会。

2.硬脑膜外压监护

此法利用光导纤维微型扣式传感器,采用钻孔方法,将传感器安置于钻孔下方之硬脑膜外腔(术中注意将传感器放平)。对于手术患者,可以将传感器探头置于术区硬脑膜外。此种监测方法,由于硬脑膜完整,并发颅内感染的机会较少,因此,可以延长监护时间。但如果传感器探头安置不够平整,与硬脑膜接触不均匀,可能影响压力测定的准确性。

3.脑组织内测压监护

将传感器直接插入脑实质内,进行压力监护,仪器连接方式同前。监护完毕时,拔出脑内导管或取出传感器。

各种 ICP 监测方法按照它们的精确性、稳定性和引流 CSF 的能力来比较,按性能优劣依次排序如下。①脑室内装置:探头顶端压力感受器或带有一根外接压力传感器的液体传导导管;②脑实质内装置:探头顶端压力传感器;③硬膜下装置:探头顶端压力传感器;④硬膜外装置:探头顶端压力传感器。

(三)颅内压监护注意事项

(1)监护前调整记录仪与传感器的零点。为了获得准确的监护数据,监护的零点参照点,一般位于外耳道水平的位置,ICP 监护时患者保持平卧或头高 10°～15°。

(2)注意保持适当的体位,使呼吸道通畅,患者躁动时,酌情使用镇静药以免影响监护。高热时给予降体温措施。

(3)严密预防感染。ICP 监护整个操作过程中,从传感器的安置、日常监护管理以及传感器的取出,均需要严格执行无菌操作技术。监护时间一般 3～5 天,不宜过长。

(4)急性颅脑创伤患者根据脑损伤和脑水肿程度、临床病情变化和颅内压力变化决定监测持续时间,通常为 7～14 天。

五、颅内压监测的并发症

有创 ICP 监测技术可能发生的并发症包括感染、出血、阻塞和移位。大量临床应用表明有创 ICP 监测技术的并发症不常见。颅内植入压力感受器会出现压力漂移,通常在 1 周连续监测情况下,发生 0.1～0.4 kPa(1～3 mmHg)压力漂移。

六、颅内压监测的临床价值

(一)早期发现颅内病情变化、早期处理

在 ICP 轻、中度增高的早期,生命体征(脉搏、血压及呼吸等)、神志、瞳孔尚无明显变化的时候,颅内压监测便可显示 ICP 增高的情况及增高的程度。因此,ICP 监测可以在颅内高压出现相关症状和体征之前,及早发现 ICP 增高,提醒临床及时行头颅 CT 扫描,能早期发现迟发性血肿及术后血肿,以便早期进行处理。

(二)判断脑灌注压与脑血流量

脑血流量(cerebral blood flow,CBF)大小取决于脑灌注压(cerebral perfusion pressure,CPP),而 CPP 与平均动脉压、平均颅内压、脑血管阻力等因素密切相关。但当 ICP＞5.3 kPa(40 mmHg)、CPP＜6.7 kPa(50 mmHg)时,脑血管自动调节机制失调,脑血管不能相应扩张,则 CBF 急剧下降。当 ICP 上升接近平均动脉压水平时,颅内血流几乎完全停止,患者处于严重脑缺血状态,患者可以在 20 秒内进入昏迷状态,4～8 min 可能发生不可逆脑损害,甚至死亡。因此,在监测 ICP 的同时监测平均动脉压,获得 CPP 信息,有可能防治不可逆脑缺血、缺氧发生。

(三)指导临床治疗

ICP 监测对指导治疗颅内高压有重要意义,医师可根据 ICP 的客观资料随时调整治疗方案。特别是对于甘露醇使用指征和剂量、亚低温治疗指征与时程以及是否行去骨瓣减压有十分重要价值。

(四)有助于提高疗效,降低病死率

由于 ICP 监测技术能早期发现 ICP 增高,及时指导临床正确应用降颅内压药物,早期发现

和清除迟发性颅内血肿,及时行去骨瓣减压、防治脑疝形成。因此,ICP 监测技术有助于提高颅脑创伤患者治疗效果、降低重型颅脑创伤的病死率。

(五)及早判断患者预后

ICP 监测技术能早期预测重型颅脑创伤患者的预后,对于临床医师和患者家属有一定指导作用。

(邓小超)

第四节　呼吸功能监测

进行机械通气的患者都存在不同程度的原发性或者继发性呼吸功能损害,呼吸功能状态常常决定着这些患者的病情严重程度和治疗成败,因此,治疗过程中需要密切监测呼吸功能。近年来,随着机械通气理论和实践的发展,危重病病理生理的深入研究与电子计算机技术和传感技术的不断融合,导致了呼吸机智能化程度不断增强。临床上,呼吸功能监测的指标可以通过数据、各种波形或者动态趋势图表示,包括呼吸力学监测、肺容积监测、呼吸功监测等,我们通过分析连续性的监测数据,有利于及时采取相应诊治措施,有利于判断治疗效果和评估预后。

一、压力监测指标

压力监测一般指气道压力监测,气道压力在每一个呼吸周期内不断变化,常用的指标有峰压(P_{peak})、平台压(P_{plat})、呼气末气道正压(PEEP)等。P_{peak} 指呼吸周期中压力感受器显示的最大压力,其数值过高会造成气压伤,原则上不能超过 $3.92\sim4.41$ kPa($40\sim45$ cmH$_2$O);P_{plat} 指吸气末屏气,压力感受器显示的气道压力,实际上反映吸气末最大的肺泡跨壁压,原则上 P_{plat} 应该控制在 2.94 kPa(30 cmH$_2$O)以下;PEEP 指呼气末的气道压力,PEEP$_i$ 是指 PEEP 为 0 时的呼气末肺泡压力,PEEP 可以改善气体在肺内的分布,但如果时间过长或者设置过高,会对循环系统造成不利影响。P_{peak} 与 P_{plat} 主要反映气道阻力(包括人工气道和管路),二者差值越大,说明气道阻力越大。P_{plat} 与 PEEP 之差主要反映肺组织弹性阻力,差值越大,阻力越大。P_{peak} 下降至 P_{plat} 的坡度和持续时间反映肺组织的黏性阻力,坡度越大肺组织的黏性阻力越大。

二、流量监测指标

机械通气时吸气相流速的形态可由呼吸机设置,呼气相流速的形态是由系统顺应性和气道阻力决定。临床上常用的吸气流速波形为减速波,气流为减速气流时平均气道压力高、峰压低,且接近呼吸生理,因此,减速波得到了广泛应用。

流量-时间曲线可以判断 PSV 模式的呼气转换水平,PCV 或 A/C 时的吸气时间是否足够,有无屏气时间;判断气流阻塞导致的 PEEP$_i$ 的高低以及气道扩张药的疗效。当呼气末流速未降至 0(回到基线),说明存在 PEEP$_i$,较高的呼气末流速对应较高的 PEEP$_i$。应用支气管扩张剂后呼气峰流速增加,回复基线的时间缩短,提示病情有改善。如果管路中冷凝水积聚、气道内分泌物多以及气道痉挛等,流速曲线出现锯齿样变化。

三、容量监测指标

(一)潮气量和分钟通气量

容量是流量对时间的积分,多数呼吸功能够监测潮气量(V_T),而分钟通气量则是潮气量与呼吸频率的乘积。正常人的 V_T 一般为 $5\sim10$ mL/kg,其中一部分进入肺泡内能够有效地进行气体交换即肺泡容量,另一部分则进入传导气道和完全没有血流的肺泡,即无效腔。一般无效腔占 V_T 的 $1/4\sim1/3$,相当于 $2\sim3$ mL/kg。正常人的分钟通气量约为 6 L/min。机械通气时应该根据不同疾病和同一疾病的不同阶段选择合适的呼吸频率(RR)和 V_T,例如在严重支气管哮喘和 ARDS 患者均应选择小 V_T,但前者 RR 应较慢,后者 RR 应较快,如果人机对抗,适当应用镇静药抑制自主呼吸。对于肺外疾病导致的呼吸衰竭或者 COPD 患者相对稳定时可选择深慢呼吸,即大 V_T 慢 RR。一般情况下 V_T 的变化与 RR 有关,RR 增快,V_T 变小;反之 V_T 增大,RR 减慢。如果 V_T 增大伴 RR 增快常常提示肺组织严重损伤或者水肿。

定压通气是通过调节吸气压力来改变潮气量的,因而潮气量相对不稳定,可随着患者气道阻力及顺应性的变化而发生变化。定容通气时由于管路的顺应性,患者实际通气潮气量也略低于设定的潮气量。潮气量-时间曲线也可以用来判断回路中有无气体泄漏以及反映呼气阻力。如有漏气,呼气量少于吸气量,潮气量曲线呼气支不能回到基线而开始下一次吸气。如果潮气量曲线呼气支呈线性递减而非指数递减,而且恢复至基线的时间延长,提示呼气阻力增高。

(二)肺活量

肺活量正常为 $60\sim80$ mL/kg,是反映肺通气储备功能的基本指标。

(三)功能残气量

正常人功能残气量为 40 mL/kg,或者占肺总量的 $35\%\sim40\%$。体位改变会影响功能残气量。

四、气流阻力指标

气流阻力指控制通气时,整个呼吸系统的黏性阻力,包括气道、肺和胸廓的黏性阻力。一般来说,气流阻力主要反映气道阻力的变化。

吸气阻力(R_i)=$(P_{peak}-P_{plat})/(V_T/T_i)$

呼气阻力(R_e)=$(P_{plat}-PEEP)/V_{max}$

V_{max} 指呼气初期的流速。阻力增大,说明气道分泌物增加或气道痉挛,也可能是肺组织水肿、肺泡萎陷不张或者胸腔积液。

五、顺应性指标

机械通气时一般测定呼吸系统的总顺应性,分为静态顺应性(C_S)和动态顺应性(C_{dyn})。C_S 反映气流消失后单位压力变化时 V_T 的变化,其计算公式是:$C_S=V_T/(P_{plat}-PEEP)$,其正常值为 $60\sim100$ mL/ cmH_2O,CS 主要反映胸肺弹性阻力的变化;C_{dyn} 则为呼吸运动时,即气流存在时单位压力变化时 V_T 的变化,其计算公式是:$C_{dyn}=V_T/(P_{peak}-PEEP)$,其正常值为 $50\sim80$ mL/ cmH_2O,C_{dyn} 不仅受胸肺弹性阻力的影响,也受气道阻力和黏性阻力等变化的影响。

六、呼吸中枢驱动能力和呼吸肌力量指标

吸气用力开始 0.1 s 时对抗闭合气道产生的气道压,通常记录开始吸气 0.1 s 时的口腔压力,

称为口腔闭合压($P_{0.1}$),正常人<0.2 kPa(2 cmH$_2$O)。$P_{0.1}$可用来评价呼吸中枢的驱动水平。

最大吸气压(P_{Imax})标准方法是在 FRC 位,用单向活瓣堵塞吸气口,并迅速进行最大努力吸气,用压力表直接测定或者传感器间接测定,该值可以反映患者的自主呼吸能力,是呼吸肌和腹肌等辅助呼吸肌力量的综合反映。其正常值为$-9.81\sim-4.90$ kPa($-100\sim-50$ cmH$_2$O)。$P_{Imax}>-1.96$ kPa(-20 cmH$_2$O),一般需要机械通气。而机械通气患者,$P_{Imax}<-2.45$ kPa(-25 cmH$_2$O),撤机较易成功。

$P_{0.1}$和最大经膈压(P_{dimax})的监测一般需要留置食管气囊,以食管内压代替胸内压。

P_{dimax}是反映各肌收缩力量的准确指标,用一条带气囊的双腔管道,分别测定吸气时胃内和食管内的压力,两者的差值即为经膈压。在 FRC 位做最大努力吸气所测得的经膈压为 P_{dimax},正常 P_{dimax} 为 $7.85\sim21.58$ kPa($80\sim220$ cmH$_2$O)。

膈肌肌电图(EMG)常用食管法测定,根据 EMG 的功率频谱评价膈肌功能,一般应用中位频率(Fc)、高位频率(H,$150\sim250$ Hz)与低位频率(L,$20\sim50$ Hz)的比值(H/L)表示。正常值范围:Fc 为 $70\sim120$,H/L 为 $0.3\sim1.9$。临床上需要动态观察,较基础值下降 20% 以上,提示可能有膈肌疲劳。

七、呼吸功指标

克服整个通气阻力(主要是气道阻力和胸肺组织的弹性阻力)所做的功称为呼吸功,因为吸气主动、呼气被动,所以呼吸功一般指吸气功,一般用胸腔压力变化与容积变化的乘积或者 P-V 曲线的面积来计算呼吸功。但是存在较高通气阻力,尤其是存在 PEEP$_i$ 和较高气流阻力情况时,在吸气初期存在呼吸肌做功但无容量的变化,也就是说患者的触发功增加,因此,上述计算方法有时低估了实际做功量。理论上流速触发可以减少触发功,更接近于生理。呼吸功包括呼吸肌和呼吸机做功两部分,原则上应该充分发挥自主呼吸做功,但在呼吸肌疲劳时应尽量减少自主呼吸做功。

八、呼吸形式的监测

呼吸频率(RR)是反映病情变化较敏感的指标,呼吸动力不足或者通气阻力加大均可增加RR。呼吸中枢兴奋性显著下降则 RR 明显减慢。由于通气模式或者参数调节不当也会影响RR,因此该指标特异性较差。呼吸节律对诊断呼吸中枢的兴奋性有一定的价值,但是焦虑患者常常出现不规则呼吸,高碳酸血症患者可以出现陈-施呼吸。

正常情况下,胸腹式呼吸同步,且以腹式呼吸为主。当呼吸肌疲劳或者胸廓结构变化时可以引起胸腹式呼吸幅度的变化,甚至胸腹矛盾运动。如果辅助呼吸肌如胸锁乳突肌、斜角肌等参与呼吸运动、张口呼吸或者出现吸气"三凹征"(吸气时胸骨上窝、锁骨上窝和肋间隙明显凹陷),则提示呼吸阻力显著增加、通气量不能满足需求或者呼吸肌疲劳。

九、吸、呼气时间比(I/E)和吸气时间分数(T_i/T_{tot})

关于 I/E 的监测和调节应该根据基础疾病和患者的耐受以及舒适程度进行针对性个体化的调节。气流阻塞性疾病应采用深、慢呼吸,适当延长呼气时间;限制性通气障碍的患者宜选择浅快呼吸,适当延长吸气时间;急性肺组织疾病患者宜采用深快呼吸(以快为主)。

T_i/T_{tot} 是吸气时间/呼吸周期时间,一般呼吸肌在吸气时起作用,呼气时则由肺和胸廓的弹性回缩而驱动,正常人的 T_i/T_{tot} 值约为 0.3,一般不超过 0.35,如果延长至 0.4～0.5,则提示呼吸肌无力。

(邓小超)

第五节 循环功能监测

循环功能监测的目的在于能及时、准确发现各种循环功能异常,如容量负荷过重或不足、心律失常、循环阻力增高等,对于及时、合理地指导治疗,防止严重并发症及提高患者的救治成功率有重要的意义。

传统的循环功能监测项目包括观察意识表情、皮肤色泽、皮肤温度、触摸周围动脉搏动的频率和节律、测量动脉血压等,这些都是评估心功能和循环功能极有价值的指标。随着现代急危重症医学的发展,完整而系统的循环功能监测不仅要有以上的一般监测方法,还需要持续心电监护、直接或间接动脉血压监测、无创伤性和创伤性血流动力学监测等方法来共同实现。目前,临床上常用的循环功能监测方法如下。

一、一般监测

(一)意识状态

循环系统的功能状态变化可直接引起中枢神经系统的血流灌注量改变从而影响脑功能的表达,因此,意识状态是循环功能的直接观察指标。患者如出现意识障碍如嗜睡、意识模糊、谵妄、昏迷,或出现表情异常,如烦躁、焦虑或淡漠、迟钝,甚至意识丧失,在排除了神经系统疾病之后,主要反映循环功能障碍的加重。

(二)心率

正常成人心率 60～100 次/分,监测心率可反映心血管功能状态的变化。心率增快,可能是循环血量丢失的早期征象,这种反应可先于血压及中心静脉压的变化或与两者同时出现。合并感染的患者,机体代谢率增高,需有足够的心排血量才能满足机体代谢的需要。根据 CO(心排血量)＝SV(心搏量)×HR(心率),适当提高心率有利于提高心排血量。当心率＞150 次/分,心动周期缩短,舒张期充盈不足,CO 明显减少,且增加耗氧量。监测心率可以及时发现心动过速、心动过缓、期前收缩和心搏骤停等心律失常。

(三)呼吸状态

呼吸状态的改变可以间接反映循环功能的改变。例如,急性左心衰竭表现为阵发性呼吸困难,休克、创伤或重症感染的患者早期呼吸多浅快,呈现呼吸性碱中毒,随着病情发展可出现酸中毒,严重时可出现呼吸窘迫。

(四)尿量

心排血量减少,循环功能不良必将导致肾脏血流灌注减少。临床上患者出现少尿或者无尿,尿比重升高时,需观察每小时尿量、尿比重,当每小时尿量＜30 mL,尿比重增加时,如果排除了肾性和肾后性因素,即表示出现了组织灌注不足或循环衰竭。

(五)颜面、口唇和肢端色泽

当周围小血管收缩及微血管血流减少,如急性失血、创伤或剧痛时,临床上可出现面颊、口唇及皮肤色泽由红润转为苍白,甚至发绀;急性心功能不全发作时表现为面色青灰、口唇发绀;重症感染发展至微循环障碍时可表现为发绀。

(六)毛细血管充盈时间和肢端温度

毛细血管充盈时间延长是微循环灌注不良及血液淤滞的表现,是反映周围循环状态的指标。如果在保暖的状态下,仍然出现四肢末端温度下降四肢冰凉,可以证实周围血管收缩,皮肤血流减少,是反映周围循环血容量不足的重要指标。

二、心电监护

心电监护是急诊室和重症监护病房最基本的床旁监测项目,临床心电监护的直接目的是及时发现、识别和确诊各种心律失常,最终目的是对各种致命性心律失常进行及时有效的处理,减低心律失常猝死率,提高急危重症患者抢救成功率,同时确保手术、特殊检查与治疗的安全。心电监护具有以下临床意义。

(一)及时发现和诊断致命性心律失常及其先兆

这是心电监护的主要目的,通过动态观察心律失常的发展趋势和规律,可预示致命性心律失常的发生。如某些急性器质性心脏病患者出现进行性增加的高危险性室性期前收缩,应警惕和预防随后可能出现的致命性心律失常。

(二)指导抗心律失常治疗

通过心电监护不仅可及时发现心律失常,初步确定心律失常的类型和程度,还能有效评价各种治疗措施的疗效及不良反应。

(三)监测电解质紊乱

电解质紊乱可影响心脏电生理活动,出现心电图的改变,诱发各种心律失常。通过心电监护可及时发现并对已经处理的患者进行疗效评价。

(四)手术监护

对各种手术,特别是心血管手术的术前、术中、术后及各种特殊检查和治疗过程中实行心电监护,以及时发现可能出现的并发症并迅速采取救治措施。

(五)指导其他可能影响心电活动的治疗

当非抗心律失常治疗措施有可能影响到患者的心电活动时,也可进行心电监护以指导治疗。

三、血流动力学监测方法

血流动力学监测是通过监测患者循环系统各部位的压力,同时监测心排血量(CO)、外周血管阻力(SVR)、肺血管阻力(PVR),结合氧动力学计算氧输送量(DO_2)、氧消耗量(VO_2)等参数,对患者循环功能异常作出判断,同时进行针对性和恰当的治疗。

(一)动脉压监测

动脉压监测分为无创血压监测和创伤性动脉压监测。

无创动脉压监测可采用人工袖套测压法或电子自动测压法,需注意袖带绑缚的位置正确(肘上 2 cm)及松紧度适宜(可伸入一到两指);电子自动测压时需注意避免频繁测压、测压时间过长或测压间隔太短,有可能发生疼痛、上肢水肿、血栓性静脉炎等。

创伤性动脉压(ABP)监测:通过在周围动脉置入动脉导管,并经由换能器将机械性压力波转变为电子信号,由示波屏直接显示动脉压力波形和相关数值,并可连续监测、记录及分析。适用于各类危重患者、循环不稳定者。

1.置管途径

置管途径首选桡动脉,足背动脉及股动脉亦可酌情挑选;尽量避免行肱动脉穿刺置管,以防发生动脉血肿或阻塞引起前臂血供障碍。

2.测压装置

测压装置包括换能器、加压冲洗袋、冲洗液及连接管道等。

3.有创动脉压波形

创伤性动脉压监测不仅能连续、实时地获得患者血压的数值,其波形亦带给我们很多信息。正常的动脉压波形分为收缩期和舒张期,主动脉瓣开放和快速射血入主动脉时动脉压波迅速上升至峰顶;而血流从主动脉到周围动脉时波形下降至基线。下降支的重搏切迹是主动脉弹性回缩产生的。

(二)中心静脉压(CVP)监测

中心静脉压(CVP)监测是测定位于胸腔内的上、下腔静脉或右心房内的压力,衡量右心对排出回心血量能力的指标。操作简单方便,不需特殊设备,在临床上应用广泛。

1.建立静脉通路

建立静脉通路需经颈内静脉或锁骨下静脉穿刺置入深静脉导管,导管头端的位置以位于上腔静脉内为宜。

2.影响CVP测定值的因素

(1)导管位置:头端应位于右心房或近右心房的上、下腔静脉内。

(2)标准零点:以右心房中部水平线为标准零点,在体表的投射位置相当于仰卧位时第四肋间腋中线水平,患者体位发生改变应相应调整零点位置。

(3)胸膜腔内压:行机械通气的患者胸膜腔内压增高,影响测得的CVP数值。

3.CVP数值

CVP数值正常为$0.49\sim1.18$ kPa($5\sim12$ cmH$_2$O),通常认为<0.25 kPa(2.5 cmH$_2$O)提示心腔充盈欠佳或血容量不足,>1.47 kPa(15 cmH$_2$O)提示右心功能不全。但CVP的个体差异极大,临床上对其绝对数值的参考意义争论较大,通过动态观察其数值变化可能更有利于患者容量情况的判断。

4.CVP波形分析

正常波形有a、c、v三个正波和x、y两个负波,波形与心脏活动和心电图之间有恒定的关系。

(三)肺动脉漂浮导管

该方法又称肺动脉导管法(PAC)。1970年,Swan-Ganz气囊漂浮导管应用于临床,为心功能障碍和其他危重患者的血流动力学监测提供了重要的手段,经过不断发展,目前,Swan-Ganz导管不但能测量传统的参数如CVP、肺动脉压(PAP)、肺动脉嵌入压(PAWP)或称肺毛细血管嵌入压(PCWP)、连续心排血量(CCO)及每搏量(SV)等,新型的Swan-Ganz导管(图3-1)与仪器还可以连续测量右心室舒张末期容量(RVEDV)和右心室收缩末容量(RVESV),因此,将压力监测与容量监测融为一体。应用Swan-Ganz导管的方法监测心排血量在多种方法中被临床视为"金标准"。同时可以监测外周血管阻力(SVR)与肺血管阻力(PVR),其计算方法与正常参考值,见表 3-1,在较多新型监护仪可以自动计算。

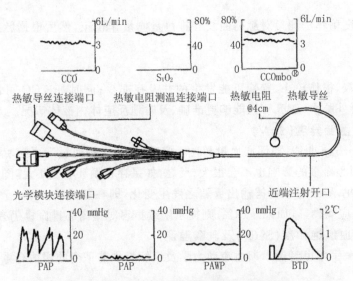

图 3-1　Swan-Ganz 漂浮导管的结构示意图

表 3-1　常用血流动力学监测参数与正常参考值

参数	缩写	单位	计算方法	正常参考值
平均动脉压	MAP	kPa	直接测量	10.9～13.6
中心静脉压	CVP	kPa	直接测量	0.8～1.6
肺动脉嵌顿压	PAWP	kPa	直接测量	0.8～1.6
平均肺动脉压	MPAP	kPa	直接测量	1.5～2.1
心排血量	CO	L/min	直接测量	5～6
每搏输出量	SV	mL/beat	CO/HR	60～90
心脏指数	CI	L/min·m²	CO/BSA *	2.8～3.6
外周血管阻力	SVR	dyne·s/cm⁵	80·(MAP-CVP)/CO	800～1 200
肺血管阻力	PVR	dyne·s/cm⁵	80·(MPAP-PAWP)/CO	＜250
氧输送指数	DO2I	mL/min·m²	CI·CaO₂·10	520～720
氧消耗指数	VO2I	mL/min·m²	CI·(CaO₂-CvO₂)·10	100～180
氧摄取率	O2ER	%	(CaO₂-CvO₂)/CaO₂	22～30
动脉血乳酸	LA	mmol/L	直接测量	＜2.2
混合静脉血氧饱和度	SvO₂	%	直接测量	60～80

注:＊BSA 为体表面积。

(四)脉搏指数连续心排血量(PiCCO)监测

一种较新的微创心排血量监测,是经肺温度稀释技术和动脉搏动曲线分析技术相结合的方法,能对心脏前负荷以及血管外肺水进行监测。

1.所需导管

中心静脉置管及股动脉放置 PULSION 导管。

2.操作方法

做 3 次经肺温度稀释法测量对脉搏曲线心排血量测量作校正,然后根据脉搏曲线变化可以连续监测。

3.优势

与漂浮导管比较,损伤较小,置管可能发生的并发症亦少;同时,PiCCO 可以监测胸腔内血容量(ITBV)及血管外肺水(EVLW),能够更准确、及时地反应体内液体情况。

(五)每搏输出量变异度(SVV)

根据 Frank-Starling 曲线,当回心血量超过一定程度后,心排血量不再随着心脏前负荷的增加而加大,呼吸对回心血量的影响也不会很大;反之,如果存在循环容量不足,随着呼吸而发生回心血量的周期性变化,导致心脏每搏输出量随之发生变化,即在基线的水平上产生一个变异度,即为 SVV。正常值应<13%,如果>13%,则提示继续扩容对提高心排血量仍有帮助。

(六)混合静脉血氧饱和度(SvO_2)及乳酸监测

对危重病和重大手术患者围术期血流动力学及组织氧供需平衡的评估有重要意义。

1.SvO_2

SvO_2 指肺动脉血的血氧饱和度,即经过全身机体摄氧、代谢后的静脉血在右心混合后所残留的氧含量,反映了全身供氧和耗氧之间的平衡,正常值为 60%~80%,当发生贫血、心排血量降低(低血容量、心源性休克等)时,氧供减少,则 SvO_2 值降低。临床上通常以上腔静脉血氧饱和度($ScvO_2$)来代替较难获取的 SvO_2;$ScvO_2$ 或 SvO_2 降低提示全身低灌注状态。《SSC2008 脓毒症救治国际指南》中作为重要的要点强调了早期目标治疗(EGDT),推荐意见指出,应在最初的 6 h 之内,通过液体复苏与循环支持,使 $ScvO_2$ 达到 70%,或 SvO_2 达到 65%。

2.乳酸

当机体处于应激状态时,组织氧利用度提高,若存在循环容量不足,氧供难以满足机体需要,则出现无氧代谢,乳酸值升高,并大于 4 mmol/L。近年来,许多临床循证依据证明了严重脓毒症与脓毒性休克的患者,血乳酸是可以反应预后的重要临床依据。同时,乳酸也是救治严重脓毒症与脓毒性休克患者疗效评价的重要监测指标。

四、血流动力学参数的临床意义

CVP 是临床十分常用的评估容量状态的参数,但是很多因素会影响 CVP,如正压机械通气与呼气末正压(PEEP)等;同时 CVP 反映容量状态也较迟缓。临床应用中对同一患者的连续监测对评估与治疗有意义,同时可以在脓毒性休克救治中参考应用早期目标治疗(EGDT)。

LA 在救治复杂休克患者时十分重要,因为动脉压正常并不等于解除了全身或局部器官组织的低灌注。应用时可参考《SSC2008 指南》。临床研究也证实了 LA 升高是重症患者预后的独立相关因素。LA 升高提示低灌注状态。

SvO_2 如果是经导管抽取混合静脉血做血气分析,就需要看该血气分析仪是否是直接测定氧饱和度,而不是换算得到的,否则结果不可靠。SvO_2 是指经 Swan-Ganz 导管监测的,而经上腔静脉导管监测的为 $ScvO_2$,根据患者原发疾病的不同应具体分析。

MAP 是临床救治休克的最常用目标参数,按 EGDT 的早期治疗目标,应在尽量早的时间内

(6 h)提高至 8.7 kPa(65 mmHg)以上。但是抗休克的根本目标并不是提高 MAP,而应该是纠正组织器官的低灌注,所以,LA 和尿排出量[>0.5 mL/(kg·h)]是可以补充的参考指标。

PAWP 升高提示左心功能不全。在鉴别诊断 ARDS 与心源性肺水肿时是重要的指标,如果 PAWP>2.4 kPa(18 mmHg),提示心源性肺水肿,即左心衰竭。但是,在腹腔高压与腹腔间室综合征(ACS)的特殊条件下,应当根据患者的个体化特征具体分析。

五、循环支持

(一)容量治疗

1.胶体液

血浆、人血清蛋白、羟乙基淀粉、动物胶和右旋糖苷等,能有效维持血浆胶体渗透压,改善循环状况;血液制品的来源有限,使得临床应用无法保证,人工胶体在应用时应注意;羟乙基淀粉有不同的制剂品种,每个商品有不同的平均相对分子质量与中位相对分子质量,以及分子替换率和每天最大用量。临床应用时注意具体商品的性质指标。动物胶的平均相对分子质量较小,另外还可能具有抗原性,应用中应注意。右旋糖苷制剂有不同的相对分子质量,应用有最大量限制,同时可能影响凝血功能。

2.晶体液

晶体液通常可选用林格液或生理盐水,但需注意生理盐水大量输注可能产生高氯性酸中毒。

(二)血管活性药物

血管活性药物可以分为强心药物、血管收缩剂、血管扩张剂多重种型,应用时根据患者的血流动力学异常的特征应用。

常用的药物包括多巴胺、去甲肾上腺素、血管升压素和多巴酚丁胺。

1.多巴胺

作为脓毒性休克治疗的胰腺血管活性药物,多巴胺兼具多巴胺能与肾上腺素能 α 和 β 受体的兴奋效应,在不同的剂量下表现出不同的受体效应。小剂量[<5 μg/(kg·min)]多巴胺主要作用于多巴胺受体(DA),具有轻度的血管扩张作用。中等剂量[5~10 μg/(kg·min)]以 β_1 受体兴奋为主,可以增加心肌收缩力及心率,从而增加心肌的做功与氧耗。大剂量多巴胺[10~20 μg/(kg·min)]则以 α_1 受体兴奋为主,出现显著的血管收缩。

2.去甲肾上腺素

去甲肾上腺素具有兴奋 α 和 β 受体的双重效应。其兴奋 α 受体的作用较强,通过提升平均动脉压(MAP)而改善组织灌注;对 β 受体的兴奋作用为中度,可以升高心率和增加心脏做功,但由于其增加静脉回流充盈和对右心压力感受器的作用,可以部分抵消心率和心肌收缩力的增加,从而相对减少心肌氧耗。因此,亦被认为是治疗感染中毒性休克的一线血管活性药物。其常用剂量为 0.03~1.50 μg/(kg·min),但剂量>1.00 μg/(kg·min),可由于对 β 受体的兴奋加强而增加心肌做功与氧耗。

3.肾上腺素

由于具有强烈的 α 和 β 受体的双重兴奋效应,特别是其较强的 β 受体兴奋效应在增加心脏做功、增加氧输送的同时也显著增加着氧消耗,血乳酸水平升高。目前,不推荐作为感染中毒性休克的一线治疗药物,仅在其他治疗手段无效时才可考虑尝试应用。

4.血管升压素

血管升压素通过强力收缩扩张的血管,提高外周血管阻力而改善血流的分布,起到提升血压、增加尿量的作用;血管升压素还可以与儿茶酚胺类药物协同作用。由于大剂量血管升压素具有极强的收缩血管作用,使得包括冠状动脉在内的内脏血管强力收缩,甚至加重内脏器官缺血,故目前多主张在去甲肾上腺素等儿茶酚胺类药物无效时才考虑应用,且以小剂量给予($0.01\sim0.04$ U/min)。

5.多巴酚丁胺

多巴酚丁胺具有强烈的 β_1、β_2 受体和中度的 α 受体兴奋作用,而 β_2 受体的作用可以降低肺动脉楔压,有利于改善右心射血,提高心排血量。总体而言,多巴酚丁胺既可以增加氧输送,同时也增加(特别是心肌)氧消耗,因此,在脓毒性休克治疗中一般用于经过充分液体复苏后心脏功能仍未见改善的患者;对于合并低血压者,宜联合应用血管收缩药物。其常用剂量为 $2\sim20$ $\mu g/(kg \cdot min)$。

(邓小超)

第六节　肾功能监测

肾是人体重要的生命器官,其主要功能是生成尿液,排泄人体代谢的终末产物(尿素、肌酐、尿酸等)、过剩盐类、有毒物质和药物,同时调节水电解质及酸碱平衡,维持人体内环境的相对稳定。然而,肾也是最易受损的器官之一,因此,在急危重症患者的诊疗过程中,肾功能监测与心肺功能监测同样重要。

一、一般观察

(一)尿量与次数

尿量是反映肾功能的重要指标之一。临床上通常记录每小时尿量或 24 h 尿量,成人白天排尿3~5 次,夜间 0~1 次,每次 200~400 mL,24 h 尿量 1 000~2 000 mL。超过2 500 mL/24 h 者为多尿;少于 400 mL/24 h 或 17 mL/h 为少尿;少于 100 mL/24 h 为无尿。

(二)颜色与气味

正常新鲜尿液呈淡黄色或深黄色,是由于尿胆原和尿色素所致。而气味则来自尿内的挥发性酸,静置后因尿素分解,故有氨臭味。

(三)酸碱度和比重

正常人尿液呈弱酸性,pH 为 4.5~7.5,比重为 1.015~1.025,尿比重与尿量一般成反比。

二、肾小球功能监测

肾小球的主要功能是滤过功能,测定肾小球滤过功能的重要指标是肾小球滤过率。单位时间内由肾小球滤过的血浆量,称为肾小球滤过率。临床上常用内生肌酐清除率、血浆肌酐、血尿素氮浓度来反映肾小球滤过功能,其中以内生肌酐清除率较为可靠。

计算公式:内生肌酐清除率=(尿肌酐/血肌酐)×单位时间尿量

因肾对某物质的清除量与肾体表面积有关,而后者又与体表面积有关,故内生肌酐清除率必须按体表面积校正:

校正清除率＝1.73 m²×肌酐清除率/实际体表面积

实际体表面积＝0.006×身高(cm)＋0.128×体重(kg)－0.152

三、肾小管功能监测

(一)尿浓缩-稀释试验

浓缩试验又称禁水试验,具体做法是:试验前1天18:00饭后禁食、禁水,睡前排空尿液,试验日6:00、7:00、8:00各留尿1次,3次尿中至少有1次尿比重在1.026(老年人可为1.020)以上,尿比重<1.020则表示肾浓缩功能差。而稀释试验则由于单位时间内进水量过多,有致水中毒的危险,且易受肾外因素的影响,故临床上基本上不采用。

(二)尿/血渗透压的测定

正常人的血浆渗透压为280～310 mmol/L,而尿/血渗透压为3:1～4.5:1。禁饮水12 h后,尿渗透压应>800 mmol/L,低于此值时,表明肾浓缩功能障碍。

四、肾影像学检查

肾功能的监测往往还需要一种或多种的肾影像学检查,如腹部平片、腹部CT、肾超声检查、肾盂造影和放射性核素扫描等。

(邓小超)

第七节　肝功能监测

一、反映肝实质细胞损伤的酶学监测

(一)转氨酶

临床上常用的为丙氨酸氨基转移酶,简称谷丙转氨酶(GPT,ALT),以及天冬氨酸氨基转移酶,简称谷草转氨酶(GOT,AST)。人体许多组织细胞中都含有这两种酶,但含量不同,ALT含量次序为:肝>肾>心>肌肉;AST顺序为心>肝>肌肉>肾;ALT分布在细胞质中,AST分布在细胞质及线粒体中。由于肝内ALT活性较其他组织都高,所以ALT较AST在肝细胞损伤的检测中更具特异性。正常血清中ALT<30 IU/L,AST<40 IU/L。

测定血清转氨酶活性可以动态反映肝脏情况,以便及时调整治疗,或及早发现致病原因。重症肝坏死是由于肝细胞合成转氨酶能力受损,血清转氨酶下降,出现"胆-酶分离"现象,为肝功能极度恶化的表现。

AST在细胞内分布与CPT不同,一部分分布在胞质基质内,称为S型(ASTS),一部分在线粒体内,称为M型(ASTm)。当肝细胞病变较轻,仅通透性改变时,ASTm不能透过细胞膜进入血液,此时AST/ALT比值低;而当肝细胞发生坏死时,ASTm将与ASTs同时进入血液,血液中AST总量增加,AST/ALT比值较高。正常血清中AST/ALT比值为1.15。

(二)腺苷脱氨酶(ADA)及其同工酶

ADA 是一种核酸分解酶,不仅在核酸分解代谢中起重要作用,与免疫功能密切相关。它在全身多种组织中以同工酶的形式广泛存在,而以淋巴细胞中活性最高。ADA 分子较 ALT 小,分布于胞质中,更容易透过细胞膜,在肝细胞轻微损伤时即能从血液中测出,故较转氨酶有更高的敏感性,出现早,消失晚,但特异性不够。如测定它的同工酶 ADA2,则可提高特异性。正常值为 3～30 U/L。

(三)乳酸脱氢酶(LDH)及其同工酶

LDH 是一种糖酵解酶,广泛存在于人体组织内,以心肌、肾、肝、横纹肌和脑组织含量较多,红细胞内含量也较高,故抽血检查时不能溶血。在反映肝细胞病变上,LDH 灵敏度及特异性均不高。LDH 分子由 4 条肽链组成,肽链有 A、B 两种,根据排列组合可组成 LDH1-5 5 种类型。AAAA 型即 LDH-5,主要存在于横纹肌及肝脏,故又称为横纹肌型(M 型);BBBB 型即 LDH-1,主要存在于心肌,故称心肌型(H 型)。肝脏病变时 LDH-5 明显升高。LDH 同工酶的测定有助于判断病变的部位,排除肝外情况。

(四)谷胱甘肽-5-转移酶(GST)

GST 是一组与肝脏解毒功能有关的同工酶,主要存在于肝细胞胞质中,微量存在于肾、小肠、睾丸、卵巢等组织中,诊断意义与 ALT 相近,在反映肝细胞损伤程度上更优于 ALT,重症肝炎 ALT 下降时,GST 仍能持续升高。同时,GST 比 ALT 更敏感,常先于 ALT 升高。

(五)谷氨酸脱氢酶(GDH)

GDH 主要参与谷氨酸的分解代谢,GDH 仅存在于线粒体内,且肝脏内浓度远远高于心肌、骨骼肌等其他组织,是反映肝实质损害、坏死的一种敏感指标。

(六)胆碱酯酶(CHE)

人体 CHE 有两类,一类为真性胆碱酯酶,存在于神经节、运动终板等处,分解乙酸胆碱;另一类为假性胆碱酯酶,由肝细胞和腺细胞产生。血清假性胆碱酯酶主要由肝脏合成,当肝脏发生实质性损害时,血清 CHE 活性常呈下降趋势,下降程度与肝细胞损害程度相平行。但该酶特异性较差,有机磷中毒、营养不良、恶性肿瘤等疾病发生时 CHE 活性均下降,而糖尿病、肾病综合征、甲状腺功能亢进、重症肌无力、脂肪肝、支气管哮喘等疾病可引起该酶活性升高。判断结果时需注意有无上述伴随疾病。

(七)磷脂酰胆碱-胆固醇酰基转移酶(LCAT)

LCAT 由肝合成和分泌,与胆固醇代谢有关,肝损害时该酶合成减少。与 CHE 类似,该酶血清活性反映肝脏的储备功能,但较 CHE 更具特异性。在敏感性方面,对慢性肝损害优于 ALT和 ADA。

二、反映胆汁淤积的诊断与监测指标

胆红素是血红素的代谢产物,80% 来自分解的血红蛋白,20% 来自肌红蛋白、过氧化物酶和过氧化氢酶、细胞色素等的分解。衰老的红细胞被肝、脾及骨髓的网状内皮细胞破坏,释出血红蛋白,分解为血红素和珠蛋白,血红素经一系列的氧化还原反应成为胆红素,成为未结合胆红素。由于其分子内特殊的氢键结构,使胆红素显示出亲脂疏水性质。游离胆红素进入血液后即被清蛋白结合,然后被肝细胞摄取,形成葡萄糖醛酸胆红素,此为结合胆红素。结合胆红素经肝细胞膜主动运送进入毛细胆管,经胆管系统排入肠腔。在回肠末端及结肠,胆红素在肠道细菌作用下，水解还原成胆素原，大部分随粪便排出，少部分被吸收入门静脉，再次被肝摄取排入肠腔，一部分被小肠上段重吸收，形成所谓的"肝肠循环"。

(一)血清胆红素测定

血清胆红素试验包括血清总胆红素测定和 1 min 胆红素测定。血清总胆红素正常值为 5.1～17.1 $\mu mol/L$。如在 17.1～34.2 $\mu mol/L$ 之间，则为隐性黄疸；34.2～171 $\mu mol/L$ 为轻度黄疸；171～342 $\mu mol/L$ 为中度黄疸；342 $\mu mol/L$ 以上为重度黄疸。1 min 胆红素是指通过直接偶氮反应，血清中 1 min 内发生变色反应的胆红素的量。未结合胆红素不发生变色反应，而结合胆红素在 1 min 内基本都发生了反应。因结合胆红素被肝细胞直接排入胆管，故正常人血中含量甚微，此时测出的 1 min 胆红素基本都是干扰因素如尿素、胆汁酸盐、枸橼酸等所致，正常值为 0～3.4 $\mu mol/L$，超过此值，即可认为血清结合胆红素升高。由于 1 min 胆红素测定简便易行，虽然存在干扰因素，但对结果判断影响不大，故目前广泛应用。

总胆红素及 1 min 胆红素的测定对鉴别黄疸的类型很有帮助。①溶血性黄疸：以非结合性胆红素升高为主，总胆红素轻度升高（<85.5 $\mu mol/L$），1 min 胆红素/总胆红素比值小于 20%。②阻塞性黄疸：1 min 胆红素明显增高，1 min 胆红素/总胆红素可高于 50%。③肝细胞性黄疸：结合性和非结合性胆红素均升高，1 min 胆红素/总胆红素大于 35%。

(二)尿胆红素的测定

由于非结合胆红素不溶于水，不能进入尿液，结合胆红素虽能溶于水，但正常情况下血中结合胆红素含量很低，因此正常尿液中不含胆红素。如出现表明血液中结合胆红素升高。尿胆红素正常值为<0.51 $\mu mol/L$。

临床上一般为定性试验，阳性的灵敏度一般为 0.86～1.7 $\mu mol/L$ 范围内。通常情况下，血、尿中结合胆红素浓度变化相平行，但有时血中结合胆红素很高，尿中也可能为阴性。

(三)尿内尿胆原测定

尿胆原为胆红素排入肠道后在结肠经细菌分解后产生，部分再吸收入肝，由肝再排泄入小肠，形成肝肠循环，故尿内尿胆原量与多种因素有关，如胆红素产生过多；肝脏对重吸收的尿胆原摄取功能受损；胆管感染，使胆汁中的胆红素转变为了尿胆原；肠道排空延迟，吸收增多等。

(四)碱性磷酸酶(ALP，AKP)

ALP 是一种膜结合酶，广泛存在于身体各组织中，肝、骨骼、肠上皮、胎盘、肾脏、成骨细胞和白细胞中含量丰富。它是一组同工酶，血清中的 ALP 成人主要来自肝，儿童主要来自骨骼。脂肪餐后，小肠内的 ALP 可逆入血液，引起 ALP 明显升高，持续可达 6 h。由于 ALP 与膜结合紧密，且肝细胞内浓度仅比血液浓度高 5～10 倍，故肝病时血清 ALP 升高不明显。而胆汁酸凭其表面活化作用，可将 ALP 从膜上溶析下来，故任何干扰肝内外胆流的因素都会引起 ALP 的明显变化。

目前主要用于诊断胆汁淤积。肝内炎症及恶性肿瘤时，由于 ALP 被过度制造，血清 ALP 也会明显升高，具有参考价值。对肝细胞损害价值不大。

ALP 正常值为 3～13 U。电泳法可将 ALP 分为 6 种同工酶，可鉴别其来源，肝脏来源的为 ALP-1 和 ALP-2。

(五)γ-谷氨酰转肽酶(GGT)

GGT 是一种膜结合酶，广泛存在于人体，尤以肾、胰、肝、肠为丰富。血清内的 GGT 主要来自肝脏，肝内主要分布于肝细胞质和肝内胆管上皮。其临床意义与 ALP 基本一致，而肝外胆管梗阻较肝内胆汁淤积升高更明显。

GGT 的正常值<40 U,长期饮酒者可能稍高,但≤50 U。GGT 也有同工酶,但其蛋白质结构相同,因其所带电荷不同,在电泳带上出现不同分带。其中 GGT Ⅰ、GGT Ⅱ、GGT Ⅲ 对原发性肝癌诊断有意义。

三、蛋白质代谢试验

(一)血清总蛋白(TP)、清蛋白(Alb)、球蛋白(Glu)

血清总蛋白主要包括清蛋白和球蛋白。正常生理状态下,血清总蛋白在 60~80 g/L,其中清蛋白占 70%,球蛋白占 30%。人血清蛋白的半衰期为 17~21 天,球蛋白为 3~5 天,所以在肝脏疾病的早期,清蛋白不会很快下降。正常值清蛋白为 35~55 g/L,球蛋白为 25~30 g/L。清蛋白减少没有很高的特异性,营养不良、肝功能受损、蛋白丢失过多、高分解代谢状态及蛋白异常分布等都可引起人血清蛋白减少。球蛋白减少较少见,见于严重营养不良、长期应用类固醇激素以及一些先天性疾病。球蛋白合成增加,常见于肝脏及全身炎症时,球蛋白明显增高时应考虑多发性骨髓瘤存在,可加做蛋白电泳。

(二)前清蛋白(PA)

PA 是电泳时位于清蛋白前方的一条蛋白区带,由肝脏合成。其合成及分解代谢几乎与清蛋白同步,但由于其半衰期较清蛋白明显短,仅 1.9 天,故可非常敏感地反映肝脏蛋白合成功能及分解代谢情况。在肝合成功能降低的早期即可降低,同样,在肝合成功能恢复的早期,PA 即可恢复正常或高于正常。肾病时 PA 会升高,机制不详。

PA 正常值为 0.23~0.29 g/L。

(三)血氨

蛋白质分解最终可产生氨,氨可逆入脑脊液,消耗 α-酮戊二酸,影响脑脊液的柠檬酸循环,并改变神经介质功能。当血氨浓度超过 2.0 mg/L 时,常可出现不同程度意识障碍,即继发性肝性脑病,而急性重症肝损害引起的原发性肝性脑病,血氨常不高,可能与内环境紊乱有关。血氨主要依靠肝脏清除,慢性肝功能衰竭时血氨常升高,急性肝功能衰竭时血氨升高较少。

四、脂质和脂蛋白代谢试验

(一)血清总胆固醇(TC)

体内胆固醇大多由各组织合成,少数来自肠道吸收。血清中的胆固醇几乎完全来自肝脏。血清总胆固醇包括游离胆固醇与胆固醇酯。急性肝损害引起肝合成功能下降时该值降低,胆管阻塞时升高,尤以慢性胆管阻塞时升高明显。高胆固醇饮食、糖尿病、动脉粥样硬化、脂肪肝等也可增高。

血清总胆固醇正常值为 3.3~5.9 mmol/L,随年龄增长可稍增高。

(二)血清磷脂(SPL)

肝脏一方面合成磷脂,进入血液,一方面又不断从血液摄取磷脂,分解后排入胆管。急性肝功能损害时该值无明显变化,慢性肝硬化晚期该值才有所下降。胆管梗阻时该值上升幅度明显。

(三)三酰甘油(TC)

血清 TC 存在于脂蛋白中,通过循环在组织中运送,其浓度受组织中脂肪代谢以及脂蛋白合成降解的影响。肝脏是内源性 TC 的主要来源。血清 TC 浓度受许多生理病理因素影响,特异性不高,对判断肝功能状态意义不大。

血清 TC 正常值为 0.22～1.21 mmol/L。

(四)载脂蛋白

血浆中脂质通过与载脂蛋白结合而运输的,除作为脂质载体外,载脂蛋白还起着调节脂酶活性、调节脂蛋白合成分解代谢等重要作用。

目前认为,载脂蛋白测定比其他血脂检查更能正确反映肝脏功能不良时脂质代谢的实际状态。载脂蛋白分为 apoA、apoB、apoC 3 类,每一类又有数种,其中最常监测的有 apoA I 和 apoB。apoA I 在 apoA 中含量最多,主要由肝及小肠黏膜合成,是高密度脂蛋白的主要结构蛋白,其主要功能为促进血浆胆固醇酯化和高密度脂蛋白成熟,并能协助周围组织中的自由胆固醇,是预测冠心病的一项重要指标。肝功能受损时合成减少,血清中 apoA I 浓度降低。动态观察有助于判断肝脏预后。apoB 是低密度脂蛋白和极低密度脂蛋白的主要结构蛋白,主要功能是运载脂类、识别受体。在调节周围组织中的胆固醇及低密度脂蛋白代谢具重要作用,是预测动脉粥样硬化、冠心病的有价值指标之一。肝功能受损时随之下降,下降程度与肝脏受损严重度一致。

五、影像学监测

目前,临床上常用于肝脏诊断的影像学技术有 B 型超声波、CT、MRI 及核素扫描等。大多数形态学的变化及某些功能变化都可通过这些检查发现。但由于危重患者的特殊性,如不宜搬动、不能较长时间独处、有时还需呼吸机维持呼吸,使检查受到很大的局限性。目前,危重患者的肝脏影像学检查还是以 B 超及 CT 为主。

(一)B 超

B 超灵活、方便,可在床边进行,并可导引介入进行穿刺抽液、活检、药物注入,分辨率也较高,对肝内占位、胆管系统诊断价值很大,是目前临床上唯一可用于院前影像学检查工具。

(二)多普勒彩超

多普勒彩超有助于肝血管系统的观察,对肝移植后肝血供的判断很有价值。由于其分辨率及超声波穿透性的限制,易受气体干扰,对肝内微小占位、腹膜后淋巴结的观察不佳。

(三)CT

CT 是 B 超最好的补充。由于需搬动患者、有射线损伤且检查费用较高,CT 的检查受到一定限制。但 CT 分辨率高,能发现肝内小占位;对腹膜后、肝脏周围组织器官显示清楚,解剖结构直观;增强检查可发现血运变化等,在许多情况下 CT 检查不可被替代。

(四)MRI、核素扫描

MRI、核素扫描虽有较多优点,由于检查繁琐,占用时间较长,在危重患者抢救中较少使用。

（邓小超）

第八节 神经重症监护中的电生理监测

神经外科重症监护室(neurosurgical intensive care unit,NSICU)中继发性脑损伤在急性重型脑损伤患者中十分常见。颅内压增高所致深部脑中线结构改变或病变组织周围术后水肿、再出血等情况均会导致患者病情恶化。因此,监测中早期发现并及时治疗这些并发症显得尤为重要,更是 NSICU 的重要中心工作。在一般神经系统检查有阳性发现之前,大脑功能或结构已经发生明显变化,而此时脑功能监测可以在神经功能紊乱的可逆期内提供诸多有效信息,能够帮助临床医师早期诊断、及时干预并阻止持续的脑损害,还可通过动态连续监测对治疗效果作实时评估。此外,神经电生理检查与动态监测也是生命中枢与广泛脑损害程度的客观评判指标,对于指导合理医疗投入及脑死亡鉴定、器官移植也具有重要意义。目前,用于脑功能监测的主要技术有连续脑电图(continuous EEG,CEEG)、诱发电位(evoked potential,EP)、经颅多普勒(transcranial doppler,TCD)等。

一、神经重症监护中的脑电图监测

(一)脑电图监测基本原理

脑电图(EEG)与脑生物代谢密切相关,当脑血流量(cerebral blood flow,CBF)下降时,大脑皮质神经细胞突轴后电位发生改变,从而引起头皮脑电图的变化。因此,脑电图可先于临床检查发现处于可逆阶段的神经元功能障碍,早期预告低碳酸血症缺血和即将发生的血管痉挛,此外,EEG 还可探测脑损伤或癫痫患者痫样放电。

(二)EEG 在神经重症监护中的应用

CEEG 监测对于评价大脑功能、指导治疗剂量、评价治疗效果有重要意义,其作用主要有以下几方面。

1.协助脑死亡的诊断

除了临床指标外,脑死亡的确认试验还包括:脑电活动消失(平坦)、经颅脑多普勒超声呈脑死亡图形、体感诱发电位 P14 以上波形消失。

2.昏迷的诊断及预后评估

引起昏迷的原因依据神经学定位诊断的观点可分为:①幕上器质性或占位性病变,直接或间接地破坏或压迫中线深部结构;②幕下器质性或占位性病变,直接或间接地破坏或压迫脑干上部的上行激活系统;③代谢、中毒性疾病引起双侧半球和/或脑干弥漫性功能或器质性损伤。

对昏迷患者行 EEG 检查,其作用主要体现在以下几方面:①可提供客观评价脑功能障碍的指标;②有助于鉴别中毒-代谢因素与结构性损伤所致的昏迷,如 α 昏迷、θ 昏迷多见于广泛的缺血损害,提示缺氧缺血性脑病;阵发性广泛的 θ、δ 活动,尤其伴随三相波活动,常提示代谢性脑病;③协助判断昏迷深度,预测临床转归,如 EEG 对外源性刺激缺乏反应性,EEG 无自发性改变,脑电活动普遍抑制等均提示预后不良。

3.在癫痫诊断与治疗中的应用

癫痫是大脑神经元突发异常放电所致的短暂、反复发生的脑功能障碍的慢性临床综合征。这种异常放电可通过 EEG 描记到,故临床中 CEEG 可用于癫痫及癫痫发作类型的诊断。此外,对于难以控制的癫痫持续状态,CEEG 还可用于指导正确的麻醉治疗,即在 CEEG 监测下判断大脑功能受抑制的程度,使药物在最低的剂量下达到最好的控制效果。

4.在脑血管病中的应用

EEG 对于脑血管病的检测一般无特异性改变,但仍有着 CT 等影像学检查无法替代的作用。急性局灶性脑缺血时,EEG 检查在发病后即呈现脑波异常,早期发现即将出现的缺血可以为溶栓治疗争取时间。有研究表明蛛网膜下腔出血时,CEEG 显示持续弥漫的慢波为血管痉挛

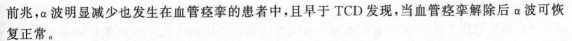

前兆，α 波明显减少也发生在血管痉挛的患者中，且早于 TCD 发现，当血管痉挛解除后 α 波可恢复正常。

5.在颅内压监护中的应用

研究发现伴有颅内压增高的患者，EEG 常表现为持续的慢波活动，而在使用甘露醇等脱水剂后 EEG 可显著改善。因此，CEEG 监测可间接反映脱水剂治疗脑水肿的脱水降颅压过程，提供药物治疗的早期效果。

(三)注意事项

EEG 检查时需注意：①EEG 表现必须与临床资料如病因学、年龄、神经系统检查等结合才能作出正确判断；②检查中 EEG 易受外界因素的影响，如各种电磁干扰、患者躁动不安或有颅骨损伤、软组织肿胀积液、安置颅内引流管等，故判定时需排除可能的干扰后综合分析结果。

二、诱发电位与事件相关电位

在神经科重症监护病房通常需要医师对昏迷患者在发病早期即作出预后判断。Glasgow 昏迷量表(GCS)是在 NSICU 临床中应用最广泛的评估手段，但其对预后的判断主要停留在临床观察水平，对植物状态和死亡的预后评估早期缺乏特异性。此时，神经诱发电位的监测和其他监测手段一同成为预后评估的重要工具。

(一)脑干听觉诱发电位

脑干听觉诱发电位(brainstem auditory evoked potential，BAEP)是在听觉短声刺激后10毫秒内发生的神经反应，由 6～7 个正相和负相的峰组成。Ⅰ波产生于靠近耳蜗的第 8 对脑神经，Ⅲ波主要产生于同侧的耳蜗神经核和同侧上橄榄复合体，Ⅴ波产生于脑桥上部或下丘部。因此，BAEP 监测可反映听觉传导通路功能，同时也是脑干功能的客观监测指标，广泛应用于术中与 NSICU 电生理监测。

由于 BAEP 受巴比妥类等安眠镇静药物的影响较小，可对昏迷的病因(药物中毒或脑干器质性损伤)有一定的鉴别作用，检查前需注意了解患者有无耳科疾病，以排除因听觉传导通路异常所致的 BAEP 变化。

BAEP 对昏迷患者预后的预测也有一定价值。研究表明，BAEP 图形分化差，缺少Ⅲ至Ⅴ波或Ⅳ、Ⅴ波的昏迷患者常最终死亡或处于不可逆的植物状态。需要注意的是，BAEP 监测只能反映部分脑区的功能，如病变局限于大脑半球而未影响脑干听觉传导通路，BAEP 可完全正常。此外，如出现 BAEP 各波均消失需检查设备以排除技术问题影响。

综上所述，监测中提倡连续 BAEP 监测，重复 BAEP 记录可获得稳定数据，所有进行临床判断时需要与其他检查(如其他神经电生理检查、临床症状体征、颅内压测定、头颅 CT 或 MRI)联合，进行综合分析，才可能作出更为准确的评判。

(二)事件相关电位

事件相关电位(event-related potential，ERP)，是由皮质下-皮质和皮质-皮质环路产生的长潜伏期电位(在刺激后 70～500 毫秒)，它比短潜伏期依赖更多的皮质和广泛的神经网络连接，可提供一种客观评估高水平认知功能的方法(如记忆和语言)，主要包括 P300、失配性负波(mismatch negativity，MMN)等。

P300 是一个正相 ERP 成分，波峰约在刺激之后 300 毫秒，这种刺激随机出现在序列标准听觉刺激之中，通常与注意、决策、记忆和认知片段的终止有关。引出 P300 的传统方法需要受试者主动参与,必须对靶刺激做出相应的反应(如计数或按按钮)。然而,研究显示 P300 也能在被动注意状态中记录。因此,使它有可能用于研究昏迷患者的认知功能。P300 的出现是 GCS 高得分非外伤性昏迷患者预后的可靠评价指标。

MMN 为偏离刺激后 100～250 毫秒的负相成分,是受试者接受听觉刺激后对刺激物间差异变化的反应。研究发现,MMN 的引出无需受试者主动配合辨认偏差刺激。因此,在昏迷患者中存在 MMN,可表明某些前注意感觉记忆过程在这些患者中是活跃的。虽然 MMN 的存在并不能提供有关功能恢复及全面认知能力的信息,但对于交流功能显著减弱的患者仍有着重要价值。

P300 和 MMN 的常见局限性是易受到药理学因素的影响。多巴胺受体激动剂、拮抗剂和巴比妥类药物可以严重影响 P300 的潜伏期,镇静剂和巴比妥类药物可影响 MMN 波幅。因此,ERP 结果的解释必须在紧密联系患者临床评估和当前的治疗情况基础上进行。

(三)体感诱发电位

短潜伏期体感诱发电位(somatosensory evoked potential,SSEP)来源于躯体感觉皮质原发反应,可客观反映皮质及皮质下感觉传导通路的功能状态。Goldie 等首先报道正中神经 SSEP 双侧原发皮质反应(BLCR)缺失可以准确地预测昏迷患者死亡或植物状态存活的预后。也有部分病例显示,BLCR 缺失并非总是提示伴随结构损伤的广泛而不可逆的神经功能丧失。此外,SSEP 检测会遗漏从丘脑到额叶皮质的感觉传导通路。因此,使用 SSEP 进行早期预测时,为保证记录的可靠性最好在多次检测后再作出决定,同时应保证 SSEP 来自 Erb's 点(在臂丛神经之上)和高颈位感觉通路记录的电位(即 N9 和 N14)存在。

三、经颅多普勒超声(TCD)

TCD 监测中常用的参数有搏动指数(pulsatility index,PI)、脑血管阻力系数(resistance index,RI)、收缩峰值血流速度(V_s)、平均血流速度(V_m)、舒张期末血流速度(V_d)及频谱形态等。其中 $PI = (V_s - V_d)/V_m$,主要反映脑血管的顺应性。当颅内压(intracranial pressure,ICP)增高时,PI、RI 增大;而 V_s 主要受收缩期血压影响,V_d 主要受血管阻力影响,脑血管阻力又取决于脑血管管径和颅内压,因此,这些参数可反映脑血流动力学的变化。

(一)TCD 对脑血管痉挛的评价

脑血管痉挛(cerebral vascular spasm,CVS)是指颅内局部或全部动脉在一段时间内呈异常的(非生理供血调节)收缩状态,是蛛网膜下腔出血后严重并发症之一,常发生于发病后 4～12 天。其显著特点是血管管径收缩变细,为维持脑组织一定的血流量,通过这一狭窄节段的血流速度增快。研究表明,当血管狭窄使其管腔截面积缩小至原管腔面积 80% 以上时,血流量及血流速度均会下降。

对于蛛网膜下腔出血患者,可通过 TCD 观察 Willis 环及其分支的血流动力学变化,动态观察脑血管痉挛的变化过程,对临床血管造影、手术治疗时机选择具有一定意义。此外,颅脑外伤后,大脑神经元对缺血、缺氧和代谢紊乱耐受程度明显降低。此时,早期发现颅内血管痉挛,及时纠正脑组织缺血,对防止继发性脑损害尤为重要。对重型颅脑损伤(GCS 评分:3～8 分)搏动指数增高的患者,尤其应注意颅内压增高时可能发生的血管痉挛,此时连续动态监测 TCD 中搏动指数及脑血流速度等血流动力学指标,有利于预防继发性损害的发生,防止病情恶化。

由于大脑中动脉是颈内动脉的主要直接延续,血管直径较大,走形变异较少,容易定位,而且能够反映颈内动脉系统的脑血流情况,通常将大脑中动脉作为监测目标血管。一般认为:MCA的平均流速>90 cm/s 为血管痉挛的临界状态,流速<120 cm/s 为轻度痉挛,120~200 cm/s 为中度痉挛,>200 cm/s 为重度痉挛。

(二)判断颅内压增高及脑死亡

颅内压增高可影响脑的血液循环,使血管阻力增加,血流量减少。当脑血管自动调节功能存在时,伴随颅内压的升高,脑小动脉扩张,以保持脑血供恒定,此时舒张压比收缩压下降明显,导致脉压增大,搏动指数增高。因此,TCD 可间接无创监测患者颅内压的动态变化,有助于病情评估及预后判断。因颅内高压出现 TCD 异常的频谱常有以下表现:①搏动指数增高;②下降支的末端出现一显著的重搏波;③收缩峰高耸,可呈脉冲样;④舒张期及平均血流速度均降低或在正常值低限。

脑死亡是指包括脑干在内的全脑功能丧失的不可逆转的状态。其重要的病理生理机制是严重的颅内压增高。当颅内压接近全身动脉压时,脑内血液循环停止,大量代谢产物堆积,从而引起一系列的病理变化。TCD 是根据脑死亡时颅内、外血液循环的改变来诊断脑死亡的,其特征性频谱为:心脏的收缩期呈正向波和在舒张期呈负向波,表现为振荡波形。用 TCD 来诊断脑死亡时,必须由操作熟练及经验丰富的检查者进行,以防由于操作者的偏差而失误。此外,少数患者可因 TCD 不能穿透颅骨而得不到信号,需注意排除。

(邓小超)

第九节　人 工 气 道

人工气道是通过鼻腔或口腔直接在上呼吸道植入导管而形成的呼吸通道,用以辅助通气及治疗肺部疾病。做好人工气道的护理是提高 ICU 护理质量的关键环节。

一、口咽通气道放置技术

(一)目的

(1)防止舌后坠阻塞呼吸道。

(2)预防患者咬伤舌头。

(3)协助进行口咽部吸引。

(二)用物准备

口咽导管1根,必要时备开口器及压舌板、检查手套。

(三)操作流程

见图 3-2。

(四)简要说明

1.口咽通气道的选择

(1)长度:大约相当于门齿至下颌角的长度。

(2)宽度:以能接触上颌和下颌的 2~3 颗牙齿为最佳,降低患者咬闭通气管腔的可能性。

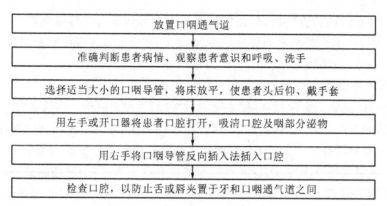

图 3-2　口咽通气道放置操作流程

2.反向插入法

反向插入法即把口咽通气道的咽弯曲部面朝向腭部插入口腔。当其前端接近口咽部后壁时,将其旋转 180°角,旋转成正位后,口咽通气道的末端距门齿大约为 2 cm,然后用双手托下颌,使舌离开咽后壁,并用双手的拇指向下推送口咽通气道,直至口咽通气道的翼缘到达唇部上方的位置。

(五)注意事项

(1)手卫生。

(2)口咽通气道不得用于意识清楚或浅麻醉患者(短时间应用的除外)。

(3)插入口咽通气道前进行完善的表面麻醉,以抑制咽喉反射。

(4)前 4 颗牙齿具有折断或脱落的高度危险的患者禁用。

二、环甲膜穿刺技术

(一)目的

上呼吸道完全梗阻,无法施行气管内插管的成人,最简单最迅速地开放气道方法。

(二)用物准备

(1)环甲膜穿刺针或 16～25 号针头。

(2)病情紧急,无须特殊设备。

(3)病情紧急,无须麻醉。

(三)简要说明

1.环甲膜解剖位置

环甲膜为带状膜,位于颈前正中喉结下方,甲状软骨和环状软骨之间,上下窄、两侧长,在中线处上下最宽,向两侧移形时渐渐变窄,近似于长方形。其位置表浅,在皮肤下方,仅有横行的小血管,无重要神经、血管,且不随年龄增长而钙化,因此经此穿刺简便,组织损伤轻,愈合快,不影响美容,为临床应用奠定了基础。

2.环甲膜的测量

环甲膜超声测量结果:在正中线环甲膜上下间距为 4.4 mm,最大为 5.5 mm,最小为 3.1 mm,71% 大于 4 mm。环甲膜宽度平均为 11.9 mm,皮肤至环甲膜气管面厚度平均为 3.9 mm。因此在使用环甲膜穿刺时穿刺针透过皮肤 5 mm 基本可达气管内。

(四)注意事项

(1)在环甲膜测量中也发现一些解剖变异,由于年龄增加,甲状软骨和环状软骨可能出现钙化现象,表现为甲状软骨和环状软骨增生,环甲膜间隙变窄。在临床上使用环甲膜穿刺时,应当注意老年患者骨质增生环甲膜间隙变窄问题。

(2)穿刺深度要掌握恰当,穿刺时突然阻力消失有落空感,伴有剧烈咳嗽时,应确认插入位置,防止刺入气管后壁。

(3)穿刺时要避免用力过猛,造成气管后壁和食管损伤,甚至造成气管-食管瘘。因此应细心操作,由于穿刺针细,一般会自行愈合,如长期不愈合,可考虑行瘘修补术。

(4)环甲膜无重要的血管及神经,一般不会出现血管及神经损伤,如有渗血,可压迫止血,如有大出血,应及时查明原因,对症处理。

(5)穿刺后要妥善固定穿刺针,避免患者头过度后仰,防止穿刺针退至喉黏膜下层及皮下,造成喉黏膜及颈部皮下气肿。

(6)环甲膜穿刺针留置时间,一般不应超过 24 h。

三、气管插管的配合技术

(一)目的

(1)使呼吸道畅通,改善呼吸功能。

(2)用以辅助机械通气及治疗肺部疾病。

(3)是临床麻醉的重要组成部分。

(二)用物准备

(1)抢救车:不同型号气管插管导管各一根、管芯、喉镜、喉头喷雾器内放 1% 利多卡因、牙垫、通气道、持管钳、固定带或宽胶布、5 mL 注射器 1 个、无菌液状石蜡、无菌中纱、无菌手套,必要时准备开口器和舌钳。有条件的情况下准备可视喉镜。

(2)氧气装置及吸氧管、简易辅助呼吸器、呼吸机(时间、人力充足时准备)。

(3)负压吸引装置及吸痰用具。

(4)听诊器及约束带。

(5)有条件备气囊压力表;连接多功能监护仪。

(三)简要说明

1.气管插管时患者的体位

患者头部应尽量后仰以更好地暴露声门,使口轴线、咽轴线、喉轴线三条线重叠成一条线,以便于导管置入。

2.选择气管插管型号

(1)经口行气管插管:成年男性一般选择 7.5~8.0 mm 气管导管;成年女性一般选择 7.0~7.5 mm 气管导管。

(2)经鼻行气管插管:成年男性一般选择 7.0~7.5 mm 气管导管;成年女性一般选择 6.5~7.0 mm 气管导管。

3.防止牙齿损伤

牙齿紧闭时,应先用简易呼吸器加压给氧数分钟,改善缺氧状态,遵医嘱经静脉注射适当的镇静剂后再操作,不能硬撬开牙齿。同时,操作过程中,不以喉镜作杠杆,不以牙齿作支点。

4.气管插管过程中常见的并发症

牙齿脱落、口腔黏膜、鼻腔黏膜及舌损伤、声门损伤、喉头水肿、气管壁损伤致纵隔气肿、导管误入食管、插入支气管、导管插入过浅、导管脱出发生窒息、心律失常等。

5.气管导管插入深度

气管导管插入深度以胸部 X 线片提示气管导管在隆突上 2～3 cm 为准。经口插管约为 (22 ± 2) cm，经鼻插管约为 (27 ± 2) cm。

6.气管插管位置的判定和 $ETCO_2$ 监测

(1)用听诊器听诊两侧肺部呼吸音是否对称。

(2)挤压胸部，在导管口感觉气流冲动。

(3)听诊器放于上腹部，听诊胃内有无气过水声，出现则进入食管。

(4)插管后进行人工通气，观察患者 SPO_2 是否上升。

(5)观察胸部和腹部运动法。

(6)支气管镜直视观察。

(四)注意事项

(1)插管前呼吸情况不佳的患者，可通过连接简易人工呼吸器输入氧以提高血氧饱和度至90%以上。

(2)用管芯应先测定其长度，其内端应短于导管口 1～1.5 cm，管芯绝不可凸出管口处，以免损伤气管黏膜组织。

(3)操作过程中插管不成功应立即给以高流量吸氧或用简易人工呼吸器辅助呼吸，并遵医嘱及时采取抢救措施。

(4)插管不成功不能反复插管，易导致气道损伤引起喉头水肿。

(5)操作过程中护士要严密观察患者生命体征及血氧饱和度等变化，及时向医师提供患者信息。危重患者可能在气管插管时发生心脏停搏。

(6)喉镜连接方法正确，一般选用中号喉镜叶片。

(7)静脉给药的方法、浓度、剂量准确。

(8)操作时注意手卫生，注意无菌，如吸痰、静脉给药等。

四、拔除经口气管插管技术

(一)目的

(1)患者呼吸功能改善、气道畅通、具有拔管指征，去除人工气道。

(2)改变人工气道的途径。

(二)用物准备

负压吸引管、一次性吸痰管、一次性手套、一次性注射器、无菌盐水、吸氧装置及吸氧管，必要时备好气切包或抢救药。

(三)简要说明

1.拔管指征

(1)患者神志清醒(能用点头和摇头的方式正确回答问题)。

(2)血流动力学稳定、循环稳定、自主呼吸完全恢复。

(3)咳嗽、吞咽生理反射恢复。

(4)肌张力恢复(患者能够紧握操作者的手)。

2.拔除气管插管后并发症

喉头水肿、喉痉挛症状;低氧血症;胃内容物反流、误吸;咽痛、喉痛、喉溃疡;声带麻痹;气管炎等。

(四)注意事项

(1)严格无菌操作和手卫生。

(2)口鼻咽腔的痰液一定要吸净,以减少气囊上分泌物滞留下漏。

(3)操作时动作要轻柔、准确、迅速,避免对气管黏膜损伤。

五、气管切开的配合技术

(一)目的

解除喉梗阻,恢复呼吸道通畅,改善肺部换气功能,便于吸出下呼吸道分泌物。

(二)简要说明

1.气管切开的位置

气管切开时,患者取去枕平卧位,头后仰,肩下垫软枕,颈部伸展便于术野暴露;且应注意患者身体保持正中,使气管居中利于操作的实施,在第3、4环状软骨做气管切开。

2.气管切开套管固定

为防止术后套管脱出,必须将气管切开套管居中,固定带牢固固定,松紧度应与颈部间隙不超过两指为宜。且应注意呼吸机管路不应过于固定,以免患者头颈部移动时,气管切开套管被牵拉而脱出。

3.气管切开术中可能出现的危险因素

(1)心律失常:大多数与缺氧有关。人体的氧储备很少,手术刺激、组织创伤出血,使耗氧增加或供氧不足;术中带管芯的套管导入的瞬间,经口或经鼻气管插管刚脱离气道,呼吸机供氧中断,可使患者有发生低氧血症的危险。由此引起的低氧以及二氧化碳潴留,则可能导致迷走神经反射,引起患者严重的心律失常,甚至心搏骤停。

(2)术中出血:术中气管切开部位若向上高于第1气管环,向下低于第5环,易造成喉狭窄和损伤无名动静脉而并发大出血。

(3)气管插管拔除后气管切开套管不能准确置入气道:与患者体位、术者操作技术等因素有关,若出现此情况应立即给予简易呼吸器进行一级供氧,并遵医嘱及时采取抢救措施。

(4)窒息:与缺氧有关或有分泌物、异物堵塞。应高度注意气管切开套管位置改变造成的不完全堵塞。

(5)皮下气肿:气管切开套管转入皮下组织并连接呼吸机进行机械通气,可导致皮下气肿。

4.气管切开早期并发症(24 h内)

(1)局部出血、渗血:应及时给予压迫止血,如属动脉出血应由术者进行处理,必要时进行止血术。

(2)皮下气肿及纵隔气肿:前者可不予处理,后者应警惕张力性气胸的发生。

(3)气胸:由于胸膜顶部靠近颈部筋膜表面被撕裂所致,视气胸程度采取必要措施。

5.气管切开后期并发症(超过24 h)

伤口感染;气道阻塞;吞咽障碍;气管食管瘘。

6.气管切开晚期并发症

切开部位的顽固瘘;气管内肉芽引起拔管后呼吸困难;气管狭窄。

(三)注意事项

(1)气管切开术前应彻底清洁患者颈部皮肤,以防气管切开伤口感染。

(2)病室应空气清新,做好空气消毒,最好在具有空气层流或新风系统的病房中进行操作。

(3)术前、术后严格手卫生,术中严格进行无菌操作。

(4)术中根据患者痰液的多少选择吸痰时机,在吸痰前应与术者进行沟通,征求术者同意并暂停手术操作,吸痰要彻底,严格无菌操作。

(5)在整个操作过程中,注意严密监测患者生命体征及血氧饱和度的变化。

(6)密切观察有无并发症的发生。

六、气管切开伤口换药技术

(一)目的

(1)观察气管切开导管位置、更换气管切开伤口下敷料。

(2)保持气管切开伤口清洁、干燥及患者舒适。

(3)预防和控制气管切开伤口感染。

(二)用物准备

一次性无菌弯盘 2 个、无菌镊子 2 把、无菌剪刀 1 把、根据伤口情况准备无菌中纱数块(其中 1 块纱布剪成 Y 字形)、0.9%生理盐水及 75%酒精的无菌棉球适量、一次性无菌小油纱 1 块(5 cm×15 cm)、治疗车。

(三)简要说明

1.气管切开换药的意义

伤口感染是气管切开术后最常见的并发症之一,它可引起局部组织的破坏,也可引起大血管溃破出现大出血,甚至还可引起下呼吸道感染而造成患者死亡。术后加强抗感染治疗,经常保持伤口清洁,这是防止伤口感染的主要措施。

2.气管切开术后的护理措施

(1)室温应保持在 21 ℃,相对湿度应超过 50%。

(2)加强术后并发症的观察,做到专人护理。

(3)床边准备吸引器,照明设备,气管切开包及麻醉用直达喉镜和气管插管等急救设备,以备意外脱管。

(4)若手术后出现呼吸困难,可能有以下原因,应立即处理。①气管套管内有分泌物或结痂堵塞。②套管脱离气管切口。③气管支气管有分泌物假膜形成、结痂或肉芽肿。④合并纵隔气肿或气胸。⑤心肺功能衰弱。

(5)保持气管套管通畅。

3.气切导管脱出的观察和护理对策

造成脱管的原因很多,如套管大小不合,皮下气肿,护理人员操作不熟不慎,外套管系带过松等都会引起外套管脱落,外套管脱落直接引起喉梗阻,它将危及患者的生命。

(1)脱管现象:①吸痰时吸引管不能深入外套管远端;②患者随即出现呼吸困难、烦躁、出汗、发绀等危象;③置棉花丝于套管口不随呼吸上下飘动;④外套管明显向外移动、滑出。

(2)救治措施：发现患者脱管，应立即报告医师并协助处理。气管切开术后 3 天内的患者由于瘢痕窦道尚未形成，试行放入原气套管，危险性较大。应立即打开气管切开包，拆除原有伤口缝线，在照明及吸引器帮助下，放入合适导管。

(四)注意事项

(1)操作前必须认真评估，根据患者气管切开伤口情况选择敷料的数量。

(2)患者体位应给予去枕平卧位，头后仰，但也应根据患者程度采取适当卧位。

(3)操作过程中严密监测患者生命体征及病情变化，如出现异常立即停止操作，通知医师给予及时处理。

(4)换药过程中严格进行无菌操作，保持双手持镊法，左手镊子相对无菌，右手镊子接触伤口，接触患者的镊子不可直接接触敷料。

(5)气管切开换药每天至少 1 次，若渗出较多或痰液污染纱布，应及时换药，保持伤口敷料清洁、干燥。

(6)操作过程中动作应轻柔，防止过分牵拉造成患者不适感或引起管道脱管。

(7)换药时应按照从清洁、污染、感染、特殊感染的原则进行，避免交叉感染。

(8)气管切开换药后敷料应整洁、美观。

(邓小超)

第十节 输液泵的临床应用和护理

一、输液泵的临床应用

(一)适应证

常用于需要严格控制输入液量和药量的重危患者、心血管术后用血管活性药物的患者、胃肠外营养患者及小儿补液。还可以加压快速输液(输液速度可在 $1\sim999$ mL/h 之间调节)。

(二)输液泵种类

种类很多，其主要组成与功能大体相同，有的必须使用与输液泵配套的输液管道，报警项目多而较完善；也有的可使用普通的输液管道，操作简单，报警项目少。

(三)使用方法

(1)选择输液泵专用的输液导管接通液体，排尽空气、夹闭导管。

(2)将输液泵固定在输液架上。

(3)打开泵门，将输液管按方向嵌入泵内关闭泵门。

(4)接通电源，设置输液程序。

(5)按自动键开始输液，观察输液程序是否正确进行。

(6)用毕关闭自动键。将输液针管拔出，打开泵门、取出导管、停止电源，为保持泵体清洁，用完后用 75%乙醇溶液擦拭。

二、使用输液泵的注意事项

(1)在使用输液泵的过程中，随时观察患者病情及药液的输入情况，并可根据病情变化随时调整泵入的剂量,以达到最佳的治疗效果。

(2)每次更换液体时需重新设置输液程序。

(3)出现报警及时处理,以免影响治疗及输液泵的运行。解除报警的方法如下。①气泡报警:先关闭静脉通道,打开泵门,排尽气泡、放妥导管、关闭泵门、开放静脉通道,启动输液;如管道空气探测器不洁而致探测不灵,须用盐水纱布擦洗。②输液错误报警:有可能为滴速传感器放置不正确,须重新放置;或是管路同一部位长时间处于蠕动器或挤压器位置所致,需移动管路10 cm以上可解除;或是输液器与所用输液泵不兼容。③阻塞报警:常见原因为回血、管道扭曲、过滤器堵塞、调节器未打开或输液器与所用输液泵不兼容,去除阻塞原因。④泵门未关:关闭泵门。⑤输液结束:更换液体,某些输液泵虽显示 end 报警,但液体仍有剩余,则应根据余量重新设置,继续输液。⑥电池殆尽:装新电池。

(4)正确使用输液泵,若需打开泵门,无论排气泡、更换导管或撤离输液泵等,务必先将输液管调节夹夹好,严防输液失控。

(5)定期检查与更换电池,1个月左右电池充电 1 次,以防电池老化和潮湿,如正常充电后电池工作时间缩短,须更换新电池。

三、微量泵的临床应用和护理

(一)概述

微量泵是一种定容型输液泵,也称注射泵。其优点是定时精确度高,流速稳定且用液量少,体积小,便于移动。微量泵可选用 20 mL、30 mL 或 50 mL 三种规格的注射器,常用 50 mL 注射器,此外,泵上还设有多种报警功能,有些微量泵内置可自动充电电池。

(二)适应证

微量泵在临床上多用于输入血管活性药物,抗心律失常药物,高浓度补钾,婴幼儿输血、输液以及持续输入镇痛、镇静药物等。

(三)使用方法

微量泵种类繁多,在这里以 JMS 微量注射泵 SP-500 型为例。

(1)接通电源,打开电源开关,将抽好药液的注射器连接输液延长管,排尽空气后安装注射器。

(2)设定流量,设置阻塞报警级别,按开始键,当注射器内药液还剩 1.5 mL 左右时,泵上的残留报警灯闪亮并发出间断报警声,此时可按消音键清除报警声,但输入速度下降至设定量的1/4 左右,当药液全部注完,泵上的注射完毕灯闪亮,并发出连续报警声。

(3)在输液过程中如发生针头或管路堵塞,则阻塞报警灯闪亮,并发出连续报警声。当电源线脱落或内置电池电量耗尽时,低电压报警灯亮并发出报警声。

(四)使用微量泵的注意事项

(1)应用期间若为持续用药不能随意中断药液,应提前配好药物备用,当残留报警灯闪亮时立即更换。如为血管活性药物,更换前后应密切监测生命体征,更换药液时动作要迅速、准确,使用中应观察绿灯是否闪亮。

(2)注射泵上药物应标明床号、姓名、用药名称、剂量、配药、配制时间等。

(3)若中途需调节泵入液量,应先关开关,调好速度后再打开。若针头出现堵塞,应重新进行穿刺。发现报警时须及时处理,以免影响治疗。

(4)停用时,先关开关,再切断电源,将泵清洁干净后,以备再用

(邓小超)

第十一节　胸部物理治疗技术

胸部物理治疗技术是指用物理技术清除呼吸道分泌物的一种治疗方法,如叩击、体位引流等。

一、深呼吸和有效咳嗽

深呼吸和有效咳嗽主要适用于清醒、一般状况良好、能够配合的患者,它有助于气道远端分泌物的排出。其操作方法如下。

(1)嘱患者尽可能采用坐位,先进行深而慢的呼吸5～6次,而后深吸气至膈肌完全下降,屏气3～5秒,继而缩唇,缓慢地通过口腔将肺内气体呼出。再深吸一口气后屏气3～5秒,使身体前倾,在胸腔进行2～3次短促有力的咳嗽,咳嗽同时收缩腹肌,或用手按压上腹部使痰液咳出。也可让患者取俯卧屈膝位,借助膈肌、腹肌收缩,增加腹压,咳出痰液。

(2)经常变换体位有利于痰液咳出。

(3)对胸痛不敢咳嗽的患者,应避免因咳嗽加重疼痛。如胸部有伤口可用双手或枕头轻压伤口两侧,使伤口两侧的皮肤及软组织向伤口皱起,以避免咳嗽时胸廓扩展牵拉伤口而引进疼痛。若患者疼痛剧烈,可遵医嘱给予止痛剂,30 min后进行深呼吸和有效咳嗽。

二、吸入疗法

分为湿化和雾化疗法,适于痰液黏稠和排痰困难者。

(一)湿化治疗法

湿化治疗法是通过湿化器装置,将水或溶液蒸发成水蒸气或小水滴,以提高吸入气体的湿度,达到湿化气道黏膜、稀释痰液的目的。临床上常在湿化同时加入药物以雾化方式吸入,达到祛痰、消炎、止咳、平喘的作用。

(二)雾化治疗法

雾化治疗法是应用特制的气溶液装置将水分和药物形成气溶胶的液体微粒或固体微粒,沉积于呼吸道和靶器官。

(三)注意事项

(1)第一要务是防止窒息,干结的分泌物湿化后膨胀易阻塞支气管,实施湿化和雾化疗法治疗后,应帮助患者翻身、拍背、及时排痰,尤其是体弱、无力咳嗽者。

(2)避免降低吸入氧浓度:尤其是超声雾化吸入,因吸入气体湿度过度,降低了吸入氧浓度,患者常感觉胸闷、气促加重。

(3)避免湿化过度:过度湿化可引起黏膜水肿、气道狭窄,气道阻力增加,甚至诱发支气管痉挛。实施湿化和雾化疗法时应观察患者情况,湿化时间不宜过长,一般以10～20 min为宜。

(4)湿化温度控制在35～37 ℃。温度过高可引起呼吸道灼伤,损害呼吸道黏膜纤毛运动;温度过低可诱发哮喘、寒战反应。

三、胸部叩击

适用于久病体弱、长期卧床、排痰无力者。禁用于未经引流的气胸、肋骨骨折、有病理性骨折史、咯血、低血压及肺水肿等患者。

（一）操作方法

患者侧卧位或在他人协助下取坐位，叩击者两手手指弯曲并拢，使掌侧呈杯状，以手腕力量，从肺底自下而上、由外向内、迅速而有节律地叩击胸壁，震动气道，每一肺叶叩击 1～3 min，每分钟 120～180 次，叩击时发出一种空而深的拍击音则表明手法正确。

（二）注意事项

（1）叩击前应听诊肺部有无呼吸音异常及干湿啰音，明确病变部位。

（2）叩击时避开乳房、心脏、骨突部位（如脊椎、肩胛骨、胸骨）及衣服拉链、纽扣等。

（3）叩击时力量要适中，以患者不感到疼痛为宜。

（4）每次叩击应安排在餐后 2 h 至餐前 30 min 完成，以 5～15 min 为宜，以避免在叩击中发生呕吐。

（5）操作后嘱患者休息，并协助做好口腔护理，去除痰液气味。同时询问患者感受，观察痰液情况，查看生命体征、肺部呼吸音及啰音变化。

四、体位引流

体位引流是利用重力作用使肺、支气管内分泌物排出体外。适用于肺脓肿、支气管扩张等患者有大量痰液而排出不畅时。禁用于呼吸衰竭、有明显呼吸困难和发绀者、近 1～2 周内曾有大咯血史者、严重心血管疾病者或年老体弱不能耐受者。

操作方法如下。

（1）引流前向患者解释体位引流的目的、过程和注意事项，监测生命体征和肺部听诊，明确病变部位。引流前 15 min 遵医嘱给予支气管扩张剂。备好排痰用纸或可弃去的一次性容器。

（2）引流体位的选择取决于分泌物潴留的部位及患者的耐受程度。原则上抬高患部位置，引流支气管开口向下，有利于潴留的分泌物随重力作用流入支气管和气管排出。首先引流上叶，然后引流下叶后基底段。如果患者不能耐受，应及时调整姿势。

（3）引流时间根据病变部位、病情和患者状况，每天 1～3 次，每次 15～20 min。一般于餐前 1 h、餐后或鼻饲后 1～3 h 进行。

（4）引流时应有护士或家属协助，及时观察引流情况，注意观察患者有无出汗、脉搏细弱、头晕、疲劳、面色苍白等症状。如患者心率超过 120 次/分、出现心律失常、高血压、低血压、眩晕或发绀，应立即停止引流并通知医师。在体位引流过程中，鼓励并指导患者做腹式呼吸，辅以胸部叩击或震荡等措施。

（5）体位引流结束后，帮助患者采取舒适体位，弃掉污物。给予清水或漱口剂漱口，保持口腔清洁，减少呼吸道感染机会。观察患者咳痰的情况，如性质、量及颜色，并记录。

（邓小超）

第十二节　神经重症患者的护理

一、神经重症患者感染的预防

神经重症患者感染泛指因神经危重症疾病入院治疗或神经外科术后重症患者由于自身抵抗力降低或者其他相关的原因所致的院内获得性感染(hospital-acquired infection,HAI)。

神经外科重症患者感染后往往会在原有神经疾病的基础上增加新的负担,严重的会因为各种不同程度的感染导致病情急剧恶化,甚至死亡。因此,加强神经外科重症患者感染的预防是临床工作的重要内容。常见的神经重症感染包括呼吸系统感染、泌尿系统感染、菌血症以及神经外科操作相关的中枢神经系统感染。

(一)总体预防原则

(1)加强手卫生的管理策略　洗手是预防院内感染的重要和主要手段,尤其是近年来耐甲氧西林金黄色葡萄球菌(MRSA)和万古霉素耐药肠球菌(VRE)等多种耐药菌株的出现,更对医务人员的手卫生管理提出了更高的要求。手消毒以含酒精凝胶制剂使用最为方便且有效,但有些细菌如梭形艰难杆菌感染,酒精凝胶并无抗梭形杆菌芽孢作用,应仔细用肥皂水清洗。手消毒应该按医院感染控制的规范步骤进行操作。监护单元的适当位置以及每个床单位周围均应设置相关的手消毒制剂或者洗手设施。

(2)加强营养支持治疗　稳定重症患者的机体内环境,控制患者尤其是糖尿病患者的血糖水平,提高患者的免疫力。

(3)定期消毒重症单元内的相关设施及设备　定期消毒床单位,建立医院感染防治的一整套操作规程及医院感染警示和防控预案。

(4)尽量缩短手术前住院时间,减少院内获得性细菌定植、感染的机会。

(5)严格无菌管理:严格管理中心深静脉及动脉导管,呼吸道管理以及留置尿管的管理,防止因以上管理不善所致的菌血症。

(二)呼吸系统感染的预防

1.减少或消除口咽部和胃肠病原菌的定植和吸入

加强口腔护理,可使用氯己定口腔护理液,充分引流气管内分泌物及口鼻腔分泌物。控制胃内容物的反流,防止并避免肺误吸。

2.加强气道管理

抬高床头30°,合理吸痰和适当雾化吸入。合理管理人工气道及机械通气,使用消毒的一次性导管;如遇分泌物黏稠,可使用化痰药物并加强气道的湿化;冲洗液及盛装容器应及时更换;肺部痰液不易吸出时可经纤维支气管镜指导下吸痰;吸痰时严格无菌操作;遵循先气道后口腔的原则;重症患者预估短期内不能清醒或者需要长期呼吸支持患者可早期气管切开。

3.合理使用抗生素

没有充分感染证据情况下,切忌无原则地使用抗生素预防呼吸道感染。

(三)中枢神经系统感染的预防

1.术前准备

开颅术前1天充分清洗头颅,可使用抗菌药皂;术前2 h内或在手术室备皮;不使用刮刀,建议使用电动备皮器或化学脱毛剂去除毛发;经鼻腔及经口腔手术,术前应充分进行清洁准备。

2.根据手术类型可适当预防使用抗菌药物

(1)可选择安全、价格低廉且广谱的抗菌药物。清洁手术:以一代或二代头孢菌素为首选;头孢菌素过敏者,可选用克林霉素。其他类型手术,宜根据相应危险因素和常见致病菌特点选择用药。当病区内发生MRS株细菌感染流行时(如病区MRS株分离率超过20%时),应选择万古霉素作为预防用药。如选择万古霉素,则应在术前2 h进行输注。经口咽部或者鼻腔的手术多有厌氧菌污染,须同时覆盖厌氧菌,可加用针对厌氧菌的甲硝唑。

(2)给药时机:在手术切开皮肤(黏膜)前30 min(麻醉诱导期),静脉给药,30 min内滴完。如手术延长到3 h以上,或失血量超过1 500 mL,儿童患者失血量超过体重的25%,可术中补充一次剂量。

3.手术规范

严格遵守"外科手消毒技术规范"的要求,严格刷手,严格消毒,严格遵守手术中的无菌原则,细致操作,爱护组织,彻底止血。

4.术后引流

术后引流除非必需,否则尽量不放置引流物;尽量采用密闭式引流袋或者负压吸引装置,减少引流皮片的使用;各类引流管均须经过皮下潜行引出后固定;一般脑内、硬膜下或者硬膜外引流物应48 h内尽早拔除;腰大池引流以及脑室外引流要注意无菌维护,防止可能的医源性污染,留置时间不宜过久,必要时更换新管。

5.其他

手术操作中如放置有创颅内压监测、脑微透析探头、脑氧及脑温探头等监测设备时应严格无菌操作,皮下潜行引出、固定并封闭出口(绝对避免脑脊液漏)。

6.换药

术后严格按照无菌原则定期换药。

(四)泌尿系统感染的预防

尿路感染,特别是导尿管相关尿路感染,也是常见的院内感染,占ICU所有HAI的20%～50%。长时导尿管留置(大于5天)和导尿管处置不当,与院内获得性尿路感染明显相关。

(1)首先要尽量避免不适当导尿,不合理拔除导尿管后所致的重复性插管等。

(2)导尿操作时严格的无菌方法,并保证器械的无菌标准。

(3)使用尽可能小的导尿管,并与引流袋相匹配,从而最大程度减少尿道损伤。

(4)确保对留置导尿管的适当管理,尿道口局部的日常清洁,维持无菌的、持续封闭的引流系统。

二、神经外科重症患者营养支持

神经外科重症患者的营养状况与临床预后密切相关,营养不足可使并发症增加、呼吸机撤机困难、病情恶化、ICU住院时间延长及死亡率增加等。颅脑创伤患者如果没有充足的营养支持,每周体内的氮丢失可达15%。加强营养支持可以改善患者预后已成共识。营养支持(nutrition support)的观念已经由传统意义上的能量补充向营养治疗(nutrition therapy)转化。合理的营养支持不仅能提供机体必需的能量，还可以起到减轻应激反应、防止氧化性细胞损伤和调节免疫系统的作用。神经外科重症患者营养支持应注意以下几项主要原则。

(一)营养评估

传统的评估指标(体重等人体测量学指标、白蛋白、前白蛋白)不能有效全面的评估神经外科重症患者营养状况。应结合临床进行全面评估，包括体重减轻、疾病严重程度、既往营养摄入、并发疾病、胃肠功能等，临床常用的营养风险筛查与评估可选择营养风险筛查表等工具，根据营养风险程度决定营养支持策略。

(二)营养支持途径

肠内营养与肠外营养是可选择的营养支持途径。经胃肠道的营养补充符合生理需求，是优选的途径。应尽早对患者进行吞咽功能检查，洼田饮水试验简单易行。但是，对需要长时间肠内营养的患者(>4周)，营养途径推荐使用经皮内镜下胃造瘘，长时间经胃管肠内营养的患者需要定时更换胃管。早期进行肠内营养支持治疗可以减轻疾病严重程度、减少并发症的发生、缩短ICU住院时间，改善患者预后。耐受肠内营养的患者应首选肠内营养。

颅脑外伤合并严重胃肠应激性溃疡及不耐受肠内营养患者选择肠外营养。如果肠内营养支持不能达到能量需求目标，可采用肠内营养与肠外营养结合的方式联合提供营养。脑卒中、动脉瘤患者清醒后的24 h内，在没有对其吞咽功能进行评估的情况下，不能让患者进食，包括口服药物。颅脑损伤患者应该在伤后1周内达到营养支持目标。在患者病情有任何变化的时候，需要重新进行吞咽功能评估。对于伴有吞咽功能受损的患者，推荐接受吞咽困难康复训练等相关治疗。

(三)开始营养支持的时间

建议早期开始营养支持。应在发病后24～48 h内开始肠内营养，争取在48～72 h后到达能量需求目标。重型脑外伤患者72 h内给予足够的营养支持可以改善预后。对那些不能靠饮食满足营养需求的脑卒中患者，需要考虑在入院后7天内进行肠内营养支持。开始肠外营养支持时要考虑患者既往营养状况及胃肠功能。如果入院时存在营养不良，患者不能进行肠内营养，应及早开始肠外营养。此外，如果在5～7天肠内营养支持还不能达标，应联合肠外营养支持。

(四)能量供给目标

重症神经外科疾病患者急性应激期代谢变化剧烈，能量供给或基本底物比例不适当可能加重代谢紊乱和脏器功能障碍，导致不良结局。重症患者应激期应降低能量供应，减轻代谢负担，同时选择合适的热氮比与糖脂比，并根据病情及并发症情况进行调整，通常重症应激期患者可采用20～25 kcal/(kg·d)作为能量供应目标，肠内营养蛋白质提供能量比例16%，脂肪提供20%～35%，其余是碳水化合物，热氮比在130∶1左右。肠外营养糖脂比5∶5，热氮比100∶1；肠外营养时碳水化合物最低需求为2 g/(kg·d)，以维持血糖在合适的水平，静脉脂肪混乳剂1.5 g/(kg·d)，混合氨基酸1.3～1.5 g/(kg·d)。

(五)营养配方选择

肠内营养支持时应根据患者胃肠功能(胃肠功能正常、消化吸收障碍及胃肠动力紊乱等)、并发疾病(如糖尿病、高脂血症、低蛋白血症等)选择营养配方。可选用整蛋白均衡配方、短肽型或氨基酸型配方、糖尿病适用型配方以及高蛋白配方等。某些患者可选择特殊配方制剂(如补充精氨酸、谷氨酰胺、核酸、ω-3脂肪酸和抗氧化剂等成分的免疫调节营养配方)。但是，目前证据不支持免疫调节营养配方可以改善外伤性脑损伤的预后；促动力药对于改善喂养耐受性来说没有作用。肠外营养制剂应兼顾营养整体、必需、均衡及个体化的原则，制剂成分通常包括大分子营养素（碳水化合物、脂质及氨基酸）、电解质、小分子营养素（微量元素、维生素）及其他添加成分（如谷氨酰胺、胰岛素等）。

（六）营养支持速度

肠内和肠外营养，要求 24 h 匀速输入，最好采用营养泵控制速度。开始一般输注速度为 20～50 mL/h，能耐受则增加速度，以每 8～12 h 递增 25 mL/h 速度增加用量。需结合血糖、血脂、渗透压、心力衰竭、肺水肿等监测结果调整速度。另外胃内供给营养也可采取间断喂养的方式，每次 100～480 mL，每天次数 3～8 次不等，以重力滴注 30 min 以上为佳，大多数不适与速度过快有关。

（七）营养支持的监测及调整

为达到营养支持的目的，提高营养支持效率，避免并发症及不良反应，在营养支持治疗的同时应加强监测，如营养供给速度、营养支持是否满足患者需求、患者是否出现不良反应（如呕吐、腹泻、感染）等，决定是否需要调整营养支持方案。

营养支持的过程中需做如下监测：24 h 观察患者的反应；血糖一定要＜11.1 mmol/L，最佳 5.6～8.3 mmol/L；液体平衡情况；心衰、肺水肿症状体征；其他实验室检查包括：肝肾功能、血尿渗透压、尿糖、血气分析、电解质、微量元素及血脂等。感染、栓塞、代谢紊乱是监测的重点。

三、神经重症患者的体位及约束护理

（一）神经重症患者的体位护理

1.体位护理的概念

体位护理是根据患者病情和舒适度的要求，协助患者采取主动、被动或强制体位，以达到不同治疗或减少相应并发症的目的。适当的体位对治疗疾病，减轻症状，进行各种检查，预防并发症，减少疲劳均有良好的作用。

2.体位护理的临床意义及作用

（1）体位与颅内压（ICP）、脑灌注压（CPP）。颅内压与体位关系密切，不恰当的体位可以通过影响颅内静脉回流、增加胸腹腔压力等因素导致 ICP 升高，CPP 下降。对颅内压增高患者，抬高床头 30°～45°，保持头部正中位，避免扭曲或压迫颈部，以利于颅内静脉回流，可达到降低颅内压的效果。此外，对通气使用呼气末正压机械通气（positive end-expiratory pressure，PEEP）治疗的患者，也可明显减轻 PEEP 对颅内压的影响。

（2）体位与呼吸系统并发症。神经重症患者是呼吸系统并发症的高危人群，发病危险因素包括：意识障碍、气道保护性反射降低、气道机械性梗阻、中枢性呼吸肌无力等。此外，食物反流引起误吸是吸入性肺炎的重要危险因素。

对于肠内营养的患者，合理的体位护理可以减少吸入性肺炎的发生。经胃肠内进食时，需抬高床头至少 30°，对于气管切开患者可抬高至 45°，进食后继续保持半卧位 30～60 min，此体位借重力的作用有利于食物通过幽门进入小肠，减少胃内容物潴留，从而有效减少胃内容物反流，避免口咽部分泌物误吸，同时为了防止误吸、反流，在鼻饲前要清理气道内痰液，以免鼻饲后吸痰引起呛咳、憋气使腹内压增高引起反流。鼻饲后禁止立即翻身、叩背或外出检查，以避免因搬动患者使胃肠受到机械刺激而引起反流。半卧位还可借助重力使膈肌下降，胸腔容积相对增大，患者肺活量增加,有利于气体交换,降低肺部并发症的发生率。

同样,对于机械通气(mechanical ventilation,MV)的患者,体位护理是预防呼吸机相关肺炎(ventilator associated pneumonia,VAP)的重要措施。抬高床头 30°～45°(半卧位或斜坡卧位)能有效减少反流和误吸,预防 VAP 的发生。

3.神经重症患者的体位护理

(1)颅内占位性病变患者的体位护理。①全麻手术尚未清醒的患者应取去枕平卧位,头偏向健侧,以便于呼吸道分泌物排出;清醒后血压平稳者将床头抬高 15°～30°,以利于颅内静脉回流,减轻脑水肿,降低颅内压,改善脑循环代谢。②幕上肿瘤切除术后的患者应取仰卧位或健侧卧位,抬高床头 15°～30°或斜坡卧位,有利于颅内静脉回流。脑叶体积较大的肿瘤切除术后,24 h 内禁止患侧卧位,防止脑组织局部受压及移位。侧脑室肿瘤术前取患侧卧位,头颈部避免过度活动,以免脑室内肿瘤移位阻塞室间孔,引起剧烈头痛。经口鼻蝶入路垂体瘤切除术后,24 h 内严格保持仰卧位,翻身等变换体位时嘱患者头部向两侧转动的角度不应＞45°,以便促进术区软组织及伤口愈合,防止脑脊液鼻漏,如已合并脑脊液鼻漏,须适当延长仰卧位时间,一般术后第 2～3 天可酌情抬高床头,防止脑脊液逆流引起颅内感染。③幕下肿瘤切除术后的患者应取侧卧位,手术当日枕下垫一软枕,保持头、颈、肩在一条水平线上,防止颈部扭曲。24 h 后给予抬高床头 15°～30°,翻身时应注意保护头颈部,避免头颈扭转角度过大,防止脑干和枕部受压,引起枕骨大孔疝。肿瘤切除后残腔较大的患者术后 24 h 内要避免患侧卧位,以免发生脑干移位。枕大孔区畸形颅后窝减压术后,搬动患者要固定好头部,不能过度屈伸,做到轴线翻身,以防发生寰枢椎脱位,出现呼吸骤停。对有脑脊液鼻漏、耳漏患者应取患侧卧位,抬高床头 15°～30°避免脑脊液逆流引起颅内感染,同时借助重力作用使脑组织移向颅底贴附在硬膜漏孔区,促进伤口愈合,为此抬高床头患侧卧位要维持到脑脊液耳、鼻漏停止后 2～3 天。

(2)颅脑外伤患者的体位护理。①开颅血肿清除术后,如术后患者已清醒,生命体征平稳时,为降低颅压采用床头抬高 15°～30°的斜坡卧位,有利颅内静脉回流,减少脑组织的耗氧量,减少颅内充血及脑水肿的发生,降低颅内压。患者在急性期如无血容量不足,取头高足低仰卧位,以防止颅内压增高,对呕吐或昏迷患者多采用仰卧位,头偏向一侧,防止引起窒息或吸入性肺炎。②颅底骨折合并脑脊液鼻漏的患者应抬高床头 15°～30°,耳漏患者应取患侧卧位,有利于引流,避免引起逆行性颅内感染,并有利于脑脊液漏口愈合。③慢性硬膜下血肿行硬膜下钻孔引流术后应取去枕平卧位,直到拔出引流管,有利于淤血引出,也有利于防止引流液逆流造成颅内感染或颅内积气。④颅脑外伤合并颈椎损伤的体位,对由于受到加速型或减速型损伤造成的颈椎骨折或由于受到挥鞭样损伤引起的脊髓震荡的患者,护理时宜给患者采取仰卧位,急性期或术后 24 h 内取平卧位,不给患者翻身,必要时带颈托保护,24 h 后头、颈、躯干轴线翻身,侧卧时加一棉垫垫在患者头部,高度大约为一侧肩峰至同侧颈部的距离,以防止颈部扭曲、脱位。⑤去骨瓣减压术后患者应取健侧卧位,禁止患侧卧位,避免骨窗处受压,引起局部水肿或坏死,增高颅内压力。

(3)脑血管疾病手术后体位。①介入手术后,经股动脉穿刺者,应取平卧位,穿刺点加压 6 h,穿刺侧下肢制动 24 h。若使用缝合器或封堵器,穿刺侧肢体制动时间为 3～8 h。②颈动脉内膜剥脱术后患者宜采取健侧卧位,床头抬高 15°～30°,防止术后患者头颈过度活动引起血管扭曲、牵拉及吻合口出血。

(4)脊髓疾病术后的体位。手术麻醉清醒后 6 h 内取去枕平卧位,以利于压迫止血,防止过早翻身活动引起伤口活动性出血。若因术中脑脊液丢失过多，导致颅内压降低，为防止出现头痛、头晕，术后 24 h 内保持平卧位或将床尾垫高 8～12 cm。协助患者翻身时要保持头颈与脊柱在同一水平位，给予轴线翻身，且动作稳妥轻柔，特别是高颈段手术患者应颈部制动，颈托固定，注意颈部不能过伸过屈，以免加重脊髓损伤。在卧床期间应注意卧位的舒适度与肢体的功能位，并给予被动活动，预防压疮。

（5）其他重症患者的体位护理。①合并气管切开、昏迷患者的体位护理。对于气管切开的患者，气管切开手术当日不宜过多变换体位，以防套管脱出，术后应注意头部位置与气管套管方向的成角，头不宜前屈，翻身时注意患者的头部与气管平行转动，如有异常应及时改变患者的体位，保持气道通畅。对于昏迷患者，因长期卧床，易采取抬高床头 15°～30°，并定时翻身、叩背，防止肺炎发生，定时变换体位，防止肢体发生挛缩、变形、压疮。②行颅内压监测术患者。当术后连续颅内压监护时，观察 ICP 应在患者无躁动，无咳嗽，不吸痰、翻身，无其他外界刺激的情况下进行，以免影响数据的准确性，当观察患者有颅内压增高时，为减轻脑水肿，可将床头抬高 30°。③腰椎穿刺术后：腰穿术后 6 h 内可采取平卧位，如释放脑脊液过多，可采取头低脚高位，可预防或减轻腰穿后低颅压性头痛。

正确有效的体位对神经重症患者的颅内压、脑灌注压、平均动脉压、相关并发症都有着直接的影响，结合临床病理生理变化及循证医学认证，在没有特殊要求或禁忌情况下一般将床头抬高 30°或斜坡卧位（不要在急性期降低床头高度）是神经重症患者较为适宜的体位，既能显著降低颅内压，又能较好避免低血压和脑部供血不足等不良后果的发生。也作为临床上常规的体位护理。不正确的体位可能会导致严重的、甚至致命的后果。

体位护理是临床护理中一项不可忽视的护理措施，对一些传统的体位护理方法，将通过临床护理实践不断更新与扩展。

4.体位护理的注意事项

（1）患者体位要求根据手术部位及病情而有所不同，在实施体位护理时必须遵循病情需要，了解患者的诊断、治疗及护理要求给予适合的体位。必要时遵医嘱实施体位护理。

（2）体位变换前后必须评估患者体征，了解患者病情及生命体征变化。必要时向患者说明变换体位或限制体位的目的，取得患者或家属的配合。

（3）选择适宜的护理用具，借助两摇床、三摇床、电动床、靠背垫、体位垫、手脚圈、气垫、水袋及耳枕等辅助用具，协助患者摆放适合及舒适的体位。

（4）按医嘱定时更换体位，一般每 2 h 变换体位一次，而且要连续实施，避免因患者体位不当而引起病情加重或并发症的发生。

（5）注意评估患者体位是否舒适，被动体位患者应使用辅助用具支撑保持其躯体稳定、肢体和关节处于功能位。颈椎或颅骨牵引患者，翻身时不可放松牵引。

（6）对进行机械通气患者，将相关机器及管路放置在患者头侧，注意勿使呼吸机的回路或导管脱落、打折。在保持患者半卧位或斜坡卧位的同时，注意患者卧位的舒适度及安全。

（7）协助患者体位改变时，不要拖拉，注意节力。同时护士应站在患者的患侧，变换体位时使患者尽量靠近自己，以利于病情观察与患者安全。

（8）翻身或体位改变后注意评估受压部位皮肤情况，检查各种引流管（如动、静脉置管，尿管等）是否扭曲、受压、牵拉。如有异常及时处理，防止因实施体位护理而使治疗效果受到影响。

总之，体位护理是神经外科护理工作中的重要部分，加强体位护理的科学性和整体性管理，

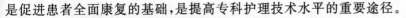

是促进患者全面康复的基础,是提高专科护理技术水平的重要途径。

(二)神经重症患者的约束管理与护理

神经科重症患者常伴有意识模糊、躁动不安,不配合治疗护理,很容易发生意外拔管、坠床、自伤等严重后果而影响治疗、预后,甚至威胁生命。因此,为确保患者安全,保证治疗护理顺利进行,常对重症患者实施身体约束。

1.概念

身体约束(约束)通常定义为使用任何物理或机械性设备、材料或工具附加于患者的身体,限制患者的自由活动,阻止患者自由移动身体、体位改变等。在治疗护理活动中身体约束被视为限制躁动患者的身体或肢体活动,预防和减少其干扰治疗及维持安全的临床保护性措施,也称为保护性约束。

2.适应证与禁忌证

(1)适应证:意识障碍、谵妄、躁动、烦躁、自伤或全麻未醒的患者通过约束限制其身体或肢体活动,防止患者出现坠床、撞伤、抓伤、拔管等意外而采取的一种保护性措施。

(2)禁忌证:水肿、压力溃疡(皮肤损伤)、吸气和呼吸困难、肢体挛缩、骨折、麻痹、最重要的是未取得患者或家属的知情同意。

3.应用原则

(1)目的是确保患者的安全,保证患者被约束时的安全、舒适、尊严和身体需求。

(2)约束应仅在其他方法都不能达到有效结果时才能实施,不可作为弥补人力资源不足而使用。

(3)应制订身体约束的工作流程与要求,并使医护人员严格掌握。

(4)约束前应告知患者、家属或监护人约束使用的原因、必要性、注意事项及可能的不利因素,使用后及时与家属沟通,共同评价效果。

(5)应严密观察并定时评估被约束者,正确记录约束部位、时间等情况。

(6)约束的使用应为限制最小,时间最短,尽量减少约束的使用。当患者病情趋于好转时,护士考虑应尽早停止使用约束。任何限制患者活动自由度的力量或程度应该符合患者的基本生理需求,并使其肢体保持功能位。

4.部位与方法

最常见的为腕关节约束、踝关节约束、胸部约束及腰部约束。常采用约束带、拳击手套、连指手套等用具,它可以把手裹起来防止手指自由活动,防止患者拖拽管路及输液针。成人使用最多的为约束带,给予手及肢体约束。

5.评估与护理

(1)护士评估患者约束的需要,在约束前评估患者年龄、病情、意识状态、配合程度、肢体活动情况和肢端循环等。只有当患者或他人安全及健康受到威胁时,才使用约束措施。

(2)在应用约束前,护士与患者和其家庭成员解释约束相关的需要、注意事宜及利弊因素。取得患者及家属的理解和知情同意,并得到家属的配合。

(3)护士遵守使用约束流程及要求,按照医师医嘱及主管护师的建议为患者做适当的约束。

(4)使用限制最小的、合理的、正确的约束方法,确保使用肢体约束的安全。注意保护患者身体薄弱的部位,约束松紧度以能容纳1个手指为宜,预留适当的活动空间。不宜过紧或过松,以免影响局部血液循环或约束效果,并在约束部位,特别是骨突处垫软垫,预防因约束造成皮肤损伤。

(5)约束期间加强巡视严密观察,特别注意其安全、舒适、尊严、隐私及身体精神状态。任何迹象如皮肤水肿、苍白、青紫、发冷,患者主诉刺痛、麻木、疼痛或破损,立即解开约束带给予肢体活动。使用胸带约束者应观察患者的呼吸、心率、血压、血氧饱和度等情况,如出现呼吸急促或减慢、血氧饱和度下降等,立即停止约束,遵医嘱给予相应的处理或改用药物镇静。因此,要动态评估患者病情,及时调整约束方案,并能保持肢体功能位。

(6)应用约束后护理人员应及时做好约束记录,包括患者姓名、约束原因、约束带数目、约束部位及时间,建立相应的护理记录,认真落实床头交接班,重视患者感受和反应,做好基础护理,避免患者肢体受伤。

(7)对于意识清醒但不能完全配合且又须行保护性约束的患者,可用普通约束带约束双上肢或下肢。对情绪不稳、躁动及不配合治疗的患者进行持续约束,至少每 2 h 松解约束一次,时间 15~20 min。并评估约束部位局部血循环及皮肤完整性,至少每 8 h 重新评估是否需要继续使用约束。

(8)应用约束的患者,当抬高床头时,约束带应固定在床沿。不要将约束带系在床档或其他部分,以免病床角度改变时约束效果受影响。

(9)患者约束的并发症:身体约束的患者失去肢体力量,易发生应激溃疡、失禁及绞窄(窒息)、严重不安、沮丧、愤怒、恐惧、困惑、惊慌失措、情绪改变、睡眠障碍、角色缺失、身体不适和行为混乱,血液的化学变化导致认知和行为问题,失去自信和自尊等。

(10)探索干预、实施及检索约束使用的替代方法,如严密评估患者,改善环境,开展临床工作经验分享交流。同时学会恰当、正确的约束方法,使实施效果良好,不断掌握保护性约束的最新知识与技术。

6.身体约束的伦理学思考

护理应用约束涉及限制患者的自由。患者把这种干预看成一种攻击、殴打甚至是错误的囚禁。但是,众所周知,约束有时是必要的,是关系神经重症患者安全和有效治疗的重要问题之一。在患者法律观念和维权意识日益增强的形式下,约束措施的使用不当还将带来护患纠纷。鉴于其潜在的危害性及风险,临床上应尽量寻找其他替代手段,将身体约束作为防止身体伤害或保护患者安全的最后选择。在重视循证护理、人性化护理服务的临床护理实践中,道德与伦理的理念越来越被关注,因此,亟待展开约束的相关性研究,充分认识其对神经重症患者治疗和健康的影响。对患者的身体约束主要是保护性约束也称行为约束治疗,其实质是限制患者的行为自由,以保障患者的安全,并保证治疗、护理工作的顺利进行,因此,应明确规定应用身体约束的适应证,防止约束使用的盲目性、随意性。约束措施的应用会对患者的生理和社会心理方面带来许多负面影响,作为护理管理者更要关注并重新审视约束使用的正确性、合理性。同时形成相关护理模式和约束管理策略,为神经重症监护病房患者及医护人员创建一个相对安全的医疗环境。

四、神经外科危重症患者围术期护理

神经危重症患者的围术期是围绕神经外科手术的一个全过程,从患者决定接受手术治疗开始,到手术治疗直至基本康复,包含手术前、手术中及手术后的一段时间。手术前后护理是指全面评估患者生理、心理状态,提供身、心整体护理,增加患者对手术的耐受性,以最佳状态顺利渡过手术期,预防或减少术后并发症,促进早日康复,重返家庭和社会。

(一)手术前患者的护理

1.护理评估

(1)健康史。①现病史:本次发病的诱因、主诉、主要病情、症状及体征(生命体征和专科体征)等。②既往史:详细了解有关内分泌、心血管、呼吸、消化和血液等系统疾病史,创伤史、手术史、过敏史、家族史、遗传史、用药史和个人史,女性患者了解月经史和婚育史。

(2)身体状况(生理状况)。①年龄:婴幼儿及老年人对手术的耐受力比成年人差。婴幼儿术前应重点评估生命体征、出入液量和体重的变化等。老年人术前应全面评估生理状态,包括呼吸、循环、消化、内分泌和泌尿等各个系统,掌握其病理生理变化。②营养状态:根据患者身高、体重、肱三头肌皮肤褶襞厚度、上臂肌周径及食欲、精神面貌、劳动能力等,结合病情和实验室检查结果,如血浆蛋白含量及氮平衡等,全面评判患者的营养状况。③体液平衡状况:手术前应全面评估患者有无脱水及脱水程度、类型,有无电解质代谢紊乱和酸碱平衡失调。常规监测血电解质水平包括 Na^+、K^+、Mg^{2+}、Ca^{2+} 等,有助于及时发现并纠正水、电解质失衡。④有无感染:评估患者是否有上呼吸道感染,并观察皮肤,特别是手术区域的皮肤有无损伤及感染现象。⑤重要器官功能。心血管功能:应评估患者的血压、脉搏、心率及四肢末梢循环状况,如有无水肿、皮肤颜色和温度等。术前做常规心电图检查,必要时行动态心电图监测。呼吸功能:术前加强患者呼吸节律和频率的观察,了解有无吸烟嗜好、有无哮喘、咳嗽、咳痰,观察痰液性质、颜色等,必要时行肺功能检查,以协助评估。肾功能:评估患者有无排尿困难、尿频、尿急、少尿或无尿等症状,通过尿常规检查,观察尿液颜色、比重和有无红、白细胞,了解有无尿路感染,通过尿液分析、血尿素氮或肌酐排出量等,评估肾功能情况。肝功能:评估患者有无酒精中毒、黄疸、腹水、肝掌、蜘蛛痣、呕血、黑便等。对既往有肝炎、肝硬化、血吸虫病或长期饮酒者,更应了解肝功能情况,并注意有无乙型肝炎病史。血液功能:应询问患者及家族成员有无出血和血栓栓塞史;是否曾输血,有无出血倾向的表现,如手术和月经有无严重出血,是否容易发生皮下瘀斑、鼻出血或牙龈出血等;是否同时存在肝、肾疾病。内分泌功能:评估糖尿病患者慢性并发症(如心血管、肾疾病)和血糖控制情况,监测饮食、空腹血糖和尿糖等。甲状腺功能亢进患者手术前应了解基础血压、脉搏率、体温、基础代谢率的变化。

(3)神经系统功能评估。①意识评估:意识障碍是中枢神经系统疾病的常见表现,且随病情变化而波动,有时意识状态的恶化是出现颅内并发症时唯一可以发现的临床表现。意识与脑皮质和脑干网状结构的功能状态有关,可表现为嗜睡、朦胧、半昏迷和昏迷。意识障碍的有无及深浅程度、时间长短和演变过程,是分析病情的重要指标。这种意识障碍主观描述的主要缺点是缺乏确切的分级,由不同的评价者操作,可能得出截然不同的结果。为此,结合意识中觉醒和知晓两部分内容,创立了相应的意识评价量表系统,目的在于对意识障碍进行更为确切的分级。其中临床应用最为广泛的是格拉斯哥昏迷量表(GCS)。GCS 由睁眼(E)、体动(M)和语言(V)三部分组成,每项包含了不同等级,评为不同分值。总分为 15 分,代表完全清醒,最低为 3 分,代表觉醒和知晓功能完全丧失。护理相关的要点包括:在护理记录时应分项计分,可表述为 E/M/V。这样,除可评价意识状态外,还便于提示患者是否存在一些特征性的病理状态,如去皮质强直和去大脑强直;应建立定时 GCS 评估的护理常规,常定为每小时评估一次,整合在护理记录单上,便于评价病情的动态变化。②瞳孔的观察:瞳孔的观察也是神经危重症患者重要的临床检测项目。瞳孔变化对判断病情和及时发现颅内压增高危象——小脑幕切迹疝非常重要。要观察双侧瞳孔的对光反射、瞳孔的大小、两侧是否对称、等圆,并应连续观察其动态变化。检查瞳孔应分别检查左右两侧,并注意直接对光反应与间接对光反应,这些对鉴别脑内病变与视神经或动眼神经损伤所致的瞳孔改变有参考意义。观察瞳孔的护理要点:在临床工作中,神经系统疾病变化迅速。因此对瞳孔的观察要做到"及时准确、前后对照、全面观察、综合分析"。及时准确:对瞳孔的观察要及时准确,特别是昏迷或脑出血的患者。一般15～30 min观察一次,并做好记录。前后对照、双眼对比:瞳孔的动态观察,对病情的判断和预后更有价值。如果患者初时瞳孔正常,在观察过程中逐渐出现瞳孔变化,则更有意义。一般说来,病侧瞳孔短时间内缩小是动眼神经受刺激的表现,瞳孔散大则为动眼神经麻痹的表现。如果一个患者短时间内瞳孔发生变化,常常是脑出血或脑疝刺激或压迫动眼神经所致。全面观察:对于神经危重患者,严密观察瞳孔是十分重要的,但瞳孔观察不是唯一的,还应包括意识、神经体征和生命体征的全面观察。必要时做一些辅助检查,才能做出正确的判断,有利于正确的治疗。综合分析:对于一个不正常的瞳孔,除考虑神经系统的疾病外,还要排除药物对瞳孔的影响,以及眼科疾病引起的瞳孔变化。不可只根据瞳孔这一项指标,要仔细询问病史,结合临床,全面分析,才能做出正确的判断。

(4)心理-社会状况。①心理状况:最常见的心理反应有手术焦虑、恐惧和睡眠障碍。焦虑、恐惧表现为对手术担心、紧张不安、害怕、乏力疲倦等,似有大祸临头之感。身体上也表现有相应的一些症状,如心慌、手发抖、坐立不安、食欲减退、小便次数增加、行为被动或依赖、脉搏呼吸增快、手掌湿冷等。睡眠障碍的患者表现为入睡困难、早醒、噩梦等。导致患者心理反应的主要原因有:对手术效果担忧;对麻醉和手术的不解;以往手术经验;医务人员的形象效应;对机体损毁的担忧。因此,手术前应全面评估患者的心理状况,正确引导和及时纠正不良的心理反应,保证各项医疗护理措施的顺利实施。②社会状况:了解亲属对患者的关心程度,心理支持是否有力,家庭经济状况,医疗费用承受能力。

(5)手术耐受性。①耐受良好:全身情况较好,外科疾病对全身影响较小,重要器官无器质性病变或其功能处于代偿阶段,稍做准备便可接受任何手术。②耐受不良:全身情况欠佳,外科疾病已对全身影响明显,或重要器官有器质性病变,功能已濒临失代偿,需经积极、全面的特殊准备后方可进行手术。通过对手术耐受的评估,可以对手术危险性作出估计,为降低危险性做好针对性的术前准备。

2.护理措施

(1)生理准备

①一般准备,包括呼吸道准备、胃肠道准备、排便练习等。

呼吸道准备:有吸烟嗜好者,术前2周戒烟。有肺部感染者,术前3～5天起应用抗生素;痰液黏稠者,可用抗生素加糜蛋白酶或沐舒坦雾化吸入,每天2～3次,并配合拍背或体位引流排痰;哮喘发作者,术前1天地塞米松或布地奈德雾化吸入,每天2～3次,以减轻支气管黏膜水肿,促进痰液排出。根据患者不同的手术部位进行深呼吸和有效排痰法的训练。深呼吸训练:先从鼻慢慢深吸气,使腹部隆起,呼气时腹肌收缩,由口慢慢呼出。有效排痰法训练:患者先轻咳数次,使痰液松动,而后深吸气后用力咳嗽。

胃肠道准备:择期手术患者术前12 h起禁食,4 h起禁水。

排便练习:绝大多数患者不习惯在床上大小便,容易发生尿潴留和便秘,尤其老年男性患者,因此术前必须进行排便练习。

手术区皮肤准备:术前2 h充分清洁手术野皮肤和剃除毛发,若切口不涉及头、面部、腋毛、阴毛,且切口周围毛发比较短少,不影响手术操作,可不必剃除毛发。如毛发影响手术操作,则应全部剃除。手术前 1 天协助患者沐浴、洗头、修剪指甲，更换清洁衣服。备皮操作步骤：做好解释工作，将患者接到治疗室（如在病室内备皮应用窗帘或屏风遮挡），注意保暖及照明；铺橡胶单及治疗巾，暴露备皮部位；用持物钳夹取皂液棉球涂擦备皮区域，一手绷紧皮肤，一手持剃毛刀，分区剃净毛发；剃毕用手电筒照射，仔细检查是否剃净毛发；用毛巾浸热水洗去局部毛发和皂液。

休息：充足的休息对患者的康复起着不容忽视的作用。促进睡眠的有效措施包括：消除引起不良睡眠的诱因；创造良好的休息环境，保持病室安静，避免强光刺激，定时通风，保持空气新鲜，温、湿度适宜；提供放松技术，如缓慢深呼吸、全身肌肉放松、听音乐等自我调节方法；在病情允许下，尽量减少患者白天睡眠的时间和次数，适当增加白天的活动量；必要时遵医嘱使用镇静安眠药，如地西泮、水合氯醛等，但呼吸衰竭者应慎用。

②特殊准备，包括各类疾病的治疗。

营养不良：术前血清白蛋白在 30～35 g/L 时应补充富含蛋白质的饮食。根据病情及饮食习惯，与患者、家属共同商讨制定富含蛋白、能量和维生素的饮食计划。若血清白蛋白低于 30 g/L，则需静脉输注血浆、人体白蛋白及营养支持，以改善患者的营养状况。

脱水、电解质紊乱和酸碱平衡失调：脱水患者遵医嘱由静脉途径补充液体，记录 24 h 出入液量，测体重，纠正低钾、低镁、低钙及酸中毒。

心血管疾病：血压过高者，给予适宜的降压药物，使血压平稳在一定的水平，但不要求降至正常后才手术。对心律失常者，遵医嘱给予抗心律失常药，治疗期间观察药物的疗效和不良反应；对贫血者，因携氧能力差、影响心肌供氧，手术前应少量多次输血纠正；对长期低盐饮食和服用利尿剂者，加强水、电解质监测，发现异常及时纠正；急性心肌梗死者 6 个月内不行择期手术，6 个月以上且无心绞痛发作者，在严密监测下可施行手术；心力衰竭者最好在心力衰竭控制 3～4 周后再进行手术。

肝疾病：轻度肝功能损害不影响手术耐受性；但肝功能损害较严重或濒临失代偿者，必须经长时间严格准备，必要时静脉输注葡萄糖以增加肝糖原储备；输注人体白蛋白液，以改善全身营养状况；少量多次输注新鲜血液，或直接输注凝血酶原复合物，以改善凝血功能；有胸腔积液、腹水者，在限制钠盐摄入的基础上，使用利尿剂。

肾疾病：凡有肾病者，应作肾功能检查，合理控制饮食中蛋白质和盐的摄入量及观察出入量，如需透析，应在计划 24 h 以内进行，最大限度地改善肾功能。

糖尿病：糖尿病患者对手术耐受性差，手术前应控制血糖于 5.6～11.2 mmol/L、尿糖（＋）～（＋＋）。原接受口服降糖药治疗者，应继续服用至手术前 1 天晚上；如果服用长效降糖药如氯磺丙，应在术前 2～3 天停服；禁食患者静脉输注葡萄糖加胰岛素维持血糖轻度升高状态（5.6～11.2 mmol/L）较为适宜；平时用胰岛素者，术前应以葡萄糖和胰岛素维持正常糖代谢，在手术日晨停用胰岛素。糖尿病患者在术中应根据血糖监测结果，静脉滴注胰岛素控制血糖。

皮肤护理：预防压疮发生。

（2）心理护理和社会支持。

①心理护理：护士热情、主动迎接患者入院，根据其性别、年龄、职业、文化程度、性格、宗教信仰等个体特点，用通俗易懂的语言，从关怀、鼓励出发，就病情、施行手术治疗的必要性和重要性、术前准备、术中配合和术后注意点作适度的解释，建立良好的护患关系，缓解和消除患者及家属焦虑、恐惧的心理，使患者以积极的心态配合手术和手术后治疗。NCCU 护士在术前到病房访视患者，对患者进行一对一交流，进行针对性的心理护理，有助于术后更加安全有效的实施监测

治疗。探视时应鼓励患者倾诉术前的心理感受,全面地向患者及家属解释病情,向患者说明颅脑实施手术的必要性,保守治疗的局限性。术后疼痛是很多患者最担心的问题,可以告知患者,术后镇痛措施已较成熟,对于各种原因引起的、各种程度的、不同敏感程度的人群术后疼痛均有相应应对方法,其镇痛效果是令人满意的。

②社会支持:术前安排患者与手术成功者同住一室;安排家属及时探视;领导、同事和朋友要安慰、鼓励患者,只要有可能,应允许患者的家庭成员在场,这样可降低患者的心理焦虑反应。但要注意家庭成员的负性示范作用。因此患者和家属同时接受术前教育是非常重要的,只有这样才能起到社会支持作用。

(二)手术后患者的护理

1.护理评估

(1)健康史。了解麻醉种类、手术方式、术中出血量、补液输血量、尿量、用药情况;引流管安置的部位、名称及作用。

(2)身体状况。①麻醉恢复情况:评估患者神志、呼吸和循环功能、肢体运动及感觉和皮肤色泽等,综合判断麻醉是否苏醒及苏醒程度。②呼吸:观察呼吸频率、深浅度和节律性;注意呼吸道是否通畅,舌后坠堵住呼吸道时常有鼾声,喉痉挛时可有吸气困难伴喘鸣音,支气管痉挛表现为喘息、呼气困难及呼气时相延长。③循环:监测血压的变化,脉搏的频率、强弱及节律性;评估皮肤颜色及温度,观察患者肢端血液循环情况。④体温:一般术后 24 h 内,每 4 h 测体温 1 次,以后根据病情延长测量间隔时间。由于机体对手术创伤的反应,术后患者体温可略升高,一般不超过 38 ℃,1～2 天后逐渐恢复正常。⑤疼痛:评估疼痛部位、性质、程度、持续时间、患者的面部表情、活动、睡眠及饮食情况,用国际常用的疼痛评估法对疼痛作出正确的评估。⑥排便情况:评估患者有无尿潴留,观察尿量、性质、颜色和气味等有无异常。评估肠蠕动恢复情况,询问患者有无肛门排气,观察患者有无恶心、呕吐、腹胀、便秘等症状。⑦切口状况:评估切口有无渗血、渗液、感染及愈合不良等并发症。⑧引流管与引流物:评估术后引流是否通畅,引流量、颜色、性质等。

(3)心理-社会状况。手术后是患者心理反应比较集中、强烈的阶段,随原发病的解除和安全渡过麻醉及手术,患者心理上会有一定程度的解脱感;但继之又会有新的心理变化,如担忧疾病的病理性质、病变程度等;手术致正常生理结构和功能改变者,则担忧手术对今后生活、工作及社交带来的不利影响;此外,切口疼痛、不舒适的折磨或对并发症的担忧,可使患者再次出现焦虑,甚至将正常的术后反应视为手术不成功或并发症,加重对疾病预后不客观的猜疑,以致少数患者长期遗留心理障碍而不能恢复正常生活。

2.护理措施

(1)体位。根据麻醉及患者的全身状况、术式、疾病的性质等选择卧位,使患者处于舒适和便于活动的体位。麻醉未清醒前,应去枕平卧,头偏向一侧,以防呕吐物误入气道造成误吸;意识清醒血压平稳后,宜采用头高位,抬高床头 15°～30°,以利于颅内静脉回流,降低颅内压;椎管脊髓手术后,不论仰卧位或侧卧位都必须使头颈和脊柱的轴线保持一致,翻身时要防止脊柱屈曲或扭转;脑脊膜膨出修补术后,切口应保持在高位以减轻张力并避免切口被大小便所污染造成感染。

(2)维持呼吸与循环功能。

①生命体征的观察:根据手术大小,定时监测体温、脉搏、呼吸、血压。病情不稳定或特殊手术者,应送入重症监护病房,随时监测心、肺等生理指标,及时发现呼吸道梗阻、伤口、胸腹腔以及

胃肠道出血和休克等的早期表现,并对症处理。

血压:手术后或有内出血倾向者,必要时可每 15～30 min 测血压一次,病情稳定后改为每 1～2 h 一次,并做好记录。

体温:体温变化是人体对各种物理、化学、生物刺激的防御反应。术后 24 h 内,每 4 h 测体温一次,随后每 8 h 1 次,直至体温正常后改为 1 天 2 次。

脉搏:随体温而变化。失血、失液导致循环容量不足时,脉搏可增快、细弱、血压下降、脉压变小。但脉搏增快、呼吸急促,也可为心力衰竭的表现。

呼吸:随体温升高而加快,有时可因胸、腹带包扎过紧而受影响。若术后患者出现呼吸困难或急促,应警惕肺部感染和急性呼吸窘迫综合征的发生。

②保持呼吸道通畅,包括以下措施。

防止舌后坠:一般全麻术后,患者口腔内常留置口咽通气管,避免舌后坠,同时可用于抽吸清除分泌物。患者麻醉清醒喉反射恢复后,应去除口咽通气管,以免刺激诱发呕吐及喉痉挛。舌后坠者将下颌部向前上托起,或用舌钳将舌拉出。

促进排痰和肺扩张:麻醉清醒后,鼓励患者每小时深呼吸运动 5～10 次,每 2 h 有效咳嗽一次;根据病情每 2～3 h 协助翻身一次,同时叩击背部,促进痰液排出;使用深呼吸运动器的患者,指导正确的使用方法,促进患者行最大的深吸气,使肺泡扩张,并能增加呼吸肌的力量;痰液黏稠患者可用超声雾化吸入(生理盐水 20 mL 加沐舒坦 30 mg),每天 4～6 次,每次 15～20 min,使痰液稀薄,易咳出;呼吸道分泌物较多,体弱不能有效咳嗽排痰者,给予导管吸痰,必要时可采用纤维支气管镜吸痰或气管切开吸痰;吸氧:根据病情适当给氧,以提高动脉血氧分压。

(3)静脉补液。静脉补液补充患者禁食期间所需的液体和电解质,若禁食时间较长,需提供肠外营养支持,以促进合成代谢。

(4)增进患者的舒适度。①疼痛,麻醉作用消失后,患者可出现疼痛。术后 24 h 内疼痛最为剧烈,2～3 天后逐渐缓解。若疼痛呈持续性或减轻后又加剧,需警惕切口感染的可能。疼痛除造成患者痛苦外,还可影响各器官的生理功能。首先,妥善固定各类引流管,防止其移动所致切口牵拉痛;其次,指导患者在翻身、深呼吸或咳嗽时,用手按压伤口部位,减少因切口张力增加或震动引起的疼痛;指导患者利用非药物措施,如听音乐、数数字等分散注意力的方法减轻疼痛;医护人员在进行使疼痛加重的操作,如较大创面的换药前,适量应用止痛剂,以增强患者对疼痛的耐受性。小手术后口服止痛片对皮肤和肌性疼痛有较好的效果。大手术后 12 天内,常需哌替啶肌内或皮下注射(婴儿禁用),必要时可 4～6 h 重复使用或术后使用镇痛泵。使用止痛泵应注意:使用前向患者讲明止痛泵的目的和按钮的正确使用,以便患者按照自己的意愿注药镇痛;根据镇痛效果调整预定的单次剂量和锁定时间;保持管道通畅,及时处理报警;观察镇痛泵应用中患者的反应。②发热,手术后患者的体温可略升高,幅度在 0.5～1.0 ℃,一般不超过 38.5 ℃,临床称之为外科手术热。但若术后 3～6 天仍持续发热,则提示存在感染或其他不良反应。术后留置导尿容易并发尿路感染,若持续高热,应警惕是否存在严重的并发症如颅内感染等。高热者,物理降温,如冰袋降温、乙醇擦浴等;必要时可应用解热镇痛药物;保证患者有足够的液体摄入;及时更换潮湿的床单或衣裤。③恶心、呕吐,常见原因是麻醉反应,待麻醉作用消失后自然停止。其他引起恶心、呕吐的原因如颅内压升高、糖尿病酮症酸中毒、尿毒症、低钾、低钠等。护士应观察患者出现恶心、呕吐的时间及呕吐物的量、色、质并做好记录,以利诊断和鉴别诊断;稳定患者情绪,协助其取合适体位,头偏向一侧,防止发生吸入性肺炎或窒息;遵医嘱,使用镇静、镇吐药物,如阿托品、奋乃静或氯丙嗪等。④腹胀:随着胃肠蠕动功能恢复、肛门排气后,症状可自行缓解。若术后数天仍未排气,且伴严重腹胀,肠鸣音消失,可能为腹腔内炎症或其他原因所致肠麻痹;若腹胀伴阵发性绞痛,肠鸣音亢进,甚至有气过水音或金属音,警惕机械性肠梗阻。严重腹胀可使膈肌抬高,影响呼吸功能,使下腔静脉受压影响血液回流。可应用持续性胃肠减压、放置肛管等;鼓励患者早期下床活动;乳糖不耐受者,不宜进食含乳糖的奶制品;非胃肠道手术者,使用促进肠蠕动的药物,直至肛门排气。⑤呃逆:手术后早期发生者,可经压迫眶上缘、抽吸胃内积气和积液、给予镇静或解痉药物等措施得以缓解。⑥尿潴留:若患者术后 6~8 h 尚未排尿或者虽有排尿,但尿量甚少,次数频繁,耻骨上区叩诊有浊音区,基本可确诊为尿潴留,应及时处理。其次帮助患者建立排尿反射,如听流水声、下腹部热敷、轻柔按摩,用镇静止痛药解除切口疼痛,或用氨甲酸等胆碱药,有利于患者自行排尿;上述措施均无效时,在严格无菌技术下导尿,第一次导尿量超过 500 mL 者,应留置导尿管 1~2 天,有利于膀胱逼尿肌收缩功能的恢复。有器质性病变,如骶前神经损伤、前列腺肥大者也需留置导尿。

(5)切口及引流管护理。

①切口护理:观察切口有无出血、渗血、渗液、敷料脱落及局部红、肿、热、痛等征象。若切口有渗血、渗液或敷料被大小便污染,应及时更换,以防切口感染。切口的愈合分为三级,分别用"甲、乙、丙"表示。甲级愈合:切口愈合优良,无不良反应;乙级愈合:切口处有炎症反应,如红肿、硬结、血肿、积液等,但未化脓;丙级愈合:切口化脓需切开引流处理。

②引流管护理:各种引流管要妥善固定好,防止脱出,翻身时注意引流管不要扭曲、打折,应低于头部。交接班时要有标记,不可随意调整引流袋的高度,如发现引流不通畅及时报告医师处理。颅脑术后常见的引流有 4 种,即脑室引流、创腔引流、囊腔引流及硬膜下引流。

脑室引流:脑室引流是经颅骨钻孔侧脑室穿刺后,放置引流管,将脑脊液引流至体外。开颅术后放置引流管,引出血性脑脊液,减轻脑膜刺激征,防止脑膜粘连和蛛网膜颗粒的闭塞,早期起到控制颅内压的作用,特别是在术后脑水肿的高峰期,可以降低颅内压,防止脑疝发生。护理要点包括:严格在无菌条件下连接引流袋,并将引流袋悬挂于床头,高度为 10~15 cm,以维持正常的颅内压。当颅内压增高超过 10~15 cmH$_2$O 时,脑脊液即经引流管引流到瓶中,从而使颅内压得以降低。对于脑室引流,早期要特别注意引流速度,禁忌流速过快。术后早期为减低流速,可适当将引流瓶抬高,待颅内各部的压力平衡后,再放低引流瓶置于正常高度。注意控制脑脊液引流量。脑脊液由脑室内经脉络丛分泌,每天分泌 400~500 mL,引流量不超过 500 mL 为宜。如有颅内感染,脑脊液分泌过多,则引流量可以相应增加。应注意水盐平衡,因脑脊液中尚含有钾、钠、氯等电解质,引流量过多,易发生电解质紊乱,故应适量补液。同时将引流瓶抬高于距侧脑室高 20 cm 高度,即维持颅内压于正常范围的最高水平。注意观察脑脊液的性状。正常脑脊液无色透明,无沉淀。术后 1~2 天脑脊液可以略带血性,以后转为橙黄色。若术后脑脊液中有大量鲜血或术后血性脑脊液颜色逐渐加深,常提示脑室内出血。脑室内出血多时,应紧急行手术止血。脑室引流时间较长时,有可能发生颅内感染。感染后脑脊液浑浊,呈毛玻璃状或有絮状物,为颅内感染征象。此时应放低引流瓶,距侧脑室 7 cm,持续引流感染脑脊液并定时送检脑脊液标本。保持引流通畅。引流管切不可受压、扭曲、成角。术后患者的头部活动范围应适当限制。翻身等护理操作时,应避免牵拉引流管。引流管如无脑脊液流出,应查明原因。在排除引流管不通畅后,可能有以下原因:a.确实系低颅压,可依然将引流瓶放置于正常高度;b.引流管放入脑室过深过长,致使在脑室内歪曲成角,可对照影像学检查结果,将引流管缓慢向外抽出至有脑脊液流出,然后重新固定;c.管口吸附于脑室壁,可将引流管轻旋转,使管口离开脑室壁;d.如怀疑为小血凝块或脑组织堵塞,可在严格消毒后,用无菌注射器轻轻向外抽吸,不可盲目注入生理盐水,以免管内堵塞物被冲至脑室系统狭窄处,引起日后脑脊液循环梗阻。上述处理后,如无脑脊液流出,应告知医师,必要时更换引流管。每天定时更换引流瓶,记录引流量,操作时严格遵守无菌原则,夹紧引流管,以免管内脑脊液逆流入脑室。接头处严密消毒后应无菌纱布包裹以保持无菌,如需行开颅手术,备皮时应尽量避免污染钻孔切口,剃刀需经消毒,头发剃去后,切口周围立即重新消毒然后覆盖无菌辅料。开颅术后脑室引流一般不超过 3～4 天,因脑水肿高峰期已过,颅内压开始降低。拔除前 1 天,可尝试抬高引流袋或夹闭引流管,以便了解脑脊液循环是否通畅,颅内压是否又再次升高。夹闭引流管后应密切观察,如患者出现头痛、呕吐等颅内压增高症状,应立即放低引流袋或开放夹闭的引流管,并告知医师。拔管前后切口处如有脑脊液漏出,应通知医师加以缝合,以免引起颅内感染。

创腔引流:创腔是指颅内占位病变,如颅内肿瘤手术摘除后,在颅内留下的腔隙。在腔隙内置入引流管,称创腔引流。引流填充于腔内的气体及血性液体,使腔隙逐渐闭合,减少局部积液或形成假性囊肿的机会。护理要点包括:术后 24 h 或 48 h 内,创腔引流瓶放置于与头部创腔一致的位置(通常放在头旁枕上或枕边),以保持创腔内一定的液体压力,避免脑组织移位,特别是位于顶层枕边的创腔。术后 48 h 内,绝不可随意放低引流瓶,否则腔内液体被引出后,脑组织将迅速移位,有可能撕裂大脑上静脉,引起颅内血肿。另外,创腔内暂时积聚的液体可以稀释渗血,防止渗血形成血肿。创腔内压力高时,血性液体可自行流出。术后 24 h 或 48 h 后,可将引流瓶逐渐降低,以期较快的速度引流出创腔内液体。此时脑水肿已进入高峰期,引流不良将影响脑组织膨起,局部无效腔也不能消失,同时局部积液的占位性又可加重颅内高压。与脑室相通的创腔引流,如术后早期引流量高,适当抬高引流袋。在血性脑脊液转为正常时,应及时拔除引流管,以免形成脑脊液漏。一般情况下,创腔引流于手术 3～4 天拔除。

硬膜下引流:放置硬膜下引流的目的在于解除脑受压和脑疝,术后排空囊内血性积液和血凝块,使脑组织膨起,消灭无效腔。慢性硬膜下积液或硬膜下血肿,因已形成完整的包膜,包膜内血肿机化,临床可采用颅骨钻孔、血肿钻孔冲洗引流术。术后应放引流管于包膜内连续引流,及时排空囊内血性液或血凝块,使脑组织膨起以消灭无效腔,必要时可行冲洗。术后患者采取平卧或头低脚高位,注意体位引流,引流瓶低于无效腔 30 cm。低颅内压会使硬膜下腔隙不易闭合,术后一般不使用脱水剂,不限制水分摄入。通畅引流管于术后 3 天拔除。

硬膜外引流:硬膜外引流的目的在于减轻头部疼痛,降低颅内压,清除血肿。护理特点包括:术后将患者置于平卧位,引流管放置低于头部 20 cm,注意使头部偏向患侧,便于引流彻底。通常引流管于术后 2～3 天拔除。

(6)心理护理。对于术后进入 ICU 的患者,以及在 ICU 接受治疗的其他危重患者,仍可表现为焦虑、恐惧不安、烦躁、抑郁等情绪的,应进行相应的护理。这时应加强心理生理支持,耐心解释插管造成不适的必然性,使患者积极配合,防止因患者不理解插管构造以及极度不适应而自行拔管造成喉头水肿,严重的可引起呼吸困难。应建议以人为本,关爱患者的理念。身体上的不适暂时缓解后,随之而来的是清醒后的"情感饥饿",护士应充分体现爱心、耐心、同情心、责任心,及时告诉患者手术已顺利完成,使其放心。术后患者切口疼痛在所难免,患者如果注意力过度集中、情绪过度紧张,就会加剧疼痛,意志力薄弱、烦躁和疲倦等也会加剧疼痛。护士不仅要关注监护仪上的数据,还要主动与患者交谈或边进行床边操作边询问患者有何不适或要求,为患者讲解,安慰患者,消除患者的孤独感,鼓励患者积极对待人生。必要时应进行认知行为干预。患者在罹患疾病后,一般无心理准备,对手术预后期望值过高。如果手术后监护时间超过预期值,患者往往会产生抑郁心理,认为术后恢复健康可能性小。长时间不与家属见面交流,认为家属将其遗弃,产生失落感和放弃心理。此时,护士应鼓励患者表达心声,适当满足其心理需求,可给家属短暂的探视时间,通过其亲人鼓励患者重树恢复健康的信心。同时,护士可为患者讲解相关疾病知识,提供相关的治疗及预后的信息,消除患者因认知障碍导致的心理障碍。同时,在日常工作中,应注重维护患者自尊心。有些患者文化背景深厚,地位、层次高,对护士对其约束不能接受,直接理解为住院还要受捆绑之苦。另外,操作时隐私部位不可避免地暴露,都是很多患者在全麻清醒后很不理解的事情。因此,护士应耐心解释原因并在涉及隐私部位操作时注意遮挡,维护患者自尊心,使其积极配合治疗。

(三)手术后并发症的预防及护理

手术后常见的并发症有出血、切口感染、尿路感染、肺不张、深静脉血栓形成等。

1.术后出血

(1)检查:当伤口敷料被血液渗湿时,就应疑为手术切口出血。应及时打开、检查伤口,及时处理,严密观察意识、瞳孔、生命体征、肢体活动变化,及时发现有无颅内出血发生。

(2)预防:手术时严格止血。确认手术野无活动性出血点;术中渗血较多者,必要时术后可应用止血药物;凝血机制异常者,可于围术期输注新鲜全血、凝血因子或凝血酶原复合物等。

(3)护理:一旦确诊为术后出血,及时通知医师,完善术前准备,再次手术止血。

2.切口感染

(1)感染:术后常见的感染有切口感染、颅内感染。切口感染:多在术后 3～5 天发生,患者感切口再度疼痛,局部有明显的红肿、压痛及脓性分泌物;颅内感染:表现为外科热消退后,再次出现高热或术后体温持续升高,伴有头痛、呕吐、意识障碍,甚至出现抽搐等,严重者发生脑疝。对术后感染的患者,除给予有效的抗生素外,应加强营养、降温、保持呼吸道通畅及基础护理等。

(2)预防:术前完善皮肤和肠道准备;注意手术操作技术的精细,严格止血,避免切口渗血、血肿;加强手术前、后处理,改善患者营养状况,增强抗感染能力;保持切口敷料的清洁、干燥、无污染;正确、合理应用抗生素;医护人员在接触患者前、后,严格执行洗手制度,更换敷料时严格遵守无菌技术,防止医源性交叉感染。

(3)护理:切口已出现早期感染症状时,采取有效措施加以控制,如勤换敷料、局部理疗、有效应用抗生素等;已形成脓肿者,及时切开引流,争取二期愈合。必要时可拆除部分缝线或置引流管引流脓液,并观察引流液的性状和量。

3.肺部感染

(1)检查:表现为术后早期发热、呼吸和心率加快,继发感染时,体温升高明显,血白细胞和中性粒细胞计数增加。患侧的胸部叩诊呈浊音或实音,听诊有局限性湿啰音、呼吸音减弱、消失或为管样呼吸音,常位于后肺底部。血气分析示氧分压下降和二氧化碳分压升高。胸部 X 线检查见典型肺不张征象。

(2)预防:术前锻炼深呼吸;有吸烟嗜好者,术前 2 周停止吸烟,以减少气道内分泌物;术前积极治疗原有的支气管炎或慢性肺部感染;全麻手术拔管前吸净支气管内分泌物,术后取头侧位平卧,防止呕吐物和口腔分泌物的误吸;鼓励患者深呼吸咳嗽、体位排痰或给予药物化痰,以利于支气管内分泌物排出;注意口腔卫生;注意保暖,防止呼吸道感染。

(3)护理:协助患者翻身、拍背及体位排痰,以解除支气管阻塞;鼓励患者自行咳嗽排痰,对咳嗽无力或不敢用力咳嗽者,可在胸骨切迹上方用手指按压刺激气管,促使咳嗽;若痰液黏稠不易咳出,可使用蒸汽、超声雾化吸入或使用糜蛋白酶、沐舒坦等化痰药物,使痰液稀薄,利于咳出;痰量持续增多,可进行吸痰或支气管镜吸痰,必要时行气管切开;保证摄入足够的水分;全身或局部抗生素治疗。

4.尿路感染

(1)检查:尿路感染可分为上尿路和下尿路感染。前者主要为肾盂肾炎,后者为膀胱炎。急性肾盂肾炎以女性患者多见,主要表现为畏寒、发热、肾区疼痛,白细胞计数增高,中段尿镜检有大量白细胞和细菌,细菌培养可明确菌种,大多为革兰染色阴性的肠源性细菌。急性膀胱炎主要表现为尿频、尿急、尿痛、排尿困难,一般无全身症状;尿常规检查有较多红细胞和脓细胞。

(2)预防:术后指导患者尽量自主排尿,预防和及时处理尿潴留是预防尿路感染的主要措施。

(3)护理:保持排尿通畅,鼓励患者多饮水,保持尿量在 1 500 mL 以上;根据细菌药敏试验结果,合理选用抗生素;残余尿在 500 mL 以上者,应留置导尿管,并严格遵守无菌技术,防止继发二重感染。

5.深静脉血栓形成

(1)查体:患者主诉小腿轻度疼痛和压痛或腹股沟区疼痛和压痛,体检示患肢凹陷性水肿,腓肠肌挤压试验或足背屈曲试验阳性。

(2)预防:鼓励患者术后早期离床活动;卧床期间进行肢体主动和被动运动,如每小时10次腿部自主伸、屈活动,或被动按摩腿部肌、屈腿和伸腿等,每天 4 次,每次 10 min,以促进静脉血回流,防止血栓形成;高危患者,下肢使用抗血栓压力带或血栓泵治疗以促进血液回流;血液高凝状态者,可口服小剂量阿司匹林、复方丹参片或用小剂量肝素;也可用右旋糖酐-40 静脉滴注,以抑制血小板凝集。

(3)护理:抬高患肢、制动;忌经患肢静脉输液;严禁局部按摩,以防血栓脱落。

6.消化道出血

(1)病因:消化道出血是足以威胁患者生命的并发症,多见于重型颅脑损伤,严重高血压脑出血,鞍区、三脑室、四脑室及脑干附近手术后,因下丘脑及脑干受损后反射性引起胃黏膜糜烂、溃疡。患者呕吐咖啡色物质,伴有呃逆、腹胀及黑便等,出血量多时,可发生休克。

(2)护理:应密切观察血压、脉搏,呕吐物的颜色、量,大便的颜色及量等以判断病情;立即安置胃管,行胃肠减压;遵医嘱给予冰盐水加止血药胃管注入,全身应用止血剂,并根据出血量补充足量的全血。

7.尿崩症

(1)表现:常见于第三脑室前部的肿瘤,尤其是蝶鞍区附近手术。患者表现为口渴、多饮、多尿,一般尿量 24 h 内在 4 000 mL 以上。

(2)护理:应严格记录 24 h 出入量及每小时尿量,并观察尿的性质及颜色;密切观察患者意识、生命体征的变化,配合医师监测钾、钠、氯及尿比重情况,及时判断有无电解质紊乱;指导患者饮含钾高的饮料和含钾盐水,并多吃一些含钾、钠高的食物,预防低钾、低钠血症;遵医嘱按时按量补充各种电解质;按医嘱正确使用抗利尿药物,并注意观察用药的效果。

8.中枢性高热

(1)表现:下丘脑、脑干及高颈髓病变或损害,均可引起中枢性体温调节失常,临床以高热多见,偶有体温过低。常伴有意识障碍,脉搏快速,呼吸急促等自主神经紊乱的表现。中枢性高热不宜控制,一般采取物理降温如冰袋降温、温水擦浴、冰毯、冰帽降温,必要时采用冬眠、低温疗法。

(2)护理:严密观察病情,加强监护:对患者进行心率、呼吸、血压和血氧饱和度的动态监测,严密观察意识、瞳孔变化及中枢神经系统的阳性体征等;保持呼吸道通畅:及时吸痰,以减少肺部并发症的发生;持续有效吸氧;掌握正确的吸痰方法和吸痰时机,加强气道湿化和雾化,防止痰痂形成和气道干燥出血,必要时行气管切开;加强基础护理,预防并发症,每天两次口腔护理;按时翻身、叩背,防压疮、冻伤、坠积性肺炎的发生;保持大小便通畅,必要时进行灌肠或使用缓泻剂;做好鼻饲护理,鼻饲前应吸净痰液,鼻饲 1 h 内暂缓吸痰,必要时抬高患者头部或摇高床头,防止食物逆流入呼吸道引起或加重肺部感染。

9.顽固性呃逆

顽固性呃逆常见于第三脑室、第四脑室和脑干附近的手术。对发生呃逆的患者,应先检查上腹部,如有胃胀气或胃潴留,应先置胃管抽空胃内容物。在排除因膈肌激惹所致的呃逆后,可采用压迫眼球、眶上神经,刺激患者有效咳嗽,捏鼻,还可指导患者做深大呼吸等,有时可以获得暂时缓解,还可遵医嘱使用氯丙嗪 50 mg 或利他灵 10～20 mg,肌内注射或穴位注射。

(邓小超)

第十三节　重症哮喘患者的护理

支气管哮喘(简称哮喘)是常见的慢性呼吸道疾病之一,近年来,其患病率在全球范围内有逐年增加的趋势,参照全球哮喘防治创议(GINA)和我国 2008 年版支气管哮喘防治指南,将定义重新修订为哮喘是由多种细胞包括气道的炎性细胞和结构细胞(如嗜酸性粒细胞、肥大细胞、T 淋巴细胞、中性粒细胞、平滑肌细胞、气道上皮细胞等)和细胞组分参与的气道慢性炎症性疾病。这种慢性炎症导致气道高反应性,通常出现广泛多变的可逆性气流受限,并引起反复发作性的喘息、气急、胸闷或咳嗽等症状,常在夜间和/或清晨发作、加剧,多数患者可自行缓解或经治疗缓解。如果哮喘急性发作,虽经积极吸入糖皮质激素(≤1 000 μg/d)和应用长效 β_2 受体激动药或茶碱类药物治疗数小时,病情不缓解或继续恶化;或哮喘呈暴发性发作,哮喘发作后短时间内即进入危重状态,则称为重症哮喘。如病情不能得到有效控制,可迅速发展为呼吸衰竭而危及生命,故需住院治疗。

一、病因和发病机制

(一)病因
哮喘的病因还不十分清楚,目前认为同时受遗传因素和环境因素的双重影响。

(二)发病机制
哮喘的发病机制不完全清楚,可能是免疫-炎症反应、神经机制和气道高反应性及其之间的相互作用。重症哮喘目前已经基本明确的发病因素主要有以下几种。

1.诱发因素的持续存在

诱发因素的持续存在使机体持续地产生抗原-抗体反应,发生气道炎症、气道高反应性和支

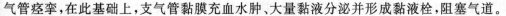

气管痉挛,在此基础上,支气管黏膜充血水肿、大量黏液分泌并形成黏液栓,阻塞气道。

2.呼吸道感染

细菌、病毒及支原体等的感染可引起支气管黏膜充血肿胀及分泌物增加,加重气道阻塞;某些微生物及其代谢产物还可以作为抗原引起免疫-炎症反应,使气道高反应性加重。

3.糖皮质激素使用不当

长期使用糖皮质激素常常伴有下丘脑-垂体-肾上腺皮质轴功能抑制,突然减量或停用,可造成体内糖皮质激素水平的突然降低,造成哮喘的恶化。

4.脱水、痰液黏稠、电解质紊乱

哮喘急性发作时,呼吸道丢失水分增加、多汗造成机体脱水,痰液黏稠不易咳出而阻塞大小气道,加重呼吸困难,同时由于低氧血症可使无氧酵解增加,酸性代谢产物增加,合并代谢性酸中毒,使病情进一步加重。

5.精神心理因素

许多学者提出心理社会因素通过对中枢神经、内分泌和免疫系统的作用而导致哮喘发作,是使支气管哮喘发病率和病死率升高的一个重要因素。

二、病理生理

重症哮喘的支气管黏膜充血水肿、分泌物增多甚至形成黏液栓以及气道平滑肌的痉挛导致呼吸道阻力在吸气和呼气时均明显升高,小气道阻塞,肺泡过度充气,肺内残气量增加,加重吸气肌肉的负荷,降低肺的顺应性,内源性呼气末正压(PEEPi)增大,导致吸气功耗增大。小气道阻塞,肺泡过度充气,相应区域毛细血管的灌注减低,引起肺泡通气/血流(V/Q)比例的失调,患者常出现低氧血症,多数患者表现为过度通气,通常 $PaCO_2$ 降低,若 $PaCO_2$ 正常或升高,应警惕呼吸衰竭的可能性或是否已经发生了呼吸衰竭。重症哮喘患者,若气道阻塞不迅速解除,潮气量将进行性下降,最终将会发生呼吸衰竭。哮喘发作持续不缓解,也可能出现血液循环的紊乱。

三、临床表现

(一)症状

重症哮喘患者常出现极度严重的呼气性呼吸困难、被迫采取坐位或端坐呼吸,干咳或咳大量白色泡沫痰,不能讲话、紧张、焦虑、恐惧、大汗淋漓。

(二)体征

患者常出现呼吸浅快,呼吸频率增快(>30 次/分),可有三凹征,呼气期两肺满布哮鸣音,也可哮鸣音不出现,即所谓的"寂静胸",心率增快(>120 次/分),可有血压下降,部分患者出现奇脉、胸腹反常运动、意识障碍,甚至昏迷。

四、实验室检查和其他检查

(一)痰液检查

哮喘患者痰涂片显微镜下可见到较多嗜酸性粒细胞、脱落的上皮细胞。

(二)呼吸功能检查

哮喘发作时,呼气流速指标均显著下降,第 1 秒钟用力呼气容积(FEV_1)、第 1 秒钟用力呼气容积占用力肺活量比值($FEV_1/FVC\%$,即 1 秒率)以及呼气峰值流速(PEF)均减少。肺容量指标可见用力肺活量减少、残气量增加、功能残气量和肺总量增加,残气占肺总量百分比增高。大多数成人哮喘患者呼气峰值流速<50%预计值则提示重症发作,呼气峰值流速<33%预计值提示危重或致命性发作,需做血气分析检查以监测病情。

(三)血气分析

由于气道阻塞且通气分布不均,通气/血流比例失衡,大多数重症哮喘患者有低氧血症,PaO_2<8.0 kPa(60 mmHg),少数患者 PaO_2<6.0 kPa(45 mmHg),过度通气可使 $PaCO_2$ 降低,pH上升,表现为呼吸性碱中毒;若病情进一步发展,气道阻塞严重,可有缺氧及二氧化碳潴留,$PaCO_2$ 上升,血 pH 下降,出现呼吸性酸中毒;若缺氧明显,可合并代谢性酸中毒。$PaCO_2$ 正常往往是哮喘恶化的指标,高碳酸血症是哮喘危重的表现,需给予足够的重视。

(四)胸部 X 线检查

早期哮喘发作时可见两肺透亮度增强,呈过度充气状态,并发呼吸道感染时可见肺纹理增加及炎性浸润阴影。重症哮喘要注意气胸、纵隔气肿及肺不张等并发症的存在。

(五)心电图检查

重症哮喘患者心电图常表现为窦性心动过速、电轴右偏、偶见肺性 P 波。

五、诊断

(一)哮喘的诊断标准

(1)反复发作喘息、气急、胸闷或咳嗽,多与接触变应原、冷空气、物理、化学性刺激以及病毒性上呼吸道感染、运动等有关。

(2)发作时双肺可闻及散在或弥漫性、以呼气相为主的哮鸣音,呼气相延长。

(3)上述症状和体征可经治疗缓解或自行缓解。

(4)除去其他疾病所引起的喘息、气急、胸闷和咳嗽。

(5)临床表现不典型者(如无明显喘息或体征),应至少具备以下 1 项试验阳性:①支气管激发试验或运动激发试验阳性。②支气管舒张试验阳性,第 1 秒用呼气容积增加≥12%,且第 1 秒用呼气容积增加绝对值≥200 mL。③呼气峰值流速日内(或 2 周)变异率≥20%。

符合(1)~(4)条或(4)~(5)条者,可以诊断为哮喘。

(二)哮喘的分期及分级

根据临床表现,哮喘可分为急性发作期、慢性持续期和临床缓解期。急性发作是指喘息、气促、咳嗽、胸闷等症状突然发生,或原有症状急剧加重,常有呼吸困难,以呼气流量降低为其特征,常因接触变应原、刺激物或呼吸道感染诱发。哮喘急性发作时病情严重程度可分为轻度、中度、重度、危重四级(表 3-2)。

表 3-2　哮喘急性发作时病情严重程度的分级

临床特点	轻度	中度	重度	危重
气短	步行、上楼时	稍事活动	休息时	
体位	可平卧	喜坐位	端坐呼吸	
谈话方式	连续成句	常有中断	仅能说出字和词	不能说话
精神状态	可有焦虑或尚安静	时有焦虑或烦躁	常有焦虑、烦躁	嗜睡、意识模糊
出汗	无	有	大汗淋漓	

续表

临床特点	轻度	中度	重度	危重
呼吸频率(次/分)	轻度增加	增加	>30	
辅助呼吸肌活动及三凹征	常无	可有	常有	胸腹矛盾运动
哮鸣音	散在,呼气末期	响亮、弥漫	响亮、弥漫	减弱、甚至消失
脉率(次/分)	<100	100~120	>120	脉率变慢或不规则
奇脉 (深吸气时收缩压下降,mmHg)	无,<10	可有,10~25	常有,>25	无
使用 β_2 受体激动药后呼气峰值流速占预计值或个人最佳值%	>80%	60%~80%	<60%或<100 L/min 或作用时间<2 h	
PaO_2(吸空气,mmHg)	正常	≥60	<60	<60
$PaCO_2$(mmHg)	<45	≤45	>45	>45
SaO_2(吸空气,%)	>95	91~95	≤90	≤90
pH				降低

注:1 mmHg=0.133 kPa。

六、鉴别诊断

(一)左侧心力衰竭引起的喘息样呼吸困难

(1)患者多有高血压、冠状动脉粥样硬化性心脏病、风湿性心脏病和二尖瓣狭窄等病史和体征。

(2)阵发性咳嗽,咳大量粉红色泡沫痰,两肺可闻及广泛的湿啰音和哮鸣音,左心界扩大,心率增快,心尖部可闻及奔马律。

(3)胸部 X 线及心电图检查符合左心病变。

(4)鉴别困难时,可雾化吸入 β_2 受体激动药或静脉注射氨茶碱缓解症状后,进一步检查,忌用肾上腺素或吗啡,以免造成危险。

(二)慢性阻塞性肺疾病

(1)中老年人多见,起病缓慢、病程较长,多有长期吸烟或接触有害气体的病史。

(2)慢性咳嗽、咳痰,晨间咳嗽明显,气短或呼吸困难逐渐加重。有肺气肿体征,两肺可闻及湿啰音。

(3)慢性阻塞性肺疾病急性加重期和哮喘区分有时十分困难,用支气管扩张药和口服或吸入激素做治疗性试验可能有所帮助。慢性阻塞性肺疾病也可与哮喘合并同时存在。

(三)上气道阻塞

(1)呼吸道异物者有异物吸入史。

(2)中央型支气管肺癌、气管支气管结核、复发性多软骨炎等气道疾病,多有相应的临床病史。

(3)上气道阻塞一般出现吸气性呼吸困难。

(4)胸部 X 线摄片、CT、痰液细胞学或支气管镜检查有助于诊断。

(5)平喘药物治疗效果不佳。

此外,应和变态反应性肺浸润、自发性气胸等相鉴别。

七、急诊处理

哮喘急性发作的治疗取决于发作的严重程度以及对治疗的反应。对于具有哮喘相关死亡高危因素的患者,应给予高度重视。高危患者包括:曾经有过气管插管和机械通气的濒于致死性哮喘的病史;在过去1年中因为哮喘而住院或看急诊;正在使用或最近刚刚停用口服糖皮质激素;目前未使用吸入糖皮质激素;过分依赖速效 β_2 受体激动药,特别是每月使用沙丁胺醇(或等效药物)超过1支的患者;有心理疾病或社会心理问题,包括使用镇静药;有对哮喘治疗不依从的历史。

(一)轻度和部分中度急性发作哮喘患者可在家庭中或社区中治疗

治疗措施主要为重复吸入速效 β_2 受体激动药,在第1 h每次吸入沙丁胺醇100~200 μg 或特布他林250~500 μg,必要时每20 min重复1次,随后根据治疗反应,轻度调整为3~4 h再用2~4喷,中度1~2 h用6~10喷。如果对吸入性 β_2 受体激动药反应良好(呼吸困难显著缓解,呼气峰值流速占预计值＞80%或个人最佳值,且疗效维持3~4 h),通常不需要使用其他药物。如果治疗反应不完全,尤其是在控制性治疗的基础上发生的急性发作,应尽早口服糖皮质激素(泼尼松龙0.5~1 mg/kg或等效剂量的其他激素),必要时到医院就诊。

(二)部分中度和所有重度急性发作均应到急诊室或医院治疗

1.联合雾化吸入 β_2 受体激动药和抗胆碱能药物

β_2 受体激动药通过对气道平滑肌和肥大细胞等细胞膜表面的 β_2 受体的作用,舒张气道平滑肌、减少肥大细胞脱颗粒和介质的释放等,缓解哮喘症状。重症哮喘时应重复使用速效 β_2 受体激动药,推荐初始治疗时连续雾化给药,随后根据需要间断给药(6次/天)。雾化吸入抗胆碱药物,如溴化异丙托品(常用剂量为50~125 μg,3~4次/天)、溴化氧托品等可阻断节后迷走神经传出支,通过降低迷走神经张力而舒张支气管,与 β_2 受体激动药联合使用具有协同、互补作用,能够取得更好的支气管舒张作用。

2.静脉使用糖皮质激素

糖皮质激素是最有效的控制气道炎症的药物,重度哮喘发作时应尽早静脉使用糖皮质激素,特别是对吸入速效 β_2 受体激动药初始治疗反应不完全或疗效不能维持者。如静脉及时给予琥珀酸氢化可的松(400~1 000 mg/d)或甲泼尼龙(80~160 mg/d),分次给药,待病情得到控制和缓解后,改为口服给药(如静脉使用激素2~3天,继之以口服激素3~5天),静脉给药和口服给药的序贯疗法有可能减少激素用量和不良反应。

3.静脉使用茶碱类药物

茶碱具有舒张支气管平滑肌作用,并具有强心、利尿、扩张冠状动脉、兴奋呼吸中枢和呼吸肌等作用。临床上在治疗重症哮喘时静脉使用茶碱作为症状缓解药,静脉注射氨茶碱[首次剂量为4~6 mg/kg,注射速度不宜超过0.25 mg/(kg·min),静脉滴注维持剂量为0.6~0.8 mg/(kg·h)],茶碱可引起心律失常、血压下降,甚至死亡,其有效、安全的血药浓度范围应在6~15 μg/mL,在有条件的情况下应监测其血药浓度,及时调整浓度和滴速。发热、妊娠、抗结核治疗可以降低茶碱的血药浓度;而肝脏疾病、充血性心力衰竭以及合用西咪替丁(甲氰咪胍)、喹诺酮类、大环内酯类药物等可影响茶碱代谢而使其排泄减慢,增加茶碱的毒性作用,应引起重视,并酌情调整剂量。

4.静脉使用 β$_2$ 受体激动药

平喘作用较为迅速,但因全身不良反应的发生率较高,国内较少使用。

5.氧疗

使 $SaO_2 \geqslant 90\%$,吸氧浓度一般 30%左右,必要时增加至 50%,如有严重的呼吸性酸中毒和肺性脑病,吸氧浓度应控制在 30%以下。

6.气管插管机械通气

重度和危重哮喘急性发作经过氧疗、全身应用糖皮质激素、β$_2$ 受体激动药等治疗,临床症状和肺功能无改善,甚至继续恶化,应及时给予机械通气治疗,其指征主要包括意识改变、呼吸肌疲劳、$PaCO_2 \geqslant 6.0$ kPa(45 mmHg)等。可先采用经鼻(面)罩无创机械通气,若无效应及早行气管插管机械通气。哮喘急性发作机械通气需要较高的吸气压,可使用适当水平的呼气末正压治疗。如果需要过高的气道峰压和平台压才能维持正常通气容积,可试用允许性高碳酸血症通气策略以减少呼吸机相关肺损伤。

八、急救护理

(一)护理目标

(1)及早发现哮喘先兆,保障最佳治疗时机,终止发作。

(2)尽快解除呼吸道阻塞,纠正缺氧,挽救患者生命。

(3)减轻患者身体、心理的不适及痛苦。

(4)提高患者的活动能力,提高生活质量。

(5)健康指导,提高自护能力,减少复发,维护肺功能。

(二)护理措施

(1)院前急救时的护理:①首先做好出诊前的评估。接到出诊联系电话时询问患者的基本情况,做出预测评估及相应的准备。除备常规急救药外,需备短效的糖皮质激素及 β$_2$ 受体激动剂(气雾剂)、氨茶碱等。做好机械通气的准备,救护车上的呼吸机调好参数,准备吸氧面罩。②到达现场后,迅速评估病情及周围环境,判断是否有诱发因素。简单询问相关病史,评估病情。立即监测生命体征、意识状态的情况,发生呼吸、心搏骤停时立即配合医师进行心肺复苏,建立人工气道进行机械辅助通气。尽快解除呼吸道阻塞,及时纠正缺氧是抢救患者的关键。给予氧气吸入,面罩或者用高频呼吸机通气吸氧。遵医嘱立即帮助患者吸入糖皮质激素和 β$_2$ 受体激动剂定量气雾剂,氨茶碱缓慢静脉滴注,肾上腺素 0.25~0.5 mg 皮下注射,30 min 后可重复 1 次。迅速建立静脉通道。固定好吸氧、输液管,保持通畅。重症哮喘病情危急,严重缺氧导致极其恐惧、烦躁,护士要鼓励患者,端坐体位做好固定,扣紧安全带,锁定担架平车与救护车定位把手,并在旁扶持。运送途中,密切监护患者的呼吸频率及节律、血氧饱和度、血压、心率、意识的变化,观察用药反应。

(2)到达医院后,帮助患者取坐位或半卧位,放移动托板,使其身体伏于其上,利于通气和减少疲劳。立即连接吸氧装置,调好氧流量。检查静脉通道是否通畅。备吸痰器、气管插管、呼吸机、抢救药物、除颤器。连接监护仪,监测呼吸、心电、血压等生命体征。观察患者的意识、呼吸频率、哮鸣音高低变化。一般哮喘发作时,两肺布满高调哮鸣音,但重危哮喘患者,因呼吸肌疲劳和小气道广泛痉挛,使肺内气体流速减慢,哮鸣音微弱,出现"沉默胸",提示病情危重。护士对病情变化要有预见性,发现异常及时报告医师处理。

(3)迅速收集病史、以往药物服用情况,评估哮喘程度。如果哮喘发作经数小时积极治疗后病情仍不能控制,或急剧进展,即为重症哮喘,此时病情不稳定,可危及生命,需要加强监护、治疗。

(4)确保气道通畅维护有效排痰、保持呼吸道通畅是急重症哮喘的护理重点。①哮喘发作时,支气管黏膜充血水肿,腺体分泌亢进,合并感染更重,产生大量痰液。而此时患者因呼吸急促、喘息,呼吸道水分丢失,致使痰液黏稠不易咳出,大量黏痰形成痰栓阻塞气管、支气管,导致严重气道阻塞,加上气道痉挛,气道内压力明显增加,加重喘息及感染。因此必须注意补充水分、湿化气道,积极排痰,保持呼吸道通畅。②按时协助患者翻身、叩背,加强体位引流;雾化吸入,湿化气道,稀释痰液,防止痰栓形成。采用小雾量、短时间、间歇雾化方式,湿化时密切观察患者呼吸状态,发现喘息加重、血氧饱和度下降等异常立即停止雾化。床边备吸痰器,防止痰液松解后大量涌出导致窒息。吸痰时动作轻柔、准确,吸力和深度适当,尽量减少刺激并达到有效吸引。每次吸痰时间不超过 15 秒,该过程中注意观察患者的面色、呼吸、血氧饱和度、血压及心率的变化。严格无菌操作,避免交叉感染。

(5)吸氧治疗的护理:①给氧方式、浓度和流量根据病情及血气分析结果予以调节。一般给予鼻导管吸氧,氧流量 4～6 L/min;有二氧化碳潴留时,氧流量 2～4 L/min;出现低氧血症时改用面罩吸氧,氧流量 6～10 L/min。经过吸氧和药物治疗病情不缓解,低氧血症和二氧化碳潴留加剧时进行气管插管呼吸机辅助通气。此时应做好呼吸机和气道管理,防止医源性感染,及时有效地吸痰和湿化气道。气管插管患者吸痰前后均应吸入纯氧 3～5 min。②吸氧治疗时,观察呼吸窘迫有无缓解,意识状况,末梢皮肤黏膜颜色、湿度等,定时监测血气分析。高浓度吸氧(>60%)持续 6 h 以上时应注意有无烦躁、情绪激动、呼吸困难加重等中毒症状。

(6)药物治疗的护理:终止哮喘持续发作的药物根据其作用机制可分为:具有抗炎作用和缓解症状作用两大类。给药途径包括吸入、静脉和口服。①吸入给药的护理吸入的药物局部抗炎作用强,直接作用于呼吸道,所需剂量较小,全身性不良反应较少。剂型有气雾剂、干粉和溶液。护士指导患者正确吸入药物。先嘱患者将气呼尽,然后开始深吸气,同时喷出药液,吸气后屏气数秒,再慢慢呼出。吸入给药有口咽部局部的不良反应,包括声音嘶哑、咽部不适和念珠菌感染,吸药后让患者及时用清水含漱口咽部。密切观察与用药效果和不良反应,严格掌握吸入剂量。②静脉给药的护理经静脉用药有糖皮质激素、茶碱类及 β 受体激动剂。护士要熟练掌握常用静脉注射平喘药物的药理学、药代动力学、药物的不良反应、使用方法及注意事项,严格执行医嘱的用药剂量、浓度和给药速度,合理安排输液顺序。保持静脉通路畅通,药液无外渗,确保药液在规定时间内输入。观察治疗反应,监测呼吸频率、节律、血氧饱和度、心率、心律和哮喘症状的变化等。应用拟肾上腺素和茶碱类药物时应注意观察有无心律失常、心动过速、血压升高、肌肉震颤、抽搐、恶心、呕吐等不良反应,严格控制输入速度,及时反馈病情变化,供医师及时调整医嘱,保持药物剂量适当;应用大剂量糖皮质激素类药物应观察是否有消化道出血或水钠潴留、低钾性碱中毒等表现,发现后及时通知医师处理。③口服给药重度哮喘吸入大剂量激素治疗无效的患者应早期口服糖皮质激素,一般使用半衰期较短的糖皮质激素,如泼尼松、泼尼松龙或甲基泼尼松龙等。每次服药护士应协助,看患者服下,防止漏服或服用时间不恰当。正确的服用方法是每天或隔天清晨顿服,以减少外源性激素对脑垂体-肾上腺轴的抑制作用。

(7)并发症的观察和护理:重危哮喘患者主要并发症是气胸、皮下气肿、纵隔气肿、心律失常、心功能不全等,发生时间主要在发病 48 h 内,尤其是前 24 h。在入院早期要特别注意观察,尤应注意应用呼吸机治疗者及入院前有肺气肿和/或肺心病的重症哮喘患者。①气胸是发生率最高的并发症。气胸发生的征象是清醒患者突感呼吸困难加重、胸痛、烦躁不安,血氧饱和度降低。由于胸内压增加,使用呼吸机时机器报警。护士此时要注意观察有无气管移位,血流动力学是否稳定等,并立即报告医师处理。②皮下气肿一般发生在颈胸部,重者可累及到腹部。表现为颈胸部肿胀,触诊有握雪感或捻发感。单纯皮下气肿一般对患者影响较轻,但是皮下气肿多来自气胸或纵隔气肿,如处理不及时可危及生命。③纵隔气肿是最严重的并发症,可直接影响到循环系统,导致血压下降、心律失常,甚至心搏骤停,短时间内导致患者死亡。发现皮下气肿,同时有血压、心律的明显改变,应考虑到纵隔气肿的可能,立即报告医师急救处理。④心律失常患者存在的低氧及高碳酸血症、氨茶碱过量、电解质紊乱、胸部并发症等,均可导致各种期前收缩、快速心房纤颤、室上速等心律失常。发现新出现的心律失常或原有心律失常加重,要针对性地观察是否存在上述原因,做出相应的护理并报告医师处理。

(8)出入量管理:急重症哮喘发作时因张口呼吸、大量出汗等原因容易导致脱水、痰液黏稠不易咳出,必须严格出入量管理,为治疗提供准确依据。监测尿量,必要时留置导尿,准确记录24 h出入量及每小时尿量,观察出汗情况、皮肤弹性,若尿量少于 30 mL/h,应通知医师处理。神志清醒者,鼓励饮水。对口服不足及神志不清者,经静脉补充水分,一般每天补液 2 500～3 000 mL,根据患者的心功能状态调整滴速,避免诱发心力衰竭、急性肺水肿。在补充水分的同时应严密监测血清电解质,及时补充纠正,保持酸碱平衡。

(9)基础护理:哮喘发作时,患者生活不能自理,护士要做好各项基础护理。尽量维护患者的舒适感。①保持病室空气新鲜流通,温度(18～22 ℃)、湿度(50％～60％)适宜,避免寒冷、潮湿、异味。注意保暖,避免受凉感冒。室内不摆放花草,整理床铺时防止尘埃飞扬。护理操作尽量集中进行,保障患者休息。②帮助患者取舒适的半卧位和坐位,适当用靠垫等维持,减轻患者体力。每天 3 次进行常规口腔、鼻腔清洁护理,有利于呼吸道通畅,预防感染并发症。口唇干燥时涂石蜡油。③保持床铺清洁、干燥、平整。对意识障碍加强皮肤护理,保持皮肤清洁、干燥,及时擦干汗液,更换衣服,每 2 h 翻身 1 次,避免局部皮肤长期受压。协助床上排泄,提供安全空间,尊重患者,及时清理污物并清洗会阴。

(10)安全护理:为意识不清、烦躁的患者提供保护性措施,使用床档,防止坠床摔伤。哮喘发作时,患者常采取强迫坐位,给予舒适的支撑物,如移动餐桌、升降架等。哮喘缓解后,协助患者侧卧位休息。

(11)饮食护理:给予高热量、高维生素、易消化的流质食物,病情好转后改半流质、普通饮食。避免产气、辛辣、刺激性食物及容易引起过敏的食物,如鱼、虾等。

(12)心理护理:严重缺氧时患者异常痛苦,有窒息和濒死感,患者均存在不同程度的焦虑、烦躁或恐惧,后者诱发或加重哮喘,形成恶性循环。护士应主动与患者沟通,提供细致护理,给患者精神安慰及心理支持,说明良好的情绪能促进缓解哮喘,帮助患者控制情绪。

(13)健康教育:为了有效控制哮喘发作、防止病情恶化,必须提高患者的自我护理能力,并且鼓励亲属参与教育计划,使其准确了解患者的需求,能提供更合适的帮助。患者经历自我处理成功的体验后会增加控制哮喘的信心,改善生活质量,提高治疗依从性。具体内容主要有:哮喘相关知识,包括支气管哮喘的诱因、前驱症状、发作时的简单处理、用药等;自我护理技能的培养,包括气雾剂的使用、正确使用峰流速仪监测、合理安排日常生活和定期复查等。

指导环境控制:识别致敏源和刺激物,如宠物、花粉、油漆、皮毛、灰尘、吸烟、刺激性气体等,尽量减少与之接触。居室或工作学习的场所要保持清洁,常通风。

呼吸训练:指导患者正确的腹式呼吸法、轻咳排痰法及缩唇式呼吸等,保证哮喘发作时能有效地呼吸。

病情监护指导:指导患者自我检测病情,每天用袖珍式峰流速仪监测最大呼出气流速,并进行评定和记录。急性发作前的征兆有:使用短效 β 受体激动剂次数增加、早晨呼气峰流速下降、夜间苏醒次数增加或不能入睡,夜间症状严重等。一旦有上述征象,及时复诊。嘱患者随身携带止喘气雾剂,一出现哮喘先兆时立即吸入,同时保持平静。通过指导患者及照护者掌握哮喘急性发作的先兆和处理常识,把握好急性加重前的治疗时间窗,一旦发生时能采取正确的方式进行自救和就医,避免病情恶化或争取抢救时间。

指导患者严格遵医嘱服药:指导患者应在医师指导下坚持长期、规则、按时服药,向患者及照护者讲明各种药物的不良反应及服用时注意事项,指导其加强病情观察。如疗效不佳或出现严重不良反应时立即与医师联系,不能随意更改药物种类、增减剂量或擅自停药。

指导患者适当锻炼,保持情绪稳定:在缓解期可做医疗体操、呼吸训练、太极拳等,戒烟,减少对气道的刺激。避免情绪激动、精神紧张和过度疲劳,保持愉快情绪。

指导个人卫生和营养:细菌和病毒感染是哮喘发作的常见诱因。哮喘患者应注意与流感者隔离,定期注射流感疫苗,预防呼吸道感染。保持良好的营养状态,增强抗感染的能力。胃肠道反流可诱发哮喘发作,睡前 3 h 禁饮食、抬高枕头可预防。

(裴太兴)

第十四节 重症肺炎患者的护理

肺炎是指终末气道、肺泡和肺间质的炎症,可由病原微生物、理化因素、免疫损伤、过敏及药物所致。细菌性肺炎是最常见的肺炎,也是最常见的感染性疾病之一。

目前肺炎按患病环境分成社区获得性肺炎(community-acquired pneumonia,CAP)和医院获得性肺炎(hospital-acquired pneumonia,HAP),CAP 是指在医院外罹患的感染性肺实质炎症,包括被具有明确潜伏期的病原体感染而入院后在平均潜伏期内发病的肺炎。HAP 亦称医院内肺炎(nosocomial pneumonia,NP),是指患者入院时不存在,也不处于潜伏期,而于入院 48 h 后在医院(包括老年护理院、康复院等)内发生的肺炎。HAP 还包括呼吸机相关性肺炎(ventilator associated pneumonia,VAP)和卫生保健相关性肺炎(healthcare associated pneumonia,HCAP)。CAP 和 HAP 年发病率分别约为12/1 000 人口和5~10/1 000住院患者,近年发病率有增加的趋势。肺炎病死率门诊肺炎患者<1%,住院患者平均为 12%,入住重症监护病房(ICU)者约 40%。发病率和病死率高的原因与社会人口老龄化、吸烟、伴有基础疾病和免疫功能低下有关,如慢性阻塞性肺病、心力衰竭、肿瘤、糖尿病、尿毒症、神经疾病、药瘾、嗜酒、艾滋病、久病体衰、大型手术、应用免疫抑制剂和器官移植等。此外,亦与病原体变迁、耐药菌增加、HAP 发病率增加、病原学诊断困难、不合理使用抗生素和部分人群贫困化加剧等有关。

重症肺炎至今仍无普遍认同的定义,需入住 ICU 者可认为是重症肺炎。目前一般认为,如果肺炎患者的病情严重到需要通气支持(急性呼吸衰竭、严重气体交换障碍伴高碳酸血症或持续

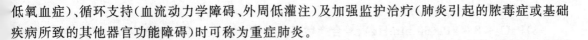

低氧血症)、循环支持(血流动力学障碍、外周低灌注)及加强监护治疗(肺炎引起的脓毒症或基础疾病所致的其他器官功能障碍)时可称为重症肺炎。

一、病因和发病机制

正常的呼吸道免疫防御机制(支气管内黏液-纤毛运载系统、肺泡巨噬细胞等细胞防御的完整性等)使气管隆凸以下的呼吸道保持无菌。是否发生肺炎决定于两个因素:病原体和宿主因素。如果病原体数量多,毒力强和/或宿主呼吸道局部和全身免疫防御系统损害,即可发生肺炎。病原体可通过下列途径引起社区获得性肺炎:①空气吸入;②血行播散;③邻近感染部位蔓延;④上呼吸道定植菌的误吸。医院获得性肺炎还可通过误吸胃肠道的定植菌(胃食管反流)和通过人工气道吸入环境中的致病菌引起,病原体直接抵达下呼吸道后,滋生繁殖,引起肺泡毛细血管充血、水肿,肺泡内纤维蛋白渗出及细胞浸润。

二、诊断

(一)临床表现特点

1.社区获得性肺炎

(1)新近出现的咳嗽、咳痰或原有呼吸道疾病症状加重,并出现脓性痰,伴或不伴胸痛。

(2)发热。

(3)肺实变体征和/或闻及湿性啰音。

(4)白细胞$>10\times10^9$/L 或$<4\times10^9$/L,伴或不伴细胞核左移。

(5)胸部 X 线检查显示片状、斑片状浸润性阴影或间质性改变,伴或不伴胸腔积液。

以上 1～4 项中任何一项加第 5 项,除外非感染性疾病可做出诊断。CAP 常见病原体为肺炎链球菌、支原体、衣原体、流感嗜血杆菌和呼吸病毒(甲、乙型流感病毒、腺病毒、呼吸合胞病毒和副流感病毒)等。

2.医院获得性肺炎

住院患者 X 线检查出现新的或进展的肺部浸润影加上下列 3 个临床症候中的 2 个或以上可以诊断为肺炎。

(1)发热超过 38 ℃。

(2)血白细胞增多或减少。

(3)脓性气道分泌物。

HAP 的临床表现、实验室和影像学检查特异性低,应注意与肺不张、心力衰竭和肺水肿、基础疾病肺侵犯、药物性肺损伤、肺栓塞和急性呼吸窘迫综合征等相鉴别。无感染高危因素患者的常见病原体依次为肺炎链球菌、流感嗜血杆菌、金黄色葡萄球菌、大肠埃希菌、肺炎克雷伯菌等;有感染高危因素患者为金黄色葡萄球菌、铜绿假单胞菌、肠杆菌属、肺炎克雷伯菌等。

(二)重症肺炎的诊断标准

不同国家制定的重症肺炎的诊断标准有所不同,各有优缺点,但一般均注重对客观生命体征、肺部病变范围、器官灌注和氧合状态的评估,临床医师可根据具体情况选用。以下列出目前常用的几项诊断标准。

1.中华医学会呼吸病学分会颁布的重症肺炎诊断标准

(1)意识障碍。

（2）呼吸频率≥30 次/分。

（3）$PaO_2<8.0$ kPa(60 mmHg)、氧合指数(PaO_2/FiO_2)<40.0 kPa(300 mmHg)，需行机械通气治疗。

（4）动脉收缩压<12.0 kPa(90 mmHg)。

（5）并发脓毒性休克。

（6）X 线胸片显示双侧或多肺叶受累，或入院 48 h 内病变扩大≥50%。

（7）少尿：尿量<20 mL/h，或<80 mL/4 h，或急性肾衰竭需要透析治疗。

符合 1 项或以上者可诊断为重症肺炎。

2.美国感染病学会(IDSA)和美国胸科学会(ATS)新修订的诊断标准

具有 1 项主要标准或 3 项或以上次要标准可认为是重症肺炎，需要入住 ICU。

（1）主要标准：①需要有创通气治疗。②脓毒性休克需要血管收缩剂。

（2）次要标准：①呼吸频率≥30 次/分。②PaO_2/FiO_2≤250。③多叶肺浸润。④意识障碍/定向障碍。⑤尿毒症(BUN≥7.14 mmol/L)。⑥白细胞减少(白细胞<4×10⁹/L) 。⑦血小板减少(血小板<10 万×10⁹/L)。⑧低体温(<36 ℃)。⑨低血压需要紧急的液体复苏。

说明：①其他指标也可认为是次要标准，包括低血糖(非糖尿病患者)、急性酒精中毒/酒精戒断、低钠血症、不能解释的代谢性酸中毒或乳酸升高、肝硬化或无脾。②需要无创通气也可等同于次要标准的前 2 项。③白细胞减少仅系感染引起。

3.英国胸科学会(BTS)制定的 CURB(confusion，urea，respiratory rate and blood pressure)标准

标准一：存在以下 4 项核心标准的 2 项或以上即可诊断为重症肺炎。①新出现的意识障碍。②尿素氮(BUN)>7 mmol/L。③呼吸频率≥30 次/分。④收缩压<12.0 kPa(90 mmHg)或舒张压≤8.0 kPa(60 mmHg)。

CURB 标准比较简单、实用，应用起来较为方便。

标准二如下所述。

（1）存在以上 4 项核心标准中的 1 项且存在以下 2 项附加标准时须考虑有重症倾向。附加标准包括：①$PaO_2<8.0$ kPa(60 mmHg)/$SaO_2<92\%$(任何 FiO_2)。②胸片提示双侧或多叶肺炎。

（2）不存在核心标准但存在 2 项附加标准并同时存在以下 2 项基础情况时也须考虑有重症倾向。基础情况包括：①年龄≥50 岁。②存在慢性基础疾病。

如存在标准二中(1)(2)两种有重症倾向的情况时需结合临床进行进一步评判。在(1)情况下需至少 12 h 后进行一次再评估。

CURB-65 即改良的 CURB 标准，标准在符合下列 5 项诊断标准中的 3 项或以上时即考虑为重症肺炎，需考虑收入 ICU 治疗。①新出现的意识障碍。②BUN>7 mmol/L。③呼吸频率≥30 次/分。④收缩压<12.0 kPa(90 mmHg)或舒张压≤8.0 kPa(60 mmHg)。⑤年龄≥65岁。

（三）严重度评价

评价肺炎病情的严重程度对于决定在门诊或入院治疗甚或 ICU 治疗至关重要。肺炎临床的严重性决定于三个主要因素：局部炎症程度，肺部炎症的播散和全身炎症反应。除此之外，患者如有下列其他危险因素会增加肺炎的严重度和死亡危险。

1.病史

年龄＞65 岁；存在基础疾病或相关因素，如慢性阻塞性肺疾病（COPD）、糖尿病、充血性心力衰竭、慢性肾功能不全、慢性肝病、一年内住过院、疑有误吸、神志异常、脾切除术后状态、长期嗜酒或营养不良。

2.体征

呼吸频率＞30 次/分；脉搏≥120 次/分；血压＜12.0/8.0 kPa（90/60 mmHg）；体温≥40 ℃或≤35 ℃；意识障碍；存在肺外感染病灶如败血症、脑膜炎。

3.实验室和影像学异常

白细胞＞20×10^9/L 或＜4×10^9/L，或中性粒细胞计数＜1×10^9/L；呼吸空气时 PaO_2＜8.0 kPa（60 mmHg）、PaO_2/FiO_2＜40.0 kPa（300 mmHg），或 $PaCO_2$＞6.7 kPa（50 mmHg）；血肌酐＞106 μmol/L 或 BUN＞7.1 mmol/L；血红蛋白＜90 g/L 或血细胞比容＜30%；血浆清蛋白＜25 g/L；败血症或弥漫性血管内凝血（DIC）的证据，如血培养阳性、代谢性酸中毒、凝血酶原时间和部分凝血活酶时间延长、血小板减少；X 线胸片病变累及一个肺叶以上、出现空洞、病灶迅速扩散或出现胸腔积液。

为使临床医师更精确地做出入院或门诊治疗的决策，近几年用评分方法作为定量的方法在临床上得到了广泛的应用。PORT（肺炎患者预后研究小组，pneumonia outcomes research team）评分系统（表 3-3）是目前常用的评价社区获得性肺炎（community acquired pneumonia，CAP）严重度以及判断是否必须住院的评价方法，其也可用于预测 CAP 患者的病死率。其预测死亡风险分级如下。①1～2 级：≤70 分，病死率 0.1%～0.6%。②3 级：71～90 分，病死率 0.9%。③4 级：91～130 分，病死率 9.3%。④5 级：＞130 分，病死率 27.0%。PORT 评分系统因可以避免过度评价肺炎的严重度而被推荐使用，即其可保证一些没必要住院的患者在院外治疗。

表 3-3　PORT 评分系统

患者特征	分值	患者特征	分值	患者特征	分值
年龄		脑血管疾病	10	实验室和放射学检查	
男性	−10	肾脏疾病	10	pH＜7.35	30
女性	+10	体格检查		BUN＞11 mmol/L（＞30 mg/dL）	20
住护理院		神志改变	20	Na^+＜130 mmol/L	20
并存疾病		呼吸频率＞30 次/分	20	葡萄糖＞14 mmol/L（＞250 mg/dL）	10
肿瘤性疾病	30	收缩血压＜12.0 kPa（90 mmHg）	20	血细胞比容＜30%	10
肝脏疾病	20	体温＜35 ℃或＞40 ℃	15	PaO_2＜8.0 kPa（60 mmHg）	10
充血性心力衰竭	10	脉率＞12 次/分	10	胸腔积液	10

为避免评价 CAP 肺炎患者的严重度不足，可使用改良的 BTS 重症肺炎标准：呼吸频率≥30 次/分，舒张压≤8.0 kPa（60 mmHg），BUN＞6.8 mmol/L，意识障碍。四个因素中存在两个可确定患者的死亡风险更高。此标准因简单易用，且能较准确地确定 CAP 的预后而被广

泛应用。

临床肺部感染积分(clinical pulmonary infection score,CPIS)评分(表 3-4)则主要用于医院获得性肺炎(hospital acquired pneumonia,HAP)包括呼吸机相关性肺炎(ventilator-associated pneumonia,VAP)的诊断和严重度判断,也可用于监测治疗效果。此积分从 0～12 分,积分 6 分时一般认为有肺炎。

表 3-4　临床肺部感染积分评分表

参数	标准	分值
	≥36.5 ℃,≤38.4 ℃	0
体温	≥38.9 ℃	1
	≥39 ℃,或≤36 ℃	2
	≥4.0,≤11.0	0
白细胞计数(×10⁹)	<4.0,>11.0	1
	杆状核白细胞	2
	<14+吸引	0
气管分泌物	≥14+吸引	1
	脓性分泌物	2
氧合指数(PaO_2/FiO_2)	>240 或急性呼吸窘迫综合征	0
	≤240	2
	无渗出	0
胸部 X 线	弥漫性渗出	1
	局部渗出	2
半定量气管吸出物培养	病原菌≤1+或无生长	0
(0,1+,2+,3+)	病原菌≥1+	1
	革兰氏染色发现与培养相同的病原菌	2

三、治疗

(一)临床监测

1.体征监测

监测重症肺炎的体征是一项简单、易行和有效的方法,患者往往有呼吸频率和心率加快、发绀、肺部病变部位湿啰音等。目前多数指南都把呼吸频率加快(≥30 次/分)作为重症肺炎诊断的主要或次要标准。意识状态也是监测的重点,神志模糊、意识不清或昏迷提示重症肺炎可能性。

2.氧合状态和代谢监测

PaO_2、PaO_2/FiO_2、pH、混合静脉血氧分压(PvO_2)、胃张力测定、血乳酸测定等都可对患者的氧合状态进行评估。单次的动脉血气分析一般仅反映患者瞬间的氧合情况;重症患者或有病情明显变化者应进行系列血气分析或持续动脉血气监测。

3.胸部影像学监测

重症肺炎患者应进行系列 X 线胸片监测,主要目的是及时了解患者的肺部病变是进展还是好转,是否合并有胸腔积液、气胸,是否发展为肺脓肿、急性呼吸窘迫综合征(acute respiratory distress syndrome,ARDS)等。检查的频度应根据患者的病情而定,如要了解病变短期内是否增大,一般每48 h进行一次检查评价;如患者临床情况突然恶化(呼吸窘迫、严重低氧血症等),在不能除外合并气胸或进展至ARDS时,应短期内复查;而当患者病情明显好转及稳定时,一般可10~14天后复查。

4.血流动力学监测

重症肺炎患者常伴有脓毒症,可引起血流动力学的改变,故应密切监测患者的血压和尿量。这2项指标比较简单、易行,且非常可靠,应作为常规监测的指标。中心静脉压的监测可用于指导临床补液量和补液速度。部分重症肺炎患者可并发中毒性心肌炎或ARDS,如临床上难于区分时应考虑行漂浮导管检查。

5.器官功能监测

包括脑功能、心功能、肾功能、胃肠功能、血液系统功能等,进行相应的血液生化和功能检查。一旦发现异常,要积极处理,注意防止多器官功能障碍综合征(multiple organ dysfunction syndrome,MODS)的发生。

6.血液监测

血液监测包括外周血白细胞计数、C反应蛋白、降钙素原、血培养等。

(二)抗生素治疗

经验性联合应用抗生素治疗重症肺炎的理论依据是:联合应用能够覆盖可能的微生物并预防耐药的发生。对于铜绿假单胞菌肺炎,联用β内酰胺类和氨基糖苷类具有潜在的协同作用,优于单药治疗;然而氨基糖苷类抗生素的抗菌谱窄,毒性大,特别是对于老年患者,其肾损害的发生率比较高。临床应用氨基糖苷类时要注意其为浓度依赖性抗生素,一般要用足够剂量、提高峰药浓度以提高疗效,同时也应避免与毒性相关的谷浓度的升高。在监测药物的峰浓度时,庆大霉素和妥布霉素>7 μg/mL,或阿米卡星>28 μg/mL的效果较好。氨基糖苷类的另一个不足是对支气管分泌物的渗透性较差,仅能达到血药浓度的40%。此外,肺炎患者的支气管分泌物pH较低,在这种环境下许多抗生素活性都降低。因此,有时联合应用氨基糖苷类抗生素并不能增加疗效,反而增加了肾毒性。

目前,对于重症肺炎,抗生素的单药治疗也已得到临床医师的重视。新的头孢菌素、碳青霉烯类、其他β内酰胺类和氟喹诺酮类抗生素由于抗菌效力强、广谱,并且耐细菌β内酰胺酶,故可用于单药治疗。即使对于重症HAP,只要不是耐多药的病原体,如铜绿假单胞菌、不动杆菌和耐甲氧西林金黄色葡萄球菌(MRSA)等,仍可考虑抗生素的单药治疗。对重症VAP有效的抗生素一般包括亚胺培南、美罗培南、头孢吡肟和哌拉西林/他唑巴坦。对于重症肺炎患者来说,临床上的初始治疗常联用多种抗生素,在获得细菌培养结果后,如果没有高度耐药的病原体就可以考虑转为针对性的单药治疗。

临床上一般认为不适合单药治疗有以下几种情况。①可能感染革兰氏阳性、革兰氏阴性菌和非典型病原体的重症CAP。②怀疑铜绿假单胞菌或肺炎克雷伯菌的菌血症。③可能是金黄色葡萄球菌和铜绿假单胞菌感染的HAP。三代头孢菌素不应用于单药治疗,因其在治疗中易诱导肠杆菌属细菌产生β内酰胺酶而导致耐药发生。

对于重症VAP患者,如果为高度耐药病原体所致的感染则联合治疗是必要的。目前有三种联合用药方案,如下。①β内酰胺类联合氨基糖苷类:在抗铜绿假单胞菌上有协同作用,但也应注意前面提到的氨基糖苷类的毒性作用。②2个β内酰胺类联合使用：因这种用法会诱导出对两种药同时耐药的细菌，故虽然有过成功治疗的报道，仍不推荐使用。③β内酰胺类联合氟喹诺酮类：虽然没有抗菌协同作用，但也没有潜在的拮抗作用；氟喹诺酮类对呼吸道分泌物穿透性很好，对其疗效有潜在的正面影响。

对于铜绿假单胞菌所致的重症肺炎，联合治疗往往是必要的。抗假单胞菌的β内酰胺类抗生素包括青霉素类的哌拉西林、阿洛西林、氨苄西林、替卡西林、阿莫西林；第三代头孢菌素类的头孢他啶、头孢哌酮；第四代头孢菌素类的头孢吡肟；碳青霉烯类的亚胺培南、美罗培南；单酰胺类的氨曲南（可用于青霉素类过敏的患者）；β内酰胺类/β内酰胺酶抑制剂复合剂的替卡西林/克拉维酸钾、哌拉西林/他唑巴坦。其他的抗假单胞菌抗生素还有氟喹诺酮类和氨基糖苷类。

1.重症 CAP 的抗生素治疗

重症 CAP 患者的初始治疗应针对肺炎链球菌（包括耐药肺炎链球菌）、流感嗜血杆菌、军团菌和其他非典型病原体，在某些有危险因素的患者还有可能为肠道革兰氏阴性菌属包括铜绿假单胞菌的感染。无铜绿假单胞菌感染危险因素的 CAP 患者可使用β内酰胺类联合大环内酯类或氟喹诺酮类（如左氧氟沙星、加替沙星、莫西沙星等）。因目前为止还没有确立单药治疗重症 CAP 的方法，所以很难确定其安全性、有效性（特别是并发脑膜炎的肺炎）或用药剂量。可用于重症 CAP 并经验性覆盖耐药肺炎链球菌的β内酰胺类抗生素有头孢曲松、头孢噻肟、亚胺培南、美罗培南、头孢吡肟、氨苄西林/舒巴坦或哌拉西林/他唑巴坦。目前高达 40％的肺炎链球菌对青霉素或其他抗生素耐药，其机制不是β内酰胺酶介导而是青霉素结合蛋白的改变。虽然不少β内酰胺类和氟喹诺酮类抗生素对这些病原体有效，但对耐药肺炎链球菌肺炎并发脑膜炎的患者应使用万古霉素治疗。如果患者有假单胞菌感染的危险因素（如支气管扩张、长期使用抗生素、长期使用糖皮质激素）应联合使用抗假单胞菌抗生素并应覆盖非典型病原体，如环丙沙星加抗假单胞菌β内酰胺类，或抗假胞菌β内酰胺类加氨基糖苷类加大环内酯类或氟喹诺酮类。

临床上选取任何治疗方案都应根据当地抗生素耐药的情况、流行病学和细菌培养及实验室结果进行调整。关于抗生素的治疗疗程目前也很少有资料可供参考，应考虑感染的严重程度，菌血症、多器官功能衰竭、持续性全身炎症反应和损伤等。一般来说，根据疾病的严重程度和宿主免疫抑制的状态，肺炎链球菌肺炎疗程为 7～10 天，军团菌肺炎的疗程需要 14～21 天。ICU 的大多数治疗都是通过静脉途径的，但近期的研究表明只要病情稳定、没有发热，即使在危重患者，3 天静脉给药后亦可转为口服治疗，即序贯或转换治疗。转换为口服治疗的药物可选择氟喹诺酮类，因其生物利用度高，口服治疗也可达到同静脉给药一样的血药浓度。

由于嗜肺军团菌在重症 CAP 的相对重要性，应特别注意其治疗方案。虽然目前有很多体外有抗军团菌活性的药物，但在治疗效果上仍缺少前瞻性、随机对照研究的资料。回顾性的资料和长期临床经验支持使用红霉素 4 g/d 治疗住院的军团菌肺炎患者。在多肺叶病变、器官功能衰竭或严重免疫抑制的患者，在治疗的前 3～5 天应加用利福平。其他大环内酯类（克拉霉素和阿奇霉素）也有效。除上述之外可供选择的药物有氟喹诺酮类（环丙沙星、左氧氟沙星、加替沙星、莫西沙星）或多西环素。氟喹诺酮类在治疗军团菌肺炎的动物模型中特别有效。

2.重症 HAP 的抗生素治疗

HAP 应根据患者的情况和最可能的病原体而采取个体化治疗。对于早发的（住院 4 天内起病者）重症肺炎患者而没有特殊病原体感染危险因素者，应针对"常见病原体"治疗。这些病原体包括肺炎链球菌、流感嗜血杆菌、甲氧西林敏感的金黄色葡萄球菌和非耐药的革兰氏阴性细菌。抗生素可选择第二代、第三代、第四代头孢菌素、β内酰胺类/β内酰胺酶抑制剂复合剂、氟喹诺酮类或联用克林霉素和氨曲南。

对于任何时间起病、有特殊病原体感染危险因素的轻中症肺炎患者,有感染"常见病原体"和其他病原体危险者,应评估危险因素来指导治疗。如果有近期腹部手术或明确的误吸史,应注意厌氧菌,可在主要抗生素基础上加用克林霉素或单用β内酰胺类/β内酰胺酶抑制剂复合剂;如果患者有昏迷或有头部创伤、肾衰竭或糖尿病史,应注意金黄色葡萄球菌感染,需针对性选择有效的抗生素;如果患者起病前使用过大剂量的糖皮质激素、或近期有抗生素使用史、或长期ICU住院史,即使患者的HAP并不严重,也应经验性治疗耐药病原体,治疗方法是联用两种抗假单胞菌抗生素,如果气管抽吸物革兰氏染色见阳性球菌还需加用万古霉素(或可使用利奈唑胺或奎奴普丁/达福普汀)。所有的患者,特别是气管插管的ICU患者,经验性用药必须持续到痰培养结果出来之后。如果无铜绿假单胞菌或其他耐药革兰氏阴性细菌感染,则可根据药敏情况使用单一药物治疗。非耐药病原体的重症HAP患者可用任何以下单一药物治疗:亚胺培南、美罗培南、哌拉西林/他唑巴坦或头孢吡肟。

ICU中HAP的治疗也应根据当地抗生素敏感情况,以及当地经验和对某些抗生素的偏爱而调整。每个ICU都有它自己的微生物药敏情况,而且这种情况随时间而变化,因而有必要经常更新经验用药的策略。经验用药中另一个需要考虑的是"抗生素轮换"策略,它是指标准经验治疗过程中有意更改抗生素使细菌暴露于不同的抗生素,从而减少抗生素耐药的选择性压力,达到减少耐药病原体感染发生率的目的。"抗生素轮换"策略目前仍在研究之中,还有不少问题未能明确,包括每个用药循环应该持续多久?应用什么药物进行循环?这种方法在内科和外科患者的有效性分别有多高?循环药物是否应该针对革兰氏阳性细菌同时也针对革兰氏阴性细菌等。

在某些患者中,雾化吸入这种局部治疗可用以弥补全身用药的不足。氨基糖苷类雾化吸入可能有一定的益处,但只用于革兰氏阴性细菌肺炎全身治疗无效者。多黏菌素雾化吸入也可用于耐药铜绿假单胞菌的感染。

对于初始经验治疗失败的患者,应该考虑其他感染性或非感染性的诊断,包括肺曲霉感染。对持续发热并有持续或进展性肺部浸润的患者可经验性使用两性霉素B。虽然传统上应使用开放肺活检来确定其最终诊断,但临床上是否活检仍应个体化。临床上还应注意其他的非感染性肺部浸润的可能性。

(三)支持治疗

支持治疗主要包括液体补充、血流动力学、通气和营养支持,起到稳定患者状态的作用,而更直接的治疗仍需要针对患者的基础病因。流行病学证据显示,营养不良影响肺炎的发病和危重患者的预后。同样,临床资料也支持肠内营养可以预防肺炎的发生,特别是对于创伤的患者。对于严重脓毒症和多器官功能衰竭的分解代谢旺盛的重症肺炎患者,在起病48 h后应开始经肠内途径进行营养支持,一般把导管插入到空肠进行喂养以避免误吸;如果使用胃内喂养,最好是维持患者半卧体位以减少误吸的风险。

(四)胸部理疗

拍背、体位引流和振动可以促进黏痰排出的效果尚未被证实。胸部理疗广泛应用的局限在于:①其有效性未被证实,特别是不能减少患者的住院时间;②费用高,需要专人使用;③有时引

起 PaO_2 的下降。目前的经验是胸部理疗对于脓痰过多(>30 mL/d)或严重呼吸肌疲劳不能有效咳嗽的患者是最为有用的,如对囊性纤维化、COPD 和支气管扩张的患者。

使用自动化病床的侧翻疗法,有时加以振动叩击,是一种有效地预防外科创伤及内科患者肺炎的方法,但其地位仍不确切。

(五)促进痰液排出

雾化和湿化可降低痰的黏度,因而可改善不能有效咳嗽患者的排痰,然而雾化产生的大多水蒸气都沉积在上呼吸道并引起咳嗽,一般并不影响痰的流体特性。目前很少有数据支持湿化能特异性地促进细菌清除或肺炎吸收的观点。乙酰半胱氨酸能破坏痰液的二硫键,有时也用于肺炎患者的治疗,但由于其刺激性,因而在临床应用上受到一定限制。痰中的 DNA 增加了痰液黏度,重组的 DNA 酶能裂解 DNA,已证实在囊性纤维化患者中有助于改善症状和肺功能,但对肺炎患者其价值尚未被证实。支气管舒张药也能促进黏液排出和纤毛运动频率,对 COPD 合并肺炎的患者有效。

四、急救护理

(一)护理目标

(1)维持生命体征稳定,降低病死率。

(2)维持呼吸道通畅,促进有效咳嗽、排痰。

(3)维持正常体温,减轻高热伴随症状,增加患者舒适感。

(4)供给足够营养和液体。

(5)预防传染和继发感染。

(二)护理措施

1.病情监护

重症肺炎患者病情危重、变化快,特别是高龄及合并严重基础疾病患者,需要严密监护病情变化,包括持续监护心电、血压、呼吸、血氧饱和度,监测意识、尿量、血气分析结果、肾功能、电解质、血糖变化。任何异常变化均应及时报告医师,早期处理。同时床边备好吸引装置、吸氧装置、气管插管和气管切开等抢救用品及抢救药物等。

2.维持呼吸功能的护理

(1)密切观察患者的呼吸情况,监护呼吸频率、节律、呼吸音、血氧饱和度。出现呼吸急促、呼吸困难,口唇、指(趾)末梢发绀,低氧血症(血氧饱和度$<80\%$),双肺呼吸音减弱,必须及时给予鼻导管或面罩有效吸氧,根据病情变化调节氧浓度和流量。面罩呼吸机加压吸氧时,注意保持密闭,对于面颊部极度消瘦的患者,在颊部与面罩之间用脱脂棉垫衬托,避免漏气影响氧疗效果和皮肤压迫。意识清楚的患者嘱其用鼻呼吸,脱面罩间歇时间不宜过长。鼓励患者多饮水,减少张口呼吸和说话。

(2)常规及无创呼吸机加压吸氧不能改善缺氧时,采取气管插管呼吸机辅助通气。机械通气需要患者较好的配合,事先向患者简明讲解呼吸机原理、保持自主呼吸与呼吸机同步的配合方法、注意事项等。指导患者使用简单的身体语言表达需要,如用动腿、眨眼、动手指表示口渴、翻身、不适等或写字表达。机械通气期间严格做好护理,每天更换呼吸管道,浸泡消毒后再用环氧乙烷灭菌;严格按无菌技术操作规程吸痰。护理操作特别是给患者翻身时,注意呼吸机管道水平面保持一定倾斜度,使其低于患者呼吸道,集水瓶应在呼吸环路的最低位,并及时检查倾倒管道内、集水瓶内冷凝水,避免其反流入气道。根据症状、血气分析、血氧饱和度调整吸入氧浓度,力求在最低氧浓度下达到最佳的氧疗效果,争取尽快撤除呼吸机。

(3)保持呼吸道通畅,及时清除呼吸道分泌物。①遵医嘱给予雾化吸入每天 2 次,有效湿化呼吸道。正确使用雾化吸入,雾化液用生理盐水配制,温度在 35 ℃左右。使喷雾器保持竖直向上,并根据患者的姿势调整角度和位置,吸入过程护士必须在场严密观察病情,如出现呼吸困难、口周发绀,应停止吸入,立即吸痰、吸氧,不能缓解时通知医师。症状缓解后继续吸入。每次雾化后,协助患者翻身、拍背。拍背时五指并拢成空心掌,由上而下,由外向内,有节律地轻拍背部。通过振动,使小气道分泌物松动易于进入较大气道,有利于排痰及改善肺通、换气功能。每次治疗结束后,雾化器内余液应全部倾倒,重新更换灭菌蒸馏水;雾化器连接管及面罩用 0.5% 三氯异氰尿酸(健之素)消毒液浸泡 30 min,用清水冲净后晾干备用。②指导患者定时有效咳嗽,病情允许时使患者取坐位,先深呼吸,轻咳数次将痰液集中后,用力咳出,也可促使肺膨胀。协助患者勤翻身,改变体位,每 2 h 拍背体疗 1 次。对呼吸无力、衰竭的患者,用手指压在胸骨切迹上方刺激气管,促使患者咳嗽排痰。③老年人、衰弱的患者,咳嗽反射受抑制者,呼吸防御机制受损,不能有效地将呼吸道分泌物排出时,应按需要吸痰。用一次性吸痰管,检查导管通畅后,在无负压情况下将吸痰管轻轻插入 10~15 cm,退出 1~2 cm,以便游离导管尖端,然后打开负压,边旋转边退出。有黏液或分泌物处稍停。每次吸痰时间应少于 15 秒。吸痰时,同一根吸痰管应先吸气道内分泌物,再吸鼻腔内分泌物,不能重复进入气道。

(4)研究表明,患者俯卧位发生吸入性肺炎的概率比左侧卧位和仰卧位患者低,定时帮助患者取该体位。进食时抬高床头 30°~45°,减少胃液反流误吸机会。

3.合并感染性休克的护理

发生休克时,患者取去枕平卧位,下肢抬高 20°~30°,增加回心血量和脑部血流量。保持静脉通道畅通,积极补充血容量,根据心功能、皮肤弹性、血压、脉搏、尿量及中心静脉压情况调节输液速度,防止肺水肿。加强抗感染,使用血管活性药物时,用药浓度、单位时间用量,严格遵医嘱,动态观察病情,及时反馈,为治疗方案的调整提供依据。体温不升者给予棉被保暖,避免使用热水袋、电热毯等加温措施。

4.合并急性肾衰竭的护理

少尿期准确记录出入量,留置导尿,记录每小时尿量,严密观察肾功能及电解质变化,根据医嘱严格控制补液量及补液速度。高血钾是急性肾衰竭患者常见死亡原因之一,此期避免摄入含钾高的食物;多尿期应注意补充水分,保持水、电解质平衡。尿量小于 20 mL/h 或小于 80 mL/24 h 的急性肾衰竭者需要血液透析治疗。

5.发热的护理

高热时帮助降低体温,减轻高热伴随症状,增加患者舒适感。每 2 h 监测体温 1 次。密切观察发热规律、特点及伴随症状,及时报告医师对症处理;寒战时注意保暖,高热给予物理降温,冷毛巾敷前额,冰袋置于腋下、腹股沟等处,或温水、酒精擦浴。物理降温效果差时,遵医嘱给予退热剂。降温期间要注意随时更换汗湿的衣被,防止受凉,鼓励患者多饮水,保证机体需要,防止肾血流灌注不足,诱发急性肾功能不全。加强口腔护理。

6.预防传染及继发感染

(1)采取呼吸道隔离措施,切断传播途径。单人单室,避免交叉感染。严格遵守各种消毒、隔离制度及无菌技术操作规程,医护人员操作前后应洗手,特别是接触呼吸道分泌物和护理气管切开、插管患者前后要彻底流水洗手,并采取戴口罩、手套等隔离手段。开窗通风保持病房空气流通,每天定时紫外线空气消毒 30～60 min,加强病房内物品的消毒,所有医疗器械和物品特别是呼吸治疗器械定时严格消毒、灭菌。控制陪护及探视人员流动,实行无陪人管理。对特殊感染、耐药菌株感染及易感人群应严格隔离,及时通报。

(2)加强呼吸道管理。气管切开患者更换内套管前,必须充分吸引气囊周围分泌物,以免含菌的渗出液漏入呼吸道诱发肺炎。患者取半坐位以减少误吸危险。尽可能缩短人工气道留置和机械通气时间。

(3)患者分泌物、痰液存放于黄色医疗垃圾袋中焚烧处理,定期将呼吸机集水瓶内液体倒入装有0.5%健之素消毒液的容器中集中消毒处理。

7.营养支持治疗的护理

营养支持是重要的辅助治疗。重症肺炎患者防御功能减退,体温升高使代谢率增加,机体需要增加免疫球蛋白、补体、内脏蛋白的合成,支持巨噬细胞、淋巴细胞活力及酶活性。提供重症肺炎患者高蛋白、高热量、富含维生素、易消化的流质或半流质饮食,尽量符合患者口味,少食多餐。有时需要鼻饲营养液,必要时胃肠外应用免疫调节剂,如免疫球蛋白、血浆、清蛋白和氨基酸等营养物质以提高抵抗力,增强抗感染效果。

8.舒适护理

为保证患者舒适,重视做好基础护理。重症肺炎急性期患者要卧床休息,安排好治疗、护理时间,尽量减少打扰,保证休息。帮助患者维持舒服的治疗体位。保持病室清洁、安静、空气新鲜。室温保持在22～24 ℃,使用空气湿化器保持空气相对湿度为 60%～70%。保持床铺干燥、平整。保持口腔清洁。

9.采集痰标本的护理干预

痰标本是最常用的下呼吸道病原学标本,其检验结果是选择抗生素治疗的确切依据,正确采集痰标本非常重要。准确的采样是经气管采集法,但患者有一定痛苦,不易被接受。临床一般采用自然咳痰法。采集痰标本应注意必须在抗生素治疗前采集新鲜、深咳后的痰,迅速送检,避免标本受到口咽处正常细菌群的污染,以保证细菌培养结果准确性。具体方法是:嘱患者先将唾液吐出、漱口,并指导或辅助患者深吸气后咳嗽,咳出肺部深处痰液,留取标本。收集痰液后应在30 min 内送检。经气管插管收集痰标本时,可使用一次性痰液收集器。用无菌镊夹持吸痰管插入气管深部,注意勿污染吸痰管。留痰过程注意无菌操作。

10.心理护理

评估患者的心理状态,采取有针对性的护理。患者病情重,呼吸困难、发热、咳嗽等明显不适,导致患者烦躁和恐惧,加压通气、气管插管、机械通气患者尤其明显,上述情绪加重呼吸困难。护士要鼓励患者倾诉,多与其交流,语言交流困难时,用文字或体态语言主动沟通,尽量消除其紧张恐惧心理。了解患者的经济状况及家庭成员情况,帮助患者寻求更多支持和帮助。及时向患者及家属解释,介绍病情和治疗方案,使其信任和理解治疗、护理的作用,增加安全感,保持情绪稳定。

11.健康教育

出院前指导患者坚持呼吸功能锻炼,做深呼吸运动,增强体质。减少去公共场所的次数,预防感冒。上呼吸道感染急性期外出戴口罩。居室保持良好的通风,保持空气清新。均衡膳食,增加机体抵抗力,戒烟,避免劳累。

(裴太兴)

第十五节 呼吸衰竭患者的护理

一、概述

呼吸衰竭是指各种原因引起的肺通气和/或换气功能严重障碍,以至在静息状态下亦不能维持足够的气体交换,导致缺氧伴(或不伴)二氧化碳潴留,进而引起一系列病理生理改变和代谢紊乱的临床综合征。主要表现为呼吸困难、发绀、精神、神经症状等。常以动脉血气分析作为呼吸衰竭的诊断标准:在水平面、静息状态、呼吸空气条件下,动脉血氧分压(PaO_2)<8.0 kPa(60 mmHg),伴或不伴 CO_2 分压($PaCO_2$)>6.6 kPa(50 mmHg),并排除心内解剖分流和原发于心排血量降低等致低氧因素,可诊断为呼吸衰竭。

(一)病因

参与呼吸运动过程的任何一个环节发生病变,都可导致呼吸衰竭。临床上常见的病因有以下几种。

1.呼吸道阻塞性病变

气管-支气管的炎症、痉挛、肿瘤、异物、纤维化瘢痕,如慢性阻塞性肺疾病(COPD)、重症哮喘等引起呼吸道阻塞和肺通气不足。

2.肺组织病变

各种累及肺泡和/或肺间质的病变,如肺炎、肺气肿、严重肺结核、弥漫性肺纤维化、肺水肿、肺不张、硅沉着病等均可导致肺容量减少、有效弥散面积减少、肺顺应性减低、通气/血流比值失调。

3.肺血管疾病

肺栓塞、肺血管炎、肺毛细血管瘤、多发性微血栓形成等可引起肺换气障碍,通气/血流比值失调,或部分静脉血未经氧合直接进入肺静脉。

4.胸廓与胸膜疾病

胸外伤引起的连枷胸、严重的自发性或外伤性气胸等均可影响胸廓活动和肺脏扩张,造成通气障碍。严重的脊柱畸形、大量胸腔积液或伴有胸膜增厚、粘连,亦可引起通气减少。

5.神经-肌肉疾病

脑血管疾病、颅脑外伤、脑炎以及安眠药中毒,可直接或间接抑制呼吸中枢。脊髓高位损伤、脊髓灰质炎、多发性神经炎、重症肌无力、有机磷中毒、破伤风以及严重的钾代谢紊乱,均可累及呼吸肌,使呼吸肌动力下降而引起通气不足。

(二)分类

1.按发病的缓急分类

(1)急性呼吸衰竭:多指原来呼吸功能正常,由于某些突发因素,如创伤、休克、溺水、电击、急性呼吸道阻塞、药物中毒、颅脑病变等,造成肺通气和/或换气功能迅速出现严重障碍,短时间内引起呼吸衰竭。

(2)慢性呼吸衰竭:指在一些慢性疾病,包括呼吸和神经肌肉系统疾病的基础上,呼吸功能障碍逐渐加重而发生的呼吸衰竭。最常见的原因为COPD。

2.按动脉血气分析分类

(1) Ⅰ型呼吸衰竭：即缺氧性呼吸衰竭,血气分析特点为 $PaO_2 < 8.0$ kPa(60 mmHg), $PaCO_2$ 降低或正常。主要见于弥散功能障碍、通气/血流比值失调、动-静脉分流等肺换气障碍性疾病,如急性肺栓塞、间质性肺疾病等。

(2) Ⅱ型呼吸衰竭：即高碳酸性呼吸衰竭,血气分析特点为 $PaO_2 < 8.0$ kPa(60 mmHg),同时 $PaCO_2 > 6.6$ kPa(50 mmHg)。因肺泡有效通气不足所致。单纯通气不足引起的缺氧和高碳酸血症的程度是平行的,若伴有换气功能障碍,则缺氧更严重,如 COPD。

(三)发病机制和病理生理

1.缺氧(低氧血症)和二氧化碳潴留(高碳酸血症)的发生机制

(1)肺通气不足：各种原因造成呼吸道管腔狭窄,通气障碍,使肺泡通气量减少,肺泡氧分压下降,二氧化碳排出障碍,最终导致缺氧和二氧化碳潴留。

(2)弥散障碍：指氧气、二氧化碳等气体通过肺泡膜进行气体交换的物理弥散过程发生障碍。由于氧气和二氧化碳通透肺泡膜的能力相差很大,氧的弥散力仅为二氧化碳的1/20,故在弥散障碍时,通常表现为低氧血症。

(3)通气/血流比失调。正常成年人静息状态下,肺泡通气量为 4 L/min,肺血流量为5 L/min,通气/血流比为 0.8。病理情况下,通气/血流比失调有两种形式：①部分肺泡通气不足,如肺泡萎陷、肺炎、肺不张等引起病变部位的肺泡通气不足,通气/血流比减小,静脉血不能充分氧合,形成动-静脉样分流。②部分肺泡血流不足,肺血管病变如肺栓塞引起栓塞部位血流减少,通气正常,通气/血流比增大,吸入的气体不能与血流进行有效交换,形成无效腔效应,又称无效腔样通气。通气/血流比失调的结果主要是缺氧,而无二氧化碳潴留。

(4)氧耗量增加：加重缺氧的原因之一。发热、战栗、呼吸困难和抽搐均增加氧耗量,正常人可借助增加通气量以防止缺氧。而原有通气功能障碍的患者,在氧耗量增加的情况下会出现严重的低氧血症。

2.缺氧对人体的影响

(1)对中枢神经系统的影响：脑组织对缺氧最为敏感。缺氧对中枢神经影响的程度与缺氧的程度和发生速度有关。轻度缺氧仅有注意力不集中、智力减退、定向障碍等;随着缺氧的加重可出现烦躁不安、神志恍惚、谵妄、昏迷。由于大脑皮质神经元对缺氧的敏感性最高,因此临床上缺氧的最早期表现是精神症状。

严重缺氧可使血管的通透性增加,引起脑组织充血、水肿和颅内压增高,压迫脑血管,可进一步加重缺血、缺氧,形成恶性循环。

(2)对循环系统的影响：缺氧可反射性加快心率,使血压升高、冠状动脉血流增加以维持心肌活动所必需的氧。心肌对缺氧十分敏感,早期轻度缺氧即可在心电图上表现出来,急性严重缺氧可导致心室颤动或心搏骤停。长期慢性缺氧可引起心肌纤维化、心肌硬化。缺氧、肺动脉高压以及心肌受损等多种病理变化最终导致肺源性心脏病。

(3)对呼吸系统的影响：呼吸的变化受到低氧血症和高碳酸血症所引起的反射活动及原发病的影响。轻度缺氧可刺激颈动脉窦和主动脉体化学感受器,反射性兴奋呼吸中枢,使呼吸加深加快。随着缺氧的逐渐加重,这种反射迟钝,呼吸抑制。

(4)对酸碱平衡和电解质的影响：严重缺氧可抑制细胞能量代谢的中间过程,导致能量产生减少,乳酸和无机磷大量积蓄,引起代谢性酸中毒。而能量的不足使体内离子转运泵受到损害,钾离子由细胞内转移到血液和组织间,钠和氢离子进入细胞内,导致细胞内酸中毒和高钾血症。代谢性酸中毒产生的固定酸与缓冲系统中碳酸氢盐起作用,产生碳酸,使组织的二氧化碳分压增高。

(5)对消化、血液系统的影响:缺氧可直接或间接损害肝细胞,使丙氨酸氨基转移酶升高。慢性缺氧可引起继发红细胞增多,增加了血黏度,严重时加重肺循环阻力和右心负荷。

3.二氧化碳潴留对人体的影响

(1)对中枢神经系统的影响:轻度二氧化碳潴留,可间接兴奋皮质,引起失眠、精神兴奋、烦躁不安等症状,随着二氧化碳潴留的加重,皮质下层受到抑制,表现为嗜睡、昏睡甚至昏迷,称为二氧化碳麻醉。二氧化碳还可扩张脑血管,使脑血流量增加,严重时造成脑水肿。

(2)对循环系统的影响:二氧化碳潴留可引起心率加快,心排血量增加,肌肉及腹腔血管收缩,冠状动脉、脑血管及皮肤浅表血管扩张,早期表现为血压升高。二氧化碳潴留的加重可直接抑制心血管中枢,引起血压下降、心律失常等严重后果。

(3)对呼吸的影响:二氧化碳是强有力的呼吸中枢兴奋剂,$PaCO_2$ 急骤升高,呼吸加深加快,通气量增加;长时间的二氧化碳潴留则会对呼吸中枢产生抑制,此时的呼吸运动主要靠缺氧对外周化学感受器的刺激作用得以维持。

(4)对酸碱平衡的影响:二氧化碳潴留可直接导致呼吸性酸中毒。血液 pH 取决于 HCO_3^-/H_2CO_3 比值,前者靠肾脏的调节(1～3 天),而 H_2CO_3 的调节主要靠呼吸(仅需数小时)。急性呼吸衰竭时二氧化碳潴留可使 pH 迅速下降;而慢性呼吸衰竭时,因二氧化碳潴留发展缓慢,肾减少 HCO_3^- 排出,不致使 pH 明显减低。

(5)对肾脏的影响:轻度二氧化碳潴留可使肾血管扩张,肾血流量增加而使尿量增加。二氧化碳潴留严重时,由于 pH 减低,使肾血管痉挛,血流量减少,尿量亦减少。

二、急性呼吸衰竭

(一)病因

1.呼吸系统疾病

严重呼吸系统感染、急性呼吸道阻塞病变、重度或持续性哮喘、各种原因引起的急性肺水肿、肺血管疾病、胸廓外伤或手术损伤、自发性气胸和急剧增加的胸腔积液等,导致肺通气和换气障碍。

2.神经系统疾病

急性颅内感染、颅脑外伤、脑血管病变等直接或间接抑制呼吸中枢。

3.神经-肌肉传导系统病变

脊髓灰质炎、重症肌无力、有机磷中毒及颈椎外伤等可损伤神经-肌肉传导系统,引起通气不足。

(二)临床表现

急性呼吸衰竭的临床表现主要是低氧血症所致的呼吸困难和多器官功能障碍。

1.呼吸困难

其是呼吸衰竭最早出现的症状。表现为呼吸节律、频率和幅度的改变。

2.发绀

发绀是缺氧的典型表现。当动脉血氧饱和度低于 90% 时,可在口唇、甲床等末梢部位出现紫蓝色,称为发绀。血红蛋白增高和休克时易出现发绀,严重贫血者即使缺氧也无明显发绀。发绀还受皮肤色素及心功能的影响。

3.精神神经症状

急性缺氧可出现精神错乱、狂躁、抽搐、昏迷等症状。

4.循环系统表现

多数患者有心动过速;严重低氧血症、酸中毒可引起心肌损害,亦可引起周围循环衰竭、血压下降、心律失常、心搏骤停。

5.消化和泌尿系统表现

严重缺氧损害肝、肾细胞,引起转氨酶、尿素氮升高;个别病例可出现蛋白尿和管型尿。因胃肠道黏膜屏障功能损伤,导致胃肠道黏膜充血、水肿、糜烂或应激性溃疡,引起上消化道出血。

(三)诊断

根据急性发病的病因及低氧血症的临床表现,急性呼吸衰竭的诊断不难做出,结合动脉血气分析可确诊。

(四)治疗

急性呼吸衰竭时,机体往往来不及代偿,故需紧急救治。

1.改善与维持通气

保证呼吸道通畅是最基本最重要的治疗措施。立即进行口对口人工呼吸,必要时建立人工呼吸道(气管插管或气管切开)。用手压式气囊做加压人工呼吸,将更利于发挥气体弥散的作用,延长氧分压在安全水平的时间,为进一步抢救赢得机会。

若患者有支气管痉挛,应立即由静脉给予支气管扩张药。

2.高浓度给氧

及时给予高浓度氧或纯氧,尽快缓解机体缺氧状况,保护重要器官是抢救成功的关键。但必须注意吸氧浓度和时间,以免造成氧中毒。一般吸入纯氧小于 5 h。

三、慢性呼吸衰竭

慢性呼吸衰竭是由慢性胸肺疾病引起呼吸功能障碍逐渐加重而发生的呼吸衰竭。由于机体的代偿适应,尚能从事较轻体力工作和日常活动者称代偿性慢性呼吸衰竭;当并发呼吸道感染、呼吸道痉挛等原因致呼吸功能急剧恶化,代偿丧失,出现严重缺氧和二氧化碳潴留及代谢紊乱者称失代偿性慢性呼吸衰竭。以Ⅱ型呼吸衰竭最常见。

(一)病因

以慢性阻塞性肺疾病(COPD)最常见,其次为重症哮喘发作、弥漫性肺纤维化、严重肺结核、尘肺、广泛胸膜粘连、胸廓畸形等。呼吸道感染常是导致失代偿性慢性呼吸衰竭的直接诱因。

(二)临床表现

除原发病的相应症状外,主要是由缺氧和二氧化碳潴留引起的多器官功能紊乱。慢性呼吸衰竭的临床表现与急性呼吸衰竭大致相似,但在以下几方面有所不同。

1.呼吸困难

COPD 所致的呼吸衰竭,病情较轻时表现为呼吸费力伴呼气延长,严重时呈浅快呼吸。若并发二氧化碳潴留,$PaCO_2$ 显著升高或升高过快,可出现二氧化碳麻醉,患者由深而慢的呼吸转为浅快呼吸或潮式呼吸。

2.精神神经症状

慢性呼吸衰竭伴二氧化碳潴留时,随着 $PaCO_2$ 的升高,可表现为先兴奋后抑制。抑制之

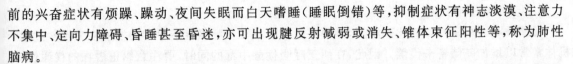

前的兴奋症状有烦躁、躁动、夜间失眠而白天嗜睡(睡眠倒错)等,抑制症状有神志淡漠、注意力不集中、定向力障碍、昏睡甚至昏迷,亦可出现腱反射减弱或消失、锥体束征阳性等,称为肺性脑病。

3.循环系统表现

二氧化碳潴留使外周体表静脉充盈、皮肤充血、温暖多汗、血压升高、心排血量增多而致脉搏洪大,多数患者有心率加快,因脑血管扩张产生搏动性头痛。

(三)诊断

根据患者有慢性肺疾病或其他导致呼吸功能障碍的疾病史,新近有呼吸道感染,有缺氧、二氧化碳潴留的临床表现,结合动脉血气分析可做出诊断。

(四)治疗

治疗原则是畅通呼吸道、纠正缺氧、增加通气量、纠正酸碱失衡及电解质紊乱和去除诱因。

1.保证呼吸道通畅

呼吸道通畅是纠正呼吸衰竭的首要措施。应鼓励患者咳嗽,对无力咳嗽、咳痰或意识障碍的患者要加强翻身拍背和体位引流,昏迷患者可采用多孔导管通过口腔、鼻腔、咽喉部,将分泌物或胃内反流物吸出。痰液黏稠不易咳出者,可采用雾化吸入稀释痰液;对呼吸道痉挛者可给予支气管解痉药,必要时建立人工呼吸道,并采用机械通气辅助呼吸。

2.氧疗

常用鼻塞或鼻导管吸氧,Ⅱ型呼吸衰竭应给予低流量(1～2 L/min)低浓度(25%～33%)持续吸氧。因Ⅱ型呼吸衰竭时,呼吸中枢对高二氧化碳的反应性差,呼吸的维持主要靠缺氧的刺激,若给予高浓度吸氧,可消除缺氧对呼吸的驱动作用,而使通气量迅速降低,二氧化碳分压更加升高,患者很快进入昏迷。Ⅰ型呼吸衰竭时吸氧浓度可较高(35%～45%),宜用面罩吸氧。应防止高浓度(>60%)长时间(>24 h)吸氧引起氧中毒。

3.增加通气量

减少二氧化碳潴留,二氧化碳潴留主要是由于肺泡通气不足引起的,只有增加肺泡通气量才能有效地排出二氧化碳。目前临床上常通过应用呼吸兴奋药和机械通气来改善肺泡通气功能。

(1)合理应用呼吸兴奋药可刺激呼吸中枢或周围化学感受器,增加呼吸频率和潮气量,使通气改善,还可改善神志,提高咳嗽反射,有利于排痰。常用尼可刹米1.875～3.75 g加入5%葡萄糖液500 mL中静脉滴注,但应注意供氧,以弥补其氧耗增多的弊端。氨茶碱、地高辛可增强膈肌收缩而增加通气量,可配合应用。必要时还可选用纳洛酮以促醒。

(2)机械通气的目的在于提供维持患者代谢所需要的肺泡通气;提供高浓度的氧气以纠正低氧血症,改善组织缺氧;代替过度疲劳的呼吸肌完成呼吸作用,减轻心肺负担,缓解呼吸困难症状。对于神志尚清,能配合的呼吸衰竭患者,可采用无创性机械通气,如做鼻或口鼻面罩呼吸机机械通气;对于病情危重神志不清或呼吸道有大量分泌物者,应建立人工呼吸道,如气管插管、气管切开,安装多功能呼吸机机械通气。机械通气为正压送气,操作时各项参数(潮气量、呼吸频率、吸呼比、氧浓度等)应适中,以免出现并发症。

4.抗感染

慢性呼吸衰竭急性加重的常见诱因是感染,一些非感染因素诱发的呼吸衰竭也容易继发感染。因此,抗感染治疗是慢性呼吸衰竭治疗的重要环节之一,应注意根据病原学检查及药物敏感试验合理应用抗生素。

5.纠正酸碱平衡失调

慢性呼吸衰竭常有二氧化碳潴留,导致呼吸性酸中毒。呼吸性酸中毒的发生多为慢性过程,机体常常以增加碱储备来代偿。因此,在纠正呼吸性酸中毒的同时,要注意纠正潜在的代谢性碱中毒,可给予盐酸精氨酸和补充钾盐。

6.营养支持

呼吸衰竭患者由于呼吸功能增加、发热等因素,导致能量消耗上升,机体处于负代谢,长时间会降低免疫功能,感染不易控制,呼吸肌易疲劳。故可给予患者高蛋白、高脂肪和低糖,以及多种维生素和微量元素的饮食,必要时静脉滴注脂肪乳。

7.病因治疗

病因治疗是治疗呼吸衰竭的根本所在。在解决呼吸衰竭本身造成的危害的前提下,应针对不同病因采取适当的治疗措施。

(五)转诊

1.转诊指征

呼吸衰竭一旦确诊,应立即转上一级医院诊治。

2.转诊注意事项

转诊前需给予吸氧、吸痰、强心、应用呼吸兴奋药等。

(六)健康指导

缓解期鼓励患者进行耐寒锻炼和呼吸功能锻炼,以增强体质及抗病能力;注意保暖,避免受凉及呼吸道感染,若出现感染症状,应及时治疗;注意休息,掌握合理的家庭氧疗;加强营养,增加抵抗力,减少呼吸道感染的机会。

四、护理评估

(一)致病因素

引起呼吸衰竭的病因很多,凡参与肺通气和换气的任何一个环节的严重病变都可导致呼吸衰竭。

(1)呼吸系统疾病:常见于慢性阻塞性肺疾病(COPD)、重症哮喘、肺炎、严重肺结核、弥散性肺纤维化、肺水肿、严重气胸、大量胸腔积液、硅沉着病、胸廓畸形等。

(2)神经肌肉病变:如脑血管疾病、颅脑外伤、脑炎、镇静催眠药中毒、多发性神经炎、脊髓颈段或高位胸段损伤、重症肌无力等。

上述病因可引起肺泡通气量不足、氧弥散障碍、通气/血流比例失调,导致缺氧或合并二氧化碳潴留而发生呼吸衰竭。

(二)身体状况

呼吸衰竭除原发疾病症状、体征外,主要为缺氧、二氧化碳潴留所致的呼吸困难和多脏器功能障碍。

1.呼吸困难

呼吸困难是最早、最突出的表现。主要为呼吸频率增快,病情严重时辅助呼吸肌活动增加,出现"三凹征"。若并发二氧化碳潴留,$PaCO_2$升高过快或显著升高时,患者可由呼吸过快转为浅慢呼吸或潮式呼吸。

2.发绀

发绀是缺氧的典型表现,可见口唇、指甲和舌发绀。严重贫血患者由于红细胞和血红蛋白减少,还原型血红蛋白的含量减低,可不出现发绀。

3.精神神经症状

主要是缺氧和二氧化碳潴留的表现。早期轻度缺氧可表现为注意力分散,定向力减退;缺氧程度加重,出现烦躁不安、神志恍惚、嗜睡、昏迷。轻度二氧化碳潴留,表现为兴奋症状,即失眠、躁动、夜间失眠而白天嗜睡;重度二氧化碳潴留可抑制中枢神经系统导致肺性脑病,表现为神志淡漠、间歇抽搐、肌肉震颤、昏睡,甚至昏迷等二氧化碳麻醉现象。

4.循环系统表现

二氧化碳潴留使外周体表静脉充盈、皮肤充血、温暖多汗、血压升高、心排血量增多而致脉搏洪大;多数患者有心率加快;因脑血管扩张产生搏动性头痛。

5.其他

可表现为上消化道出血、谷丙转氨酶升高、蛋白尿、血尿、氮质血症等。

(三)心理-社会状况

患者常因躯体不适、气管插管或气管切开、各种监测及治疗仪器的使用等感到焦虑或恐惧。

(四)实验室及其他检查

1.动脉血气分析

$PaO_2 < 8.0$ kPa(60 mmHg),伴或不伴 $PaCO_2 > 6.7$ kPa(50 mmHg),为最重要的指标,可作为呼吸衰竭的诊断依据。

2.血 pH 及电解质测定

呼吸性酸中毒合并代谢性酸中毒时,血 pH 明显降低,常伴有高钾血症。呼吸性酸中毒合并代谢性碱中毒时,常有低钾和低氯血症。

3.影像学检查

胸部 X 线片、肺 CT 和放射性核素肺通气/灌注扫描等,可协助分析呼吸衰竭的原因。

五、护理诊断及医护合作性问题

(1)气体交换受损:与通气不足、通气/血流失调和弥散障碍有关。

(2)清理呼吸道无效:与分泌物增加、意识障碍、人工气道、呼吸肌功能障碍有关。

(3)焦虑:与呼吸困难、气管插管、病情严重、失去个人控制及对预后的不确定有关。

(4)营养失调,低于机体需要量:与食欲缺乏、呼吸困难、人工气道及机体消耗增加有关。

(5)有受伤的危险:与意识障碍、气管插管及机械呼吸有关。

(6)潜在并发症:如感染、窒息等。

(7)缺乏呼吸衰竭的防治知识。

六、护理措施

(一)病情观察

重症患者需持续心电监护,密切观察患者的意识状态、呼吸频率、呼吸节律和深度、血压、心率和心律。观察排痰是否通畅、有无发绀、球结膜水肿、肺部异常呼吸音及啰音;监测动脉血气分析、电解质检查结果、机械通气情况等;若患者出现神志淡漠、烦躁、抽搐时,提示有肺性脑病的发生,应及时通知医师进行处理。

(二)生活护理

1.休息与体位

急性发作时,安排患者在重症监护病室,绝对卧床休息;协助和指导患者取半卧位或坐位,指导、教会病情稳定的患者缩唇呼吸。

2.合理饮食

给予高热量、高蛋白、富含维生素、低糖类、易消化、少刺激性的食物;昏迷患者常规给予鼻饲或肠外营养。

(三)氧疗的护理

1.氧疗的意义和原则

氧疗能提高动脉血氧分压,纠正缺氧,减轻组织损伤,恢复脏器功能。临床上根据患者病情和血气分析结果采取不同的给氧方法和给氧浓度。原则是在畅通气道的前提下,Ⅰ型呼吸衰竭的患者可短时间内间歇给予高浓度(>35%)或高流量(4~6 L/min)吸氧;Ⅱ型呼吸衰竭的患者应给予低浓度(<35%)、低流量(1~2 L/min)鼻导管持续吸氧,使 PaO_2 控制在 8.0 kPa(60 mmHg)或 SaO_2 在 90% 以上,以防因缺氧完全纠正,使外周化学感受器失去低氧血症的刺激而导致呼吸抑制,加重缺氧和 CO_2 潴留。

2.吸氧方法

吸氧方法有鼻导管、鼻塞、面罩、气管内和呼吸机给氧。临床常用、简便的方法是鼻导管、鼻塞法吸氧,其优点为简单、方便,不影响患者进食、咳嗽。缺点为氧浓度不恒定,易受患者呼吸影响,高流量对局部黏膜有刺激,氧流量不能大于 7 L/min。吸氧过程中应注意保持吸入氧气的湿化,输送氧气的面罩、导管、气管应定期更换消毒,防止交叉感染。

3.氧疗疗效的观察

若吸氧后呼吸困难缓解、发绀减轻、心率减慢、尿量增多、皮肤转暖、神志清醒,提示氧疗有效;若呼吸过缓或意识障碍加深,提示二氧化碳潴留加重。应根据动脉血气分析结果和患者的临床表现,及时调整吸氧流量或浓度。若发绀消失、神志清楚、精神好转、$PaO_2 > 8.0$ kPa(60 mmHg)、$PaCO_2 < 6.7$ kPa(50 mmHg),可间断吸氧几日后,停止氧疗。

(四)药物治疗的护理

用药过程中密切观察药物的疗效和不良反应。使用呼吸兴奋药必须保持呼吸道通畅,脑缺氧、脑水肿未纠正而出现频繁抽搐者慎用;静脉滴注时速度不宜过快,如出现恶心、呕吐、烦躁、面色潮红、皮肤瘙痒等现象,需要减慢滴速。对烦躁不安、夜间失眠患者,禁用对呼吸有抑制作用的药物,如吗啡等,慎用镇静药,以防止引起呼吸抑制。

(五)心理护理

呼吸衰竭的患者常对病情和预后有顾虑、心情忧郁、对治疗丧失信心,应多了解和关心患者的心理状况,特别是对建立人工气道和使用机械通气的患者,应经常巡视,让患者说出或写出引起或加剧焦虑的因素,针对性解决。

(六)健康指导

1.疾病知识指导

向患者及家属讲解疾病的发病机制、发展和转归。告诉患者及家属慢性呼吸衰竭患者度过危重期后,关键是预防和及时处理呼吸道感染等诱因,以减少急性发作,尽可能延缓肺功能恶化的进程。

2.生活指导

从饮食、呼吸功能锻炼、运动、避免呼吸道感染、家庭氧疗等方面进行指导。

3.病情监测指导

指导患者及家属学会识别病情变化,如出现咳嗽加剧、痰液增多、色变黄、呼吸困难、神志改变等,应及早就医。

（裴太兴）

第十六节　急性胰腺炎患者的护理

急性胰腺炎(acute pancreatitis,AP)是常见的急腹症之一,其发病率很高,占急腹症的第3～5位。其中80%以上的患者病情较轻,为急性水肿性胰腺炎,经非手术治疗可治愈,基本算一种内科病。10%左右的患者属于急性出血性坏死性胰腺炎(acute hemorrhagic necrotic pancreatitis,AHNP),常继发感染、腹膜炎和休克等多种并发症,病死率高,称为重症急性胰腺炎(severe acute pancreatitis,SAP)。重症急性胰腺炎(SAP)是急性胰腺炎的特殊类型,是一种发病急、病情险恶、并发症多、病死率较高的急腹症。此时胰腺的炎症已不是可逆性或自限性,常需经手术治疗,应视为外科病。目前,外科医师对急性胰腺炎的认识较为深入,诊断技术和治疗方法也有了较大的发展,但是其病死率仍居高不下,达30%～60%,且易发生各种严重并发症,是外科医师的一个严峻挑战。

急性胰腺炎发病率女性高于男性,男女之比为1∶1.7。各年龄均可见,但以20～50岁者多见。蛔虫引起的胰腺炎以儿童多见,说明了发病年龄与病因也有关系,胆石症的发病率随着人类寿命的延长而增加,致使急性胰腺炎的发病年龄也将会有所提高。

一、急性胰腺炎的常见病因

急性胰腺炎的病因有很多。常见的主要有胆石症、饮酒过度和暴饮暴食。

(一)胆石症与胆道疾病

胆石症、胆道感染或胆道蛔虫等均可引起急性胰腺炎,其中胆石症最为常见。

(二)饮食

饮酒过度和暴饮暴食。

(三)胰管阻塞

胰管结石或蛔虫、胰管狭窄、肿瘤等都是引起胰管阻塞的原因,胰液分泌旺盛时胰管内压增高,使胰管小分支和胰腺泡破裂,胰液与消化酶渗入间质,引起急性胰腺炎。

(四)手术与创伤

胰胆或胃等腹腔手术、腹部钝挫伤等可直接或间接损伤胰腺组织或损伤胰腺的血液供应引起胰腺炎。

(五)内分泌与代谢障碍

如高钙血症、高血脂、妊娠、糖尿病昏迷和尿毒症等均可引起急性胰腺炎;妊娠时胰腺炎多发生在妊娠中晚期,其中 90% 合并胆石症。

(六)感染

急性传染性疾病者继发的急性胰腺炎大多较轻,可随感染痊愈而自行消退。沙门菌或链球菌败血症时也可出现胰腺炎。

(七)药物

噻嗪类利尿药、硫唑嘌呤、糖皮质激素、四环素、磺胺类等药物可直接损伤胰腺组织,使胰液分泌或黏稠度增加,从而引起急性胰腺炎,在服药最初的 2 个月易发生,与剂量可能无关。

(八)意外

电击休克。

(九)其他

消化性溃疡、腮腺炎或药物并发症等。少见因素有十二指肠球后穿透性溃疡、胃部手术后输入襻综合征、邻近十二指肠大乳头的十二指肠憩室炎、血管性疾病、肾或心脏移植术后及遗传因素等。

胰腺炎病因很多,多数可找到致病因素,但仍有 5%～25% 的急性胰腺炎病因不明,称之为特发性胰腺炎。

二、相应护理诊断及问题

(一)疼痛

与胰腺脓肿导致的腹痛有关。

(二)气体交换受损

与肺水肿、呼吸和血灌注不足等有关。

(三)心排血量减少

与脓肿和血管内的血容量减少有关。

(四)组织灌注不足

与脓肿和全身炎性反应有关。

(五)体液不足

与血容量不足和大量腹水有关。

(六)营养失调:低于机体需要量

与代谢增加且因疾病不能进食有关。

(七)皮肤完整性受损

与营养不良、组织间积水、患者长期卧床有关。

(八)有感染的危险

与免疫力下降、胰腺坏死及大量有创性操作等有关。

三、护理要点

(1)心理护理:重症胰腺炎患者病情危重,进展快,患者及家属均感到极度恐慌。最重要的是,该病病程较长、治疗费用高、且易反复,患者及家属都易产生悲观消极情绪,甚至产生放弃治疗的想法。所以,医护人员应与患者及家属多多沟通,耐心细致地为其讲解有关疾病的知识和治疗方法,使其积极配合治疗和护理,树立战胜疾病的信心。

（2）预防肠麻痹，行胃肠减压。

（3）病情观察及护理：密切观察患者各项生命体征、尿量、意识及腹部体征。重症胰腺炎患者可在数天内出现严重并发症，病死率极高，临床上必须加强早期对各脏器功能的监测，竭尽所能避免多系统器官衰竭。治疗期间，如果体温仍持续在 38.5 ℃以上，应警惕胰腺周围可能感染；心率由 120 次/分以上逐步转为 40 次/分以下、呼吸由急促逐步变为深慢，应警惕心包积水、胸腔积水及 ARDS 的可能；若患者大量呕吐，则应密切监测呕吐的状况，监测电解质、胰淀粉酶、血糖及血红素的变化；当补液及有效循环血容量正常，而每小时尿量＜20 mL 时，应警惕急性肾衰竭的可能；经积极的保守治疗后患者仍出现腹痛加剧、腹膜炎体征明显，烦躁、继之表情淡漠甚至意识障碍、谵妄、昏迷等，应警惕胰性脑病的发生。此外，还要定时测量患者动脉血的酸碱度、血钙、血钠、血钾，适当地补充血钙、血钠和血钾的损失，并及时降低高血糖的征象。

因此，这就要求护士必须严密观察病情，提供及时动态的临床资料，这才会使医师作出及时正确的治疗方案，同时更要积极做好术前的准备工作。

（4）减少胰腺的分泌，如嘱患者卧床休息、禁食、减少呕吐，使用一些药物如生长抑素或奥曲肽等以减少胰腺的分泌。

（5）可给予抗酸剂减少胃酸的分泌。

（6）疼痛的护理：密切观察并询问患者腹痛的具体位置、性质、程度、范围及持续时间。安慰并耐心告知患者，让患者了解腹痛是本病的一个症状，治疗后会逐渐缓解。并教会患者学会放松的技巧，或播放音乐、影音资料等分散其注意力，也可协助患者处于膝胸卧位，即膝盖弯曲、靠近胸部以减轻疼痛。必要时报告医师，遵照医嘱合理使用解痉药或止痛药。

（7）补液的护理：密切观察患者生命体征、意识状态、皮肤黏膜和色泽情况；准确记录 24 h 出入液量和水、电解质失衡状况；留置中心静脉导管、检测中心静脉压的变化，将血压与中心静脉压结合补液。抗休克时，应建立多条静脉通道迅速进行补液、纠酸、扩容，以维持水电解质及酸碱平衡，并注意观察患者尿量、心律、脉搏、呼吸状态、血氧值、面色及皮肤状态的变化等。必要时可使用肾上腺素。

虽补液时需要补充大量液体，预防和治疗休克，但一定注意避免短期内大量液体的输入，需持续均匀滴注。

（8）营养支持护理：患者禁食时间较长，机体处于高分解状态，同时有大量消化液的丢失，易出现负氮平衡。合理有效的营养支持是挽救患者生命和提高疗效的关键。若患者可采用肠道营养途径时，尽可能采用肠道营养；若疾病不允许使用肠道营养，尽量采用中心静脉的单侧路输注肠外营养液，一定不能与抗生素一同输注；如果从周围静脉输注，静脉滴注速度宜慢，应从远心端开始选择血管，禁止在同一血管连续输液，密切观察穿刺部位皮肤血管情况，待肠道功能恢复3 天后尽早应用肠道营养，也可从空肠造瘘管注入营养液。

（9）维持正常的气体交换：①监测患者的血氧数值、呼吸频率、呼吸能力等。②可给予面罩或鼻导管辅助给氧。③若患者吸氧后呼吸困难仍得不到缓解，则应立即通知医师使用无创性呼吸机；如果此时患者意识发生突变，护士要立即协助医师行气管切开或气管插管术，用呼吸机辅助呼吸。④如患者达到脱呼吸机指标，一定要按照顺序连接好吸氧装置后再撤离呼吸机；观察患者自行呼吸良好，能自主咳痰才可拔除气管插管。并在拔管后应使用大量的雾化促进患者气道内分泌物的排出。

（10）引流管的护理：引流不畅使坏死组织及脓液不能引出，加重腹腔感染，并可能出现腹胀、伤口裂开等并发症。因此,要随时观察并保持腹腔引流管通畅,采用负压引流袋或冲洗引流,尽可能地引流出全部灌注液,同时记录每天引流吸出液的色、质和量。严格掌握拔管指征。①体温正常且稳定;②周围血象正常;③引流量每天少于 5 mL;④经腹腔 B 超或 CT 检查后无脓腔形成。过早地停止灌洗和拔管可诱发胰腺、腹腔残余病灶的再感染,导致病情复发。

(11)健康教育:帮助患者及家属正确认识胰腺炎发病特质,强调预防复发的重要性。告知患者出院后 4~6 周,可适当运动但避免过重和过度劳累。减少刺激避免情绪激动,保持好心情和良好的精神状态。指导患者要合理饮食,进食清淡易消化的食物,限制摄入酒、浓茶、咖啡及酸辣刺激性食物,切勿暴饮暴食,戒烟酒,避免使用磺胺类、解热镇痛药、免疫抑制剂及抗胆碱杀虫剂等,积极预防和治疗胆道疾病,同时需要定期门诊复查。

(裴太兴)

第十七节　弥散性血管内凝血患者的护理

一、概述

弥散性血管内凝血(disseminated intravascular coagulation,DIC)是一种综合征,不是一种独立的疾病。是在各种致病因素的作用下,在毛细血管、小动脉、小静脉内广泛纤维蛋白沉积和血小板聚集,形成广泛的微血栓,导致循环功能和其他内脏功能障碍的消耗性凝血病,继发纤维蛋白溶解,产生休克、出血、栓塞、溶血等临床表现。

DIC 患者发病的严重程度不一,有的患者临床症状十分轻微,体征也不是很明显;而急性DIC 在 ICU 病房中的发病率较高,或一般都会运送患者到 ICU 中进行抢救。DIC 起病急、病情危重且进展快、预后差,病死率高达 50%~60%,临床上应做到早诊断、早处理。

二、治疗

由于 DIC 的病情严重,发展迅速,病势凶险,必须积极抢救,否则病情发展为不可逆性。原发病与 DIC 两者互为因果,治疗中必须严密观察临床表现及实验室化验结果的变化,做到同时兼顾。

(一)消除病因及原发病的治疗

治疗原发病是治疗 DIC 的根本措施,也是首要原则,控制原发病的不利因素也有重要意义,例如积极控制感染、清除子宫内死胎及抗肿瘤治疗等。输血时应预防溶血反应。其他如补充血容量、防治休克、改善缺氧及纠正水、电解质紊乱等,也有积极作用。消除 DIC 的诱因也有利于防止 DIC 的发生和发展。

(二)肝素治疗

在 DIC 后期,病理变化已转为以纤维蛋白溶解为主而出血主要涉及纤溶及大量纤维蛋白降解产物(FDP)的关系,而不是凝血因子的消耗。有明显肝肾功能不良者,原有严重出血如肺结核咯血、溃疡病出血或脑出血等,手术创口尚未愈合,原有造血功能障碍和血小板减少者,应用肝素要特别谨慎,以免加重出血。

(三)抗血小板凝集药物

低分子右旋糖酐降低血液黏滞度,抑制血小板聚集,一般用量为 $500\sim1\,000$ mL 静脉滴注,主要用于早期 DIC,诊断尚未完全肯定者。

(四)合成抗凝血酶制剂的应用

日本最近合成抗凝血酶制剂,对 DIC 有明显的疗效,而且不良反应少。

(五)补充血小板及凝血因子

DIC 时凝血因子和血小板被大量消耗,是 DIC 出血的主要因素。所以,积极补充凝血因子和血小板是 DIC 治疗的一项重要且十分必要的措施。

在临床上也有部分学者和专家认为,在未用肝素前输血或给纤维蛋白原时,可为微血栓提供凝血的基质,促进 DIC 的发展。所以,他们觉得这种外源性的补充可能"火上浇油"。但当凝血因子过低时,应用肝素可加重出血。所以在凝血指标和凝血因子、血小板极度消耗的情况下,仍应积极补充新鲜血浆,凝血酶原复合物,单采血小板、纤维蛋白原等血制品,同时进行抗凝治疗,以期减少微血栓的形成。

(六)抗纤溶药物的应用

在 DIC 后期继发性纤溶成为出血的主要矛盾,可适当应用抗纤溶药物;但在 DIC 早期,纤溶本身是一种生理性的保护机制,故一般不主张应用抗纤溶药物。早期使用反而有使病情恶化的可能。这类药物应在足量肝素治疗下应用。只有当已无凝血消耗而主要为继发性纤溶继续进行时,方可单独应用抗纤溶药物。常用的药物包括氨甲苯酸(对羧基苄胺,PAMBA)或氨甲环酸(AMCHA)等。

(七)其他

国内在治疗 DIC 并发休克的病例中,有人报道用山莨菪碱、东莨菪碱或酚苄明能解除血管痉挛。对于疏通血脉,低分子右旋糖酐有良好疗效。

三、护理要点

(一)心理护理

因为 DIC 的病情变化极迅速,患者及家属都会出现焦虑、恐惧等心理。

(1)护士应对清醒的患者进行心理护理,并对家属做好安抚工作,及时向患者解释病情,在解释时还应注意减少疑虑,避免使用一些难懂的专业术语,更不能有一些不良的情绪影响到患者。

(2)抢救时应保持安静,医护人员态度要认真、亲切、细心,护理操作时要准确、敏捷,以增强患者的信任感和安全感。

(3)指导患者一些适用的放松技巧等,若患者病情允许,可以在病床上读书或看报纸等。

(二)基础护理

(1)按原发性疾病患者常规护理。

(2)卧床休息,保持病室环境清洁舒适并安静。定期开窗通风,减少刺激。

(3)给予高蛋白、高维生素、易消化的食物,有消化道出血的患者应禁食,不能进食者可给予鼻饲或遵医嘱给予静脉高营养。

(4)定期采集血标本,通过实验室检查协助临床诊断,以判断病情变化和治疗的综合疗效。

(5)做好口腔、会阴等基础护理,预防并发症的发生。

(6)保持呼吸道通畅,对于昏迷的患者应及时清理口腔、鼻腔内的分泌物。

（7）对于意识障碍且躁动的患者，可在家属知情同意后采取适当的安全保护措施，如使用床护栏、约束带等。

（三）病情观察

（1）观察出血症状：患者可能出现广泛自发性出血，皮肤黏膜瘀斑，伤口、注射部位渗血，内脏出血如呕血、便血、泌尿道出血、颅内出血、意识障碍等症状。应观察出血部位、出血量。

（2）观察有无微循环障碍症状：皮肤黏膜发绀缺氧、尿少无尿、血压下降、呼吸循环衰竭等症状。

（3）观察有无高凝和栓塞症状：如静脉采血时，血液迅速凝固应警惕血液高凝状态。内脏栓塞可引起相关的症状，如肾栓塞引起腰痛、血尿、少尿，肺栓塞引起呼吸困难、发绀，脑栓塞引起头痛、昏迷等。

（4）观察有无黄疸、溶血症状。

（5）观察实验室临床诊断结果，如血小板计数、凝血酶原时间、血浆纤维蛋白含量等。

（6）观察原发性疾病的病情有无进展。

（四）对症护理

1.出血患者的护理

（1）保持患者皮肤清洁、干燥，避免用力抓、碰。

（2）按医嘱给予抗凝剂、补充凝血因子、成分输血或抗纤溶中医药治疗。按时给药，严格控制剂量如肝素，监测凝血时间等实验室各项指标，周密观察治疗综合疗效，随时按医嘱调整剂量，预防患者出现不良反应。

（3）凡是执行有创操作时，都应避免反复穿刺，力争一针见血，并在操作后妥善按压，如有渗血应加压包扎。

（4）吸痰时动作轻柔，防止损伤气道黏膜。

（5）保持口腔、鼻腔的湿润，防止出血。

2.微循环衰竭患者的护理

（1）使患者处于休克体位，以利于回心血量和呼吸的改善。

（2）建立两条或两条以上的静脉通道，按医嘱给药，纠正酸中毒，保持水、电解质平衡，保持血压稳定。

（3）严密监测体温、心率、脉搏、呼吸、血压、皮肤色泽及温度、尿量、尿色变化，准确记录 24 h 的出入液量。

（4）保持呼吸道通畅，吸氧，改善患者的缺氧症状。

（5）随时准备好各种抢救仪器和设备，如抢救车、喉镜、气管插管、呼吸机、吸引器等。

3.使用肝素的护理要点

（1）用药前要先测定凝血时间，用药后 2 h 再次测定凝血时间。凝血时间在 20 min 左右表示肝素剂量合适；凝血时间短于 12 min，提示肝素剂量不足；若超过 30 min 则提示过量。

（2）注意变态反应的发生，轻者出现鼻炎、荨麻疹和流泪，重者可引起过敏性休克、支气管痉挛。

（3）正确按时给药，严格掌握剂量。肝素使用过量可引起消化道、泌尿系统、胸腔或颅内出血，部分患者还可能发生严重出血。若大出血不止，则须用等量的鱼精蛋白拮抗。注射鱼精蛋白速度不宜太快，以免抑制心肌，引起血压下降、心动过缓和呼吸困难。

（裴太兴）

第四章 神经内科护理

第一节 偏 头 痛

偏头痛是一类发作性且常为单侧的搏动性头痛。发病率各家报告不一,Solomon 描述约 6％的男性,18％的女性患有偏头痛,男女之比为 1∶3;Wilkinson 的数字为约 10％的英国人口患 有偏头痛;Saper 报告在美国约有 2 300 万人患有偏头痛,其中男性占 6％,女性占 17％。偏头痛多 开始于青春期或成年早期,约 25％的患者于 10 岁以前发病,55％的患者发生在 20 岁以前,90％以 上的患者发生于 40 岁以前。在美国,偏头痛造成的社会经济负担为 10 亿～17 亿美元。在我国 也有大量患者因偏头痛而影响工作、学习和生活。多数患者有家庭史。

一、临床表现

(一)偏头痛发作

Saper 在描述偏头痛发作时将其分为 5 期来叙述。需要指出的是,这 5 期并非每次发作所 必备的,有的患者可能只表现其中的数期,大多数患者的发作表现为 2 期或 2 期以上,有的仅表 现其中的 1 期。另一方面,每期特征可以存在很大不同,同一个体的发作也可不同。

1.前驱期

60％的偏头痛患者在头痛开始前数小时至数天出现前驱症状。前驱症状并非先兆,不论是 有先兆偏头痛还是无先兆偏头痛均可出现前驱症状。可表现为精神、心理改变,如精神抑郁、疲 乏无力、懒散、昏昏欲睡,也可情绪激动、易激惹、焦虑、心烦或欣快感等。尚可表现为自主神经症 状,如面色苍白、发冷、厌食或明显的饥饿感、口渴、尿少、尿频、排尿费力、打哈欠、颈项发硬、恶 心、肠蠕动增加、腹痛、腹泻、心慌、气短、心率加快,对气味过度敏感等,不同患者前驱症状具有很 大的差异,但每例患者每次发作的前驱症状具有相对稳定性。这些前驱症状可在前驱期出现,也 可于头痛发作中、甚至持续到头痛发作后成为后续症状。

2.先兆期

约有 20％的偏头痛患者出现先兆症状。先兆多为局灶性神经症状,偶为全面性神经功能障 碍。典型的先兆应符合下列 4 条特征中的 3 条,即:重复出现,逐渐发展,持续时间不多于 1 h,跟随出现头痛。大多数病例先兆持续 5～20 min。极少数情况下先兆可突然发作,也有的患者于头痛期间出现先兆性症状,尚有伴迁延性先兆的偏头痛,其先兆不仅始于头痛之前,尚可持续到头痛后数小时至 7 天。

先兆可为视觉性的、运动性的、感觉性的,也可表现为脑干或小脑性功能障碍。最常见的先兆为视觉性先兆,约占先兆的 90%,如闪电、暗点、单眼黑蒙、双眼黑蒙、视物变形、视野外空白等。闪光可为锯齿样或闪电样闪光、城堞样闪光。视网膜动脉型偏头痛患者眼底可见视网膜水肿,偶可见樱红色黄斑。仅次于视觉现象的常见先兆为麻痹。典型的是影响一侧手和面部,也可出现偏瘫。如果优势半球受累,可出现失语。数十分钟后出现对侧或同侧头痛,多在儿童期发病。这称为偏瘫型偏头痛。偏瘫型偏头痛患者的局灶性体征可持续 7 天以上,甚至在影像学上发现脑梗死。偏头痛伴迁延性先兆和偏头痛性偏瘫以前曾被划入"复杂性偏头痛"。偏头痛反复发作后出现眼球运动障碍称为眼肌瘫痪型偏头痛。多为动眼神经麻痹所致,其次为滑车神经和展神经麻痹。多有无先兆偏头痛病史,反复发作者麻痹可经久不愈。如果先兆涉及脑干或小脑,则这种状况被称为基底型偏头痛,又称基底动脉型偏头痛。可出现头昏、眩晕、耳鸣、听力障碍、共济失调、复视,视觉症状包括闪光、暗点、黑蒙、视野缺损、视物变形。双侧损害可出现意识抑制,后者尤见于儿童。尚可出现感觉迟钝,偏侧感觉障碍等。

偏头痛先兆可不伴头痛出现,称为偏头痛等位症。多见于儿童偏头痛。有时见于中年以后,先兆可为偏头痛发作的主要临床表现而头痛很轻或无头痛。也可与头痛发作交替出现,可表现为闪光、暗点、腹痛、腹泻、恶心、呕吐、复发性眩晕、偏瘫、偏身麻木及精神心理改变。如儿童良性发作性眩晕、前庭性美尼尔氏病、成人良性复发性眩晕。有跟踪研究显示,为数不少的以往诊断为美尼尔氏病的患者,其症状大多数与偏头痛有关。有报告描述了一组成人良性复发性眩晕患者,年龄在 7～55 岁,晨起发病症状表现为反复发作的头晕、恶心、呕吐及大汗,持续数分钟至 4 天不等。发作开始及末期表现为位置性眩晕,发作期间无听觉症状。发作间期几乎所有患者均无症状,这些患者眩晕发作与偏头痛有着几个共同的特征,包括可因酒精、睡眠不足、情绪紧张造成及加重,女性多发,常见于经期。

3.头痛

头痛可出现于围绕头或颈部的任何部位,可位颞侧、额部、眶部。多为单侧痛,也可为双侧痛,甚至发展为全头痛,其中单侧痛者约占 2/3。头痛性质往往为搏动性痛,但也有的患者描述为钻痛。疼痛程度往往为中、重度痛,甚至难以忍受。往往是晨起后发病,逐渐发展,达高峰后逐渐缓解。也有的患者于下午或晚上起病,成人头痛大多历时 4 h 至 3 天,而儿童头痛多历时 2 h 至 2 天。尚有持续时间更长者,可持续数周。有人将发作持续 3 天以上的偏头痛称为偏头痛持续状态。

头痛期间不少患者伴随出现恶心、呕吐、视物不清、畏光、畏声等,喜独居。恶心为最常见伴随症状,达一半以上,且常为中、重度恶心。恶心可先于头痛发作,也可于头痛发作中或发作后出现。近一半的患者出现呕吐,有些患者的经验是呕吐后发作即明显缓解。其他自主功能障碍也可出现,如尿频、排尿障碍、鼻塞、心慌、高血压、低血压,甚至可出现心律失常。发作累及脑干或小脑者可出现眩晕、共济失调、复视、听力下降、耳鸣、意识障碍。

4.头痛终末期

此期为头痛开始减轻至最终停止这一阶段。

5.后续症状期

为数不少的患者于头痛缓解后出现一系列后续症状。表现怠倦、困钝、昏昏欲睡。有的感到精疲力竭、饥饿感或厌食、多尿、头皮压痛、肌肉酸痛。也可出现精神心理改变,如烦躁、易怒、心境高涨或情绪低落、少语、少动等。

(二)儿童偏头痛

儿童偏头痛是儿童期头痛的常见类型。儿童偏头痛与成人偏头痛在一些方面有所不同。性别方面,发生于青春期以前的偏头痛,男女患者比例大致相等,而成人期偏头痛,女性比例大大增加,约为男性的3倍。

儿童偏头痛的诱发及加重因素有很多与成人偏头痛一致,如劳累和情绪紧张可诱发或加重头痛,为数不少的儿童可因运动而诱发头痛,儿童偏头痛患者可有睡眠障碍,而上呼吸道感染及其他发热性疾病在儿童比成人更易使头痛加重。

在症状方面,儿童偏头痛与成人偏头痛亦有区别。儿童偏头痛持续时间常较成人短。偏瘫型偏头痛多在儿童期发病,成年期停止,偏瘫发作可从一侧到另一侧,这种类型的偏头痛常较难控制。反复的偏瘫发作可造成永久性神经功能缺损,并可出现病理征,也可造成认知障碍。基底动脉型偏头痛,在儿童也比成人常见,表现闪光、暗点、视物模糊、视野缺损,也可出现脑干、小脑及耳症状,如眩晕、耳鸣、耳聋、眼球震颤。在儿童出现意识恍惚者比成人多,尚可出现跌倒发作。有些偏头痛儿童尚可仅出现反复发作性眩晕,而无头痛发作。一个平时表现完全正常的儿童可突然恐惧、大叫、面色苍白、大汗、步态蹒跚、眩晕、旋转感,并出现眼球震颤,数分钟后可完全缓解,恢复如常,称之为儿童良性发作性眩晕,属于一种偏头痛等位症。这种典型眩晕发作始于4岁以前,可每天数次发作,其后发作次数逐渐减少,多数于7～8岁以后不再发作。与成人不同,儿童偏头痛的前驱症状常为腹痛,有时可无偏头痛发作而代之以腹痛、恶心、呕吐、腹泻,称为腹型偏头痛等位症。在偏头痛的伴随症状中,儿童偏头痛出现呕吐较成人更加常见。

儿童偏头痛的预后较成人偏头痛好。6年后约有一半儿童不再经历偏头痛,约1/3的偏头痛得到改善。而始于青春期以后的成人偏头痛常持续几十年。

二、护理

(一)护理评估

1.健康史

(1)了解头痛的部位、性质和程度:询问是全头疼还是局部头疼;是搏动性头疼还是胀痛、钻痛;是轻微痛、剧烈痛还是无法忍受的疼痛。偏头疼常描述为双侧颞部的搏动性疼痛。

(2)头疼的规律:询问头疼发病的急缓,是持续性还是发作性,起始与持续时间,发作频率,激发或缓解的因素,与季节、气候、体位、饮食、情绪、睡眠、疲劳等的关系。

(3)有无先兆及伴发症状:如头晕、恶心、呕吐、面色苍白、潮红、视物不清、闪光、畏光、复视、耳鸣、失语、偏瘫、嗜睡、发热、晕厥等。典型偏头疼发作常有视觉先兆和伴有恶心、呕吐、畏光。

(4)既往史与心理社会状况:询问患者的情绪、睡眠、职业情况以及服药史,了解头疼对日常生活、工作和社交的影响,患者是否因长期反复头疼而出现恐惧、忧郁或焦虑心理。大部分偏头疼患者有家族史。

2.身体状况

检查意识是否清楚,瞳孔是否等大等圆、对光反射是否灵敏;体温、脉搏、呼吸、血压是否正常；面部表情是否痛苦，精神状态怎样；眼睑是否下垂、有无脑膜刺激征。

3.主要护理问题及相关因素

(1)偏头疼：与发作性神经血管功能障碍有关。

(2)焦虑：与偏头疼长期、反复发作有关。

(3)睡眠形态紊乱：与头疼长期反复发作和/或焦虑等情绪改变有关。

(二)护理措施

1.避免诱因

告知患者可能诱发或加重头疼的因素，如情绪紧张、进食某些食物、饮酒、月经来潮、用力性动作等；保持环境安静、舒适、光线柔和。

2.指导减轻头疼的方法

如指导患者缓慢深呼吸，听音乐、练气功、生物反馈治疗，引导式想象，冷、热敷以及理疗、按摩、指压止痛法等。

3.用药护理

告知止痛药物的作用与不良反应，让患者了解药物依赖性或成瘾性的特点，如大量使用止痛剂，滥用麦角胺咖啡因可致药物依赖。指导患者遵医嘱正确服药。

(刘国才)

第二节　面神经炎

面神经炎又称Bell麻痹，系面神经在茎乳孔以上面神经管内段的急性非化脓性炎症。

一、病因

病因不明，一般认为面部受冷风吹袭、病毒感染、自主神经功能紊乱造成面神经的营养微血管痉挛，引起局部组织缺血、缺氧所致。近年来也有认为可能是一种免疫反应。膝状神经节综合征则系带状疱疹病毒感染，使膝状神经节及面神经发生炎症所致。

二、临床表现

无年龄和性别差异，多为单侧，偶见双侧，多为格林-巴利综合征。发病与季节无关，通常急性起病，数小时至3天达到高峰。病前1～3天患侧乳突区可有疼痛。同侧额纹消失，眼裂增大，闭眼时，眼睑闭合不全，眼球向外上方转动并露出白色巩膜，称Bell现象。病侧鼻唇沟变浅，口角下垂。不能作噘嘴和吹口哨动作，鼓腮时病侧口角漏气，食物常滞留于齿颊之间。

若病变波及鼓索神经，尚可有同侧舌前2/3味觉减退或消失。镫骨肌支以上部位受累时，出现同侧听觉过敏。膝状神经节受累时除面瘫、味觉障碍和听觉过敏外，还有同侧唾液、泪腺分泌障碍，耳内及耳后疼痛，外耳道及耳郭部位带状疱疹，称膝状神经节综合征。一般预后良好，通常于起病1～2周后开始恢复，2～3个月内痊愈。发病时伴有乳突疼痛、老年、患有糖尿病和动脉硬化者预后差。可遗有面肌痉挛或面肌抽搐。可根据肌电图检查及面神经传导功能测定判断面神经受损的程度和预后。

三、诊断与鉴别诊断

根据急性起病的周围性面瘫即可诊断。但需与以下疾病鉴别。

(1)格林-巴利综合征:可有周围面瘫,多为双侧性,并伴有对称性肢体瘫痪和脑脊液蛋白-细胞分离。

(2)中耳炎迷路炎乳突炎等并发的耳源性面神经麻痹,以及腮腺炎肿瘤下颌化脓性淋巴结炎等所致者多有原发病的特殊症状及病史。

(3)颅后窝肿瘤或脑膜炎引起的周围性面瘫:起病较慢,且有原发病及其他脑神经受损表现。

四、治疗

(一)急性期治疗

以改善局部血液循环,消除面神经的炎症和水肿为主。如系带状疱疹所致的 Hunt 综合征,可口服阿昔洛韦 5 mg/(kg·d),每天 3 次,连服 7~10 天。①类固醇皮质激素:泼尼松(20~30 mg)每天 1 次,口服,连续 7~10 天。②改善微循环,减轻水肿:706 代血浆(羟乙基淀粉)或低分子右旋糖酐 250~500 mL,静脉滴注每天 1 次,连续 7~10 天,亦可加用脱水利尿药。③神经营养代谢药物的应用:维生素 B_1 50~100 mg,维生素 B_{12} 500 μg,胞磷胆碱 250 mg,辅酶 Q_{10} 5~10 mg 等,肌内注射,每天 1 次。④理疗:茎乳孔附近超短波透热疗法,红外线照射。

(二)恢复期治疗

以促进神经功能恢复为主。①口服维生素 B_1、维生素 B_{12} 各 1 至 2 片,每天 3 次;地巴唑 10~20 mg,每天 3 次。亦可用加兰他敏 2.5~5 mg,肌内注射,每天 1 次。②中药,针灸,理疗。③采用眼罩,滴眼药水,涂眼药膏等方法保护暴露的角膜。④病后 2 年仍不恢复者,可考虑行神经移植治疗。

五、护理

(一)一般护理

(1)病后两周内应注意休息,减少外出。

(2)本病一般预后良好,约 80% 患者可在 3~6 周内痊愈,因此应向患者说明病情,使其积极配合治疗,解除心理压力,尤其年轻患者,应保持健康心态。

(3)给予易消化、高热能的半流饮食,保证机体足够营养代谢,增加身体抵抗力。

(二)观察要点

面神经炎是神经科常见病之一,在护理观察中主要注意以下两方面的鉴别。

1.分清面瘫属中枢性还是周围性瘫痪

中枢性面瘫系由对侧皮质延髓束受损引起的,故只产生对侧下部面肌瘫痪,表现为鼻唇沟浅、口角下坠、露齿、鼓腮、吹口哨时出现肌肉瘫痪,而皱额、闭眼仍正常或稍差。哭笑等情感运动时,面肌仍能收缩。周围性面瘫所有表情肌均瘫痪,不论随意或情感活动,肌肉均无收缩。

2.正确判断患病一侧

面肌挛缩时病侧鼻唇沟加深,眼裂缩小,易误认健侧为病侧。如让患者露齿时可见挛缩侧面肌不收缩,而健侧面肌收缩正常。

(三)保护暴露的角膜及防止结膜炎

由于患者不能闭眼,因此必须注意眼的清洁卫生。①外出必须戴眼罩,避免尘沙进入眼内;②每天抗生素眼药水滴眼,入睡前用眼药膏,以防止角膜炎或暴露性角结膜炎;③擦拭眼泪的正确方法是向上,以防止加重外翻;④注意用眼卫生,养成良好习惯,不能用脏手、脏手帕擦泪。

(四)保持口腔清洁防止牙周炎

由于患侧面肌瘫痪,进食时食物残渣常停留于患侧颊齿间,故应注意口腔卫生。①经常漱口,必要时使用消毒漱口液;②正确使用刷牙方法,应采用"短横法或竖转动法"两种方法,以去除菌斑及食物残片;③牙齿的邻面与间隙容易堆积菌斑而发生牙周炎,可用牙线紧贴牙齿颈部,然后在邻面作上下移动,每个牙齿4~6次,直至刮净;④牙龈乳头萎缩和齿间空隙大的情况下可用牙签沿着牙龈的形态线平行插入,不宜垂直插入,以免影响美观和功能。

(五)家庭护理

1.注意面部保暖

夏天避免在窗下睡觉,冬天迎风乘车要戴口罩,在野外作业时注意面部及耳后的保护。耳后及病侧面部给予温热敷。

2.平时加强身体锻炼

增强抗风寒侵袭的能力,积极治疗其他炎性疾病。

3.瘫痪面肌锻炼

因面肌瘫痪后常松弛无力,患者自己可对着镜用手掌贴于瘫痪的面肌上做环形按摩,每天3~4次,每次15 min,以促进血液循环,并可减轻患者面肌受健侧的过度牵拉。当神经功能开始恢复时,鼓励患者练习病侧的各单个面肌的随意运动,以促进瘫痪肌的早日康复。

（刘国才）

第三节　癫　痫

癫痫是多种原因导致的脑部神经元高度同步化异常放电所引起的临床综合征,临床表现具有发作性、短暂性、重复性和刻板性的特点。临床上每次发作或每种发作的过程称为痫性发作。

一、病因和发病机制

(一)病因

癫痫不是独立的疾病,而是一组疾病或综合征。引起癫痫的病因非常复杂,根据病因学不同,癫痫可分为三大类。

1.症状性癫痫

由各种明确的中枢神经系统结构损伤和功能异常引起,如脑肿瘤、脑外伤、脑血管病、中枢神经系统感染、寄生虫、遗传代谢性疾病、神经系统变性疾病等。

2.特发性癫痫

病因不明,未发现脑部有足以引起癫痫发作的结构性损伤或功能异常,可能与遗传因素密切相关。

3.隐源性癫痫

病因不明,但临床表现提示为症状性癫痫,现有的检查手段不能发现明确的病因。其占全部癫痫的 60%～70%。

(二)发病机制

癫痫的发病机制非常复杂,至今尚未能完全了解其全部机制,但发病的一些重要环节已被探知。

1.痫性放电的起始

神经元异常放电是癫痫发病的电生理基础。

2.痫性放电的传播

异常高频放电反复通过突触联系和强化后的易化作用诱发周边及远处的神经元的同步放电,从而引起异常电位的连续传播。

3.痫性放电的终止

目前机制尚未完全明了。

二、临床表现

(一)痫性发作

1.部分性发作

部分性发作包括以下几种。①单纯部分性发作:常以发作性一侧肢体、局部肌肉节律性抽动或感觉障碍为特征,发作时程短。②复杂部分性发作:表现为意识障碍,多有精神症状和自动症。③部分性发作继发全面性发作:上述部分性发作后出现全身性发作。

2.全面性发作

这类发作起源于双侧脑部,发作初期即有意识丧失,根据其临床表现的不同,可分类如下。

(1)全面强直-阵挛发作:以意识丧失、全身抽搐为主要临床特征。早期出现意识丧失、跌倒,随后的发作过程分为三期——强直期、阵挛期和发作后期。发作过程可有喉部痉挛、尖叫、心率增快、血压升高、瞳孔散大、呼吸暂停等症状,发作后各项体征逐渐恢复正常。

(2)失神发作:典型表现为正常活动中突然发生短暂的意识丧失,两眼凝视且呼之不应,发作停止后立即清醒,继续原来的活动,对发作没有丝毫记忆。

(3)强直性发作:多在睡眠中发作,表现为全身骨骼肌强直性阵挛,常伴有面色潮红或苍白、瞳孔散大等症状。

(4)阵挛性发作:表现为全身骨骼肌阵挛伴意识丧失,见于婴幼儿。

(5)肌阵挛发作:表现为短暂、快速、触电样肌肉收缩,一般无意识障碍。

(6)失张力发作:表现为全身或部分肌肉张力突然下降,造成张口、垂颈、肢体下垂甚至跌倒。

3.癫痫持续状态

癫痫持续状态指一次癫痫发作持续 30 min 以上,或连续多次发作致发作间期意识或神经功能未恢复至通常水平。可见于各种类型的癫痫,但通常是指全面强直-阵挛发作持续状态。可因不适当地停用抗癫痫药物或治疗不规范、感染、精神刺激、过度劳累、饮酒等诱发。

(二)癫痫综合征

特定病因引发的由特定症状和体征组成的癫痫。

三、辅助检查

（1）脑电图检查：脑电图检查是诊断癫痫最有价值的辅助检查方法，典型表现是尖波、棘波、棘-慢或尖-慢复合波。

（2）血液检查：通过血糖、血常规、血寄生虫等检查，可了解有无低血糖、贫血、寄生虫病。

（3）影像学检查：应用 DSA、CT、MRI 等检查可发现脑部器质性病变，为癫痫的诊断提供依据。

四、治疗要点

目前癫痫治疗仍以药物治疗为主，药物治疗应达到 3 个目的：①控制发作或最大限度地减少发作次数；②长期治疗无明显不良反应；③使患者保持或恢复其原有的生理、心理和社会功能状态。

（一）病因治疗

祛除病因，避免诱因。如全身代谢性疾病导致癫痫的应先纠正代谢紊乱，睡眠不足诱发癫痫的要保证充足的睡眠，对于颅内占位性病变引起者首先考虑手术治疗，对于脑寄生虫病行驱虫治疗。

（二）发作时治疗

立即让患者就地平卧，保持呼吸道通畅，及时给氧；防止外伤，预防并发症；应用药物预防再次发作，如地西泮、苯妥英钠等。

（三）发作间歇期治疗

合理应用抗癫痫药物，常用的抗癫痫药物有地西泮、氯硝西泮、卡马西平、丙戊酸、苯妥英钠、苯巴比妥、扑痫酮、拉莫三嗪、奥卡西平、左乙拉西坦、加巴喷丁等。强直性发作、部分性发作和部分性发作继发全面性发作首选卡马西平；全面强直-阵挛发作、典型失神、肌阵挛发作、阵挛性发作首选丙戊酸。

（四）癫痫持续状态的治疗

保持稳定的生命体征和进行性心肺功能支持；终止呈持续状态的癫痫发作，减少癫痫发作对脑部神经元的损害；寻找并尽可能根除病因及诱因；处理并发症。可依次选用地西泮、异戊巴比妥钠、苯妥英钠和水合氯醛等药物。及时纠正血酸碱度和电解质失衡，发生脑水肿时给予甘露醇和呋塞米注射，注意预防和控制感染。

（五）其他治疗

对于药物难治性、有确定癫痫灶的癫痫可采用手术治疗，中医学针灸治疗对某些癫痫也有一定疗效。

五、护理措施

（一）一般护理

（1）饮食：为患者提供充足的营养，癫痫持续状态的患者可给予鼻饲，嘱发作间歇期的患者进食清淡、无刺激、富于营养的食物。

（2）休息与运动：癫痫发作后宜卧床休息，平时应劳逸结合，保证充足的睡眠，生活规律，避免不良刺激。

（3）纠正水、电解质及酸碱平衡紊乱,预防并发症。

（二）病情观察

密切观察生命体征、意识状态、瞳孔变化、大小便等情况;观察并记录发作的类型、频率和持续时间;观察发作停止后意识恢复的时间,有无疲乏、头痛及行为异常。

（三）安全护理

告知患者有发作先兆时立即平卧。活动中发作时,立即将患者置于平卧位,避免摔伤。摘下眼镜、手表、义齿等硬物,用软垫保护患者关节及头部,必要时用约束带适当约束,避免外伤。用牙垫或厚纱布置于患者口腔一侧上下磨牙间,防止口、舌咬伤。发作间歇期,应为患者创造安静、安全的休养环境,避免或减少诱因,防止意外的发生。

（四）保持呼吸道通畅

发作时立即解开患者领扣、腰带以减少呼吸道受压,及时清除口腔内食物、呕吐物和分泌物,防止呼吸道阻塞。让患者平卧、头偏向一侧,必要时用舌钳拉出舌头,避免舌后坠阻塞呼吸道。必要时可行床旁吸引和气管切开。

（五）用药护理

有效的抗癫痫药物治疗可使80%的患者发作得到控制。告诉患者抗癫痫药物治疗的原则以及药物疗效与不良反应的观察,指导患者遵医嘱坚持长期正确服药。

1.服药注意事项

服药注意事项包括:①根据发作类型选择药物。②药物一般从小剂量开始,逐渐加量,以尽可能控制发作、又不致引起毒性反应的最小有效剂量为宜。③坚持长期有规律服药,完全不发作后还需根据发作类型、频率,再继续服药2～3年,然后逐渐减量至停药,切忌服药控制发作后就自行停药。④间断不规则服药不利于癫痫控制,易导致癫痫持续状态发生。

2.常用抗癫痫药物不良反应

每种抗癫痫药物均有多种不良反应。不良反应轻者一般不需停药,从小剂量开始逐渐加量或与食物同服可以减轻,严重反应时应减量或停药、换药。服药前应做血、尿常规和肝、肾功能检查,服药期间定期监测血药浓度,复查血常规和生化检查。

（六）避免促发因素

1.癫痫的诱因

疲劳、饥饿、缺睡、便秘、经期、饮酒、感情冲动、一过性代谢紊乱和变态反应。过度换气对于失神发作、过度饮水对于强直性阵挛发作、闪光对于肌阵挛发作也有诱发作用。有些反射性癫痫还应避免如声光刺激、惊吓、心算、阅读、书写、下棋、玩牌、刷牙、起步、外耳道刺激等特定因素。

2.癫痫持续状态的诱发因素

常为突然停药、减药、漏服药及换药不当;其次为发热、感冒、劳累、饮酒、妊娠与分娩;使用异烟肼、利多卡因、氨茶碱或抗抑郁药亦可诱发。

（七）手术的护理

对于手术治疗癫痫的患者,术前应做好心理护理以减少恐惧和紧张。密切观察意识、瞳孔、肢体活动和生命体征等情况,并按医嘱做好术前检查和准备;术后麻醉清醒后应采取头高脚低位,以减轻脑水肿的发生。严密监测病情,做好术后常规护理、用药护理和安全护理。

（八）心理护理

病情反复发作、长期服药常会给患者带来沉重的精神负担,易产生焦虑、恐惧、抑郁等不良心理状态。护士应多关心患者,随时关注其心理状态并给予安慰和疏导,缓解患者的心理负担,使其更好地配合治疗。

(九)健康指导

(1)向患者及家属介绍疾病治疗和预防的相关知识,教会其癫痫的基本护理方法,安静的环境、规律的生活、合理的饮食、充足的睡眠、远离不良刺激等均有利于患者的康复。

(2)告知患者及家属遵医嘱长期、规律用药,不可突然减药甚至停药,定期复查,病情变化立即就诊。

(3)应尽量避免患者单独外出,不参与蹦极、游泳等可能危及生命的活动,避免紧张、劳累。

(4)特发性癫痫且有家族史的女性患者,婚后不宜生育,双方均有癫痫,或一方患病,另一方有家族史者不宜婚配。

(刘国才)

第四节　小儿脑性瘫痪

一、小儿脑性瘫痪护理学基础

(一)小儿脑性瘫痪概述

康复护理学伴随着康复医学的产生而产生,也伴随着康复医学的发展而发展,是以伤残者为对象,研究使其身体、心理、社会功能障碍得到最大限度改善的康复护理理论与技能的一门学科,并在康复护理实践中不断探索、完善和发展,是康复医学的重要组成部分,在总的康复计划实施中积极配合康复医师、康复治疗师及其他的康复专业人员对康复对象进行除基础护理以外的功能促进护理,预防继发性残疾,减轻残疾的影响,使患者最大限度地康复和重返社会。

康复护理模式围绕患者全面康复目标,应用各种康复技术促进患者身心障碍功能得到最大限度的改善与恢复。在康复过程中,康复护士不仅是患者的照顾者、医嘱执行者、保证康复训练正常进行的工作协调者,也是康复训练在病区延续的执行者,健康教育的指导者。这些工作内涵贯穿于整个疾病康复的全过程,其作用在康复过程中至关重要。因此,康复护理是康复医学中不可缺少的重要组成部分。

(二)特点

康复护理来源于一般护理,又区别于一般护理。

1.护理对象

康复护理的主要对象是各种原因造成机体的损失所导致的功能障碍。

2.护理目标

康复护理的目的不仅是通过给药、治疗、处置、观察、急救等护理来实施治疗方案,达到减轻病痛,缩短疗程的目的,更重要的是通过全方位的整体康复护理,最大限度地帮助病残伤者的身心功能障碍得到改善,恢复其生活自理能力和工作能力,使他们有可能不受歧视融入社会中。

3.护理内容

包括功能障碍阶段的护理;功能障碍采取代偿性训练的护理;心理护理。

4.护理方法

(1)早期同步:早期预防、早期介入,与临床护理同步进行。注意急性期和恢复期的康复护理,这是功能恢复的最佳时段。

(2)主动参与,以自我护理为主及护理援助:康复护理对象所存在的功能障碍都将有不同程度并长期性影响生活自理的问题,甚至有的患者终生生活都无法自理,所以康复护理的方法不是靠替代护理解决,而是指导他们学会并掌握在功能障碍的状态下,如何自己护理自己,同时护士再给予必要的护理援助,以利于康复目标的实现。

(3)功能重建:残疾发生后按照复原、代偿、适应的原则重建功能。

(4)注重实用:训练要与实际生活内容相结合,提高患者生活自理能力。

(5)功能评估要贯穿护理过程的始终:功能评估是对机体功能缺失的性质、程度、范围及其所产生的影响和能力的恢复,通过一系列的评定标准做出评定和分析,并以此作为制订和调整康复护理计划的依据。康复护理配合康复医疗总计划做出功能评估:初期、中期和末期评估。

(三)主要任务

1.信息的采集

信息的采集是康复护理工作的第一步,也是开展康复护理工作的基础和制订护理计划的重要依据。要做到及时、准确和全面。

(1)信息采集途径。①康复护士与康复对象及其家属或陪护人员的交谈。②康复护士直接观察康复对象的 ADL 能力、水平及残存的功能。③康复护士直接检查和评定康复对象的 ADL 能力、水平及残存功能的程度等。

(2)信息采集的内容。①一般情况:姓名、年龄、性别、民族、是否结婚、工作单位、住址等。②以往生活习惯,宗教信仰,有何爱好等。③身体一般状况:包括精神、心理、生命体征、饮食、生活自理情况以及有无并发症发生,并发症发生及程度如何。④致残原因:是先天性的还是后天性的,开始时间和经过等;康复对象的心理状态如何。⑤现在残存功能:感觉、运动、认知、言语及生活自理能力水平。⑥康复愿望:了解康复对象和家属对康复的要求和目标。⑦家庭环境:包括经济状况,无障碍设施条件如何,康复对象有无康复及康复护理的常识。⑧康复对象的家庭和社区环境条件对康复的影响如何。

2.康复护理计划的制订

(1)找出康复护理的问题:护理问题是指康复对象实际的或潜在的护理问题,它们通过护理措施可以解决。

(2)确立康复护理的目标:根据存在的护理问题,提出解决问题的护理目标。针对患者存在问题的严重程度及其康复时间的长短,制订出短期和长期康复护理目标。目标要明确、具体、可行。

(3)制订康复护理措施:康复护理措施是指为了达到护理目标,根据患者的护理问题所采取的具体护理方法。

3.康复护理的内容

(1)观察患者病情并做好记录。

(2)预防继发性残疾和常见并发症的发生。

(3)学习和掌握各种有关功能训练技术。

(4)加强日常生活活动能力训练。

(5)心理护理:护理人员应理解同情患者,时刻掌握康复对象的心理动态,及时耐心做好心理护理工作。

(6)不同时期康复护理的重点:在伤残的不同阶段工作重点也要不同。急性期和早期要仔细观察残疾情况,及时发现潜在的问题,预防感染、压疮、挛缩、萎缩等并发症发生。恢复期要着重于潜能的激发、残余功能的保持和强化、ADL 能力训练等。

(7)康复知识的培训。

(8)康复护理评定:对康复对象的功能障碍和功能残存程度、身体和心理的一般状况、康复训练的效果以及反应等一系列问题的全面评估和判定。

(9)记录和报告:要定期进行效果评价并按时记录,着重于康复训练的效果和反应。

(10)出院前的健康指导。

(四)小儿脑性瘫痪康复护理重要内涵——康复在病房的延续

康复患者的功能障碍是多种多样的,需要多种的治疗训练和处理。功能康复训练需要经常不断地进行,在一天中,康复的各种治疗是在康复医师的指导下由专业康复治疗师实施,但这些康复治疗的安排都有一定的时间限制,在治疗室的时间比较短暂,对于功能恢复来说是远远不够的。因此,上述治疗中的一些比较简单的功能训练可以在病房内继续进行。患者这阶段的训练指导均由康复护士承接和延续,并把这些训练内容与患者日常生活中的实际情况结合起来训练,使康复治疗真正落实到患者的生活中去,以增强康复治疗效果,真正做到康复训练与实际生活无缝连接,从而提高患者功能障碍的康复。因此,康复在病房的延续是康复护理的重要内涵。

1.病房内康复延续的目的

(1)发挥康复护理职能,强化康复训练指导,改善患者的功能障碍。

(2)将康复治疗贯穿于患者的生活实际中,做到治疗与生活无缝连接。

(3)使患者在康复治疗时间之外通过有意义的活动来强化康复治疗的效果。

(4)结合实际生活活动进行训练,维持和增强康复治疗效果,如在吃饭时进行进食训练、起床时进行穿衣训练等。

(5)通过文娱集体活动增强患者的交流能力和重返社会的信心。

(6)通过康复指导提高患者的 ADL 能力,减轻家属的护理负担。

2.病房内康复延续的原则

(1)康复延续是指在病房内为患者在治疗之外所进行的康复训练指导。

(2)要根据总的康复目标和康复护理计划开展病房内康复延续服务。

(3)要注意医疗安全,对未经过专业培训且技术性较强的一些操作不能擅自单独进行,要通过培训学习,并在治疗师的指导下进行有关的操作。

(4)康复训练一定要依据循序渐进及重复的原则。

(5)患者积极主动参与的原则。

(6)康复治疗要具有针对性。

(7)康复延续服务应在康复医师和康复治疗师的指导下进行,对病房训练中所发现的问题要及时与医师、治疗师沟通,共同解决康复治疗中的问题。

3.病房内康复延续的内容

包括日常生活活动(ADL)训练指导、康复辅助器具的使用指导、利用画板和言语障碍患者交流、文体活动和功能训练指导(关节活动度、肌力、平衡、步态、吞咽等)。

二、脑性瘫痪的康复护理评估与目标

(一)脑性瘫痪的康复护理评估

1.一般情况

了解患者的意识状态、精神、睡眠、皮肤、营养、个人史、发育史、既往史、治疗史、预防接种史、家族史。

2.专科护理评估

对患者的肌张力、肌力、智力、关节活动度、眼手协调能力、姿势与平衡能力、行走能力、感觉功能、言语功能及日常生活活动能力等方面进行评估。

3.心理社会评估

主要是心理测验,情感和情绪、个性、压力与应对、角色与角色适应等进行评估。

(二)脑性瘫痪康复护理目标

(1)患者能恢复最佳的活动能力,能够在一定范围内进行活动,保持身体的平衡。

(2)患者能最大限度地保持沟通能力。

(3)患者保持良好的心理状态。

(4)患者及家属掌握基本的康复护理技术。

(5)患者能将因机体功能障碍所产生的感受讲出来,并能掌握和运用正确的应对机制。

(6)提高 ADL 能力,回归家庭和社会。

三、脑性瘫痪的康复护理技术

(一)心理护理

脑性瘫痪的患儿多存在胆小、固执、任性、不合作、适应能力差等问题。要想获得最好的康复效果,让脑瘫患儿恢复最大的功能,首先要对其进行心理护理,解除他们的心理障碍,同时,护理人员需要提高自己的职业道德,不要嫌弃他们,逐渐和他们建立感情和信任。

1.解除自卑心理

脑瘫患儿由于运动障碍使许多事情不能完成,产生自卑心理也是普遍存在的现象。短时间内让他们自强起来也不容易,首先要通过适宜的康复护理改善他们的生存能力、改善他们的生存质量才有说服力。工作中将以前的脑瘫康复成功案例和他们做出的好的事例来鼓励患儿,增强他们的自信心。

2.克服嫉妒心理

脑瘫患儿看到正常人自由自在的生活、游戏会产生嫉妒心理,严重时少数患儿会转化为仇视心理,对一切都不满意,甚至对他人的关爱也会产生强烈的逆反心理。在护理中通过关爱、游戏、学习等各种方法和活动做到心灵沟通,和他们成为知心朋友,和他们谈生活、谈幸福、谈社会。

3.去除失衡心理

失衡心理是脑瘫儿童所共有的心理状态,要慢慢地疏导,不能急于求成,可以举例去说服他们。要他们逐渐树立观念,正确对待自己,正确对待疾病,正确对待他人和社会。

(二)体位护理

正确的体位能使患儿以正常的模式去参加活动。要训练患儿学会保持正确的姿势,并要经常变换体位。

1.俯卧位

弛缓型脑瘫患儿可在其双下肢放垫子或沙袋,把双腿并拢,或用楔形物体固定体位。痉挛型脑瘫患儿可以用圆筒将双腿分开,将屈曲的髋关节拉直,再用沙袋或带子固定,对抗屈曲痉挛,同时增加双手支撑的能力。保持正确俯卧位的基本要求是要一定的头部控制能力,一定的关节活动能力,肩关节屈曲90°,有一定的稳定能力,踝关节保持中立位。

2.侧卧位

保持双上肢向前伸直,将双手放在一起,一侧髋和膝关节屈曲,这样可使身体放松,有助于训练前臂及手部的控制,降低不正常反射。适合无法坐立或肌张力较高的患儿。

3.仰卧位

将头及肩向前,屈曲髋和膝关节,可防止身体僵硬挺直。对不能坐起的患儿,可以用仰卧三角垫,以增强背肌张力,增强视觉刺激,增强躯体肌肉的力量。

4.坐位

正常患儿的坐姿是头向前,背伸直,不向一侧倾斜,臀部靠近椅背,膝超出足前,双腿分开,双足平放于地面上。脑瘫患儿是伸髋太多,背部滑离椅子靠背;或是屈髋太多,身体前倾,要及时纠正。

(三)康复护理活动

1.翻身活动训练

患儿俯卧,用玩具在其前方吸引注意力,慢慢把玩具移到侧方,鼓励患儿侧向拿玩具;此时再将玩具抬高,吸引患儿转身侧卧或仰卧,如果患儿不能翻身,护理人员用手将患儿的腿抬起帮助翻身。

2.坐位平衡训练

患儿不能独立坐立时,首先训练其上肢保护性反应能力。让患儿俯卧在一滚筒或大龙球上,缓慢地侧向滚动,鼓励患儿伸手保护自己。当患儿获得较好的保护性反应能力后,再让其坐起。

(1)痉挛型脑瘫坐位平衡训练:先将患儿的双腿分开,上身前倾,然后用手将患儿下肢压直,鼓励患儿向前弯曲。

(2)手足徐动型脑瘫坐位平衡训练:将患儿双腿并拢屈曲,治疗师用手抓住其肩部,向前内方旋转,让其双手支撑在两旁支持自己。

(3)弛缓型脑瘫坐位平衡训练:治疗师抱住患儿,用手抓住患儿的腰部往下压,并用大拇指放在其脊柱两旁固定,可促使头部及躯干伸直。患儿学会坐立后,经常前后左右进行推动,让患儿在动态中保持平衡。

3.爬行训练

患儿俯卧位能很好地控制头部时,开始学习爬行。治疗师用手固定患儿骨盆,然后轻轻将骨盆提起,左右交替,帮助患儿向前挪动下肢。患儿逐渐学会独自爬行时,注意矫正手脚同侧爬行的姿势。

4.站立训练

(1)扶持站立训练。脑瘫患儿在扶站时常常会出现向后仰,重心失去平衡,给站立带来困难。①从坐位站立:将患儿双脚放平,治疗师双手按住膝部,在患儿向前倾斜的同时向下压膝,站起时扶持胸和膝,避免患儿向后倾倒。②从椅子上站立:当患儿能扶持站起后,开始训练单独由椅子上站起。

（2）单腿站立：患儿站立平衡能力较好，可以练习单腿站立。

5.步行训练

步行需要一定的平衡能力和重心转移能力，以及髋、膝、踝关节及双下肢肌力的参与才能完成。脑瘫患儿往往缺乏以上方面的功能或存在障碍，需要训练去完善。

（1）平地行走训练：先让患儿扶物行走，一般侧行较为容易，然后练习向前抬步，治疗师可以在患儿身后扶住患儿双肩向前，帮助其将重心从一只脚移向另一只脚，逐渐减少辅助。借助学步器和在双杠中行走较为容易。

（2）上下楼梯：为了帮助患儿平稳行走，要进行上下楼梯训练。

6.日常生活活动（ADL）能力训练

ADL能力障碍是患儿迫切需要解决的问题。患儿必须及早进行训练，尽量达到生活自理，解除家庭负担。

（1）进食训练：进食时治疗师面对患儿，让患儿分腿坐在自己的大腿上，让患儿头向前倾；如果使用奶瓶，可以让患儿双手抱住，在吸吮时控制下颚，用手在胸部稍稍加压。如果患儿需要较多的支撑才能坐立并需要咀嚼和吞咽，让其坐在椅子上进食更容易。方法是保持患儿的头及双上肢向前，从前面直接喂水、喂饭。为了使患儿容易咀嚼，食物由大到小，由软到硬，喂时用勺子将患儿舌头往下压，防止舌头将食物退出来，避免让患儿的头后倾。

（2）穿脱衣服训练：脑瘫患儿学习穿衣，必须以坐位、立位、手部动作训练有进步为前提。指导患儿坐于椅子上，右手抓住衣领，纽扣面对自己，先将左手穿进一侧衣袖，右手将衣服提起转向身后并拉向右侧，右手伸手往后穿进另一只衣袖，双手整理好衣服，系好纽扣。脱衣时指导患儿坐于无靠背的椅子上，或者前面放一个平台，患儿上身向前靠在平台上；抬起双手伸向头后，抓住衣领将衣服拉高至肩部，然后退出头部；最后将手退出衣袖。如果患儿双臂有健患侧，则让患儿了解穿脱衣服的顺序，穿衣时先穿患侧，再穿健侧；脱衣时先脱健侧后脱患侧；先给予辅助，后逐渐减少辅助，学会自己独立穿脱。

（3）穿脱裤子训练：穿裤子时指导患儿仰卧在床上，双手抓住裤腰，一脚屈起穿进裤管内，然后伸直，同时拉裤管过膝，另一只脚屈起穿进另一个裤管内，伸直脚后将裤管拉至大腿，做拱桥动作使臀部抬起，双手用力拉裤腰过臀部至腰。脱裤时指导患儿仰卧在床上，一手抓着一边裤腰，将身体重心侧向一边，手将裤腰推到臀部，换一只手抓住裤腰，将重心侧向另一边，手将裤腰椎下；反复上述动作，直至裤腰退至大腿，然后侧卧将身体及双脚尽量屈起使裤子慢慢褪下。

（4）如厕训练：一般可从2岁开始训练，便盆最好在前面或两旁带有把手，以便给患儿一个稳定的姿势和位置。养成定时大小便的习惯，学会控制大小便。训练内容包括：①以手势或语言表达要大小便的需要；②大小便自我控制能力的训练；③坐在便器上排泄；④穿脱裤子，整理衣服训练；⑤个人用厕卫生训练，包括使用手纸、便后洗手等。

7.语言及理解能力训练

学会讲话之前先进行语言理解能力训练，经常与患者交流，呼叫其姓名。通过反复训练，使患儿理解发音的意义，增强其重复发音、模仿发音的兴趣，并逐渐说出有意义的字和词。同时，利用各种感官刺激如视觉刺激、听觉刺激来帮助患儿纠正发音。

（1）声音刺激：辅导正确发几次单音，让患儿听清发音和看清动作，再让患儿坐在镜前训练，然后让患儿模仿治疗师所说的单音，如"爸""妈""吃"等。

（2）感官刺激：从发音的表情、手势等得到感官的刺激。

（3）改进发音：脑瘫患儿的哭、叫行为，不但有益于发展控制喉头的能力，同时可使声带活动，从而学会发音。脑瘫患儿的笑也是训练声带的方法，通过笑可以产生喉部活动。此外，以游戏或唱歌的方式练习发音，能消除练习的紧张和枯燥。

四、并发症的预防和护理

脑瘫是一种中枢神经系统损伤综合征，表现症状是多样化的，常见的除运动功能障碍、姿势异常外，常表现有癫痫、惊厥、痉挛、语言障碍、视力异常、斜视、流涎、性格异常、心理障碍等。因此，对脑瘫患儿并发症的护理尤为重要。

（一）惊厥

脑瘫合并惊厥时，应使患儿侧卧，并用多层纱布包裹的压舌板，放在患儿上下牙齿之间，以免咬伤舌头。随时吸出咽喉分泌物及痰涎，保持呼吸道通畅，防止窒息。患儿在四肢抽动时，不可以用手握持患儿的手足太紧。抽搐停止后，患儿往往很疲乏，要注意休息，保持室内安静；恢复患儿体力。惊厥患儿饮食应以清淡为主。

（二）癫痫

脑瘫合并癫痫的发生率最高，占婴幼儿脑瘫中的发病率的20％～30％。尤以重度弱者及痉挛型四肢瘫发生率高，可占发生病例的40％～50％。癫痫发作时，千万不可强行搬动按压肢体，以免导致损伤或出现骨折。此时应使患儿侧卧，解开衣领，保持呼吸道通畅，将缠好多层纱布的压舌板放在牙齿之间，保护舌头和防止窒息。

五、脑性瘫痪的护理健康指导

（一）家庭情感系统的支持

脑瘫患儿由于病程较长，回归家庭后，加上来自家庭和社会的不良刺激，常产生自卑感、情绪压抑，在成长、教育和工作上会遇到许多麻烦，部分患儿因受到过度的照顾和袒护而与集体疏远，会导致严重的心理障碍。作为患儿的家长一定要及时安慰和鼓励患儿，共同寻找解决的方法。

（二）指导家属了解和掌握患儿基本的发育规律

脑瘫患儿的发育虽然较正常儿童缓慢，但也是遵循人体发育的规律成长的。很多家长不知道孩子正确的发育规律，不按照客观规律进行康复，为了能让孩子早日学会走路，整天训练站立和行走。还有一些家长简单地认为孩子站不住、走不了就是因为腿部力量不够，就长时间、大强度地训练孩子的下肢力量，以上做法都是错误的，这样会造成孩子关节的变形和损失，起到相反的作用。所以，指导家长了解和掌握正常孩子的发育规律，按规律来进行康复训练，才能达到康复的目标和任务。

（三）指导家长掌握基本的康复理论和技能

脑瘫患儿的康复是一个长期或是终生的过程，单靠住院时的训练是远远达不到的，必须强调出院后患儿的家庭康复，教会家长一些训练方法和训练原则，对患儿进行训练，以巩固和提高治疗效果，达到预防挛缩、变形，矫正姿势的目的。另外，根据患儿的类型、临床症状及心理特点，有针对性地指导家长学习患儿喂养、护理、训练的方法和技巧。家长对患儿进行一段训练之后，还要对患儿的各项功能进行评估，看是否有所进步，康复训练的方法和计划是否还需要调整等。这样才能保证患儿家长康复的科学性和有效性。

(四)培养患儿的社交能力

通过与其他人的交往,可以促使患儿感知和动作、语言能力、个性特征等积极的发展,同时,智力也相应地得到迅速发展。对待脑瘫患儿要像对待正常儿童一样,要关心爱护他们。家长要常常带他们旅游,接触社会,进行社交训练。

(五)职业训练

脑瘫患儿经过功能性作业训练,上肢功能有了很大的改善和增强,运动协调能力增强,又经过日常生活活动能力作业治疗,具备了日常生活活动能力。随着年龄增长,他们从学龄进入工作就业阶段。因此,需要进行就业前培训。通过就业前的培训,提高了手的技巧和灵活性,改善了功能,为将来回归社会走向工作岗位打下了良好的基础。

六、脑性瘫痪的手术护理

(一)手术前护理

1.参与病历讨论,了解治疗方案

根据外科手术方法确定护理方案,目前开展的手术治疗有以下几种。

(1)选择性脊神经后根切断术(SPR):视患者病情不同,有的做腰部 SPR,而有的需要做颈部 SPR,护理工作必须掌握以上的治疗方案,尤其是颈段 SPR,创伤大、反应明显,要制订详细的护理方案。

(2)周围神经手术:这类手术创伤小、反应小,要制订相应的护理方案。

(3)平衡肌力手术:有的创伤较大,有的创伤偏小,如跟腱延长术、胫后肌前移术等,在护理中要视其情况做好护理准备工作。

(4)骨性矫形手术:一般创伤较大,术后多用石膏固定,护理要做好相应的各项准备。

2.心理护理与康复训练

脑瘫患儿接受治疗的年龄段不一样,年龄小的患儿往往有较大的恐惧感或惧怕接受治疗;患儿家长也存在许多顾虑,如手术的效果和手术的安全方面;学龄前患儿都有较强的治疗欲望,对治疗充满信心和希望,渴望自己能和正常人一样去融入社会生活。根据以上心理表现,我们应该本着关怀和爱护的心情去鼓励他们,实事求是地介绍手术的详细情况,医院在这方面已经取得的经验,手术的实施通常能取得的最后效果与可能达不到的效果,以及治疗的连续性、康复的重要性。既让患儿充满希望,增强战胜疾病的信心;也要说明手术可能发生的意外风险和其他情况,以及医院会采取的相应措施。

为了保证手术效果,术前就应该实施相应的康复训练。要在动态和静态交替中观察患儿的异常姿势与运动障碍的特点,使手术的设计更加合理;同时也使患儿在术前就掌握术后将要采取的康复训练方法,适应将要建立的新环境下的运动模式。还要帮助训练做好深呼吸、有效的咳嗽、轴线翻身。

3.术前准备工作

(1)做好各项辅助检查:根据医嘱做好患儿的各项术前检查,有些患儿由于运动不协调、自主运动不好;需要护理人员帮助完成,如做脑电图、CT 等,有的需要给镇静药或催眠药,需要护士陪伴检查全过程。对于需要做生化及常规检查的项目,一定要全部做完,要提前向患儿及家属说清楚是否需要禁食等。

(2)术前应用抗生素预防感染:为了预防术后感染,术前 1 天常规给予抗生素。提前做好应用的药物皮试并做好记录,有阳性药及时报告医师。

(3)做好胃肠道准备工作:术前给予肥皂水灌肠,清除肠道粪便,预防麻醉中排便污染手术台和术野,预防术后肠胀气发生。手术患者术前 8 h 禁食、术前 4 h 禁水,对年幼患儿家长特别交代,有的家长不注意会引起意外发生。

(4)术前保留导尿:中等以上手术及全麻患者术前必须插导尿管,并要严格遵守无菌操作。对于下肢痉挛的小儿插导尿管确实有困难,通常术前给予镇静药后再插管,如果还有困难可在麻醉后插管,千万不可强行插管,以防尿道损伤;对于那些术后要长期卧床的患者,术前要练习在床上大小便。

(5)皮肤准备:脑瘫手术的切口有大或多的特点,通常在矫形手术中一次会做 5~8 个切口。术前 2 天连续洗澡,术前 1 天剪头发、剪指甲、修理过厚的胼胝;手术当天用肥皂水清洗皮肤后剃体毛和阴毛,剃毛范围要超过切口上下 20 cm,最后再用 75% 乙醇棉球擦洗消毒、无菌单包裹,等待手术。

(6)做好记录交接患者:做好术前生命体征的检测与记录,做好术前麻醉给药,除去患者所有佩戴物,等待手术室麻醉护士接患者及携带病历,做好交接工作。

(二)手术后护理

1.手术后一般护理

(1)术后麻醉情况的护理:术后患者有麻醉师护送回病房,认真做好患者的交接工作,认真听取麻醉师的交代,了解患者的麻醉情况、全麻患者的复苏情况,做好患者生命体征及血氧饱和度的检测和记录。全麻患者清醒后也要注意观察呼吸道是否通畅;患者体位采取平卧位头偏向一侧。对腰麻或硬膜外麻醉的患者要注意检查麻醉平面有无升高及麻醉平面及时消失的情况,做好观察记录,如有异常及时报告医师。

(2)术后 6 h 内一级护理:在手术后 6 h 内都要按一级护理常规执行,较大手术应采取特级护理。手术后患者必须安排专人负责护理,随时查视病房做好护理记录,及时发现术后异常情况,如伤口大量出血、血压骤降、呼吸道不通畅或窒息、心率过快、患者意识改变等异常,及时发现及时报告医师。

(3)术后各引流管道的护理:①吸氧管的通畅,注意气体流量、患者血氧饱和度;②胃管通畅,引流物及数量要做好记录;③引流管的通畅,观察引出的物质、颜色、数量;④导尿管引出的尿量和颜色;⑤输液管的通畅,注意药品的配制、用药的先后、滴入速度、总量;⑥如有留置镇痛泵,察看通畅及滴速。

(4)预防压疮护理:术后患者通常怕痛不敢翻身,容易压伤骨突部的皮肤,要给予及时翻身,按摩骨突部。

(5)饮食指导:术后要注意调节患者的饮食,术后 3 天是创伤反应期,胃肠功能处于减弱状态,全身代谢降低。此时不要给予高蛋白、高热量食物,否则易发生腹胀,牛奶或奶粉也不宜食用,宜给予菜汤、稀饭、新鲜水果汁服用,3 天后逐渐增加营养、增加热量补充高蛋白,同时补充高维生素食物。

2.SPR 术后护理

(1)卧位:保持头低脚高平卧位 48 h。SPR 手术操作中会有许多脑脊液丢失,所以术后宜头低位,即使在搬动的过程中也尽量保持头低位。要定时翻身,每 2 h 做轴线翻身一次。头低脚高位保持 48 h 后改平卧位用枕头。

（2）避免全麻术后躁动：许多麻醉师仍采用氯胺酮静脉复合麻醉，由于该麻醉药是作用于中枢抑制大脑联络路径和丘脑新皮质系统，兴奋边缘系统，将丘脑新皮质系统和边缘系统电生理分开。因此麻醉苏醒过程中大脑高级中枢功能未恢复，会出现意识模糊和躁动不安，表现为心动过速、血压升高，严重者出现窒息；躁动挣扎会挣脱输液管、尿管等拔出，护理中要加倍小心。患儿躁动时在没有呼吸障碍情况下可用氟哌啶静脉滴注；一般情况下不需用药，在监护下即可平安苏醒。

（3）全麻气管插管后护理：插管后少数患者会出现咽部充血、水肿现象，给予糜蛋白酶 4 000 U、地塞米松 5 mg 加入 0.9％氯化钠溶液 40 mL 做雾化吸入。

（4）SPR 硬膜外引流管护理：SPR 术后都会留置硬膜外引流，一般在 24 h 内引流出血性液体在 100～150 mL，如果引流量超过此标准要及时报告医师进行处理；引流液以颜色鲜红血性为正常，如果为淡黄色为脑脊液，宜关闭引流管改为间断开放，开始 1 h 开放 10 min，最后为 2 h 开放 5 min；如果颜色还在变浅宜关闭。通常在术后 48 h 拔出引流管，但患者有凝血机制问题时宜延长一天拉出。

（5）术后高热护理：由于 SPR 是椎管内手术，在操作过程中难免有少量的血液进入硬膜腔参与脑脊液循环，对丘脑体温调节中枢有时会有影响，大约有 10％的患者术后有体温升高现象，通常在术后 4 h 开始体温升高，多在 39 ℃以内。这些患者查不到其他体温升高的诱因，患者在 3～4 天逐渐恢复正常。在发热过程中要注意高热诱发惊厥或癫痫发生，继发或诱发其他并发症发生，当体温达 38.5 ℃时头部给予冷敷、冰袋降温，全身擦浴，多饮水，保证足够的液体量，严密观察，及时处理。

（6）术后康复护理：术后 3 天开始对术前痉挛的肌肉和肌膜进行松弛按摩；术后 5 天对关节做被动活动，让患儿在床上翻身；术后 7 天让患儿练习坐立和下床；术后 10 天练习走路去康复室训练。

3.肌硬骨性矫形术后护理

（1）石膏固定的护理：保持石膏清洁，将患肢抬高，远端肢体要高于心脏的高度，抬高后要稳妥。观察皮肤及手足末端血运循环，如苍白是供血不足，立即报告医师处理；观察皮肤及末梢肢端的温度，缺血时温度下降；指甲（趾甲）按压返红时间是否延长，如延长也是缺血现象；远端肢体的脉搏情况，发生异常时随时报告医师处理。还有注意石膏外有无渗血，注意记录量和颜色，区别是陈旧性还是新鲜出血。同时注意石膏边缘与会阴部或腋窝、腘窝是否有压迫和摩擦。石膏固定 1 周后肢体肿胀消退，石膏也会松动，过度松动要更换石膏。

（2）内固定的护理：要注意敷料渗血情况；抬高肢体，注意末梢血运情况。

（3）骨牵引护理：在骨矫形手术之前或术后用骨牵引是矫形外科常用的方法，护理要注意：床脚是否抬高；牵引物体是否着地起不到作用，牵引绳与滑轮之间是否有结节，肢体外展角度如何；注意接触牵引针的皮肤处是否有红肿或渗出，敷料是否干燥；肢体远端的血运、运动功能是否正常；在牵引时教会患者髌骨抽动运动或帮助活动，以防止股四头肌粘连。

（刘国才）

第五章 普外科护理

第一节 急性乳腺炎

一、概述

(一)概念

急性乳腺炎是乳腺的急性化脓性感染。多发生于产后 3～4 周的哺乳期妇女,以初产妇最常见。主要致病菌为金黄色葡萄球菌,少数为链球菌。

(二)相关病理生理

急性乳腺炎开始时局部出现炎性肿块,数天后可形成单房或多房性的脓肿。表浅脓肿可向外破溃或破入乳管自乳头流出;深部脓肿不仅可向外破溃,也可向深部穿至乳房与胸肌间的疏松组织中,形成乳房后脓肿。感染严重者,还可并发脓毒血症。

(三)病因与诱因

1.乳汁淤积

乳汁是细菌繁殖的理想培养基,引起乳汁淤积的主要原因有:①乳头发育不良(过小或凹陷)妨碍哺乳;②乳汁过多或婴儿吸乳过少导致乳汁不能完全排空;③乳管不通(脱落上皮或衣服纤维堵塞),影响乳汁排出。

2.细菌入侵

当乳头破损时,细菌沿淋巴管入侵是感染的主要途径。细菌也可直接侵入乳管,上行至腺小叶而致感染。细菌主要来自婴儿口腔、母亲乳头或周围皮肤。多数发生于初产妇,因其缺乏哺乳经验;也可发生于断奶时,6 个月以后的婴儿已经长牙,易致乳头损伤。

(四)临床表现

1.局部表现

初期患侧乳房红、肿、胀、痛,可有压痛性肿块,随病情发展症状进行性加重,数天后可形成单房或多房性的脓肿。脓肿表浅时局部皮肤可有波动感和疼痛,脓肿向深部发展可穿至乳房与胸肌间的疏松组织中,形成乳房后脓肿和腋窝脓肿,并出现患侧腋窝淋巴结肿大、压痛。局部表现可有个体差异,应用抗生素治疗的患者,局部症状可被掩盖。

2.全身表现

感染严重者,可并发败血症,出现寒战、高热、脉快、食欲减退、全身不适、白细胞上升等症状。

(五)辅助检查

1.实验室检查

白细胞计数及中性粒细胞比例增多。

2.B超检查

确定有无脓肿及脓肿的大小和位置。

3.诊断性穿刺

在乳房肿块波动最明显处或压痛最明显的区域穿刺,抽出脓液可确诊脓肿已经形成。脓液应做细菌培养和药敏试验。

(六)治疗原则

主要原则为控制感染,排空乳汁。脓肿形成以前以抗菌药治疗为主,脓肿形成后,需及时切开引流。

1.非手术治疗

(1)一般处理:①患乳停止哺乳,定时排空乳汁,消除乳汁淤积;②局部外敷,用25%硫酸镁湿敷,或采用中药蒲公英外敷,也可用物理疗法促进炎症吸收。

(2)全身抗菌治疗:原则为早期、足量应用抗生素。针对革兰氏阳性球菌有效的药物,如青霉素、头孢菌素等。由于抗生素可被分泌至乳汁,故避免使用对婴儿有不良影响的抗菌药,如四环素、氨基苷类、磺胺类和甲硝唑。如治疗后病情无明显改善,则应重复穿刺以了解有无脓肿形成,或根据脓液的细菌培养和药敏试验结果选用抗生素。

(3)中止乳汁分泌:患者治疗期间一般不停止哺乳,因停止哺乳不仅影响婴儿的喂养,且提供了乳汁淤积的机会。但患侧乳房应停止哺乳,并以吸乳器或手法按摩排出乳汁,局部热敷。若感染严重或脓肿引流后并发乳瘘(切口常出现乳汁)需回乳,常用方法:①口服溴隐亭1.25 mg,每天2次,服用7~14天;或口服已烯雌酚1~2 mg,每天3次,2~3天;②肌内注射苯甲酸雌二醇,每次2 mg,每天1次,至乳汁分泌停止;③中药炒麦芽,每天60 mg,分2次煎服或芒硝外敷。

2.手术治疗

脓肿形成后切开引流。于压痛、波动最明显处先穿刺抽吸取得脓液后,于该处切开放置引流,脓液做细菌培养及药物敏感试验。脓肿切开引流时注意:①切口一般呈放射状,避免损伤乳管引起乳瘘;乳晕部脓肿沿乳晕边缘做弧形切口;乳房深部较大脓肿或乳房后脓肿,沿乳房下缘做弧形切口,经乳房后间隙引流;②分离多房脓肿的房间隔以利引流;③为保证引流通畅,引流条应放在脓腔最低部位,必要时另加切口作对口引流。

二、护理评估

(一)一般评估

1.生命体征(T、P、R、BP)

评估是否有体温升高,脉搏加快。急性乳腺炎患者通常有发热,可有低热或高热;发热时呼吸、脉搏加快。

2.患者主诉

询问患者是否为初产妇,有无乳腺炎、乳房肿块、乳头异常溢液等病史;询问有无乳头内陷;评估有无不良哺乳习惯,如婴儿含乳睡觉、乳头未每天清洁等;询问有无乳房胀痛,浑身发热、无力、寒战等症状。

3.相关记录

体温、脉搏、皮肤异常等记录结果。

(二)身体评估

1.视诊

乳房皮肤有无红、肿、破溃、流脓等异常情况;乳房皮肤红肿的开始时间、位置、范围、进展情况。

2.触诊

评估乳房乳汁淤积的位置、范围、程度及进展情况;乳房有无肿块,乳房皮下有无波动感,脓肿是否形成,脓肿形成的位置、大小。

(三)心理-社会评估

评估患者心理状况,是否担心婴儿喂养与发育、乳房功能及形态改变。

(四)辅助检查阳性结果评估

患者血常规检查示血白细胞计数及中性粒细胞比例升高,提示有炎症的存在;根据 B 超检查的结果判断脓肿的大小及位置,诊断性穿刺后方可确诊脓肿形成;根据脓液的药物敏感试验选择抗生素。

(五)治疗效果的评估

1.非手术治疗评估要点

应用抗生素是否有效果,乳腺炎症是否得到控制,患者体温是否恢复正常;回乳措施是否起效,乳汁淤积情况有无改善,患者乳房肿胀疼痛有无减轻或加重;患者是否了解哺乳卫生和预防乳腺炎的知识,情绪是否稳定。

2.手术治疗评估要点

手术切开排脓是否彻底;伤口愈合情况是否良好。

三、主要护理诊断(问题)

(一)疼痛

与乳汁淤积、乳房急性炎症使乳房压力显著增加有关。

(二)体温过高

与乳腺急性化脓性感染有关。

(三)知识缺乏

与不了解乳房保健和正确哺乳知识有关。

(四)潜在并发症

乳瘘。

四、主要护理措施

(一)对症处理

定时测患者体温、脉搏、呼吸、血压,监测白细胞计数及分类变化,必要时做血培养及药物敏感试验。密切观察患者伤口敷料引流、渗液情况。

1.高热者

给予冰袋、乙醇擦浴等物理降温措施,必要时遵医嘱应用解热镇痛药;脓肿切开引流后,保持引流通畅,定时更换切口敷料。

2.缓解疼痛

(1)患乳暂停哺乳,定时用吸乳器吸空乳汁。若乳房肿胀过大,不能使用吸乳器,应每天坚持用手揉挤乳房以排空乳汁,防止乳汁淤积。

(2)用乳罩托起肿大的乳房以减轻疼痛。

(3)疼痛严重时遵医嘱给予止痛药。

3.炎症已经发生

(1)消除乳汁淤积用吸乳器吸出乳汁或用手顺乳管方向加压按摩,使乳管通畅。

(2)局部热敷:每次 20～30 min,促进血液循环,利于炎症消散。

(二)饮食与运动

给予高蛋白、高维生素、低脂肪食物,保证足量水分摄入。注意休息,适当运动,劳逸结合。

(三)用药护理

遵医嘱早期使用抗菌药,根据药物敏感试验选择合适的抗菌药,注意评估患者有无药物不良反应。

(四)心理护理

观察了解患者心理状况,给予必要的疾病有关的知识宣教,抚慰其紧张急躁情绪。

(五)健康教育

1.保持乳头和乳晕清洁

每次哺乳前后清洁乳头,保持局部干燥清洁。

2.纠正乳头内陷

妊娠期每天挤捏、提拉乳头。

3.养成良好的哺乳习惯

定时哺乳,每次哺乳时让婴儿吸净乳汁,如有淤积及时用吸乳器或手法按摩排出乳汁;培养婴儿不含乳头睡眠的习惯;注意婴儿口腔卫生,及时治疗婴儿口腔炎症。

4.及时处理乳头破损

乳晕破损或皲裂时暂停哺乳,用吸乳器吸出乳汁哺乳婴儿;局部用温水清洁后涂以抗菌药软膏,待愈合后再行哺乳;症状严重时及时诊治。

五、护理效果评估

(1)患者的乳汁淤积情况有无改善,是否学会正确排出淤积乳汁的方法,是否坚持每天挤出已经淤积的乳汁,回乳措施是否产生效果,乳房胀痛有无逐渐减轻。

(2)患者乳房皮肤的红肿情况有无好转,乳房皮肤有无溃烂,乳房肿块有无消失或增大。

(3)患者应用抗生素后体温有无恢复正常,炎症有无消退,炎症有无进一步发展为脓肿。

(4)患者脓肿有无及时切开引流,伤口愈合情况是否良好。

(5)患者是否了解哺乳卫生和预防乳腺炎的知识,焦虑情绪是否改善。

(陈焕银)

第二节 乳腺囊性增生症

乳腺囊性增生症也称慢性囊性乳腺病,或称纤维囊性乳腺病,是乳腺间质的良性增生。增生可发生于腺管周围,并伴有大小不等的囊肿形成;也可发生在腺管内而表现为上皮的乳头样增生,伴乳管囊性扩张;另一类型是小叶实质增生。本病是妇女的常见病之一,多发生于 30～50 岁妇女,临床特点是乳房胀痛、乳房肿块及乳头溢液。

一、病因病理

本病的症状常与月经周期有密切关系,且患者多有较高的流产率。一般多认为其发病与卵巢功能失调有关,可能是黄体素的减少及雌激素的相对增多,致使两者比例失去平衡,使月经前的乳腺增生变化加剧,疼痛加重,时间延长,月经后的"复旧"也不完全,日久就形成了乳腺囊性增生症。主要病理改变是导管、腺泡以及间质的不同程度的增生;病理类型可分为乳痛症型(生理性的单纯性乳腺上皮增生症)、普通型腺病小叶增生症型、纤维腺病型、纤维化型和囊肿型(即囊肿性乳腺上皮增生症),各型之间的病理改变都有不同程度的移行。

二、临床表现

乳房胀痛和肿块是本病的主要症状,其特点是部分患者具有周期性。疼痛与月经周期有关,往往在月经前疼痛加重,月经来潮后减轻或消失,有时整个月经周期都有疼痛,部分患者可伴有月经紊乱或既往有卵巢或子宫病史。体检发现一侧或两侧乳腺有弥漫性增厚,可局限于乳腺的一部分,也可分散于整个乳腺;肿块呈颗粒状、结节状或片状,大小不一,质韧而不硬;增厚区与周围乳腺组织分界不明显,与皮肤无粘连。少数患者可有乳头溢液。本病病程较长,发展缓慢

三、治疗

主要是对症治疗,绝大多数患者不需要外科手术治疗。一般首选具有疏肝理气、调和冲任、软坚散结及调整卵巢功能的中药或中成药,如逍遥散等。由于本病有少数可发生癌变,确诊后应注意密切观察、随访。乳房胀痛严重,肿块较多、较大者,可酌情应用维生素 E 及激素类药物。在治疗过程中还应注意情志疏导,配合应用局部外敷药物、激光局部照射、磁疗等方法也有一定疗效。

四、护理评估

(一)健康史和相关因素
本病的发生与内分泌失调有关。一是体内雌、孕激素比例失调,黄体素分泌减少、雌激素量增多导致乳腺实质增生过度和复旧不全;二是部分乳腺实质中女性雌激素受体的质与量的异常,导致乳腺各部分发生不同程度的增生。

(二)身体状况
1.临床表现
(1)乳房疼痛特点是胀痛,具有周期性,常于月经来潮前疼痛发生或加重,月经来潮后减轻或

消失,有时整个月经周期都有疼痛。

(2)乳房肿块一侧或双侧乳腺有弥漫性增厚,可呈局限性改变,对位于乳房外上象限,轻度触痛;也可分散于整个乳腺。肿块呈结节状或片状,大小不一。质韧而不硬,增厚区与周围乳腺组织分界不明显。

(3)乳头溢液少数患者可有乳腺溢液,呈黄绿色或血性,偶有无色浆液。

2.辅助检查

钼靶 X 线摄片、B 型超声波或组织病理学检查等均有助于本病的诊断。

(三)处理原则

主要是观察、随访和对症治疗。

1.非手术治疗

主要是观察和药物治疗。观察期间可用中医中药调理,或口服乳康片、乳康宁等;抗雌激素治疗仅在症状严重时采用,可口服他莫昔芬。由于本病有恶变可能,应嘱患者每隔 2～3 个月到医院复查,有对侧乳腺癌或有乳腺癌家族史者应密切随访。

2.手术治疗

若肿块周围乳腺组织局灶性增生较为明显、形成孤立肿块,或 B 超、钼靶 X 线摄片发现局部有沙粒样钙化灶者,应尽早手术切除肿块并做病理学检查。

五、常见护理诊断(问题)

疼痛与内分泌失调致乳腺实质过度增生有关。

六、护理措施

(一)减轻疼痛

(1)解释疼痛发生的原因,消除患者的思想顾虑,保持心情舒畅。

(2)用宽松胸罩托起乳房。

(3)遵医嘱服用中药调理或其他对症治疗药物。

(二)定期复查

遵医嘱定期复查,以便及时发现恶性变。

(三)乳腺增生的日常护理

为预防乳腺疾病,成年女性每月都要自检。月经正常的妇女,月经来潮后第 2～11 天是检查的最佳时间。下向介绍几种自检的方法。

1.对镜向照法

面对镜子,将双臂高举过头,观察乳房的形状和轮廓有无变化,皮肤有无异常(主要是有无红肿、皮疹、浅静脉曲张、发肤皱褶、橘皮样改变等),观察乳头是含在同一水平线上,是否有抬高、回缩、凹陷等现象,用示指和示指轻轻挤捏乳头,检查是否有异常分泌物从乳头溢出,乳晕颜色是否改变。

2.平卧触摸法

平卧,朽竹高举过头,并在右肩下垫一小枕头,使右侧乳房变平。左手四指并拢,用指端掌而检查乳房各部位是否有肿块或其他变化。

3.淋浴检查法

淋浴时,因皮肤湿润更易发现问题,用一手指指端掌面慢慢滑动,仔细检查乳房的各个部位及腋窝处是否有肿块。

（陈焕银）

第三节　乳　腺　癌

乳腺癌是女性发病率最高的恶性肿瘤之一,也是女性最常见的癌症死亡原因。

一、病因和发病机制

乳腺癌的病因尚不清楚,目前认为与下列因素有关。①激素因素:乳腺是多种内分泌激素的靶器官,尤其雌酮和雌二醇与乳腺癌的发病有直接关系。因此,在20岁前发病较少,20岁后发病率迅速上升,45～50岁较高,绝经后发病率继续上升,可能与年老者雌酮含量升高有关。②月经婚育史:月经初潮年龄早、绝经年龄晚、不孕、未哺乳及初次足月产年龄较大者与乳腺癌发病均有关系。③家族史:一级亲属中有乳腺癌病史者,发病率高于普通人群2～3倍。④乳腺良性疾病:多数认为乳腺小叶上皮高度增生或不典型增生可能与乳腺癌发病有关。⑤营养过剩、肥胖、高脂肪饮食可增加乳腺癌的发病机会。⑥环境因素和生活方式也与发病有一定关系。

二、病理生理

(一)病理分型

目前国内多采用以下病理分型。

1.非浸润性癌

属于早期,预后较好。包括导管内癌(癌细胞未突破导管壁基底膜)、小叶原位癌(癌细胞未突破末梢乳管或腺泡基底膜)、乳头湿疹样乳腺癌。

2.早期浸润性癌

仍属于早期,预后较好。包括早期浸润性导管癌(癌细胞突破管壁基底膜,向间质浸润)、早期浸润小叶癌(癌细胞突破末梢乳管或腺泡基底膜,向间质浸润,但局限于小叶内)。

3.浸润性特殊癌

此型分化一般较高,预后尚好。包括乳头状癌、髓样癌(伴大量淋巴细胞浸润)、小管癌(高分化腺癌)、腺样囊性癌、黏液腺癌、大汗腺样癌、鳞状细胞癌等。

4.浸润性非特殊癌

此型一般分化低,预后较上述类型差,是乳腺癌中最常见的类型,约占80%。包括浸润性小叶癌、浸润性导管癌、硬癌、髓样癌(无大量淋巴细胞浸润)、单纯癌、腺癌等。

5.其他罕见癌

如炎性乳腺癌。

(二)转移途径

1.局部扩散

癌细胞沿导管或筋膜间隙蔓延,继而侵及 Cooper 韧带和皮肤。

2.淋巴转移

为主要转移途径,其中以腋窝淋巴结转移最多。

3.血行转移

癌细胞经淋巴途径进入静脉,也可直接侵入血液循环而致远处转移,最常见的远处转移部位依次为肺、骨、肝。

三、临床表现

(一)常见类型乳腺癌的临床表现

1.乳房肿块

常位于乳房外上象限。

(1)早期:表现为患侧乳房无痛、单发的小肿块,常在无意中发现。肿块质硬、表面不光滑、与周围组织分界不清楚,尚可推动。

(2)晚期:肿块固定于胸壁而不易推动;当癌肿广泛侵及乳房皮肤,可出现大量小结节,甚至彼此融合;癌肿处皮肤可破溃而形成溃疡,常有恶臭,容易出血。

2.乳房皮肤和外形改变

肿瘤增大而致乳房局部隆起。如果癌肿侵及乳房 Cooper 韧带,使其缩短而导致肿瘤表面皮肤凹陷,即所谓"酒窝征";邻近乳头或乳晕的癌肿因侵及乳管而使之缩短,导致乳头被牵向癌肿侧,进而乳头扁平、回缩、凹陷,即乳头内陷;如果癌细胞堵塞皮下淋巴管,可导致淋巴回流障碍而出现真皮水肿,乳房皮肤呈"橘皮样"改变。

3.转移表现

(1)淋巴转移:最初多见于患侧腋窝。初起为少数散在、肿大的淋巴结,质硬、无痛、可被推动,继而数目逐渐增多并融合成团,甚至与皮肤或深部组织粘连。

(2)血行转移:癌肿转移至肺、骨、肝时,可出现相应受累器官的症状。如肺转移出现胸痛、气急;骨转移出现局部骨疼痛;肝转移出现肝大或黄疸等。

(二)特殊类型乳腺癌的临床表现

1.炎性乳腺癌

发病率低,多见于年轻女性,发展迅速,转移早,预后极差。表现为患侧乳房增大,皮肤红、肿、热、痛,类似急性炎症表现,触诊整个乳房肿大、发硬,无明显局限性肿块。

2.乳头湿疹样乳腺癌

较少见,恶性程度低,发展慢,腋窝淋巴结转移晚。发生于乳头区大乳管内,继之发展到乳头,乳头刺痒、灼痛,之后乳头、乳晕粗糙糜烂、脱屑,如湿疹样改变,进而形成溃疡。患侧乳头内陷、破损。

四、辅助检查

(一)影像学检查

1.X 线检查

常用方法为钼靶 X 线摄片和干板照相。前者可作为普查方法,是早期发现乳腺癌的最有效方法,表现为密度增加的肿块影,边界不规则,或呈毛刺状,或见细小钙化灶;后者对钙化点的分辨率较高,但 X 线剂量较大。

2.B 超检查

能清晰显示乳房各层次软组织结构及肿块的形态和质地,主要用来鉴别囊性或实性病灶。

3.磁共振检查

软组织分辨率高,敏感性高于 X 线检查;能三维立体观察病变,不仅能够提供病灶形态学特征,而且运用动态增强还能提供病灶的血流动力学情况。

(二)活组织病理检查

目前常用细针穿刺细胞学检查,多数病例可获得较肯定的细胞学诊断,但有一定局限性。对可疑乳腺癌者,可将肿块连同周围乳腺组织一并切除,做快速病理检查。乳头溢液未触及肿块者,可行乳腺导管内镜检查或乳管照影,亦可行乳头溢液涂片细胞学检查。乳头糜烂疑为湿疹样乳腺癌时,可做乳头糜烂部刮片或印片细胞学检查。

五、治疗要点

手术治疗为主,辅以化学药物、内分泌治疗、放疗及生物治疗等方法。

(一)手术治疗

对病灶仍局限于局部及区域淋巴结的患者手术治疗是首选。适应证为 TNM 分期的 0、Ⅰ、Ⅱ 和部分Ⅲ期患者。禁忌证为已有远处转移、全身情况差、主要脏器有严重疾病、年老体弱不能耐受手术者。手术方式包括乳腺癌根治术、乳腺癌扩大根治术、乳腺癌改良根治术、全乳房切除术、保留乳房的乳腺癌切除术。关于手术方式的选择目前尚无定论,应根据病理分型、疾病分期及辅助治疗的条件综合确定。对病灶可切除者,手术应最大程度清除局部及区域淋巴结,以提高生存率,其次考虑外观及功能。对Ⅰ、Ⅱ期乳腺癌可采用改良根治术及保留乳房的乳腺癌切除术。

(二)化疗

乳腺癌是实体瘤中应用化疗最有效的肿瘤之一。常用的药物有环磷酰胺(C)、甲氨蝶呤(M)、氟尿嘧啶(F)、阿霉素(A)、表柔比星(E)、紫杉醇(T)。传统联合化疗方案有 CMF 和CAF。术前化疗多用于Ⅲ期病例,可探测肿瘤对药物的敏感性,并使肿瘤缩小,减轻与周围组织的粘连,可采用 CMF 或 CEF 方案,一般用 2～3 个疗程。辅助化疗一般于术后早期应用,联合化疗的效果优于单药化疗,用药应达到一定剂量,治疗期以 6 个月左右为宜,能达到杀灭亚临床型转移灶的目的。浸润性乳腺癌伴腋淋巴结转移者是应用辅助化疗的指征,可以提高生存率。

(三)内分泌治疗

激素依赖性肿瘤对内分泌治疗有效。肿瘤细胞中雌激素受体(ER)含量高者,称为激素依赖性肿瘤;ER 含量低者,称激素非依赖性肿瘤,对内分泌治疗效果差。因此,手术切除的标本还应测定 ER 和孕激素受体。ER 阳性者优先应用内分泌治疗,阴性者优先应用化疗。常用药物为他莫昔芬和芳香化酶抑制剂。

(四)放疗

放疗主要用于保留乳房的乳腺癌手术后,应在肿块局部广泛切除后给予较高剂量放疗。

六、护理措施

（一）术前护理

1.心理护理

恶性肿瘤和乳房切除双重打击使患者术前心理变化非常复杂，因此应多了解和关心患者，加强心理疏导，介绍疾病和手术相关知识，帮助患者度过心理调适期，逐渐树立起战胜疾病的信心，以良好心态面对疾病和治疗。

2.终止妊娠或停止哺乳

因为妊娠或哺乳期间激素作用活跃，能促进乳腺癌生长，所以应立即终止。

3.术前准备

做好术前常规检查和准备。皮肤准备应视切除范围而定，对手术范围较大、需要植皮的患者，除做好术区备皮外，应同时做好供皮区的皮肤准备。乳房皮肤溃疡者，术前每天换药至创面好转。乳头凹陷者应清洁局部。

（二）术后护理

1.体位

麻醉清醒、生命体征平稳后取半卧位，以利于呼吸和引流。

2.病情观察

观察血压、脉搏及呼吸变化；观察并记录切口敷料渗血、渗液情况。乳腺癌扩大根治术有损伤胸膜的可能，如出现胸闷、呼吸困难等症状，应及时报告医师，以便早期发现和协助处理。

3.伤口护理

（1）有效包扎：手术部位用弹性绷带加压包扎，使皮瓣贴紧胸壁，防止积液积气，一般维持7～10天。包扎松紧度以容纳一手指、维持正常血运、不影响患者呼吸为宜。包扎期间，应告知患者包扎目的，不能擅自松解绷带，如果绷带松脱，应重新加压包扎；如果瘙痒，不能用手抓搔。观察患侧上肢远端血液循环情况，如果出现手指麻木、皮肤发绀、皮温下降、动脉搏动扪不清，提示腋窝血管受压，应及时调整绷带的松紧度。

（2）观察皮瓣颜色和创面愈合情况：正常皮瓣的温度较健侧略低，颜色红润，紧贴胸壁。如果皮瓣颜色暗红，提示血液循环不佳，有可能坏死，应报告医师及时处理。

4.引流管护理

乳腺癌根治术后，皮瓣下常规放置引流管并接负压引流，以便及时、有效地吸出残腔内的积液、积血，使皮肤与胸壁紧贴，有利于皮瓣愈合。护理上应注意以下问题。

（1）妥善固定引流管，保持通畅，避免受压、打折、扭曲等。

（2）保持有效负压吸引状态：负压吸引的压力大小应适宜，观察连接是否紧密，压力是否适当。若负压过高可导致引流管瘪陷，引流不畅；过低则不能有效引流，易致皮下积液、积血。

（3）观察并记录引流液的颜色、性状和量：一般术后1～2天，每天引流血性液体50～200 mL，以后颜色逐渐变淡、量逐渐减少。

（4）拔除引流管：术后4～5天，引流液转为淡黄色，每天量少于10～15 mL，创面与皮肤紧密相贴，按压切口周围皮肤无空虚感，即可考虑拔除。若拔管后出现积血积液，应在无菌操作下，穿刺抽液，之后加压包扎。

5.患侧上肢肿胀的护理

常因患侧腋窝淋巴结切除、头静脉被结扎、腋静脉栓塞、局部积液或感染等因素导致上肢淋巴回流不畅、静脉回流障碍而引起。护理上应注意以下几个方面。

(1)保护患侧上肢:平卧时,患肢肘关节轻度屈曲,下方垫枕抬高 $10°\sim15°$;半卧位时,屈肘 $90°$ 放于胸腹部;下床活动时,使用吊带托或用健侧手将患肢抬高于胸前,避免患肢过久下垂,需要他人扶持时只能扶健侧,以防腋窝皮瓣滑动而影响愈合。

(2)避免损伤:避免患肢过度负重和外伤,不要在患侧上肢测血压、抽血、静脉或皮下注射等。

(3)促进肿胀消退:可按摩患侧上肢,指导患者进行握拳、屈、伸肘运动;对于肿胀严重者,可弹性绷带包扎或戴弹力袖,以促进淋巴回流。

6.患侧上肢功能锻炼

术后加强肩关节活动可增强肌肉力量,松解和预防粘连,最大限度地恢复肩关节活动范围。具体方法如下所述。

(1)术后 24 h 内:活动手指和腕部,可作伸指、握拳、屈腕等锻炼。

(2)术后 1～3 天:进行上肢肌肉等长收缩;也可用健侧上肢或他人协助,进行患侧上肢屈肘、伸臂等锻炼,逐渐过渡到肩关节的前屈、后伸运动(前屈<30°,后伸<15°)。

(3)术后 4～7 天:鼓励患者用患侧手进食、刷牙、洗脸等,并逐渐进行患侧手触摸对侧肩部和同侧耳朵的锻炼。

(4)术后 1～2 周:皮瓣基本愈合后,开始进行肩关节活动,以肩部为中心,前后摆臂。术后 10 天左右皮瓣与胸壁紧密贴附,循序渐进地进行抬高患侧上肢(将患侧肘关节伸屈、手掌置于对侧肩部,直至患侧肘关节与肩平)、手指爬墙(每天标记高度,逐渐递增幅度,直至患侧手指能高举过头)、梳头(以患侧手越过头顶梳对侧头发、打对侧耳朵)等的锻炼。患侧肢体功能锻炼内容和活动量应根据患者的实际情况而定,一般以每天 3～4 次,每次 20～30 min 为宜;循序渐进,逐渐增加功能锻炼的内容。原则是上肢活动在术后 7 天以后,7 天内不上举,10 天内不外展肩关节;不要以患肢支撑身体,以防皮瓣移动而影响创面愈合。

(三)健康指导

1.活动

近期避免患侧上肢搬动或提拉过重物品,继续进行功能锻炼。

2.避孕

术后 5 年内避免妊娠,防止乳腺癌复发。

3.坚持放疗、化疗

放疗期间应注意保护皮肤,出现放射性皮炎时及时就诊。化疗期间定期检查血常规、肝功能、肾功能,注意白细胞计数的变化,白细胞计数<3×10^9/L,需及时就诊。放疗、化疗期间抵抗力低,应少到公共场所,以减少感染机会;加强营养,多进食高蛋白、高维生素、高热量、低脂肪的食物。

4.乳房定期检查

20 岁以上的妇女,特别是高危人群应每月进行 1 次乳房自我检查,术后患者也应每月自查 1 次,以便早期发现复发征象。检查时间最好选在月经周期的第 7～10 天,或月经结束后 2～3 天,已经绝经的妇女应选择每个月固定的 1 天检查。乳房自我检查方法如下。

(1)视诊:站在镜前取各种姿势(两臂放松垂于身体两侧、向前弯腰或双手上举置于头后),观察双侧乳房的大小和外形是否对称;有无局限性隆起、凹陷或皮肤橘皮样改变;有无乳头回缩或抬高。

（2）触诊：乳房较小者平卧，乳房较大者侧卧，肩下垫软薄枕或将手臂置于头下进行触诊。一侧手的示指、中指、无名指并拢，用指腹在对侧乳房上进行环形触摸，要有一定的压力。从乳房外上象限开始检查，依次为外上、外下、内下、内上象限，然后检查乳头、乳晕，最后检查腋窝有无肿块，乳头有无溢液。若发现肿块和乳头溢液，应及时到医院做进一步检查。

（陈焕银）

第四节　甲状腺肿瘤

一、甲状腺腺瘤

甲状腺腺瘤是最常见的甲状腺良性肿瘤，多见于 40 岁以下女性。病理学分为滤泡状腺瘤和乳头状囊性腺瘤两种。以前者常见，占甲状腺腺瘤的 70%～80%，周围有完整的包膜；后者相对较少见，应与乳头状癌鉴别。

（一）临床表现

多数患者无任何症状，常在无意中或体检时发现颈部有圆形或椭圆形结节，多为单发，表面光滑，边界清楚，包膜完整，无压痛，随吞咽上下移动；瘤体性质决定结节质地，腺瘤质地较软，囊性腺瘤质地较韧；腺瘤生长缓慢，如乳头状囊性腺瘤因囊壁血管破裂而致囊内出血时，瘤体能在短期内迅速增大并伴有局部胀痛。

（二）辅助检查

1.B 超检查

可发现甲状腺肿块；伴有囊内出血，提示囊性病变。

2.放射性^{131}I 或^{99m}Tc 扫描

多呈温结节，若伴囊内出血则可呈冷结节或凉结节，一般边缘较清晰。

（三）治疗要点

因 20%甲状腺腺瘤可引起甲状腺功能亢进，10%病例有恶变的可能，原则上应早期行包括腺瘤的患侧甲状腺大部分或部分（腺瘤小）切除术，且术中切除标本须立即行病理学检查，以明确肿块的性质。

二、甲状腺癌

甲状腺癌是最常见的甲状腺恶性肿瘤，占全身恶性肿瘤的 1%左右，女性发病率高于男性。除髓样癌外，大多数甲状腺癌起源于滤泡上皮细胞。

（一）病因与发病机制

甲状腺癌的发病机制尚不明确，但是其相关因素包括许多方面，主要有以下几类：①原癌基因序列的过度表达、突变或缺失；②电离辐射；③遗传因素，部分甲状腺髓样癌是常染色体显性遗传病，常可询及家族史；④缺碘；⑤雌激素可影响甲状腺的生长，主要是通过促使垂体释放促甲状腺激素（TSH）而作用于甲状腺，因为当血浆中雌激素水平升高时，TSH 水平也升高。

(二)病理分型

1.乳头状癌

约占成人甲状腺癌的70％和儿童甲状腺癌的全部。多见于21～40岁女性,低度恶性,生长缓慢,较早出现颈部淋巴结转移,预后较好。

2.滤泡状癌

约占15％。常见于中年人,中度恶性,生长较快,有侵犯血管倾向,主要经血运转移至肺、肝、骨及中枢神经系统,预后较乳头状癌差。

3.未分化癌

占5％～10％。常见于老年人,高度恶性,生长迅速,早期出现颈部淋巴结转移,易经血运转移至肺、骨等脏器,预后很差。

4.髓样癌

仅占7％,常有家族史。恶性程度中等,较早出现淋巴结转移和血运转移,预后较乳头状癌及滤泡状癌差,但好于未分化癌。

(三)临床表现

乳头状癌和滤泡状癌初期多无明显症状。仅在颈部发现单个、质硬、固定、表面不光滑、随吞咽上下移动的肿块。随着肿块的逐渐增大,肿块随吞咽上下移动度降低。未分化癌上述症状发展迅速,并侵犯周围组织。晚期常因肿块压迫喉返神经、气管或食管而出现声音嘶哑、呼吸困难和吞咽困难。若压迫颈交感神经节,可产生 Horner 综合征;若侵及颈丛浅支,可有耳、枕、颈和肩等部位的疼痛。可出现颈淋巴结转移及远处脏器转移,甲状腺远处转移多见于扁骨(颅骨、椎骨、胸骨、盆骨等)和肺。髓样癌组织可产生激素样活性物质,如5-羟色胺和降钙素,患者可出现腹泻、心悸、颜面潮红和血钙降低等症状,还可伴有其他内分泌腺体的增生。

(四)辅助检查

1.B超检查

测定甲状腺大小,结节的位置、大小、数目以及与周围组织的关系。如果结节是实质性、呈不规则反射,提示恶性的可能性较大。

2.X线检查

颈部正侧位 X 线摄片,能了解有无气管移位、狭窄、肿块钙化和上纵隔增宽。如果呈细小、絮状钙化影,提示有恶性可能。胸部和骨骼摄片能了解有无肺和骨的转移。

3.放射性^{131}I 或^{99m}Tc 扫描

甲状腺癌呈冷结节,一般边缘较模糊。

4.组织学检查

用细针从不同方向穿刺结节并抽吸、涂片检查,是明确甲状腺结节性质的有效方法,诊断的正确率高达80％以上。

5.血清降钙素测定

有助于髓样癌的诊断。

(五)治疗要点

手术切除是治疗甲状腺癌(除未分化癌)的基本治疗方法。

1.手术治疗

手术治疗包括甲状腺本身的切除及颈淋巴结的清扫。疗效与肿瘤的病理类型有关,同时根据病情及病理类型决定是否加行颈部淋巴结清扫或放射性碘治疗等。

2.内分泌治疗

甲状腺癌做次全或全切除者终身服用甲状腺片,以预防甲状腺功能减退及抑制 TSH。使用剂量以保持 TSH 低水平但不引起甲状腺功能亢进症为原则。

3.放射性核素治疗

术后 ^{131}I 治疗适用于 45 岁以上乳头状腺癌、滤泡状腺癌、多发性病灶、局部浸润性肿瘤及存在远处转移者。

4.放射外照射治疗

主要用于未分化甲状腺癌。

(六)护理措施

1.术前护理

(1)配合医师完成术前检查及准备。

(2)手术体位的练习:指导患者进行术时体位练习,即平卧,肩部垫软枕,保持头低颈过伸位,充分暴露手术部位。

(3)皮肤准备:根据手术术式和范围,进行手术区域的皮肤清洁,必要时剔除耳后毛发,以便行颈淋巴结清扫。

(4)心理护理:了解患者对所患疾病的认识程度,告知疾病相关的知识,说明手术的必要性和术前准备的意义。对于精神过度紧张或失眠者,术前晚遵医嘱应用镇静药或安眠类药物,保证患者身心处于最佳状态。

2.术后护理

(1)体位:患者回病室后,取平卧位;待生命体征平稳或麻醉清醒后取半坐卧位,以利于呼吸和引流。

(2)保持呼吸道通畅:遵医嘱给予止咳化痰药物,预防肺部并发症。

(3)病情观察:严密监测生命体征,注意有无并发症发生。观察呼吸、发音和吞咽状况,判断有无呼吸困难、声音嘶哑、音调降低、误咽、呛咳等。保持切口敷料整洁,及时发现创面渗血情况,估计渗血量,更换敷料。

(4)引流管的护理:妥善固定引流管,勿扭曲、打折、受压,保持负压状态;观察并记录引流液的量、颜色及性状。

(5)疼痛护理:头颈部保持舒适卧位;指导患者在更换卧位、起身或咳嗽时以手固定颈部,减少震动;遵医嘱及时应用镇痛药物,尤其对手术创伤大、颈淋巴结清扫的患者,以保证其休息和缓解疼痛。

(6)饮食:病情平稳或麻醉清醒后,可少量饮水。若无不适,可进食或经吸管吸入少量温凉流食,克服吞咽困难,逐步过渡为半流质饮食及软食。禁忌过热饮食,以免诱发血管扩张,加重切口渗血。

(7)并发症的观察与护理:甲状腺术后常见的并发症包括呼吸困难和窒息、喉返神经损伤、喉上神经损伤及手足抽搐。

1)呼吸困难和窒息:是最危急的并发症,多发生于术后 48 h 内。常见原因包括:①切口内出血压迫气管;②喉头水肿;③气管塌陷;④双侧喉返神经损伤。表现为进行性呼吸困难、烦躁、发绀,甚至窒息;颈部肿胀,切口渗出鲜血等。若出现上述情况,应立即给氧并报告医师,行床旁抢救。对于血肿压迫所致呼吸困难和窒息,应迅速剪开缝线,敞开切口,除去血肿,结扎出血的血管;如呼吸仍无改善,则行气管切开,待病情好转,再送手术室做进一步检查、止血和其他处理。喉头水肿者应立即给予大剂量激素,呼吸困难无好转时,行环甲膜穿刺或气管切开。

2)喉返神经损伤:多数因术中处理甲状腺下极时,切断、缝扎、挫夹或牵拉喉返神经而致永久性或暂时性损伤;少数因血肿或瘢痕组织压迫或牵拉所致。其损伤程度与损伤的性质(永久性或暂时性)和范围(单侧或双侧)密切相关。单侧喉返神经损伤常引起声音嘶哑,但随着健侧声带向患侧过渡内收而逐渐功能代偿;双侧喉返神经损伤导致双侧声带麻痹,造成失声、呼吸困难,甚至窒息,应立即行气管切开。若术中直接损伤喉返神经,患者即刻出现相应症状;若因血肿压迫、瘢痕组织牵拉而致,多数于术后数天出现相应症状。若为暂时性的损伤,经理疗等处理后,一般可在 3～6 个月内逐渐恢复。

3)喉上神经损伤:常因术中处理甲状腺上极时不慎损伤喉上神经。若损伤喉上神经外支,可导致环甲肌瘫痪,引起声带松弛、声调降低;若损伤内支可使喉部黏膜感觉丧失而致进食特别是饮水时,发生误咽、呛咳,一般经理疗后可自行恢复。

4)手足抽搐:常因术中不慎导致甲状旁腺被误切、挫伤或其血液供应受累而引起甲状旁腺功能低下、血钙浓度下降、神经肌肉应激性显著提高,引起手足抽搐。多数患者仅为面部、唇部或手足部的针刺样麻木感或强直感,一般经 2～3 周后,未受损伤的甲状旁腺增生、代偿,症状可消失。严重者可出现面肌及手足部伴有疼痛的持续性痉挛,每天发作多次,每次持续 10～20 min 或更长,甚至发生喉和膈肌痉挛,引起窒息死亡。因此在甲状腺切除时,应注意保留腺体背面的甲状旁腺。一旦发生上述症状,应限制高磷食物的摄入,因含磷高的食物影响钙的吸收。如发生抽搐,应立即遵医嘱静脉注射 10% 葡萄糖酸钙或氯化钙 10～20 mL。对于症状轻者,可口服葡萄糖酸钙或乳酸钙 2～4 g,每天 3 次;症状重或长期不恢复者,应加服维生素 D_3,每天 $(5～10)\times10^4$ U,以促进钙在肠道内的吸收。

(8)健康教育。①康复锻炼:术后初期头颈部制动,之后逐渐指导患者进行颈部的功能锻炼,直至出院后3个月。对于行颈淋巴结清扫的患者,斜方肌常有不同程度受损,故切口愈合后应开始进行肩关节和颈部的功能锻炼,并保持患侧肢体高于健侧,以避免肩下垂。②心理指导:由于不同病理类型甲状腺癌的预后有明显差异,因此应针对个体预后情况和心理状况,指导患者调整心态,面对现实,积极配合后续治疗。③术后用药与治疗:指导甲状腺全切的患者严格遵照医嘱服用甲状腺素制剂,以抑制 TSH 的分泌,预防肿瘤复发。对于术后需放射性治疗的患者,应指导患者遵医嘱按时治疗。④告知患者出院后定期复诊,教会患者颈部自检的方法,如发现结节、肿块,及时就诊。

(陈焕银)

第五节 肝 囊 肿

一、概述

肝囊肿总体可分非寄生虫性和寄生虫性囊肿,非寄生虫性肝囊肿是常见的良性肿瘤,又可分为先天性、创伤性、炎症性和肿瘤性囊肿,临床以潴留性囊肿和先天肿瘤性多囊肝(图 5-1)为多见。单发性肝囊肿可发生于任何年龄,女性多见,常位于肝右叶。多发性肝囊肿比单发性多见,可侵犯左、右肝叶。多发性肝囊肿约 50% 左右可合并多囊肾。此病一般没有明显的症状,体检时发现。肝囊肿一般是良性单发或多发,与胆管相通或不通。肝实质单发的大囊肿非常少见。大部分囊肿以胆管上皮多见,有的是实质细胞,或其他细胞内衬。右叶多发,囊肿因基膜的改变,逐步形成憩室,或小上皮细胞代谢失常、脱落、异常增殖,或局部缺血、炎症反应、间质纤维化,最终小管梗阻形成囊肿。

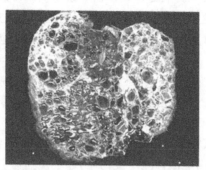

图 5-1　多囊肝

(一)病因

肝囊肿有遗传性,特别是多囊肝有家族化倾向。肝囊肿是在胚胎时期胆管发育异常造成的。囊肿壁是由胆管上皮伴炎性增生及胆管阻塞致管腔内容滞留而逐渐形成。

非寄生虫性肝囊肿是指肝脏局部组织呈囊性肿大而出现肝囊肿,最常见有两种情况。

1.潴留性肝囊肿

潴留性肝囊肿为肝内某个胆小管由于炎症、水肿、瘢痕或结石阻塞引起,或为胆汁潴留引起,多为单个;也可因肝钝性挫伤致中心破裂而引起。病变囊内充满血液或胆汁,包膜为纤维组织,为单发性假性囊肿。

2.先天性肝囊肿

由于肝内胆管和淋巴管胚胎时发育障碍,或胎儿期患胆管炎,肝内小胆管闭塞,近端呈囊性扩大及肝内胆管变性,局部增生阻塞而成先天性肝囊肿,多为多发。

(二)病理

右叶发生孤立性肝囊肿较左叶多 1 倍。囊肿大小不一,小者直径仅数毫米,大者直径达20 cm以上,囊液量由数毫升至数千毫升。囊肿呈圆形或椭圆形,囊壁光滑,多数为单房性,亦可为多房性。囊肿有完整的包膜,表面呈乳白色或灰蓝色,囊壁较薄,厚度为 0.5~5.0 mm,较厚的囊壁中有较大的胆管、血管及神经。囊液多数清亮、透明,有时含有胆汁,其比重为 1.010~1.022,呈中性或碱性,含有少量胆固醇、胆红素、葡萄糖、酪氨酸、胆汁、酶、清蛋白、IgG 和黏蛋白,显示囊壁上皮有分泌蛋白的能力。

多囊肝的囊肿大多散布及全肝,以右叶为多见。肝脏增大变形,表面可见大小不一的灰白色囊肿,小如针尖,大如儿头。肝切面呈蜂窝状。囊壁多菲薄,内层衬以立方上皮或扁平胆管上皮,外层为胶原组织。囊液多数为无色透明或微黄色。囊肿间一般为正常肝组织,晚期可出现纤维化和胆管增生,引起肝功能损害、肝硬化和门静脉高压。

创伤性肝囊肿多发生于肝右叶,囊壁无上皮细胞内衬,系假囊肿。囊内含有血液、胆汁等混合物,合并感染时可形成脓肿。

二、护理评估

(一)临床表现

先天性肝囊肿生长缓慢,小的囊肿可无任何症状,常偶发上腹无痛性肿块、腹围增加,临床上多数是在体检时发现,当囊肿增大到一定程度时,可因压迫邻近脏器而出现症状。

(1)肝区胀痛伴消化道症状,如食欲缺失、嗳气、恶心、呕吐、消瘦等。

(2)若囊肿增大压迫胆总管,则有黄疸。

(3)囊肿破裂可有囊内出血而出现急腹症。

(4)带蒂囊肿扭转可出现突然右上腹绞痛,肝大但无压痛,约半数患者有肾、脾、卵巢、肺等多囊性病变。

(5)囊内发生感染,则患者往往有畏寒、发热、白细胞计数升高等。

(6)体检时右上腹可触及肿块和肝大,肿块随呼吸上下移动,表面光滑,有囊性感,无明显压痛。

(二)辅助检查

(1)B超检查是首选的检查方法,是诊断肝囊肿经济、可靠而非侵入性的一种简单方法。超声波显示肝大且无回声区,二维超声可直接显示囊肿大小和部位。

(2)CT检查:可发现直径1~2 cm的肝囊肿,可帮助临床医师准确定位病变,尤其是多发性囊肿的分布状态定位,从而有利于治疗。

(3)放射性核素肝扫描:显示肝区占位性病变,边界清楚,对囊肿定位诊断有价值。

(三)治疗原则

非寄生虫性肝囊肿治疗方法包括囊肿穿刺抽液术、囊肿开窗术、囊肿引流术或囊肿切除术等。

(赵海萍)

第六节　胆道感染

胆道感染是临床上常见的疾病,按发生部位分为胆囊炎和胆管炎。按发病急缓和病程经过分为急性、亚急性和慢性炎症。胆道感染与胆石症互为因果关系。胆石症引起胆道梗阻胆汁淤积,细菌繁殖致胆道感染,胆道感染的发作又是胆结石形成的重要的致病因素和促发因素。

急性胆囊炎是胆囊发生的急性化学性或细菌性炎症。约95%的患者合并有胆囊结石,称结石性胆囊炎,发病原因为结石导致胆囊管梗阻以及继发细菌感染。致病菌可通过胆道逆行侵入胆囊,或经血液循环或淋巴途径进入胆囊,致病菌主要为革兰氏阴性杆菌,以大肠埃希菌最常见,其次有肠球菌、铜绿假单胞菌、厌氧菌等。5%的患者未合并有胆囊结石,称非结石性胆囊炎,发病原因尚不十分清楚,易发生在严重创伤、烧伤、手术后及危重患者中,可能是这些患者都有不同程度的低血压和组织低血流灌注,胆囊也受到低血流灌注损害,导致黏膜糜烂,胆囊壁受损。急性胆囊炎病理过程分为急性单纯性胆囊炎、急性化脓性胆囊炎和急性坏疽性胆囊炎三个阶段。

慢性胆囊炎是急性胆囊炎反复发作的结果,70%~95%的患者合并胆囊结石。

急性梗阻性化脓性胆管炎(AOSC)是急性胆管炎和胆道梗阻未解除,感染未控制,病情进一步发展的结果。由于胆管内压力持续升高,管腔内充满脓性胆汁,高压脓性胆汁逆流入肝,大量细菌和毒素经肝窦入血,导致脓毒症和感染性休克。

一、护理评估

(一)健康史

注意询问患者饮食习惯和饮食种类,发病是否有与饱食和高脂饮食有关,既往有无胆囊结石、胆囊炎、胆管结石、胆管炎及黄疸病史。

(二)身体状况

1.急性胆囊炎

(1)腹痛:急性发作典型表现是突发右上腹阵发性绞痛,常在饱餐、进油腻食物后,或在夜间发作。疼痛常放散到右肩部、肩胛部和背部。病变发展可出现持续性疼痛并阵发性加重。

(2)发热:患者常有轻度发热,通常无寒战。如果胆囊积脓、穿孔或合并急性胆管炎,可出现明显的寒战高热。

(3)消化道症状:疼痛时常伴有恶心、呕吐、厌食等消化道症状。

(4)体格检查:右上腹部可有不同程度和范围的压痛、反跳痛及肌紧张,墨菲征阳性,可扪及肿大的胆囊。

(5)并发症:胆囊积脓、胆囊穿孔、弥漫性腹膜炎、急性化脓性胆管炎、急性坏死性胰腺炎。

2.慢性胆囊炎

临床症状常不典型,多数患者有胆绞痛病史,尔后有厌油腻、腹胀、嗳气等消化道症状,右上腹部和肩背部隐痛,一般无畏寒、高热和黄疸。体格检查右上腹胆囊区轻压痛或不适感,墨菲征可呈阳性。

3.急性梗阻性化脓性胆管炎

发病急骤、病情发展迅速、并发症凶险。除一般胆道感染的查柯三联征(腹痛、寒战高热、黄疸)外,患者迅速出现休克、中枢神经系统受抑制表现,即雷诺(Reynolds)五联征,如果患者不及时治疗,可迅速死亡。查体可有不同程度的上腹部压痛和腹膜刺激征。

(三)心理-社会状况

患者因即将面临手术、担心预后、疾病反复发作等因素引起患者及其亲属的焦虑与恐惧。急性梗阻性化脓性胆管炎患者,因病情危重,患者及其亲属常难以应对。

(四)辅助检查

1.实验室检查

胆囊炎患者白细胞计数和中性粒细胞比例增高;急性梗阻性化脓性胆管炎患者,白细胞计数$>10×10^9$/L,中性粒细胞比例增高,胞浆可出现中毒颗粒。血小板计数降低,凝血酶原时间延长。

2.B超检查

急性胆囊炎可见胆囊肿大、壁厚、囊内有结石。慢性胆囊炎囊壁厚或萎缩,其内有结石或胆固醇沉着。急性梗阻性化脓性胆管炎患者可在床旁检查,能及时了解胆道梗阻的部位和病变性质,以及肝内外胆管扩张情况。

(五)治疗要点

1.非手术治疗

包括禁食,输液,纠正水、电解质及酸碱失衡,全身支持疗法,选用有效的抗生素控制感染,解痉止痛等处理。大多数急性胆囊炎患者病情能控制,待以后行择期手术。而急性梗阻性化脓性胆管炎患者,如病情较轻,可在 6 h 内试行非手术治疗,若无明显好转,应紧急手术治疗。

2.手术治疗

(1)急性胆囊炎发病在 72 h 内,经非手术治疗无效且病情恶化或有胆囊穿孔、弥漫性腹膜炎、急性化脓性胆管炎、急性坏死性胰腺炎等并发症者,均应急诊手术。争取行胆囊切除术,但高危患者,或局部炎症水肿、粘连重,解剖关系不清者,应选用胆囊造口术,3 个月后再行胆囊切除术。

(2)其他胆囊炎患者均应在患者情况处于最佳状态时择期行胆囊切除术。

(3)急性梗阻性化脓性胆管炎手术的目的是抢救生命,应力求简单有效,常采用胆总管切开减压、T 形管引流。其他方法还有经皮肝穿刺胆道引流术(PTCD)、经内镜鼻胆管引流术(ENAD)等。

二、护理诊断及合作性问题

(一)焦虑与恐惧
其与疼痛、病情反复发作、手术有关。

(二)急性疼痛
其与疾病本身和手术伤口有关。

(三)体温升高
其与术前感染、术后炎症反应有关。

(四)营养失调
营养低于机体需要量与胆道功能失调、胆汁排出受阻,或手术后胆汁引流至体外导致消化不良、食欲不佳、肝功能受损有关。

(五)体液不足
其与 T 形管引流、呕吐、感染性休克有关。

(六)潜在并发症
胆囊穿孔、弥漫性腹膜炎、急性化脓性胆管炎、急性坏死性胰腺炎、感染性休克等。

三、护理目标

患者情绪平稳,积极配合治疗,疼痛缓解,体温正常,营养得到改善,能维持体液平衡,无胆囊穿孔、弥漫性腹膜炎、急性化脓性胆管炎、急性坏死性胰腺炎、感染性休克等并发症发生。

四、护理措施

(一)非手术疗法及术前护理
(1)心理护理:与患者加强沟通,介绍胆囊炎的有关知识,解释术前准备的目的和必要性,使之配合。急性梗阻性化脓性胆管炎患者应将其病情的严重性告知患者亲属,使其理解配合。

(2)病情观察:应密切观察体温、脉搏、血压、黄疸、神志、腹痛程度及腹部体征,发现异常,及时通知医师。

（3）禁食、输液：急性胆囊炎需禁食，补充水、电解质和纠正酸碱紊乱。凝血酶原水平低者，补充维生素 K，若紧急手术者，可输全血供给凝血酶原。

（4）营养支持：向慢性胆囊炎患者解释进食低脂饮食的意义，提供低脂、高热量饮食。

（5）抗感染与对症处理：遵医嘱应用解痉、镇痛及抗感染药物，高热者用物理或药物降温。

（6）急性梗阻性化脓性胆管炎患者应及时完成手术前各项准备工作，如扩容、广谱、足量、联合使用抗生素，视病情使用激素、血管活性药物等抗休克措施，争取尽快手术。

(二)术后护理

同胆石症患者术后护理，急性梗阻性化脓性胆管炎患者仍需严密观察病情变化，继续积极抗休克治疗。

(三)健康指导

指导患者宜进低脂、高热量、高维生素易消化饮食，如出现发热、腹痛、黄疸等情况，及时来医院就诊。

五、护理评价

患者是否情绪平稳，是否积极配合治疗，疼痛是否缓解，体温是否恢复正常；营养是否得到改善，能否维持体液平衡，有无胆囊穿孔、弥漫性腹膜炎、急性化脓性胆管炎、急性坏死性胰腺炎、感染性休克等并发症发生。

（赵海萍）

第七节　胆　道　肿　瘤

一、疾病概述

(一)概念

胆道肿瘤包括胆囊和胆管的肿瘤。胆管良性肿瘤不常见。胆管癌发病率存在地区、性别和人群差异。在世界上大部分地区，胆管癌的发病率是比较低的。

1.胆囊息肉样病变

胆囊息肉样病变是来源于胆囊壁，并向胆囊腔内突出或隆起的局限性息肉样病变的总称。胆囊息肉样病变良性多见。形态多样，有球形或半球形，带蒂或基底较宽。

2.胆囊癌

胆囊癌是指发生在胆囊的癌性病变，以胆囊体和底部多见。胆囊癌发病率不高，但在胆管系统恶性肿瘤中却是较常见的一种，约占肝外胆管癌的 25%。发病年龄在 50 岁以上者占 82%，其中女性发病率为男性的 3～4 倍。胆囊癌是为数很少的女性发病率高于男性的一种恶性肿瘤。我国胆囊癌的发生率在消化系统肿瘤中占第 6 位。

3.胆管癌

胆管癌包括肝内胆管细胞癌、肝门胆管癌和胆总管癌 3 种。肝门胆管癌和胆总管癌属肝外胆管癌,男女发病率无差异,50岁以上多见。肝外胆管癌发病率低于胆囊癌。我国是胆管癌发病率低的国家。由于胆管癌的预后甚差,故是一个值得重视的问题。女性胆管癌发病率增长速度在所有恶性肿瘤中名列前茅,而男性的增长速度仅次于前列腺癌和肾癌,位居第三。

(二)相关病理生理

1.胆囊息肉样病变

胆囊息肉样病变在病理上分为肿瘤性息肉和非肿瘤性息肉。肿瘤性息肉包括腺瘤、腺癌、血管瘤、脂肪瘤、平滑肌瘤、神经纤维瘤等;非肿瘤性息肉包括胆固醇息肉、炎性息肉、腺肌性增生等。由于术前难以确诊病变性质,故统称为胆囊息肉样病变。

2.胆囊癌

40%以上的胆囊癌患者合并有胆囊结石,同时胆囊结石患者中有1.5%～6.3%发生胆囊癌。多发生在胆囊体部和底部。癌细胞浸润可使胆囊壁呈弥漫性增厚,乳头状癌突出于囊腔可阻塞胆囊颈和胆囊管而引起胆囊积液。以腺癌多见,约占胆囊癌的85%,其次是未分化癌、鳞状细胞癌、腺鳞癌等。病理上分为肿块型和浸润型,前者表现为胆囊腔内大小不等的息肉样病变,后者表现为胆囊壁增厚与肝牢固粘连。转移方式主要为直接浸润肝实质及邻近组织器官,如十二指肠、胰腺、肝总管和肝门胆管;也可通过淋巴结转移,通常先累及胆囊周围和门静脉及胆总管淋巴结,然后转移至胰头部、肠系膜上动脉、肝动脉周围淋巴结以及腹主动脉旁淋巴结。血行转移少见。

3.胆管癌

胆管癌较少见。国外资料报道尸检发现率为0.012%～0.85%,在胆管手术中的发现率为0.03%～1.8%。男性略多于女性(男:女=1.3:1),发病年龄在17～90岁,平均发病年龄约60岁。大多数胆管癌为腺癌,约占95%,分化好;少数为低分化癌、未分化癌、乳头状癌或鳞癌。胆管癌生长缓慢,主要沿胆管壁向上、下浸润生长。肿瘤多为小病灶,呈扁平纤维样硬化、同心圆生长,引起胆管梗阻,并直接浸润相邻组织,沿肝内、外胆管及其淋巴分布和流向转移,并沿肝十二指肠韧带内神经鞘浸润是其转移的特点,亦可经腹腔种植或血行转移。

(三)危险因素

胆管肿瘤的病因尚不十分明确,但与下列因素密切相关。

1.胆结石

胆结石是迄今所知与胆管癌尤其是胆囊癌关系最密切的危险因素。在胆囊未切除的胆石症患者随访的队列研究中发现,随访20年后胆囊癌的累计发病率约为1%;与非胆石症者比较,胆石症者胆囊癌的相对危险度为3,有20年以上胆囊症状者的相对危险度更高达6倍。约85%的胆囊癌患者合并有胆囊结石,可能与胆囊黏膜受结石长期物理性刺激、慢性炎症及细菌代谢产物中的致癌物质等因素的作用而导致细胞异常增生有关。

2.炎症与感染

胆管癌患者常有慢性胆囊炎病史,尤其是萎缩性胆囊炎患者患癌的危险性很高。手术史、先天畸形(如胰管和胆管的异常联合)与胆囊癌和肝外胆管癌有关,患癌的危险性增高20倍。

3.遗传因素

研究中发现,一级亲属中有胆石症史者不仅胆石症危险性增高,胆囊癌和肝外胆管癌的危险性也升高。

4.其他危险因素

测定肥胖程度的身体质量指数(BMI)与胆囊癌危险性之间有紧密的联系性,尤其是女性胆囊癌。肥胖也与男、女性肝外胆管癌危险性升高有关。有些研究发现妊娠次数与胆石症及胆囊癌间有正相关,也曾报道月经生育史与胆管癌有联系。吸烟、饮酒与胆管癌的关系尚不明确,有待进一步研究。

近年的流行病学调查显示胆囊癌发病与萎缩性胆囊炎、胆囊息肉样病变有一定的关系,胆囊空肠吻合术后、完全钙化的瓷化胆囊和溃疡性结肠炎等亦可能成为致癌因素。胆管癌与胆管结石、原发性硬化性胆管炎、先天性胆管扩张症、慢性炎性肠病、胆管空肠吻合术后及肝吸虫等有关。近年的研究提示,胆管癌的发生还与乙型肝炎、丙型肝炎病毒感染有关。

(四)临床表现

1.胆囊息肉样病变

胆囊息肉样病变常无特殊临床表现,部分患者有右上腹部疼痛或不适,偶尔有恶心呕吐、食欲减退、消化不良等轻微的症状。体格检查可有右上腹部深压痛。若胆囊管梗阻,可扪及肿大的胆囊。

2.胆囊癌

胆囊癌发病隐匿,早期无特异性症状,但并非无规律可循。按出现频率由高至低临床表现依次为腹痛、恶心、呕吐、黄疸和体重减轻等。部分患者可在胆囊结石切除时意外发现。合并胆囊结石或慢性胆囊炎者,早期表现类似胆囊结石或胆囊炎的症状,如上腹部持续性隐痛、食欲减退、恶心、呕吐等。当肿瘤侵犯浆膜层或胆囊床时,出现右上腹痛,可放射至肩背部,胆囊管梗阻时可触及肿大的胆囊。胆囊癌晚期,可在右上腹触及肿块,并出现腹胀、体重减轻或消瘦、贫血、黄疸、腹水及全身衰竭等。少数肿瘤可穿透浆膜,导致胆囊急性穿孔、急性腹膜炎、胆管出血等。

3.胆管癌

(1)症状。①腹痛:少数无黄疸者有上腹部隐痛、胀痛或绞痛,可向腰背部放射。②寒战、高热:合并胆管炎时,体温呈持续升高达40 ℃或更高,呈弛张热热型。③消化道症状:许多患者在黄疸出现之前,感上腹部不适、饱胀、食欲下降、厌油、易乏等症状。但这些并非特异性症状,常常被患者忽视。

(2)体征。①黄疸:临床上,90%的患者出现无痛性黄疸,包括巩膜黄染、尿色深黄、无胆汁大便(呈灰白色或陶土样)、皮肤黄染及全身皮肤瘙痒等;肝外胆管癌常常在相对早期时出现梗阻性黄疸,其程度可迅速进展或起伏。黄疸常在肿瘤相对小、未广泛转移时出现。②胆囊肿大:肿瘤发生在胆囊以下胆管时,常可触及肿大的胆囊,墨菲征可呈阴性;当肿瘤发生在胆囊以上胆管和肝门部胆管时,如发生在近端胆管癌(左右肝管、肝总管),患者的肝内胆管常常扩张,胆囊不能触及,胆总管常常萎陷。③肝大:部分患者出现肝大、质硬,有触痛或叩痛;晚期可在上腹部触及肿块,可伴有腹水和下肢水肿。

(五)辅助检查

1.实验室检查

(1)胆囊癌:患者的血清癌胚抗原(CEA)或肿瘤标记物 CA125 等水平均可升高,但无特异性。

(2)胆管癌:患者的血清总胆红素、直接胆红素、碱性磷酸酶(ALP)水平显著升高,肿瘤标记物 CA19-9 也可能升高。

2.影像学检查

(1)胆囊息肉样病变:B 超是诊断本病的首选方法,但很难分辨其良、恶性;CT 增强扫描、常规 B 超加彩色多普勒超声、内镜超声及超声引导下经皮细针穿刺活检等可帮助明确诊断。

(2)胆囊癌：B超、CT检查可见胆囊壁呈不同程度增厚或显示胆囊内新生物，亦可发现肝转移或淋巴结肿大；增强CT或MRI可显示肿瘤的血供情况；B超引导下细针穿刺抽吸活检，可帮助明确诊断。经皮肝穿刺胆管造影(percutaneous transhepatic cholangiography，PTC)在肝外胆管梗阻时操作容易，诊断价值高，对早期胆囊癌诊断帮助不大。

(3)胆管癌：B超可见肝内、外胆管扩张或查见胆管肿瘤，作为首选检查，其诊断胆管癌的定位和定性准确性分别为96%和60%～80%。CT扫描对胆管癌的诊断负荷率优于B超，其定位和定性准确性分别约为72%和60%。磁共振胰胆管成像(MRCP)目前已成为了解胆系解剖和病理情况的一种理想的检查方法，其总体诊断精度已达97%以上，能清楚显示肝内、外胆管的影像，显示病变的部位效果优于B超、PTC、CT和MRI。

(六)主要治疗原则

1.胆囊息肉样病变

有明显症状者，排除精神因素、胃十二指肠和其他胆管疾病后，宜行手术治疗。无症状者，有以下情况需考虑手术治疗：胆囊多发息肉样变；单发息肉，直径超过1 cm；胆囊颈部息肉；胆囊息肉伴胆囊结石；年龄超过50岁，短期内病变迅速增大者，若发生恶变，则按胆囊癌处理。暂不行手术的患者，应每6个月B超复查一次。

2.胆囊癌

胆囊癌首选手术治疗。化疗及放疗效果均不理想。手术方法有单纯胆囊切除术、胆囊癌根治性切除术或扩大的胆囊切除术、姑息性手术。

3.胆管癌

手术切除是本病的主要治疗手段。化疗和放疗效果均不肯定。手术方法有：肝门胆管癌可行肝门胆管癌根治切除术；中、上段胆管癌在切除肿瘤后行胆总管-空肠吻合术；下段胆管癌多需行十二指肠切除术。肿瘤晚期无法手术切除者，为解除梗阻，可选择胆总管-空肠吻合术、U形管引流术、经皮肝胆管穿刺引流术(PTBD)或放置支架引流等。

二、护理评估

(一)术前评估

1.健康史及相关因素

(1)病因与发病：发病与饮食、活动的关系，有无明显诱因，有无肝内、外胆管结石或胆囊炎反复发作史，有无类似疼痛史等，以及发病的特点、病情及其程度。

(2)既往史：有无胆管手术史、有无用药史、过敏史及腹部手术史。

2.身体状况

(1)全身：患者在发病过程中生命体征(T、P、R、BP)变化情况。有无伴呼吸急促、出冷汗、脉搏细速及血压升高或下降等，有无神志改变，有无巩膜及皮肤黄染，明确黄染的程度等。

(2)局部：腹痛的部位、性质、程度及有无放射痛等；肝区有无压痛、叩击痛；腹膜刺激征是否为阳性；腹部有无不对称性肿大等。

(3)辅助检查：①实验室检查，检测患者的血清癌胚抗原(CEA)或肿瘤标记物，血清总胆红素、直接胆红素、ALP，CA19-9水平。②影像学检查，B超检查是胆囊息肉样病变首选的检查方法，胆囊癌患者B超、CT检查可见胆囊壁呈不同程度增厚或显示胆囊内新生物，亦可发现肝转移或淋巴结肿大；增强CT或MRI可显示肿瘤的血供情况；B超引导下细针穿刺抽吸活检，可帮助明确诊断。胆管癌患者 B 超可见肝内、外胆管扩张或查见胆管肿瘤,作为首选检查。MRCP 能清楚显示肝内、外胆管的影像,显示病变的部位效果优于 B 超、PTC、CT 和 MRI。

3.心理和社会支持状况

了解患者和家属对疾病的认知、家庭经济状况、心理承受程度及对治疗的期望。

(二)术后评估

1.手术中情况

了解手术方案、术中探查、减压及引流情况;术中生命体征是否平稳;肿瘤清除及引流情况;各种引流管放置位置和目的等。

2.术后病情

术后生命体征及手术切口愈合情况;T 管及其他引流管引流情况等。

3.心理-社会评估

患者及其家属对术后康复的认知和期望程度。

三、主要护理诊断(问题)

(一)焦虑

其与担心肿瘤预后及病后家庭、社会地位改变有关。

(二)疼痛

其与肿瘤浸润、局部压迫及手术创伤有关。

(三)营养失调

营养低于机体需要量与肿瘤所致的高代谢状态、摄入减少及吸收障碍有关。

四、主要护理措施

(一)减轻焦虑

根据患者的心理特点及心理承受能力提供相应的护理措施和心理支持。

(1)积极主动关心患者,鼓励患者表达内心的感受,让患者产生信赖感。

(2)说明手术的意义、重要性及手术方案,使患者积极配合检查、手术和护理。

(3)及时为患者提供有利于治疗和康复的信息,增强战胜疾病的信心。

(二)缓解疼痛

根据疼痛的程度,采取非药物和药物法止痛。

(三)营养支持

营造良好的进食环境,提供清淡饮食;对于因疼痛、恶心、呕吐而影响食欲者,餐前可适当用药控制症状,鼓励患者尽可能经口进食;不能经口进食或摄入不足者,根据其营养状况,给予肠内、外营养支持,以改善患者的营养状况,提高对手术及其他治疗的耐受性,促进康复。

五、护理效果评估

(1)患者对疾病的心理压力得到及时的调适与干预,依从性较好,并对疾病的诊治有一定的了解。

(2)患者自觉症状好转,腹痛得到有效缓解,能叙述自我缓解疼痛的方法。

(3)患者的营养状况保持良好。

(4)有效预防、处理并发症的发生。

(赵海萍)

第八节　胰　腺　疾　病

一、胰腺解剖生理概要

(一)解剖

胰腺位于腹膜后,横贴在腹后壁,相当于第 1～2 腰椎前方,分头、颈、体、尾四部分,总长 15～20 cm,头部与十二指肠第二段紧密相连,两者属同一血液供应系统。胰尾靠近脾门,这两者也属同一血液供应系统。胰管与胰腺长轴平行,主胰管直径 2～3 mm,多数人的主胰管与胆总管汇合形成共同通道开口于十二指肠第二段的乳头部,少数人胰管与胆总管分别开口在十二指肠。两者开口于十二指肠又是胆、胰发生逆行感染的解剖基础。胰腺除主胰管外,有时有副胰管。

(二)生理

胰腺具有内、外分泌的双重功能。内分泌主要由分散在胰腺实质内的胰岛来实现,其最主要功能是调控血糖。胰腺的外分泌功能是分泌胰液,每天分泌可达 1 500 mL。胰液呈强碱性,含有多种消化酶,其中含有蛋白酶、淀粉酶、脂肪酶等。由腺细胞分泌的胰液,进入胰管,经共同通道排入十二指肠,胰液的分泌受神经、体液的调节。

二、急性胰腺炎

(一)病因

1.梗阻因素

梗阻是急性胰腺炎最常见原因。常见于胆总管结石、胆管蛔虫症、Oddi 括约肌水肿和痉挛等引起的胆管梗阻以及胰管结石、肿瘤导致的胰管梗阻。

2.乙醇中毒

乙醇引起 Oddi 括约肌痉挛,使胰管引流不畅、压力升高。同时乙醇刺激胃酸分泌,胃酸又刺激促胰液素和缩胆囊素分泌增多,促使胰腺外分泌增加。

3.暴饮暴食

高蛋白、高脂肪食物,过量饮酒可刺激胰腺大量分泌,胃肠道功能紊乱,或因剧烈呕吐导致十二指肠内压骤增,十二指肠液反流,共同通道受阻。

4.感染因素

腮腺炎病毒、肝炎病毒、伤寒杆菌等经血液循环、淋巴循环进入胰腺所致。

5.损伤或手术

胃胆管手术或胰腺外伤、内镜逆行胰管造影等因素可直接或间接损伤胰腺,导致胰腺缺血、Oddi 括约肌痉挛或刺激迷走神经,使胃酸、胰液分泌增加亦可导致发病。

6.其他因素

内分泌或代谢性疾病,如高脂血症、高钙血症等,某些药物,如利尿剂、吲哚美辛、硫唑嘌呤等均可损害胰腺。

(二)病理生理

根据病理改变可分为水肿性胰腺炎和出血坏死性胰腺炎两种。基本病理改变是水肿、出血和坏死,严重者可并发休克、化脓性感染及多脏器衰竭。

(三)临床表现

1.腹痛

大多为突然发作,常在饱餐后或饮酒后发病。多为全上腹持续剧烈疼痛伴有阵发性加重,向腰背部放射,疼痛与病变部位有关。胰头部以右上腹痛为主,向右肩部放射;胰尾部以左上腹为主,向左肩放射;累及全胰则呈束带状腰背疼痛。重型患者腹痛延续时间较长,由于渗出液扩散,腹痛可弥散至全腹,并有麻痹性肠梗阻现象。

2.恶心、呕吐

早期为反射性频繁呕吐,多为胃十二指肠内容物,后期因肠麻痹或肠梗阻可呕吐小肠内容物。呕吐后腹胀不缓解为其特点。

3.发热

发热与病变程度相一致。重型胰腺炎继发感染或合并胆管感染时可持续高热,如持续高热不退则提示合并感染或并发胰周脓肿。

4.腹胀

腹胀是重型胰腺炎的重要体征之一,其原因是腹膜炎造成麻痹性肠梗阻。

5.黄疸

黄疸多在胆源性胰腺炎时发生。严重者可合并肝细胞性黄疸。

6.腹膜炎体征

水肿性胰腺炎时,压痛只局限于上腹部,常无明显肌紧张;出血性坏死性胰腺炎压痛明显,并有肌紧张和反跳痛,范围较广泛或波及全腹。

7.休克

严重患者出现休克,表现为脉细速,血压降低,四肢厥冷,面色苍白等。有的患者以突然休克为主要表现,称为暴发性急性胰腺炎。

8.皮下瘀斑

少数患者因胰酶及坏死组织液穿过筋膜与基层渗入腹壁下,可在季肋及腹部形成蓝棕色斑或脐周皮肤青紫。

(四)辅助检查

1.胰酶测定

(1)血清淀粉酶:90%以上的患者血清淀粉酶升高,通常在发病后 3～4 h 后开始升高,12～24 h 达到高峰,3～5 天恢复正常。

(2)尿淀粉酶测定:通常在发病后 12 h 开始升高,24～48 h 达高峰,持续 5～7 天开始下降。

(3)血清脂肪酶测定:在发病 24 h 升高至 1.5 U(正常值 0.5～1 U)。

2.腹腔穿刺

穿刺液为血性混浊液体,可见脂肪小滴,腹水淀粉酶较血清淀粉酶值高 3～8 倍之多。并发感染时呈脓性。

3.B超检查

B超检查可见胰腺弥散性均匀肿大,界限清晰,内有光点反射,但较稀少,若炎症消退,上述变化持续1~2周即可恢复正常。

4.CT 检查

CT扫描显示胰腺弥漫肿大,边缘不光滑,当胰腺出现坏死时可见胰腺上有低密度、不规则的透亮区。

(五)临床分型

1.水肿性胰腺炎(轻型)

主要表现为腹痛、恶心、呕吐;腹膜炎体征、血和尿淀粉酶水平增高,经治疗后短期内可好转,死亡率低。

2.出血坏死性胰腺炎(重型)

除上述症状、体征继续加重外,高热持续不退,黄疸加深,神志模糊和谵妄,高度腹胀,血性或脓性腹水,两侧腰部或脐下出现青紫瘀斑,胃肠出血、休克等。实验室检查:白细胞计数增多($>16\times10^9$/L),红细胞计数和血细胞比容降低,血糖升高(>11.1 mmol/L),血钙降低(<2 mmol/L),$PaO_2<8.0$ kPa(60 mmHg),血尿素氮或肌酐水平增高,酸中毒等。甚至出现急性肾衰竭、弥散性血管内凝血(DIC)、急性呼吸窘迫综合征(ARDS)等,死亡率较高。

(六)治疗原则

1.非手术治疗

急性胰腺炎大多采用非手术治疗:①严密观察病情;②减少胰液分泌,应用抑制或减少胰液分泌的药物;③解痉镇痛;④有效使用抗生素防治感染;⑤抗休克、纠正水电解质平衡失调;⑥抗胰酶疗法;⑦腹腔灌洗;⑧激素和中医中药治疗。

2.手术治疗

(1)目的:清除含有胰酶、毒性物质的坏死组织。

(2)指征:采用非手术疗法无效者;诊断未明确而疑有腹腔脏器穿孔或肠坏死者;合并胆管疾病;并发胰腺感染者。

(3)手术方式:有灌洗引流、坏死组织清除和规则性胰腺切除术、胆管探查、T形管引流和胃造瘘、空肠造瘘术等。

(七)护理措施

1.非手术期间的护理

(1)病情观察。严密观察神志,监测生命体征和腹部体征的变化,监测血气、凝血功能、血电解质变化,及早发现坏死性胰腺炎、休克和多器官功能衰竭。

(2)维持正常呼吸功能。给予高浓度氧气吸入,必要时给予呼吸机辅助呼吸。

(3)维护肾功能。详细记录每小时尿量、尿比重、出入水量。

(4)控制饮食、抑制胰腺分泌。对病情较轻者,可进少量清淡流质或半流质饮食,限制蛋白质摄入量,禁进脂肪。对病情较重或频繁呕吐者要禁食,行胃肠减压,遵医嘱给予抑制胰腺分泌的药物。

(5)预防感染。对病情重或胆源性胰腺炎患者给予抗生素,为预防真菌感染,应加用抗真菌药物。

(6)防治休克。维持水、电解质平衡,应早期迅速补充水、电解质,以及血浆、全血。还应预防低钾血症,低钙血症,在疾病早期应注意观察,及时矫正。

(7)心理护理。指导患者减轻疼痛的方法,解释各项治疗措施的意义。

2.术后护理

(1)术后各种引流管的护理。①熟练掌握各种管道的作用,将导管贴上标签后与引流装置正确连接,妥善固定,防止导管滑脱。②分别观察记录各引流管的引流液性状、颜色、量。③严格遵循无菌操作规程,定期更换引流装置。④保持引流通畅,防止导管扭曲。重型患者常有血块、坏死组织脱落,容易造成引流管阻塞。如有阻塞可用无菌温生理盐水冲洗。帮患者经常更换体位,以利引流。⑤冲洗液、灌洗液现用现配。⑥拔管护理,当患者体温正常并稳定10天左右,白细胞计数正常,腹腔引流液少于5 mL、每天引流液淀粉酶测定正常后可考虑拔管。拔管后要注意拔管处伤口有无渗漏,如有渗液应及时更换敷料。拔管处伤口可在1周左右愈合。

(2)伤口护理。观察有无渗液、有无裂开,按时换药;并发胰外瘘时,要注意保持负压引流通畅,并用氧化锌糊剂保护瘘口周围皮肤。

(3)营养支持治疗与护理。根据患者营养评定状况,计算需要量,制订计划。第一阶段,术前和术后早期,需抑制分泌功能,使胰腺处于休息状态,同时因胃肠道功能障碍,此时需完全胃肠外营养(TPN)2~3周。第二阶段,术后3周左右,病情稳定,肠道功能基本恢复,可通过空肠造瘘提供营养3~4周,称为肠道营养(TEN)。第三阶段,逐渐恢复经口进食,称为胃肠内营养(EN)。

(4)做好基础生活护理和心理护理。

(5)并发症的观察与护理。①胰腺脓肿及腹腔脓肿。术后2周的患者出现高热、腹部肿块,应考虑其可能。一般均为腹腔引流不畅,胰腺坏死组织及渗出液局部积聚感染所致。非手术疗法无效时应手术引流。②胰瘘。如观察到腹腔引流有无色透明腹腔液经常外漏,其中淀粉酶含量高,为胰液外漏所致,合并感染时引流液可显脓性。多数可逐渐自行愈合。③肠瘘。主要表现为明显的腹膜刺激征,引流液中伴有粪渣。瘘管形成后用营养支持治疗。长期不愈者,应考虑手术治疗。④假性胰腺囊肿。多数需手术行囊肿切除或内引流手术,少数患者经非手术治疗6个月可自行吸收。⑤糖尿病。胰腺部分切除后,可引起内、外分泌缺失。注意观察血糖、尿糖的变化,根据化验报告补充胰岛素。

(6)心理护理。由于病情重,术后引流管多,恢复时间长,患者易产生悲观急躁情绪,因此应关心体贴鼓励患者,帮助患者树立战胜疾病的信心,积极配合治疗。

(八)健康教育

(1)饮食应少量多餐,注意食用富有营养易消化食物,避免暴饮暴食及酗酒。

(2)有胆管疾病、病毒感染者应积极治疗。

(3)告知会引发胰腺炎的药物种类,不得随意服药。

(4)有高糖血症,应遵医嘱口服降糖药或注射胰岛素,定时查血糖、尿糖,将血糖控制在稳定水平,防治各种并发症。

(5)出院4~6周,避免过度疲劳。

(6)门诊应定期随访。

三、胰腺癌、壶腹部癌

胰腺癌是常见消化道肿瘤之一,以男性多见,40岁以上患者占80%,癌肿发生在胰头部位占70%~80%,体尾部癌约占12%。其转移途径有血行、淋巴途径转移和直接浸润,癌细胞还可沿胰周神经由内向外扩散。壶腹部癌是指胆总管末段壶腹部和十二指肠乳头的恶性肿瘤,在临床上与胰腺癌有不少共同点,统称为壶腹周围癌。

(一)临床表现

1.腹痛和上腹饱胀不适

初期仅表现为上腹部胀闷感及隐痛。随病情加重,疼痛逐渐剧烈,并可牵涉到背部,胰头部癌疼痛多位于上腹居中或右上腹部,胰体尾部癌疼痛多在左上腹或左季肋部。晚期可向背部放射,少数患者以此为首发症状,当癌肿侵及腹膜后神经丛时,疼痛常剧烈难忍,尤以夜间为甚,以至于患者常取端坐位。

2.消化道症状

常有食欲缺乏、恶心、呕吐、厌食、消化不良、腹泻或便秘、呕吐和黑便。

3.黄疸

胰腺癌侵及胆管时可出现黄疸,其特征是进行性加深并伴尿黄、大便呈陶土色及皮肤瘙痒。胰头癌因其靠近胆管,故黄疸发生较早,胰体尾部癌距胆管较远,通常到晚期才发生黄疸。

4.乏力和消瘦

这是胰腺癌较早出现的表现,常于短期内出现明显消瘦。

5.发热

少数患者可出现持续性或间歇性低热。

6.腹部肿块

主要表现为肝大,胆囊肿大,晚期患者可扪及胰腺肿大。

7.腹水

腹水多见于晚期患者。

(二)辅助检查

1.实验室检查

(1)免疫学检查:癌胚抗原(CEA)、胰胚胎抗原(POA)、胰腺癌相关抗原(PCAA)、胰腺特异性抗原(PaA)、糖类抗原 19-9(CA19-9)均增高。

(2)血清生化检查:早期可有血、尿淀粉酶水平增高,空腹血糖增高,糖耐量试验阳性;黄疸时,血清胆红素水平增高,碱性磷酸酶水平升高,转氨酶轻度水平升高,尿胆红素阳性;无黄疸的胰体尾癌可见转肽酶升高。

2.影像学检查

主要有超声波检查、CT、内镜逆行胰胆管造影(ERCP)、腹腔镜检查、X线钡餐检查。

(三)治疗原则

治疗原则是早期发现、早期诊断、早期手术治疗。手术切除是胰头癌最有效的治疗方法。胰腺癌无远处转移者,应争取手术切除,常用的手术方法有胰头十二指肠切除术。对不能切除的患者,应行内引流手术,即胆总管与空肠或十二指肠吻合术。术后采用综合治疗,包括化学、免疫和放射疗法及中医中药治疗。为控制晚期患者的疼痛可采用剖腹或经皮行腹腔神经丛无水乙醇注射治疗。

(四)护理措施

1.手术前护理

(1)心理支持:每次检查及护理前给予解释,尊重患者心理调适的过程。

(2)控制血糖在稳定水平:检查患者血糖、尿糖,如有高血糖,应在严密监测血糖、尿糖的基础上调整胰岛素用量,将血糖控制在稳定水平。

（3）改善凝血功能：遵医嘱给予维生素K。

（4）改善营养：术前应鼓励患者进富有营养饮食，必要时给予胃肠外营养。

（5）术前常规皮肤准备，术前灌肠。

2.手术后护理

（1）观察生命体征：由于胰头癌切除涉及的器官多、创伤重，术后要严密观察生命体征。

（2）防治感染：胰头十二指肠切除术手术范围广，消化道吻合多，感染概率多，故术后应遵医嘱静脉加用广谱抗生素。术后更换敷料应严格遵循无菌操作规程。

（3）维持水、电解质和酸碱平衡：手术范围大、创伤大，术后引流管多，消化液及体液丢失，易导致脱水、低钾、低钙等，应准确记录出入量。按医嘱及时补充水和电解质，以维持其平衡。

（4）加强营养：术后给予静脉高营养，静脉输血、血浆、清蛋白及脂肪乳、氨基酸等。限制脂肪饮食，少量多餐。

（5）引流管护理：应妥善固定引流管，保持引流通畅，并观察记录引流液的颜色、性质和量。患者无腹胀、无腹腔感染、无引流液时可去除引流管。

（6）术后的防治与护理：观察患者有无切口出血、胆管出血及应激性溃疡出血。

（7）低血糖监测：胰头十二指肠切除患者术后易发生低血糖，注意每天监测血糖、尿糖变化。

（8）胰瘘的预防与护理：胰瘘多发生在术后5～7天。

（9）胆瘘的预防与护理：胆瘘多发生于术后2～9天。表现为右上腹痛、发热、腹腔引流液呈黄绿色，T形管引流量突然减少，有局限性或弥散性腹膜炎表现，严重者出现休克症状。术后应保持T形管引流畅通，将每天胆汁引流量做好记录，发现问题，及时与医师联系。

（10）化疗护理：化疗适用于不能行根治性切除的胰腺癌、术后复发性胰腺癌和合并肝转移癌者。

（11）心理护理：给予心理支持，促进早日痊愈。

（五）健康教育

（1）出院后对于胰腺功能不足，消化功能差的患者，除应用胰酶代替剂外，同时摄入高蛋白、高糖、低脂肪食物，给予脂溶性维生素。

（2）定期检测血糖、尿糖，发生糖尿病时给予药物治疗。

（3）3～6个月复查一次，如出现进行性消瘦、乏力、贫血、发热等症状，应回医院诊治。

（赵海萍）

第九节　胃十二指肠损伤

一、概述

由于有肋弓保护且活动度较大，柔韧性较好，壁厚，钝挫伤时胃很少受累，只有胃膨胀时偶有发生。上腹或下胸部的穿透伤则常导致胃损伤，多伴有肝、脾、横膈及胰等损伤。胃镜检查及吞入锐利异物或吞入酸、碱等腐蚀性毒物也可引起穿孔，但很少见。十二指肠损害是上中腹部受到间接暴力或锐器的直接刺伤而引起的，缺乏典型的腹膜炎症状和体征，术前诊断困难，漏诊率高，多伴有腹部脏器合并伤,病死率高,术后并发症多,肠瘘发生率高。

二、护理评估

(一)健康史

详细询问患者、现场目击者或陪同人员,以了解受伤的时间、地点、环境,受伤的原因、外力的特点、大小和作用方向,坠跌高度;了解受伤前后饮食及排便情况,受伤时的体位,有无防御,伤后意识状态、症状、急救措施、运送方式,既往疾病及手术史。

(二)临床表现

(1)胃损伤若未波及胃壁全层,可无明显症状。若全层破裂,由于胃酸有很强的化学刺激性,可立即出现剧痛及腹膜刺激征。当破裂口接近贲门或食管时,可因空气进入纵隔而呈胸壁下气肿。较大的穿透性胃损伤时,可自腹壁流出食物残渣、胆汁和气体。

(2)十二指肠破裂后,因有胃液、胆汁及胰液进入腹腔,早期即可发生急性弥漫性腹膜炎,有剧烈的刀割样持续性腹痛伴恶心、呕吐,腹部检查可见有舟状腹、腹膜刺激征症状。

(三)辅助检查

(1)疑有胃损伤者,应置胃管,若自胃内吸出血性液或血性物者可确诊。

(2)腹腔穿刺术和腹腔灌洗术:腹腔穿刺抽出不凝血液、胆汁,灌洗吸出 10 mL 以上肉眼可辨的血性液体,即为阳性结果。

(3)X 线检查:腹部 X 线检查可显示腹膜后组织积气、肾脏轮廓清晰、腰大肌阴影模糊不清等有助于腹膜后十二指肠损伤的诊断。

(4)CT 检查:可显示少量的腹膜后积气和渗至肠外的造影剂。

(四)治疗原则

抗休克和及时、正确的手术处理是治疗的两大关键。

(五)心理、社会因素

胃、十二指肠外伤性损伤多数在意外情况下发生,患者出现突发外伤后易出现紧张、痛苦、悲哀、恐惧等心理变化,担心手术成功及疾病预后。

三、护理问题

(一)疼痛

其与胃肠破裂、腹水、腹膜刺激征有关。

(二)组织灌注量不足

其与大量失血、失液,严重创伤,有效循环血量减少有关。

(三)焦虑或恐惧

其与经历意外及担心预后有关。

(四)潜在并发症

出血、感染、肠瘘、低血容量性休克。

四、护理目标

(1)患者疼痛减轻。

(2)患者血容量得以维持,各器官血供正常、功能完整。

（3）患者焦虑或恐惧减轻或消失。

（4）护士密切观察病情变化，如发现异常，及时报告医师，并配合处理。

五、护理措施

(一)一般护理

1.预防低血容量性休克

吸氧、保暖、建立静脉通道，遵医嘱输入温热生理盐水或乳酸盐林格溶液，抽血查全血细胞计数、血型和交叉配血。

2.密切观察病情变化

每 15～30 min 应评估患者情况。评估内容包括意识状态、生命体征、肠鸣音、尿量、SaO_2、有无呕吐、肌紧张和反跳痛等。观察胃管内引流物颜色、性质及量，若引流出血性液体，提示有胃、十二指肠破裂的可能。

3.术前准备

胃、十二指肠破裂大多需要手术处理，故患者入院后，在抢救休克的同时，尽快完成术前准备工作，如备皮、备血、插胃管及留置导尿管、做好抗生素皮试等，一旦需要，可立即实施手术。

(二)心理护理

评估患者对损伤的情绪反应，鼓励他们说出自己内心的感受，帮助建立积极有效的应对措施。向患者介绍有关病情、损伤程度、手术方式及疾病预后，鼓励患者，告诉患者良好的心态、积极的配合有利于疾病早日康复。

(三)术后护理

1.体位

患者意识清楚、病情平稳，给予半坐卧位，有利于引流及呼吸。

2.禁食、胃肠减压

观察胃管内引流液颜色、性质及量，若引流出血性液体，提示有胃、十二指肠再出血的可能。十二指肠创口缝合后，胃肠减压管于十二指肠腔内，使胃液、肠液、胰液得到充分引流，一定要妥善固定，避免脱出。一旦脱出，要在医师的指导下重新置管。

3.严密监测生命体征

术后 15～30 min 监测生命体征直至患者病情平稳。注意肾功能的改变，胃十二指肠损伤后，特别有出血性休克时，肾脏会受到一定的损害，尤其是严重腹部外伤伴有重度休克者，有发生急性肾功能障碍的危险，所以，术后应密切注意尿量，争取保持每小时尿量在 50 mL 以上。

4.补液和营养支持

根据医嘱，合理补充水、电解质和维生素，必要时输新鲜血、血浆，维持水、电解质、酸碱平衡。给予肠内、外营养支持，促进合成代谢，提高机体防御能力。继续应用有效抗生素，控制腹腔内感染。

5.术后并发症的观察和护理

（1）出血：如胃管内 24 h 内引流出新鲜血液大于 200 mL，提示吻合口出血，要立即配合医师给予胃管内注入凝血酶粉、冰盐水洗胃等止血措施。

（2）肠瘘：患者术后持续低热或高热不退，腹腔引流管中引流出黄绿色或褐色渣样物，有恶臭或引流出大量气体，提示肠瘘发生，要配合医师进行腹腔双套管冲洗，并做好相应护理。

（四）健康教育

（1）讲解术后饮食注意事项,当患者胃肠功能恢复,一般 3～5 天后开始恢复饮食,由流质逐步恢复至半流质、普食,进食高蛋白、高能量、易消化食物,增强抵抗力,促进愈合。

（2）行全胃切除或胃大部分切除术的患者,因胃肠吸收功能下降,要及时补充微量元素和维生素等营养素,预防贫血、腹泻等并发症。

（3）避免工作过于劳累,注意劳逸结合。讲明饮酒、抽烟对胃、十二指肠疾病的危害性。

（4）避免长期大量服用非甾体抗炎药,如布洛芬等,以免引起胃肠道黏膜损伤。

（赵海萍）

第十节　小肠破裂

一、概述

小肠是消化管中最长的一段肌性管道,也是消化与吸收营养物质的重要场所。人类小肠全长3～9 m,平均 5～7 m,个体差异很大。小肠分为十二指肠、空肠和回肠三部分,十二指肠属上消化道,空肠及其以下肠段属下消化道。

各种外力的作用所致的小肠穿孔称为小肠破裂。小肠破裂在战时和平时均较常见,多见于交通事故、工矿事故、生活事故如坠落、挤压、刀伤和火器伤。小肠可因穿透性与闭合性损伤造成肠管破裂或肠系膜撕裂。小肠占满整个腹部,又无骨骼保护,因此易于受到损伤。由于小肠壁厚,血运丰富,故无论是穿孔修补或肠段切除吻合术,其成功率均较高,发生肠瘘的概率少。

二、护理评估

（一）健康史

了解患者腹部损伤的时间、地点及致伤源、伤情、就诊前的急救措施、受伤至就诊之间的病情变化,如果患者神志不清,应询问目击人员。

（二）临床表现

小肠破裂后在早期即产生明显的腹膜炎的体征,这是肠管破裂肠内容物溢出至腹腔所致。症状以腹痛为主,程度轻重不同,可伴有恶心及呕吐,腹部检查肠鸣音消失,腹膜刺激征明显。

小肠损伤初期一般均有轻重不等的休克症状,休克的深度除与损伤程度有关外,主要取决于内出血的多少,表现为面色苍白、烦躁不安、脉搏细速、血压下降、皮肤发冷等。若为多发性小肠损伤或肠系膜撕裂大出血,可迅速发生休克并进行性恶化。

（三）辅助检查

1.实验室检查

白细胞计数升高说明腹腔炎症;血红蛋白含量取决于内出血的程度,内出血少时变化不大。

2.X 线检查

X 线透视或摄片,检查有无气腹与肠麻痹的征象,因为一般情况下小肠内气体很少,且损伤后伤口很快被封闭,不但膈下游离气体少见,且使一部分患者早期症状隐匿。因此,阳性气腹有诊断价值,但阴性结果也不能排除小肠破裂。

3.腹部 B 超检查

腹部 B 超检查对小肠及肠系膜血肿、腹水均有重要的诊断价值。

4.CT 或磁共振检查

CT 或磁共振检查对小肠损伤有一定诊断价值,而且可对其他脏器进行检查,有时可能发现一些未曾预料的损伤,有助于减少漏诊。

5.腹腔穿刺

有混浊的液体或胆汁色的液体,说明肠破裂,穿刺液中白细胞、淀粉酶含量均升高。

(四)治疗原则

小肠破裂一旦确诊,应立即进行手术治疗。手术方式以简单修补为主。肠管损伤严重时,则应做部分小肠切除吻合术。

(五)心理、社会因素

小肠损伤大多在意外情况下突然发生,加之伤口、出血及内脏脱出的视觉刺激和对预后的担忧,患者多表现为紧张、焦虑、恐惧。应了解其患病后的心理反应,对本病的认知程度和心理承受能力,家属及亲友对其支持情况、经济承受能力等。

三、护理问题

(一)有体液不足的危险

这与创伤致腹腔内出血、体液过量丢失、渗出及呕吐有关。

(二)焦虑、恐惧

这与意外创伤的刺激、疼痛、出血、内脏脱出的视觉刺激及担心疾病的预后等有关。

(三)体温过高

这与腹腔内感染毒素吸收和伤口感染等因素有关。

(四)疼痛

这与小肠破裂或手术有关。

(五)潜在并发症

腹腔感染、肠瘘、失血性休克。

(六)营养失调,低于机体需要量

这与消化道的吸收面积减少有关。

四、护理目标

(1)患者体液平衡得到维持,生命体征稳定。

(2)患者情绪稳定,焦虑或恐惧心理减轻,主动配合医护工作。

(3)患者体温维持正常。

(4)患者主诉疼痛有所缓解。

(5)护士密切观察病情变化,如发现异常,及时报告医师,并配合处理。

(6)患者体重不下降。

五、护理措施

(一)一般护理

1.伤口处理

对开放性腹部损伤者,妥善处理伤口,及时止血和包扎固定。若有肠管脱出,可消毒或用清洁器皿覆盖保护后再包扎,以免肠管受压、缺血而坏死。

2.病情观察

密切观察生命体征的变化,每15 min测定脉搏、呼吸、血压一次。重视患者的主诉,若主诉心悸、脉快、出冷汗等,及时报告医师。不注射止痛药物(诊断明确者除外),以免掩盖伤情。不随意搬动伤者,以免加重病情。

3.腹部检查

每30 min检查一次腹部体征,注意腹膜刺激征的程度和范围变化。

4.禁食和灌肠

禁食和灌肠可避免肠内容物进一步溢出,造成腹腔感染或加重病情。

5.补充液体和营养

注意纠正水、电解质及酸碱平衡失调,保证输液通畅,对伴有休克或重症腹膜炎的患者可进行中心静脉补液,这不仅可以保证及时大量的液体输入,而且有利于中心静脉压的监测,根据患者具体情况,适量补给全血、血浆或人血清蛋白,尽可能补给足够的热量和蛋白质、氨基酸及维生素等。

(二)心理护理

关心患者,加强交流,讲解相关病情、治疗方式及预后,使患者了解自己的病情,消除患者的焦虑和恐惧心理,保持良好的心理状态,并与其一起制订合适的应对机制,鼓励患者,增加治疗的信心。

(三)术后护理

1.妥善安置患者

麻醉清醒后取半卧位,有利于缩小腹腔炎症范围,改善呼吸状态。了解手术的过程,查看手术的部位,对引流管、输液管、胃管及氧气管等进行妥善固定,做好护理记录。

2.监测病情

观察患者血压、脉搏、呼吸、体温的变化;注意腹部体征的变化;适当应用止痛药物,减轻患者的不适;若切口疼痛明显,应检查切口,排除感染。

3.引流管的护理

腹腔引流管保持通畅,准确记录引流液的性状及量。腹腔引流液应为少量血性液,若为绿色或褐色渣样物,应警惕腹腔内感染或肠瘘的发生。

4.饮食

继续禁食、胃肠减压,待肠功能逐渐恢复、肛门排气后,方可拔除胃肠减压管。拔除胃管当天可进清流食,第2天进流质饮食,第3天进半流食,逐渐过渡到普食。

5.营养支持

维持水、电解质和酸碱平衡,增加营养。维生素主要是在小肠被吸收,小肠部分切除后,要及时补充维生素C、维生素D、维生素K和B族维生素等维生素和微量元素如钙、镁等,可经静脉、肌内注射或口服进行补充,预防贫血,促进伤口愈合。

(四)健康教育

(1)注意饮食卫生,避免暴饮暴食,进易消化食物,少食刺激性食物,避免腹部受凉和饭后剧烈活动,保持排便通畅。

(2)注意适当休息,加强锻炼,增加营养,特别是回肠切除的患者要长期定时补充维生素 B_{12} 等营养素。

(3)定期门诊随访,若有腹痛、腹胀、停止排便及伤口红、肿、热、痛等不适,应及时就诊。

(4)加强社会宣传,宣传劳动保护、安全生产、安全行车、遵守交通规则等知识,避免损伤等意外的发生。

(5)普及各种急救知识,在发生意外损伤时,能进行简单的自救或急救。

(6)无论腹部损伤的轻重,都应经专业医护人员检查,以免贻误诊治。

（赵海萍）

第十一节 肠 梗 阻

一、疾病概述

(一)概念

肠梗阻指肠内容物由于各种原因不能正常运行,在通过肠道过程中受阻,为常见急腹症之一。在起病初期,梗阻肠段先有解剖和功能性改变,继则发生体液和电解质的丢失、肠壁循环障碍、坏死和继发感染,最后可致毒血症、休克、死亡。

(二)相关病理生理

肠梗阻的主要病理生理改变为肠管膨胀、体液和电解质的丢失,以及感染和毒血症。这些改变的严重程度视梗阻部位的高低、梗阻时间的长短以及肠壁有无血液供应障碍而不同。

1.肠管膨胀

机械性肠梗阻时,一方面,食管上端括约肌发生反射性松弛,患者在吸气时不自觉地将大量空气吞入胃肠(肠腔积气的 70% 是咽下的空气,其中大部分是氮气,不易被胃肠吸收,其余 30% 的积气是肠内酸碱中和与细菌发酵作用产生的,或自血液弥散至肠腔的 CO_2、H_2、CH_4 等气体);另一方面,肠梗阻时大量液体和气体聚积在梗阻近端引起肠膨胀,而膨胀能抑制肠壁黏膜吸收水分,以后又刺激其增加分泌,如此肠腔内液体越积越多,使肠膨胀进行性加重,肠腔压力逐渐增大(正常成人每天消化道分泌的唾液、胃液、胆液、胰液和肠液的总量约 8 L,绝大部分被小肠黏膜吸收,以保持体液平衡。在单纯性肠梗阻,肠管内压力一般较低,初时常低于 8 cmH_2O。但随着梗阻时间的延长,肠管内压力甚至可达到 18 cmH_2O。结肠梗阻时肠腔内压力平均多在 25 cmH_2O 以上,甚至有高到 52 cmH_2O)。肠腔膨胀可引起肠蠕动增强,导致肠绞痛。肠管内压力增高可使肠壁静脉回流障碍,引起肠壁充血水肿,通透性增加。肠管内压力继续增高可使肠壁血流阻断,使单纯性肠梗阻变为绞窄性肠梗阻,严重的肠膨胀甚至可使横膈抬高,影响患者的呼吸和循环功能。

2.体液和电解质的丢失

肠梗阻时肠膨胀可引起反射性呕吐。高位小肠梗阻时呕吐频繁,大量水分和电解质被排出体外。如梗阻位于幽门或十二指肠上段,呕出过多胃酸,则易产生脱水和低氯低钾性碱中毒。如梗阻位于十二指肠下段或空肠上段,则碳酸盐的丢失严重。低位肠梗阻,呕吐虽远不如高位者少见,但因肠黏膜吸收功能降低而分泌液量增多,梗阻以上肠腔中积留大量液体,有时多达 10 L,内含大量碳酸氢钠。这些液体虽未被排出体外,但封闭在肠腔内不能进入血液,等于体液的丢失。此外,过度的肠膨胀影响静脉回流,导致肠壁水肿和血浆外渗,在绞窄性肠梗阻时,血和血浆的丢失尤其严重。因此,患者多发生脱水伴少尿、氮质血症和酸中毒。如脱水持续,血液进一步浓缩,则导致低血压和低血容量休克。失钾和不进饮食所致的血钾过低可引起肠麻痹,进而加重肠梗阻的发展。

3.感染和毒血症

正常人的肠蠕动使肠内容物经常向前流动和更新,因此小肠内是无菌的,或只有极少数细菌。单纯性机械性小肠梗阻时,肠内即使有细菌和毒素也不能通过正常的肠黏膜屏障,因而危害不大。若梗阻转变为绞窄性,开始时,静脉血流被阻断,受累的肠壁渗出大量血液和血浆,使血容量进一步减少,继而动脉血流被阻断而加速肠壁的缺血性坏死。绞窄段肠腔中的液体含大量细菌(如梭状芽孢杆菌、链球菌、大肠埃希菌等)、血液和坏死组织,细菌的毒素以及血液和坏死组织的分解产物均具有极强的毒性。这种液体通过破损或穿孔的肠壁进入腹腔后,可引起强烈的腹膜刺激和感染,被腹膜吸收后,则引起脓毒血症。严重的腹膜炎和毒血症是导致肠梗阻患者死亡的主要原因。

除上述三项主要的病理生理改变之外,如发生绞窄性肠梗阻往往还伴有肠壁、腹腔和肠腔内的渗血,绞窄的肠襻越长,失血量越大,亦是肠梗阻患者死亡的原因之一。

(三)病因与诱因

按肠梗阻发生的基本原因可以分为三类。

1.机械性肠梗阻

机械性肠梗阻最常见,是由于各种原因引起的肠腔狭窄,使肠内容物通过发生障碍。主要原因包括由于粘连与粘连带压迫、嵌顿性外疝或内疝、肠扭转、肠外肿瘤或腹块压迫等。肠腔内堵塞:结石粪块、寄生虫、异物等。肠管外受压:如肠扭转、腹腔内肿瘤压迫、粘连引起肠管扭曲、嵌顿疝等。肠壁病变:如肿瘤、肠套叠、先天性肠道闭锁等。

2.动力性肠梗阻

动力性肠梗阻是指神经反射或毒素刺激引起肠壁肌肉功能紊乱,使肠蠕动消失或肠管痉挛,以致肠内容物无法正常通行,而本身无器质性肠腔狭窄,可分为麻痹性肠梗阻和痉挛性肠梗阻。麻痹性肠梗阻常见于腹部大手术后腹膜炎、腹部外伤、腹膜后出血、某些药物肺炎、脓胸脓毒血症、低钾血症或其他全身性代谢紊乱均可并发麻痹性肠梗阻;痉挛性肠梗阻是肠管暂时性痉挛,多由肠道炎症及神经系统功能紊乱引起。

3.血运性肠梗阻

血运性肠梗阻是由于肠管血运障碍引起肠失去蠕动能力,肠内容物停止运行。肠系膜动脉栓塞或血栓形成和肠系膜静脉血栓形成为主要病因。

(四)临床表现

1.腹痛

机械性肠梗阻发生时,由于梗阻部位以上强烈肠蠕动,表现为阵发性绞痛,疼痛多在腹中部,也可偏于梗阻所在的部位。腹部发作时可伴有肠鸣,自觉有"气块"在腹中窜动,并受阻于某一部位。有时能见到肠型和肠蠕动波。听诊为连续高亢的肠鸣音,或呈气过水音或金属音。如果腹痛间歇期不断缩短,以至成为剧烈的持续性腹痛,则应该警惕可能是绞窄性肠梗阻的发生。

2.呕吐

在肠梗阻早期,呕吐呈反射性,吐出物为食物或胃液;进食或饮水均可引起呕吐。此后,呕吐随梗阻部位高低而有所不同,一般是梗阻部位愈高,呕吐出现愈早、愈频繁。高位肠梗阻时呕吐频繁,吐出物主要为胃及十二指肠内容物。低位肠梗阻时,呕吐出现迟而少,吐出物可呈粪样。结肠梗阻时,呕吐到晚期才出现。呕吐物如呈棕褐色或血性,是肠管血运障碍的表现。麻痹性肠梗阻时,呕吐多呈溢出性。

3.腹胀

一般出现晚于其他三个症状,其程度与梗阻部位有关。高位肠梗阻腹胀不明显,但有时可见胃型。低位肠梗阻及麻痹性肠梗阻腹胀显著,遍及全腹。结肠梗阻时,如果回音瓣关闭良好,梗阻以上结肠可成闭襻,则腹周膨胀显著。腹部隆起不均匀对称,是肠扭转等闭襻性肠梗阻的特点。

4.停止肛门排气排便

完全性肠梗阻发生后,患者多不再排气排便,但梗阻早期,尤其是高位肠梗阻,可因梗阻以下肠内尚残存的粪便和气体,仍可自行或在灌肠后排出,不能因此而否定肠梗阻的存在。某些绞窄性肠梗阻,如肠套叠、肠系膜血管栓塞或血栓形成,则可排出血液黏液样粪便。

5.腹部体征

腹壁见肠型、膨胀、压缩,可有反跳痛和肌紧张,可触及包块。当有渗出时,可有移动性浊音,听诊时肠管里可有像水中过气样音,称"气过水声"。麻痹肠梗阻可使肠鸣音消失。

(五)辅助检查

1.实验室检查

(1)血常规:单纯性肠梗阻早期无明显改变,随病情发展可出现白细胞计数升高、中性粒细胞比例升高(多见于绞窄性梗阻性肠梗阻);缺水可能使血红蛋白值、血细胞比容升高。

(2)水、电解质钾和酸碱失衡;尿常规检查尿比重可增高;肠血运障碍时,呕吐物及粪便可含大量红细胞或潜血阳性。

2.影像学检查

站立位时影像学检查见小肠"阶梯样"液平。平卧位时见积气肠管进入盆腔提示小肠梗阻;CT平扫见结肠肠腔扩张及结肠内气液平提示结肠梗阻;空气灌肠可见肠套叠处呈"杯口"状改变为肠套叠;钡剂灌肠X线检查见扭转部位钡剂受阻,钡影尖端呈"鸟嘴"形为乙状结肠扭转;X线平片检查见小肠、结肠均胀气明显为麻痹性肠梗阻;X线平片检查见孤立性肠襻绞窄性肠梗阻。

(六)治疗原则

肠梗阻的治疗包括非手术治疗和手术治疗,治疗方法的选择根据梗阻的原因、性质、部位以及全身情况和病情严重程度而定。不论采用何种治疗均首先纠正梗阻带来的水、电解质与酸碱紊乱,改善患者的全身情况。肠梗阻的治疗原则:①纠正水、电解质、酸碱平衡失调;②补充循环血量;③降低肠内张力;④使用抗生素,防治感染;⑤解除梗阻原因,恢复肠道通畅;⑥手术处理肠绞窄。

1.非手术治疗

(1)胃肠减压治疗:胃肠减压抽出积聚在梗阻上端的气体和液体,降低肠内张力,有利于改善肠壁血液循环,减轻全身中毒症状,改善呼吸、循环功能。有效的胃肠减压对单纯性肠梗阻和麻痹性肠梗阻可达到解除梗阻的目的,对于需要手术者也是一种良好的术前准备。

(2)液体治疗:重点在纠正水、电解质、酸碱平衡失调,肠绞窄时因丢失大量血浆和血液,故在适当补液后应输全血或血浆。

(3)营养支持治疗:肠梗阻时手术或非手术治疗都有相当一段时间不能进食,所以营养支持很重要。一般的外周静脉输液通常达不到营养支持的要求,可采用全胃肠外营养,也就是通过静脉途径输注身体所必需的营养液。肠梗阻时采用全胃肠外营养,既可作为术前的准备,也可作为非手术治疗或术后不能及早进食的支持治疗。若肠梗阻解除和肠功能恢复,最好尽早口服。不能进正常饮食的患者,可进要素膳食。

(4)抗生素治疗:肠梗阻时,在梗阻上端肠腔内细菌可迅速繁殖。肠梗阻患者应使用针对需氧菌和厌氧菌的抗生素。

2.手术治疗

对绞窄性肠梗阻经短期术前准备,补足血容量,应尽早手术。但若伴有休克,则需待休克纠正或好转后手术比较安全。有时估计已有肠坏死存在,而休克又一时难以纠正,则一面抗休克,一面手术,将坏死肠段切除,休克才会缓解。

肠梗阻的手术目的是解除梗阻原因,恢复肠道通畅,但具体手术方式应根据梗阻的原因、部位、性质、病程早晚以及全身状况来决定。如粘连性肠梗阻手术方式就很多,难易程度相差甚远,轻者仅需切断一条纤维束带,重者令术者难以操作,不得不切除大量肠襻,或行短路吻合,或做肠造口减压术以求缓解梗阻症状,更有甚者因粘连过重未能施行任何其他操作而中止手术,可见要处理好粘连性肠梗阻手术并非易事,需要在术前有完善的手术方案与良好的技术准备。

二、护理评估

(一)一般评估

1.生命体征(T、P、R、BP)

监测生命体征,如出现脱水,可能出现脉搏加快而细弱,血压降低;并发感染时体温可能升高,呼吸加快。

2.患者主诉

询问腹痛发生的时间、部位、性质、持续时间、如何缓解;有无呕吐,呕吐物性质、颜色、量;有无腹胀;何时停止排气、排便;有无消化系统疾病史;有无手术史。

(二)身体评估

1.视诊

腹壁是否膨出,腹部有无瘢痕,有无肠型或蠕动波。

2.触诊

腹壁是否紧张,有无压痛、反跳痛和肌紧张,能否触及包块。

3.叩诊

有无移动性浊音。

4.听诊

肠鸣音频率、强度;有无肠鸣音减弱或消失(麻痹性肠梗阻时可出现肠鸣音减弱或消失);有无气过水声。

(三)心理-社会评估

了解患者及家属的心理反应和心理承受能力,对本病的认识程度、治疗合作情况;有无焦虑表现,了解患者家庭经济以及社会支持情况。

(四)治疗效果评估

1.非手术治疗评估要点

腹痛、呕吐有无缓解;肠蠕动是否恢复;肠鸣音是否恢复正常;是否排便排气;有无出现水电解质失衡现象;有无出现感染性休克表现。

2.手术治疗评估要点

手术过程是否顺利,手术切口有无渗血渗液,是否愈合良好,有无出现术后肠粘连。

三、主要护理诊断(问题)

(一)疼痛

其与梗阻的肠内容物不能运行或通过障碍、肠蠕动增强或肠壁缺血有关。

(二)体液不足

其与禁食、呕吐、肠腔积液、持续胃肠减压造成血容量不足有关。

(三)潜在并发症

肠坏死、腹膜炎、术后肠粘连。

四、主要护理措施

(一)休息

患者手术完回病房后根据麻醉给予适当的卧位,麻醉清醒后,血压、脉搏平稳时给予半卧位。鼓励患者早期活动,以利于肠功能恢复,防止肠粘连。

(二)饮食

肠梗阻者应禁食,并留置胃肠减压管,待梗阻缓解后12 h方可进少量流食,但忌甜食和牛奶,以免引起肠胀气,48 h后可试进半流食。手术后2～3天内禁食,进行胃肠减压,待肛门排气肠道功能开始恢复后,可拔出胃管,并在当日每1～2 h饮20～30 mL水,第2天喝米汤,第3天流食,1周后改半流食,2周后软饭。忌生冷、油炸及刺激性食物。

(三)用药护理

肠梗阻的治疗,在于缓解梗阻,恢复肠管的通畅,并及时纠正水与电解质紊乱,减少肠腔膨胀。持续胃肠减压,以减轻腹胀;根据肠梗阻的部位,梗阻的时间长短,以及化验检查的结果来进行水、电解质的补充,由于呕吐与胃肠减压所丢失的液体,与细胞外液相似,因此补充的液体以等渗液为主。对严重脱水的患者,术前进行血容量的补充尤其重要,否则在麻醉情况下可引起血压下降。绞窄性肠梗阻,除补充等渗液体外,血浆及全血的补充尤为重要,特别是在血压及脉率已发生改变时;补充液体时,保证输液通畅,并记录24 h出、入液体量,观察水、电解质失衡纠正情况等;合理应用抗生素,单纯性肠梗阻无须应用抗生素,但对于绞窄性肠梗阻则应使用抗生素,以减少细菌繁殖,预防感染,并减少毒素吸收,减轻中毒症状;经以上治疗若腹痛加重、呕吐未止、白细胞计数增高、体温也升高时,则必须要进行手术治疗。

(四)心理护理

做好患者及家属的沟通解释工作,稳定其情绪,减轻焦虑、恐惧心理;鼓励帮助患者面对和接受疾病带来的变化,尽快适应患者角色,增强战胜疾病的信心和勇气。

(五)健康教育

养成良好的卫生习惯,预防和治疗肠蛔虫病,不食不洁净的食物,不暴饮暴食,多吃易消化的食物,进食后不做剧烈运动;保持大便通畅,老年及肠功能不全者有便秘现象应及时给予缓泻剂,必要时灌肠,促进排便;对患有腹壁疝的患者,应予以及时治疗,避免因嵌顿、绞窄造成肠梗阻;如果出现腹痛、腹胀、呕吐等及时就诊。

五、护理效果评估

(1)患者腹痛、腹胀是否减轻。

(2)患者肠功能是否逐渐恢复(肠鸣音逐渐恢复正常),开始出现肛门排气排便。

(3)患者有没有发生水、电解质失衡,如有,是否得到及时处理。

(4)手术切口恢复良好,没有出现粘连性肠梗阻。

（赵海萍）

第十二节　直肠肛管疾病

一、直肠、肛管良性疾病

(一)解剖生理概要

1.直肠

直肠位于盆腔的后部,上接乙状结肠,下连肛管,长 12~15 cm。上段直肠前面的腹膜返折成为直肠膀胱陷凹或直肠子宫陷凹。直肠的主要功能是吸收、分泌和排便。

齿状线上下的区别见表 5-1。

表 5-1　齿状线上下的区别

部位	组织	动脉	静脉	神经支配	淋巴回流
齿状线以上	黏膜	直肠上动脉	直肠上静脉丛,回流至门静脉	自主神经支配,无痛觉	腹主动脉周围或髂内淋巴结
齿状线以下	皮肤	肛管动脉	直肠下静脉丛,回流至下腔静脉	阴部内神经支配,痛觉敏锐	腹股沟淋巴结及髂外淋巴结

2.肛管

肛管上至齿状线,下至肛门缘,全长 3～4 cm。直肠与肛管周围以肛提肌为界有数个间隙,包括骨盆直肠间隙、坐骨肛管间隙、直肠后间隙和肛门周围间隙。这些间隙是肛周脓肿的常见部位。肛管的主要功能是排便。

(二)直肠、肛管疾病的检查方法及记录

(1)检查方法:①体位有结石位、胸膝位、蹲位、侧卧位;②视诊;③直肠指检;④肛镜检查。

(2)记录方法:时钟定位法。

(三)直肠、肛管疾病

1.痔

痔是齿状线上下的静脉迂曲、扩张所形成的团块。

(1)病因。①解剖因素:位置低、静脉内没有静脉瓣,周围支撑力差,回流不好。②腹内压增高:便秘、妊娠等。③其他因素:周围组织感染、年老体弱、营养不良等。

(2)临床表现。①内痔:位于齿状线以上,由直肠上静脉迂曲、扩张所致,表面覆盖黏膜。主要表现为无痛性便血和痔核脱出。内痔可分为三期:第一期,主要表现为排便时无痛性出血,但是不伴有痔核脱出;第二期,主要是便血加重,同时伴有痔块脱出,但便后能自行还纳;第三期,便血减轻,主要以痔核脱出为主,脱出的痔核不能自行还纳。②外痔:位于齿状线以下,由直肠下静脉迂曲、扩张所致,表面覆盖皮肤。外痔常无明显的症状,但容易形成血栓性外痔,引起肛门周围疼痛。③混合痔:由直肠上下静脉迂曲、扩张所致,表面覆盖皮肤和黏膜,兼有两者特点。

(3)治疗。①一般治疗适用于一期内痔。主要方法是预防便秘、温水坐浴、使用药物、对症疗法和手法治疗。②注射治疗:使用硬化剂使静脉闭塞。③冷冻治疗:适用于较小的出血性外痔。④手术治疗:适用于上述方法无效的患者。

2.肛裂

肛裂是肛管皮肤全层裂开,多见于肛管后正中线。

(1)病因:长期便秘是主要的病因。

(2)临床表现。①疼痛是主要的症状,表现为排便时及便后肛门疼痛。②便秘:因为疼痛不敢排便所以使便秘加重。③出血:多为新鲜血液,不与粪便混合。④肛门检查可见肛裂"三联征"。

(3)治疗。①一般治疗:保持排便通畅、温水坐浴、封闭疗法、麻醉下扩张肛管等。②手术治疗。

3.直肠肛管周围脓肿

(1)病因:多由肛腺感染引起。

(2)临床表现:①肛门周围脓肿最常见。主要表现为肛周持续性跳痛,排便、受压或咳嗽时加重,局部有红肿、触痛。脓肿常自行破溃形成低位肛瘘。②坐骨肛管间隙脓肿,初期局部体征不明显,以全身感染中毒症状为主,肛周疼痛加重。直肠指诊患处有触痛性肿块,脓肿破溃后可形成高位肛瘘。③骨盆直肠间隙脓肿,较少见,位置较深,全身感染中毒症状重而局部表现不明显。诊断主要靠穿刺。

(3)治疗:①脓肿未形成前早期使用抗生素、局部理疗或热敷、温水坐浴、润肠通便。②脓肿形成后应切开引流。

4.肛瘘

肛瘘是肛管或直肠远端与肛周皮肤间形成的慢性感染性瘘管。

(1)病因:多由直肠肛管周围脓肿处理不当引起。

(2)分类：①按瘘管和瘘口的多少分为单纯性肛瘘、复杂性肛瘘；②按瘘的位置分为低位瘘、高位瘘；③按瘘管外口的位置分为外瘘、内瘘。

(3)临床表现：典型症状是肛周外口流脓、肛门周围湿疹和瘙痒。局部检查可见肛周皮肤上有单个或多个瘘口，呈红色乳头状隆起。直肠指诊可以扣及条索状瘘管。

(4)治疗原则：肛瘘不能自愈，必须手术治疗。低位单纯性肛瘘行切开术，高位单纯性肛瘘行挂线疗法。

5.直肠脱垂

直肠脱垂也称脱肛，是直肠壁部分或全部脱出肛门外。

(1)病因。①解剖因素：幼儿发育不全或年老体弱造成盆底软组织薄弱。②腹内压增高因素。③其他：如内痔反复脱出，引起黏膜脱垂。

(2)临床表现：主要症状是有肿物自肛门脱出，尤其是蹲位检查时明显，脱出的多是直肠。

(3)治疗原则。①非手术治疗：加强营养，消除腹压增高因素，养成定时排便的习惯，一旦脱出及时复位。②注射疗法：适用于轻度直肠脱垂者。③手术治疗：适用于非手术治疗无效者。

二、直肠肛管疾病患者的护理

(一)护理评估

1.健康史

如询问饮食情况、排便情况等。

2.常见症状

便秘、疼痛、便血等。

3.检查

根据病情采用不同的体位，及做直肠指诊、直肠镜检查。

(二)护理措施

1.一般护理

(1)饮食：多饮水，多进食富含纤维素的食物，忌饮酒及辛辣食物。

(2)保持排便通畅。

(3)坚持每天适当的运动。

(4)保持肛门清洁。

(5)肛门坐浴。

(6)注意病情观察和症状护理。

2.术前护理

手术前一天进少渣饮食，每晚肛门坐浴，手术前排空大便，必要时灌肠。

3.术后护理

(1)病情观察：观察生命体征、并发症、切口情况，发现情况及时处理。

(2)对症治疗：止痛等。

(3)饮食和排便：术后一天进流食，注意润肠通便。

(4)处理尿潴留。

(5)正确处理伤口。

(赵海萍)

第十三节　急性阑尾炎

急性阑尾炎是外科最常见的急腹症之一,多发生于青年人,男性发病率高于女性。

一、病因、病理

(一)病因

(1)阑尾管腔梗阻:是引起急性阑尾炎最常见的病因。阑尾管腔细长,开口较小,容易被食物残渣、粪石、蛔虫等阻塞而引起管腔梗阻。

(2)细菌入侵:阑尾内存有大量大肠埃希菌和厌氧菌,当阑尾管腔阻塞后,细菌繁殖并产生毒素,损伤阑尾黏膜上皮,细菌经溃疡面侵入阑尾,引起感染。

(3)胃肠道疾病的影响:急性肠炎、血吸虫病等可直接影响阑尾或引起阑尾管壁肌肉痉挛,使管壁血运障碍而致炎症。

(二)病理

根据急性阑尾炎发病过程的病理解剖学变化,可分为急性单纯性阑尾炎、急性化脓性阑尾炎、坏疽性及穿孔性阑尾炎、阑尾周围脓肿 4 种病理类型。

急性阑尾炎的转归取决于机体的抵抗力和治疗是否及时,可有炎症消退、炎症局限化、炎症扩散 3 种转归。

二、临床表现

(一)症状

1.腹痛

典型症状是转移性右下腹痛。因初期炎症仅限于阑尾黏膜或黏膜下层,由内脏神经反射引起上腹或脐部周围疼痛,范围较弥散。当炎症波及浆膜层和壁腹膜时,刺激了躯体神经,疼痛固定于右下腹。单纯性阑尾炎的腹痛程度较轻,化脓性及坏疽性阑尾炎的腹痛程度较重;当阑尾穿孔时,因阑尾管腔内的压力骤减,腹痛可减轻;但随着腹膜炎的出现,腹痛可继续加重。

2.胃肠道症状

早期可有轻度恶心、呕吐,部分患者可发生腹泻或便秘。盆腔阑尾炎时,炎症刺激直肠和膀胱,引起里急后重和排尿痛。

3.全身症状

早期有乏力、腹痛症状,炎症发展时,可出现脉快、发热等,体温多在 38 ℃内。坏疽性阑尾炎时,出现寒战、体温明显升高。若发生门静脉炎,可出现寒战、高热和轻度黄疸。

(二)体征

1.右下腹固定压痛、反跳痛

右下腹固定压痛、反跳痛是急性阑尾炎最重要的特征。腹部压痛点常位于麦氏点。

2.腹肌紧张

提示阑尾已化脓、坏死或即将穿孔。

三、辅助检查

(1)腰大肌试验:若为阳性,提示阑尾位于盲肠后位,贴近腰大肌。

(2)结肠充气试验:若为阳性,表示阑尾已有急性炎症。

(3)闭孔内肌试验:若为阳性,提示阑尾位置靠近闭孔内肌。

(4)直肠指诊:直肠右前方有触痛者,提示盆腔位置阑尾炎。若触及痛性肿块,提示盆腔脓肿。

四、治疗原则

急性阑尾炎诊断明确后,应尽早进行阑尾切除术。部分急性单纯性阑尾炎,可经非手术治疗而获得痊愈;阑尾周围脓肿,先进行非手术治疗,待肿块缩小局部、体温正常,3个月后再进行阑尾切除术。

五、护理诊断/问题

(1)疼痛:与阑尾炎症、手术创伤有关。

(2)体温过高:与阑尾炎症或化脓性感染有关。

(3)潜在并发症:急性腹膜炎、感染性休克、腹腔脓肿、门静脉炎。

(4)潜在术后并发症:腹腔出血、切口感染、腹腔脓肿、粘连性肠梗阻。

六、护理措施

(一)非手术治疗的护理

(1)取半卧位。

(2)饮食和输液:流质饮食或禁食,禁食期间做好静脉输液的护理。

(3)控制感染:应用抗生素。

(4)严密观察病情:观察患者的生命体征、精神状态、腹部症状和体征、白细胞计数及中性粒细胞比例的变化。

(二)术后护理

(1)体位:血压平稳后取半卧位。

(2)饮食:术后1～2天胃肠蠕动恢复、肛门排气后可进流食,如无不适可改半流食,术后3～4天可进软质普食。

(3)早期活动:轻症患者术后当天麻醉反应消失后,即可下床活动,以促进肠蠕动的恢复,防止肠粘连的发生。重症患者应在床上多翻身、活动四肢,待病情稳定后,及早下床活动。

(4)并发症的观察和护理。①腹腔内出血:常发生在术后24 h内,表现为腹痛、腹胀、面色苍白、脉搏细速、血压下降等内出血表现,或腹腔引流管有血性液引出。应将患者立即平卧、快速静脉输液、输血,并做好紧急手术止血的准备。②切口感染:是术后最常见的并发症,表现为术后2～3天体温升高,切口胀痛、红肿、压痛等。可给予抗生素、理疗等,如已化脓应拆线引流脓液。③腹腔脓肿:多见于化脓性或坏疽性阑尾炎术后。表现为术后5～7天体温升高或下降后又升高,有腹痛、腹胀、腹部压痛、腹肌紧张或腹部包块,常发生于盆腔、膈下、肠间隙等处,可出现直肠膀胱刺激症状及全身中毒症状。④粘连性肠梗阻:常为不完全性肠梗阻,以非手术治疗为主;完全性肠梗阻者应手术治疗。⑤粪瘘：少见，一般经手术修补治疗后粪瘘可闭合。

七、特殊类型阑尾炎

(一)小儿急性阑尾炎

小儿大网膜发育不全，难以包裹发炎的阑尾。其临床特点：①病情发展快且重，早期出现高热、呕吐等胃肠道症状；②右下腹体征不明显；③小儿阑尾管壁薄，极易发生穿孔，并发症和病死率较高。处理原则：及早手术。

(二)妊娠期急性阑尾炎

妊娠期急性阑尾炎较常见，发病多在妊娠前 6 个月。临床特点：①妊娠期盲肠和阑尾被增大的子宫推压上移，压痛点也随之上移。②腹膜刺激征不明显。③大网膜不易包裹发炎的阑尾，炎症易扩散。④炎症刺激子宫收缩，易引起流产或早产，威胁母子安全。处理原则：及早手术。

(三)老年人急性阑尾炎

老年人对疼痛反应迟钝，防御功能减退。其临床特点：①主诉不强烈，体征不典型，易延误诊断和治疗；②阑尾动脉多硬化，易致阑尾缺血坏死或穿孔；③常伴有心血管病、糖尿病等，使病情复杂严重。处理原则：及早手术。

（赵海萍）

第六章 血管外科护理

第一节 主动脉夹层

主动脉夹层(aortic dissection,AD)是指在主动脉壁存在或不存在自身病变的基础上,在一系列可能外因(如高血压、外伤等)的作用下导致主动脉内膜撕裂,血液由内膜撕裂口进入主动脉壁中层,造成主动脉中层沿长轴分离,从而使主动脉管腔呈现真、假两腔的一种病理状态。

急性主动脉夹层患者中,在入院前已经死亡的占24%,未处理者在6 h内死亡的占22.7%,在1周内死亡的达68%。在美国,尸检主动脉夹层占0.2%～0.8%,每年约有急性病例9 000人。本病在50～70岁的人群中较多见,男性多于女性,男女比例为(2～5):1。在老年人群中,左侧锁骨下动脉以远的动脉更常见。

一、病因

主动脉夹层确切的病因尚不明确,是多种易感因素共同作用的结果,这些易感因素均在不同程度上引发了主动脉壁结构或动脉血流动力学改变,其基本病变为含有弹力纤维的主动脉中层破坏或坏死,引起这一解剖学改变的病因如下。

(一)高血压

高血压导致主动脉壁结构的变化是夹层发生的基础,高血压和与高血压明显相关的动脉粥样硬化仍然是主动脉夹层最重要的危险因素,80%以上主动脉夹层患者有高血压病史,因此认为高血压是主动脉夹层的发病基础。高血压时由于血流的改变,导致主动脉壁弹力纤维和胶原纤维的形态与比例发生了改变,增加了血管壁的切应力,使得其僵硬度增加,血管内膜容易撕裂而引起动脉夹层。

(二)动脉粥样硬化及其溃疡

1.高血压

高血压患者动脉粥样硬化的发病率较一般人群显著增高。高血压是促进动脉粥样硬化发生、发展的重要因子,同时动脉因粥样硬化所致的狭窄又可引起高血压,两者之间互相影响,互相促进;另一方面,主动脉夹层患者常合并高血压,且几乎所有的主动脉夹层患者都存在控制不良的高血压现象。

2.高脂血症

血脂异常是导致主动脉夹层及主动脉粥样硬化的一个共同危险因素,一方面,脂质沉积于血管壁可以导致局部炎症的发生,并且促进 C 反应蛋白和白细胞介素等炎症介质的释放,进一步破坏血管壁,从而导致冠状动脉粥样硬化及主动脉夹层形成。另一方面,高血浆同型半胱氨酸可通过多种途径促进血管内皮损伤和动脉粥样硬化的形成,并且主动脉夹层合并主动脉瘤患者的血浆同型半胱氨酸水平显著增高,提示高血浆同型半胱氨酸与主动脉夹层合并主动脉瘤的发生、发展密切相关。

3.年龄及烟酒史

随着年龄的增长,主动脉夹层及动脉粥样硬化的发病率呈明显上升趋势。并且大量数据表明,烟酒史是动脉粥样硬化发生、发展的重要危险因素,同时明广华等研究发现主动脉夹层患者分别有 40.3% 的长期吸烟和 25.7% 的长期饮酒史,这也表明主动脉夹层可能与吸烟、饮酒密切相关。

(三)遗传性结缔组织病

如 Marfan 综合征、Turner 综合征和 Ehlers-Danlos 综合征。

(四)主动脉炎性疾病

1.大动脉炎

大动脉炎为 T 细胞介导的全层动脉炎,常呈节段性分布。该疾病是由日本眼科医师高安(Takayasu)于 1908 年首次报道,故又称为"高安病"。大动脉炎早期表现为非特异性症状,如发热、乏力、头晕、盗汗、体重下降等,由于无典型的临床表现,早期诊断十分困难。本病多见于年轻女性,女性发病率大约是男性的 10 倍,发病年龄多为 20~30 岁。大动脉炎是一种慢性的血管炎症,管壁纤维化增厚,这可能是导致主动脉夹层慢性起病的主要原因。本病为慢性进行性血管病变,受累后的动脉由于侧支循环形成丰富,故大多数患者预后良好。

2.巨细胞动脉炎

巨细胞动脉炎属于肉芽肿性动脉炎的特殊型,是以弹性基膜为中心的广泛性全层动脉炎。受累动脉病变呈节段性跳跃分布,为斑片状增生性肉芽肿。发病率可达每年(15~30)/10 万人,男女比例为 1:3。10%~15% 的大动脉如主动脉弓、近端及远端主动脉受累。目前巨细胞动脉炎发病机制尚不明确。巨细胞动脉炎炎症反应主要发生在动脉内弹力膜,可能与自身抗原有关。另外自身免疫过程也可加重动脉壁的营养缺乏,进一步促进了中层组织坏死和基质降解,血管壁的损伤是主动脉夹层发生发展的重要原因。

3.白塞病

白塞病是于 1937 年由土耳其皮肤科医师 Behcet 首先报道的。该病在土耳其最常见,发病率为(80~370)/10 万,我国发病率为(10~40)/10 万,男女发病比例相似。发病年龄多为 25~35 岁。30% 白塞病患者有血管受累表现,主动脉受累不常见。目前国内外研究认为白塞病的发病原因主要与病毒和细菌感染、自身免疫、遗传及环境等因素相关。累及动脉时常表现为动脉壁密集的炎症细胞浸润,内膜破坏、中膜纤维化增厚,可导致闭塞、形成动脉瘤或夹层,甚至突然破裂导致死亡。患者主动脉主要为淋巴细胞、嗜酸性粒细胞浸润,多见于中膜和外膜的滋养血管周围。白塞病患者应尽早积极地干预治疗,降低主动脉夹层发病率及病死率。

4.强直性脊柱炎

强直性脊柱炎是一种主要侵犯脊柱,并累及骶髂关节和周围关节的慢性进行性炎性疾病。由于强直性脊柱炎也可侵犯外周关节,并在临床、影像学和病理表现方面与类风湿关节炎相似,故长时间以来一直被认为是类风湿关节炎的一种变异型,称为类风湿性脊柱炎,强直性脊柱炎引起的主动脉炎症病理改变可促使主动脉夹层形成。

5.感染性疾病

梅毒性主动脉炎是主动脉夹层发病的危险因素之一。梅毒螺旋体可以侵犯任何部位的主动脉,其中以升主动脉受损最为常见。原发性细菌感染可破坏主动脉壁结构,导致主动脉扩张、主动脉梭状或囊状动脉瘤,增加了主动脉夹层形成的风险。

6.欧蒙病

Ormond 于 1948 年首先报道了 2 例"腹膜后纤维化"患者资料。腹膜后纤维化和慢性主动脉周围炎为同一种疾病的不同名称。慢性主动脉周围炎是特发性纤维炎性疾病的总称,是腹主动脉的纤维炎症反应扩展到腹膜后,包绕邻近组织而引起的一系列临床综合征,目前尚无有效治疗手段,外科手术治疗主要是解除腹膜后纤维化肿块引起的压迫症状。目前采用主动脉瘤腔内修复术处理,近期效果良好。

(五)钝性或医源性创伤(外伤或大手术后创伤)及其他因素

如先天性主动脉瓣病、多囊肾、主动脉中层变性、主动脉狭窄、肾上腺素诱导性病变和由滋养动脉病变或其他病因引起的主动脉壁间血肿等。

(六)妊娠

妊娠可引起主动脉夹层。在<40 岁的女性主动脉夹层中,50%的患者发病于妊娠期间,尤其是在妊娠 6～9 个月期间。妊娠妇女发生主动脉夹层与妊娠期间血流动力学和激素水平改变有关,如高血压、结缔组织松弛等。

(七)罕见原因

心内膜炎、系统性红斑狼疮等,偶可致主动脉夹层。

二、主动脉夹层研究简史

Morgagni 于 1761 年提出主动脉外膜血肿;Shekelton 于 1822 年提出再入口和双腔概念;Laennec 于 1826 年提出主动脉夹层概念;Elliotson 于 1830 年提出升主动脉为发生夹层的最常见部位;Penneck 于 1838 年报道第一例美国主动脉夹层病例;Babes 在 1910 年提出主动脉滋养血管病变可以形成夹层;1933 年,Kellogg 发表研究结果报道 65%立即死于瘤体破裂,15%死于发病后数天内;1935 年,Gurin 行经右髂动脉开窗术;1958 年,Bahnson 开展慢性升主动脉夹层切除＋主动脉置换术;1961 年,Hufnagel 施行了第一例急性升主动脉夹层和主动脉瓣关闭不全手术;1965 年,DeBakey 进行了涉及胸、腹主动脉夹层的治疗;Bentall 于 1968 年提出包括冠状动脉在内的升主动脉重建术;1975 年,Griepp 在深低温停循环下行慢性主动脉夹层弓部置换术;1981 年,Carpentier 完成了旷置主动脉夹层和胸主动脉血流逆转的血栓旷置术;1982 年,Crawford 完成了包括主动脉瓣在内的全主动脉分期置换术;1993 年,Massimo 以一期手术完成上述治疗。

三、病理和生理

主动脉夹层除原发病的病理改变外,由于血流冲击作用,其主动脉内膜破口常位于升主动脉瓣上 2～3 cm 或降主动脉峡部,形成夹层血肿后,局部明显增大,呈梭状或囊状。可向近心端和/或远心端扩展,但以后者多见。

升主动脉夹层向近心端扩展时,可引起主动脉瓣膜水肿、增厚、撕裂、移位和瓣环扩大,导致主动脉瓣关闭不全;亦可引起冠状动脉开口狭窄或闭塞,导致冠脉供血不足,甚至心肌梗死。升主动脉夹层向远心端扩展时,可波及主动脉弓部的头臂动脉、左颈总动脉和左锁骨下动脉,可引起脑部和/或上肢供血不足,甚至出现偏瘫或昏迷。降主动脉夹层向远端扩展时,可累及腹主动脉及其分支、甚至髂总动脉,可引起相关内脏(肝、胃、肠或肾等)及下肢缺血症状。其扩展范围大小取决于主动脉壁基础病变轻重、血压高低、破口大小及血流冲击量多少等因素。部分严重患者可发生主动脉外膜破裂,使大量血液流入心包腔、纵隔、胸腔或腹膜后间隙,如不及时发现和有效救治,常迅即死亡。

少数主动脉夹层患者内膜完整,并无裂孔,其夹层血肿可能由主动脉壁中层病变处的滋养血管破裂而内出血所致。亦有主动脉夹层在扩展时穿破远端内膜,使夹层血液回流入主动脉腔,导致"自行愈合"(图 6-1)。

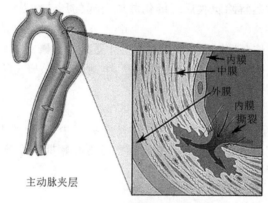

图 6-1　主动脉夹层的病理生理

四、分型与发病机制

(一)DeBakey 分型
Ⅰ型:病变范围自升主动脉至远侧腹主动脉,甚至更远。
Ⅱ型:病变仅涉及升主动脉。
Ⅲ型:病变涉及胸主动脉及其以远,至膈上者为Ⅲa型,至膈下者为Ⅲb型。

(二)Stanford 分型
凡涉及升主动脉者均为 Stanford A 型,仅涉及胸主动脉及其远者为 Stanford B 型。

1.A 型
相当于 DeBakeyⅠ型和Ⅱ型,其内膜破口均起始于升主动脉处。适合于外科手术治疗。

2.B 型
相当于 DeBakeyⅢ型,其夹层病变局限于腹主动脉或髂动脉。主要适用于内科药物治疗。

(三)发病机制
主动脉夹层由真腔和假腔组成,由内膜所分隔。中膜变性或胶原增加,均降低了主动脉壁对血流的承受力。升主动脉和胸主动脉转折最明显处受血流的冲击最大。随着心脏的搏动,上述部位随之扩展、回缩和摆动,对该部的损伤颇大。每年的心搏次数几乎达 0.5 亿次,加上高血压、糖尿病、中膜变性、滋养血管供血障碍、先天性发育不良等因素,很容易引起上述部位自内向外的创伤,表现为内膜甚至不同程度的中膜穿破、撕裂和壁间血肿及其破裂,血流进入壁间,将主动脉分裂形成大范围的夹层。

五、临床表现

(一)疼痛

疼痛是主动脉夹层最常见的临床表现。患者多有不可忍受的突发剧烈撕裂样或刀割样胸痛、腹痛,一般发生于胸前、后背、腹部或沿胸主动脉行径,腹主动脉夹层可累及肠系膜血管,继而引发肠缺血坏死的临床表现。

(二)脉搏

肢体脉搏减弱、活动可受限。

(三)呼吸困难、休克

夹层破裂后血流入胸腔或腹腔导致失血性休克。患急性主动脉夹层的患者可突然死亡,或者在数小时内或数天内发生死亡。

(四)脏器或肢体缺血的表现

患者可因主动脉分支阻塞而引起组织或脏器缺血,如神经系统缺血表现为偏瘫或截瘫,也可表现为一过性意识模糊、昏迷而无定位体征,可因左侧喉返神经受压出现声嘶。四肢缺血表现为急性下肢缺血,易误诊为下肢动脉急性阻塞,常有脉搏减弱甚至消失,肢体发凉、发绀等现象。肾脏缺血出现少尿、血尿,甚至引起肾功能损害。

(五)主动脉瓣关闭不全

半数患者出现主动脉瓣关闭不全,是 A 型主动脉夹层严重的并发症。严重时有急性左心衰竭的表现,如严重呼吸困难,咳粉红色泡沫痰等,慢性期出现股动脉杂音(Duroziez 征)、毛细血管搏动征(Quincke 征)、点头征(Musset 征)及股动脉枪击音(Traube 征)等周围血管征。

六、辅助检查

(一)实验室检查

实验室检查包括血、尿常规,肝、肾功能和凝血功能的检查等。

(二)影像学检查

1.X 线胸片

可提供诊断线索,急性胸背部撕裂样疼痛伴有高血压的患者,如胸片中上纵隔影增宽,或主动脉影增宽,要进行 CT 血管成像(computed tomography angiography,CTA)等检查,明确诊断。

2.主动脉 CTA

主动脉 CTA 是目前最常用的术前影像学评估方法,其敏感性达 90％以上,其特异性接近100％。CTA 断层扫描可观察到夹层隔膜将主动脉分割为真、假两腔,重建图像可提供主动脉全程的二维和三维图像,其主要缺点是需注射造影剂,可能会出现相应的并发症,而主动脉搏动产生的伪影也会干扰图像和诊断。

3.超声

血管腔内超声是近年发展起来的诊断项目,可清楚地显示主动脉腔内的三维结构,诊断正确性无疑高于传统超声,但因其为血管内操作,主要应用于微创介入治疗时对夹层破口和残留内漏的判断方面;其优点是无创、无须造影剂,可定位内膜裂口,显示真、假腔的状态及血流情况,还可显示并发的主动脉瓣关闭不全、心包积液及主动脉弓分支动脉的阻塞情况。

4.主动脉磁共振血管成像(magnetic resonance angiography,MRA)

对主动脉夹层患者的诊断敏感性和特异性与CTA接近,核磁所使用增强剂无肾毒性;其缺点是扫描时间较长,不适用于循环状态不稳定的急诊患者,而且也不适用于体内有磁性金属植入物的患者。

5.数字减影心血管造影术(digital subtraction angiography,DSA)

DSA可见造影剂经内膜破口进入假腔。假腔内常有血栓形成,常不能显示全貌,真腔常受压变小。并可观察分支动脉受累情况。尽管主动脉血管造影仍然保留着诊断主动脉夹层"黄金标准"的地位,但因其为有创检查且需使用的含碘造影剂较CTA多,目前多只在腔内修复术中应用,而不作为术前诊断手段。

七、诊断要点

(一)病史

患者既往有无高血压、糖尿病、心血管疾病及外伤经历等。

(二)症状与体征

急性主动脉夹层最常见的症状是突发的剧烈胸、背疼痛(约占90%),有如撕裂、刀割,可向颈及腹部放射,两侧肢体血压与脉搏可不对称,脉搏可减弱,活动可受限;严重者可伴呼吸困难与休克、充血性心力衰竭、猝死、脑血管意外和截瘫等。

(三)影像学检查

可明确主动脉是否被夹层隔膜分割为真、假两腔,为治疗提供支持。

八、治疗要点

(一)内科治疗

1.内科治疗指征

(1)病情已不可能施行手术者。

(2)慢性主动脉夹层而无夹层动脉瘤形成者,尤其是有再入口和两条平行夹层,无器官和肢体血运障碍者。

(3)慢性病例在随访中无再扩大者。

2.内科治疗方法

急性病例必须在监护病房进行抢救,给予积极的降压、β受体阻滞剂和镇痛治疗,必要时给予冬眠疗法,后者在多例急性期患者中起着令人瞩目的作用。同时密切观察患者各项生命体征的变化,避免应用过多液体引起血流动力学紊乱或肺水肿等严重后果,力争以内科治疗使假腔内的血流停滞,形成血栓而自愈。

(二)手术治疗

1.手术指征

在血管腔内疗法出现之前,主动脉夹层手术指征见表6-1,但是目前首先考虑血管腔内疗法。

表 6-1　主动脉夹层的手术指征

分类	DeBakey Ⅰ、Ⅱ型	DeBakey Ⅲ型
急性	所有病例	破裂、胸膜后破裂
亚急性	急诊手术	
心脏压塞	所有病例	所有病例
器官缺血	所有病例	所有病例
重症主动脉瓣关闭不全		
亚急性	尽早手术	主动脉夹层进展者
慢性	主动脉直径＞5 cm	破裂
破裂	器官缺血	
其他		顽固性疼痛

2.手术方法

(1)DeBakey Ⅰ型和 DeBakey Ⅱ型涉及升主动脉和主动脉弓,在体外循环下,经胸正中切口,必要时采用脑保护措施,具体方法包括深低温停循环,选择性顺行脑灌注或逆行经上腔静脉脑灌注。近端病变在采用上述措施后,纵切升主动脉,明确撕裂部位。如果主动脉瓣正常,以预凝涤纶人工血管施行主动脉置换术。如断面为夹层,吻合前需要以"三明治"加垫片预先缝合或者置 GRF 胶。

(2)DeBakey Ⅰ型和 DeBakey Ⅱ型急性主动脉夹层的 50%～70% 患者伴主动脉瓣反流,其中 60%～75% 的病变可用主动脉交界悬吊修复法,缝合自瓣尖开始,于血管壁之外加用垫片后打结。

(3)主动脉根部扩张,或者直径在 36 mm 以上时,需要行以复合带瓣人工血管换瓣和人工血管置换术。然后在靠近冠状动脉开口的人工血管上做相应的开口,如做左、右冠状动脉施吻合术,称 Bentall 法。如果位置不佳,或擅长于血管外科者,则可用 8～10 mm 涤纶人工血管施行冠状动脉和人工血管之间搭桥术,此为 Cabrol 法。必要时可行人工血管与冠状动脉(而不是开口)之间大隐静脉重建术。David 手术与 Bentall 手术的不同之处在于不置换主动脉瓣。

(4)如果撕裂涉及主动脉弓,需要在深低温停循环下,自正中切口施行开放式主动脉弓置换术,人工血管上部做相应含头臂干开口的横弓顶部的裁剪后,施行对端吻合术(也可用带分支的弓部人工血管分别与相应动脉吻合),远侧与胸主动脉吻合。当升主动脉病变涉及胸主动脉甚至胸、腹主动脉时,可以采用分期切除手术。先切除和重建升主动脉与弓部病变,远侧采用象鼻手术法,在完成远侧吻合后,部分人工血管保留在左侧锁骨下动脉以远的主动脉内,以利于分期手术或腔内治疗。二期手术一般在 4～6 周后执行。如果远侧病变和症状更加严重时,可以先施行远侧手术。目前,对胸主动脉病变可自弓部引入支架型人工血管或带支架的人工血管施行象鼻术,可以一期治愈病变。

(5)如果取一期直至胸主动脉的病变切除和重建法,则以 Cooley 提出的逆行法为佳。患者取左半卧位,采用左股静脉和右心房为静脉回流、左股动脉灌流下的深低温停循环。取胸正中和左侧第 4～6 肋间(酌情)的后前位切口,分别显露升、胸主动脉和主动脉弓,降温至 18～20 ℃时,停循环,纵切胸主动脉,完成人工血管和远侧主动脉的吻合。纵切升主动脉,将人工血管自切开的远侧主动脉腔内牵引至升主动脉,此法可以避免损伤跨主动脉的迷走神经和膈神经,以前法行人工血管与包括头臂干开口在内的横弓顶部的吻合。钳夹近侧人工血管后，逐渐恢复体外循环，恢复头臂干和内脏供血，而心脏则受到心肌保护液的保护，此时可以完成与升主动脉的吻合，在T7以下如果有较大的肋间动脉，应争取重建。

（6）DeBakeyⅢ型主动脉夹层病变的最常见内膜撕裂部位在胸主动脉近侧，故局限性手术为包括内膜撕裂在内的病变段胸主动脉切除和重建。涉及胸腹主动脉时，患者取半侧卧位，经左胸腹联合切口，推开左肺，显露胸主动脉，环形离断膈肌，自腹膜后显露腹主动脉。切除和重建包括部分肋间动脉和内脏动脉在内的主动脉为佳。重建时用Crawford法，以人工血管侧面椭圆形开窗，自瘤体内与带有内脏动脉和肋间动脉开口的主动脉壁施行吻合，明显简化手术操作。

（7）对慢性主动脉夹层病例施行远侧吻合时，要注意将吻合部远侧的夹层做楔形切除，使其在完成远侧吻合后，真、假腔均有供血。

（8）急性灌注不良综合征需要紧急处理：一是采用上述有关手术，如升主动脉病变置换，可以同时解决冠状动脉和头臂干的灌注不良；二是在远侧夹层上开窗。无论手术和腔内法均可施行开窗术，经常可以起到良好的减压作用，从而缓解病情。

3.结果

随着诊疗方法、麻醉和监护技术的改进，目前手术死亡率有所下降，手术存活者，5年生存率较高。

4.术后并发症

此类手术高风险，易导致严重并发症，包括术后再出血、截瘫、急性心力衰竭、脑血管意外、肾衰竭、肺不张、胸腔积液、迷走神经麻痹和凝血机制异常等。

DeBakeyⅠ、Ⅱ型主动脉夹层患者手术死亡的主要原因是卒中和心力衰竭。DeBakeyⅠ、Ⅱ型主动脉夹层术后早期主要并发症有呼吸衰竭、肺不张、胸腔积液、心律不齐、肾功能障碍和凝血机制异常等。

（三）腔内治疗

1.操作方法

CT和MRI造影增强扫描，从后前、侧、斜和冠状位了解主动脉弓、内脏动脉和下肢动脉分支、内膜撕裂和真、假腔情况，对于制订腔内治疗方案，测定真、假腔及病变上、下主动脉直径，选择合适的支架型人工血管甚为重要。如果术前有DSA，则更加理想。

早期以不锈钢"Z"形支架作为骨架，真丝作为覆盖物，由聚丙烯无创缝线将两者以手工缝合成覆膜支架型人工血管或血管内移植物，其直径为宿主动脉直径加15%，长度根据需要决定，多不超过12 cm。将其插入导送系统中，经环氧乙烷消毒后备用。后来采用Talent支架或上海Microport支架型人工血管，每个病例移植物均需个体化。事先做好中转常规外科手术的准备。治疗在杂交手术室内进行，均采用全身麻醉，入径为股总动脉。

主动脉夹层的腔内治疗以弓降部内膜撕裂为例，经左桡或肱动脉穿刺，向主动脉弓插入带刻度导管，患者取左前斜位，最大限度地展开主动脉弓，行主动脉弓造影，重复测量尺寸。此时左股总动脉已显露，在股动脉两端置阻断管以备阻断，在拟插管的部位，在直视下插入导管鞘，导入Amplaze或Lundquester超硬导丝，使其头端自真腔进入升主动脉。打开预先准备好的合适覆膜支架人工血管，注水排气。按0.5 mg/kg剂量经静脉给予肝素，阻断股动脉远侧。在保留超硬导丝于原位的前提下撤出导管鞘，此时以套带控制出血（动脉内有导丝，忌用阻断钳钳夹）。将装有支架移植物的导送装置经上述超硬导丝插至股动脉，按其直径，在插入导管的同时，逐渐纵切股动脉至 5~6 mm(比导送装置的直径略小),如此,在插入过程中和之后该处不会出血。透视下将导送装置徐徐推进,收紧套带,一直将导送装置推进至主动脉弓,酌情使其前端的裸支架略超过经左侧锁骨下动脉的插管(视为标志),将支架移植物到位。此时以药物控制性降压,使收缩压降至 12.0 kPa(90 mmHg)或更低,释放移植物,以不封闭左侧锁骨下动脉并能封闭内膜撕裂口为度。血管造影复查,如果有内漏,则以球囊轻轻扩张,注意避免支架移位或内膜断裂、脱落。或者以套叠法加 1~2 只相应支架移植物或延长袖,并重复造影。

如果一切正常,撤出所有导管。在桡动脉或肱动脉穿刺部位包扎和压迫 10 min,以 5-0 非吸收线缝合股动脉和切口,并加压包扎。无论在手术前后,以影像学手段了解远侧动脉病变十分重要。如发生内脏动脉显影不全,应予以充分重视。

2.并发症

术中的并发症包括病变破裂、支架移位、误入假腔等。当假腔压塞真腔、假腔胸膜后破裂和导送装置不能进入真腔时,如果能以支架型人工血管自假腔迅速封闭破裂时,也为可取之法。

(1)动脉栓塞或微栓塞:支架植入过程中或植入后有栓塞的风险,有些是致命的。与常规手术比较,植入腔内移植物时发生腹壁血栓,或者斑块、内膜碎裂脱落,导致栓塞的危险性明显增加。

(2)支架植入后综合征:表现为持续性发热、皮疹、背痛、C 反应蛋白升高,常无白细胞计数升高及感染,用非甾体抗炎药(NSAIDs)常有效。

九、护理评估

(一)术前评估

1.健康史及相关因素

(1)一般情况:患者的年龄、性别、职业。

(2)患者活动情况:活动有无耐力,活动是否因疼痛受限。

(3)既往史:①有无高血压、糖尿病、冠心病、动脉粥样硬化等病史;②吸烟史及饮酒史:询问烟龄、每天吸烟量,烟酒是动脉粥样硬化发生、发展的重要危险因素;③生活史(生活环境、工作环境等)④有无感染、大手术后创伤及外伤史;⑤家族史(家族中有无患本病或其他血管疾病的患者)。

2.身体状况

(1)疼痛情况:评估患者疼痛的位置、性质、程度、持续时间。

(2)血压及呼吸情况:测量患者双上肢血压,评估患者有无呼吸困难症状。

(3)肢体血运及皮肤情况:有无肢体末端冰冷、脉搏不易触及、皮肤暗紫色等改变。

(4)辅助检查。CT 表现如下。①内膜钙化移位,内膜钙化距主动脉壁外缘>5 mm 有诊断意义,是特征性表现。②显示撕裂内膜瓣片:增强扫描瓣片表现为一略弧形的线状负性影。③显示真腔和假腔:增强扫描后真、假腔可以同时显影,或假腔显影、排空比真腔稍延迟,或者假腔因血栓形成不显影。④显示内膜破口、再破口;⑤CT 仿真内镜可以显示真腔、假腔及破裂口的位置、大小。

MRI 比 CT 易于显示内膜瓣片及夹层全貌。真、假腔内血流速度不一致,可产生不同强度的信号。真腔无信号(流空效应),假腔内血流缓慢或血栓形成时出现信号。少数病例破口较大或者其下方出现再破口(出口)时,真、假腔内血流速度均较快,两腔可以均无信号。缺点是不易显示内膜钙化内移这一特征性 CT 表现。三维动态增强 MRA 能更清晰地显示上述改变,观察分支是否受累。

3.心理和社会支持情况

患者因反复出现持续剧烈的疼痛、对新环境的陌生而产生的恐惧、焦虑心态,对疾病发生、发展、治疗过程的认知程度,患者是否有因患病而产生的焦虑不安情绪,以及患者家属对治疗的支持程度。

(二)术后评估

1.手术情况

手术方式、麻醉方式、手术范围。

2.手术效果

患者疼痛程度的变化、呼吸状况改善程度、活动情况。

3.局部伤口情况

伤口愈合情况,敷料是否清洁及渗出情况。

十、常见护理诊断/问题

(一)疼痛

疼痛与血管撕裂有关。主动脉夹层患者入院时常伴有腹部或胸背部疼痛,疼痛是急性主动脉夹层最主要和最突出的表现,从疼痛一开始即表现为剧烈并持续性,不能耐受。表现为突发心前区、腰背部或腹部剧烈性疼痛,呈撕裂状、刀割样或烧灼感,其特点为转移性,通常与夹层延伸途径一致。疼痛性质改变、放射范围扩大或强度加剧,则预示病情变化;疼痛缓解或消失后又再度加重,应警惕主动脉夹层分离继续扩展甚至破裂的危险,剧烈疼痛可使血压升高,心率加快,加重夹层撕裂扩展。

(二)高血压和心率增快

高血压是主动脉夹层的最常见病因,高压血流冲入病变的主动脉血管壁可使夹层血肿扩大,甚至造成中膜破裂;主动脉夹层发生后,部分患者会出现双上肢或双下肢血压差异现象,当一侧肢体血压明显高于另侧肢体血压时,以测得血压高的肢体血压为准,而且测量血压时患者采取平卧位(侧卧位测量的血压大部分偏低)。部分急性主动脉夹层患者可出现左、右肢体血压不等现象。急性主动脉夹层患者发病后由于疼痛、紧张、焦虑、恐惧,常导致心率增快,而心率增快可促使夹层血肿的延伸,因此,控制心率也是有效抑制主动脉夹层剥离、扩展的关键。

(三)焦虑/恐惧

焦虑/恐惧与环境陌生,担心疾病预后有关。患者因突然脱离工作岗位,离开家庭,对周围环境陌生,难以适应患者角色,对医院新环境及各种制度管理陌生,生活上不习惯,情绪上出现波动,产生恐惧感和陌生感,影响到情绪、睡眠和饮食。心理上、生理上处于高度的集中和应激状态,患者疑心加重,情绪低落,心理承受的压力大,从而使症状加重。

(四)知识缺乏

缺少疾病相关知识。对怀疑自己得了不治之症和已确诊的不治之症患者而言,否认心理更为常见,这是某些患者应付危害情境的一种自我防卫方式,悲观绝望,消极倦怠,影响对客观事物的正确判断。疾病对任何人来说都是一件不愉快的事,多数患者都会产生轻重不同的抑郁情绪。担心自己的疾病不能治愈,担心自己的疾病不能引起医护人员的重视,担心经济负担过重家庭不能承受,担心手术及治疗是否安全等,过度的抑郁又起到贻误病情的消极作用。

(五)潜在并发症

夹层破裂、急性下肢动脉栓塞、休克。

1.升主动脉夹层

术中和术后并发升主动脉夹层较常见。其最严重的结果是升主动夹层破裂,心脏压塞而导致死亡。如果及时发现,患者可以存活。升主动脉夹层无疑是最严重的并发症。其原因可能有以下几点。①术中操作:各种导丝、导管及输送器可能造成主动脉内膜的损伤。②头端裸支架:所有覆膜支架的头端均有裸金属支架,头端较尖,其与主动脉壁紧密接触,随着动脉的搏动,两者会有一定程度的摩擦,可能造成新的破口。③支架选择过大:覆膜支架越大,其径向张力越大,可能造成主动脉损伤。④患者本身血管壁的条件:患者有结缔组织疾病时,其自身血管壁较脆弱,不能承受覆膜支架支撑。

2.原发破口未完全封闭

有些术后内漏的患者,其假腔可长期保持通畅,其内可部分形成血栓,降主动脉直径受影响可增大,亦可不增大。有些术后内漏患者内漏可消失,假腔内完全形成血栓。支架内漏是较为常见的并发症,内膜破口越大,离左锁骨下动脉开口越近,越容易产生内漏。即便将左锁骨下动脉开口完全封闭,也不能完全避免内漏。

3.脑血管意外

有些患者可于术中发生脑梗死而导致偏瘫。发生严重并发症的患者可出现脑出血而死亡,多发生于术后血压较高的患者。术中脑梗死发生原因不明,可能与术中动脉硬化斑块脱落和术中控制性低血压有关。术后脑出血与高血压有关。主动脉夹层的患者往往合并高血压、动脉硬化。

十一、护理目标

(1)患者主诉疼痛减轻。

(2)患者血压和心率控制在正常范围内。

(3)患者焦虑/恐惧程度减轻,情绪稳定。

(4)患者了解主动脉夹层治疗及预后,能够配合治疗和护理。

(5)并发症得到及时发现和处理或无并发症发生。

十二、护理措施

(一)术前护理

1.心理护理

患者往往存在恐惧心理,应向患者及其家属正确解释、沟通,使患者积极接受手术。

2.疼痛的观察护理

严密观察疼痛部位、性质、时间、程度,疼痛大多呈放射性,应与心绞痛鉴别。

3.血压的观察与护理

(1)遵医嘱用降压药,收缩压降至 $13.3 \sim 16.0$ kPa($100 \sim 120$ mmHg),或者重要脏器达到适合灌注的相应血压水平。记录 24 h 尿量。

(2)降低血压过程中,必须密切观察血压、心率、神志、心电图、尿量及疼痛等情况。血压下降后疼痛明显减轻或消失,是主动脉夹层停止扩展的临床指征,血压可维持在 12.0～16.0/8.0～12.0 kPa(90～120/60～90 mmHg)。

4.加强生活基础护理

(1)嘱患者严格卧床休息,避免用力过度,如排便用力、剧烈咳嗽。

(2)协助患者进餐、床上排便、翻身。

(3)以清淡、易消化、富含维生素、高蛋白的流质或半流质饮食为宜。鼓励饮水,指导患者多食用新鲜水果、蔬菜及富含膳食纤维的食物。

(4)经常使用缓泻剂,保持大便通畅。

5.密切观察相关体征

(1)密切观察双下肢动脉搏动情况,并测量踝上 10 cm 处周径做前后对比。

(2)主动脉夹层累及相关系统的观察和护理。

升主动脉夹层累及冠状动脉时,可引起急性心肌缺血、急性心肌梗死;累及主动脉瓣,瓣环扩大、瓣膜移位、撕裂等引起主动脉瓣膜关闭不全,导致急性左心衰竭;主动脉夹层向外膜破裂,可引起急性心脏压塞;主动脉夹层累及头臂干、左颈总动脉、左锁骨下动脉时,可引起大脑、上肢供血障碍;主动脉夹层压迫喉返神经时,可引起声音嘶哑;累及肾动脉时可有血尿、少尿甚至无尿;累及肠系膜动脉时,可引起腹泻、腹胀、恶心、呕吐等。故应密切观察上述症状,及早发现病情变化,为治疗赢得时间。

密切观察有无呼吸困难、咳嗽、咯血;有无头痛、头晕、晕厥;有无偏瘫、失语、视物模糊、肢体麻木无力、大小便失禁、意识丧失等,以及双侧颈动脉、桡动脉、股动脉、足背动脉搏动情况。持续心电、血压监护,观察心率、心律、血压、血氧饱和度变化,严格记录液体出入量。

(二)术后护理

1.体位

取平卧位,麻醉清醒后改为半卧位,术后绝对卧床 2 周,尽量避免左侧卧位,以免压迫人工血管。

2.注意控制血压

监测患者上、下肢血压,动脉搏动(桡动脉、足背动脉),皮肤颜色及温度,同时注意患者的肢体感觉、运动及排便情况,需要用血管扩张药和利尿药改变血压时,要注意用药后的反应。

3.严密观察渗血、出血情况

术后出血量达 10 mL/kg、1 h 内＞500 mL、2 h 内达 4 000 mL 是出血指征。

4.观察尿量

应当在保证组织灌注的情况下,使尿量达 300 mL/h。

5.注意肺部护理

按时雾化,促进排痰。

6.观察

观察有无脑梗死。

7.饮食

术后肠功能恢复正常后,即可从流食开始逐渐过渡到普食。

8.药物护理

(1)抗凝治疗:术后根据具体情况进行抗凝治疗,一般使用低分子肝素或肝素 5～7 天,之后

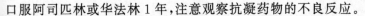

口服阿司匹林或华法林1年,注意观察抗凝药物的不良反应。

(2)控制血压:对于低温引起的高血压,可以复温降低外周血管阻力。适量应用镇静止痛药物,能有效防止因紧张、疼痛等原因引起的高血压。

十三、护理评价

(1)患者疼痛有无缓解。

(2)患者焦虑/恐惧是否减轻。

(3)患者能否掌握本病的治疗及预后,能否配合治疗和护理。

(4)并发症是否得到预防、及时发现和处理。

十四、健康指导

(1)指导患者戒烟、戒酒、适当运动,建立健康的生活方式,并教会患者家属测量血压的正确方法,遵医嘱正确服用降压、降糖、抗凝药。

(2)指导患者低盐、低脂、低糖饮食,保持大便通畅。

(3)出院2周后门诊复查,以后根据检查结果定期到门诊复查。

(陈焕银)

第二节　颈动脉狭窄

一、概述

颈动脉狭窄是一种常见的临床疾病,它在缺血性脑梗死的病因中约占60%。以往采用外科手段行动脉内膜剥脱术,但是手术的风险和损伤较大。近年来,随着介入技术的发展,血管内扩张成形及支架植入术已经成为主要的治疗方法之一。

(一)病因及病理

1.动脉粥样硬化

累及的部位大多位于颈内动脉起始段、岩段、海绵窦段,以起始段狭窄最多见。动脉粥样硬化的早期表现是血管出现脂纹样改变,镜下可见脂纹为大量的巨噬细胞和平滑肌细胞起源的泡沫细胞聚集,并隆起于内膜表面,继之发展为粥样斑块,表面为纤维帽,深部为大量黄色的由脂质和坏死物质组成的粥糜样物质。粥样斑块破裂、斑块内出血、表面血栓形成、钙化及动脉瘤形成,导致颈动脉一系列血流动力学改变。

2.大动脉炎

主要为主动脉及其大分支的慢性、进行性、闭塞性动脉炎,属自身免疫性疾病。临床经验发现本病与结缔组织病、某些感染、先天性血管异常、外伤等有关,多数认为本病可能是由于感染后引起血管壁上的变态反应或自身免疫性反应所致。

3.夹层动脉瘤

动脉内膜损伤、掀起,在高速血流冲击下形成动脉夹层。

4.肿瘤压迫或癌栓阻塞

颈部良、恶性肿瘤压迫、肿瘤颈部淋巴结转移、癌栓形成,可导致颈动脉狭窄或阻塞。

5.放射损伤

肿瘤放疗损伤血管壁,导致动脉管腔狭窄或阻塞。

(二)临床症状与体征

颈内动脉狭窄或闭塞后的临床症状与侧支循环的建立有密切关系,如果侧支循环建立充分,可能不出现或仅有轻微的临床症状,有时可能被忽略,如果侧支循环建立不好,则会出现临床症状。

1.颈内动脉吹风样杂音

患者主观感觉或者颈部听诊可闻及血管杂音。

2.颈内动脉系统

短暂脑缺血发作(TIA)为短暂的、反复发作的、可逆的、局灶性脑血液循环障碍,其神经系统的症状和体征应在 24 h 内消失。运动功能障碍最常见,主要表现为对侧肢体无力、笨拙、使用不灵活。

3.腔隙性脑梗死

微型栓子脱落阻塞大脑动脉的深穿支,造成深部脑组织发生小缺血性软化灶,经巨噬细胞吞噬吸收后形成小囊腔,称为腔隙性脑梗死,好发于基底节区、丘脑、脑桥,极少发生在脑皮质、视放射。

4.脑萎缩

脑供血不足导致脑组织营养障碍,形成脑萎缩。

5.急性脑栓塞

血栓脱落形成栓子,栓塞颈内动脉颅内分支。

(三)诊断与鉴别诊断

对于有脑缺血症状的患者,在排除颅内血管病变之后,应考虑颈内动脉狭窄的可能,血管超声(Doppler)检查简便易行,有助于鉴别诊断,进一步确诊有赖于血管造影。

(四)影像学检查

1.血管超声(Doppler)

血管超声二维图像可以检测血管狭窄的程度,观察到血流方向,估计血流速度,形象地反映血流情况;三维图像能把血管扩张、狭窄及弯曲等全貌显示出来,而且成像速度快。

一侧颈内动脉(ICA)严重狭窄的经颅多普勒(TCD)影像学特征,是基于一侧 ICA 严重狭窄后 Wilis 环的病理生理改变所致。当 ICA 狭窄或闭塞时,ICA 的远端血流不能充盈,则其远端大脑中动脉(MCA)和大脑前动脉(ACA)的血流量减少、血流速度减低。

2.MRA

颈部大血管血流速度快,流动增强效应明显,使用时间飞越技术(TOF)可以清楚显示颈部大血管的 MRA 图像,能够较好地发现颈动脉狭窄的长度及程度,以及是否闭塞,但是 MRA 不能直接观察动脉壁上的斑块。

3.血管造影(DSA)

DSA 检查是诊断颈动脉狭窄的金标准,有利于显示病变的部位、狭窄长度和狭窄程度,确定狭窄段有无动脉瘤及溃疡形成,判断是否合并椎动脉、颈外动脉及颅内动脉受累,并有利于了解侧支循环的建立情况,可为血管内介入治疗提供直接依据。

颈动脉狭窄的直接征象为颈动脉管腔狭窄,严重者表现为血管闭塞。对于血管闭塞者,需多角度延时采集图像以显示"线样征",即假性闭塞。颈动脉狭窄的间接征象:血管形态不规则、龛影形成、动脉瘤形成、血管局限性扩张等。

(五)适应证

(1)颈动脉狭窄>70%。

(2)与狭窄段有关的脑实质缺血。

(3)动脉粥样硬化斑块表现为非严重溃疡性斑块。

(4)与狭窄有关的神经系统症状。

(六)禁忌证

(1)严重溃疡性和高度钙化的斑块。

(2)有严重的神经功能障碍,如偏瘫、失语及昏迷等。

(3)有严重的出血倾向。

(4)严重的全身器质性疾病,如心、肝、肾功能障碍。

(5)CT 或 MRI 显示严重的脑梗死灶。

(6)狭窄程度<50%,TCD 显示远端供血良好,血流没有搏动性。

(七)操作技术

(1)术前 3 天给予抗血小板药物,以预防术中血栓栓塞。

(2)麻醉:一般局麻有利于观察患者生命体征的变化,如果患者紧张或不配合,则可以全麻。

(3)穿刺:经股动脉穿刺,一般放置 7~9F 导管鞘,全身肝素化;导管鞘侧壁三通连接管与加压输液袋连接管连接,在连接前应注意管道内有无残余气泡,调节加压输液速度。将带 Y 形阀侧壁接头的三通连接管与加压输液袋连接,排尽残余空气,然后将 Y 形阀连接于导引导管尾端。

(4)导丝选择:0.018 英寸微导丝,导引导管头端一般放置在 $C_{4\sim5}$ 水平。

(5)造影准确测量狭窄段:利用参照物准确测量狭窄程度及狭窄段近端血管的内径,以支架直径与狭窄段近端血管内径管径之比为 1.1∶1 的标准选择支架。支架长度要略>狭窄段的长度(粥样硬化斑块的长度),支架必须完全覆盖斑块,并且在斑块两端各延伸 5 mm 左右,因为实际病变的长度要比造影显示得长。比如狭窄长度 2 cm,则支架长度应选择 3~4 cm。

(6)支架释放:在示踪图下将微导丝小心穿过狭窄段,支架通过微导丝置入狭窄段,支架到位后用一只手握住支撑杆,稳定支架的位置,另一只手缓缓释放支架,当支架前面 1/3 打开后稍停一下,观察支架的位置,并让已释放的支架充分贴壁、固定,然后缓缓释放全部支架。一般情况下支架未打开时的位置应略高于预定释放的位置,这样就可以抵消支架完全打开后由于支架缩短可能会达不到理想的位置。另外,如果在前面 1/3 打开后位置偏高,可以稍稍下拉支架,达到最佳位置后完全释放支架。

(7)支架置入后再次造影,决定是否进一步支架内扩张。

(8)术后肝素自然中和,给予抗血小板治疗。

(八)注意事项

(1)对于高度狭窄病变(狭窄>90%),支架置入前应进行预扩,使用小球囊、低气压,尽量使用保护装置。

(2)扩张前或支架释放前,如果患者心率<60 次/分,必须预先静脉给予阿托品 0.5 mg,可以

预防由于刺激颈动脉体引起迷走神经兴奋性增加而致的心率和血压下降。

（3）对于一侧颈动脉闭塞的患者，扩张时由于短暂脑缺血、缺氧，有可能会出现烦躁、不适、黑蒙等症状，此时一定要镇静，嘱患者咳嗽或拍患者的心前区，一般会缓解。

（4）最好在球囊扩张前或支架置入前，给予小剂量尿激酶（约 20×10^4 U），以防止术中血栓栓塞。

（5）对于高度狭窄的患者，如果支架置入前未预扩，而支架释放后支撑导管卡在支架内拉不下来，此时应将导引导管送入支架内，尽量靠近狭窄段并最好穿过，同时向下拉支撑杆，就可以将其拉下。

（6）支架释放后如果膨胀不满意，可以再扩张，但最好要有保护装置，因为再扩张易导致斑块脱落。

（7）自膨式支架在释放后 1 个月内会再扩张。

（8）术后 3 个月、以后每半年 B 超检查随访，发现再狭窄后行血管造影，可以及时处理。

（9）是否预扩张：预扩张仅是将狭窄部位的斑块撕开、压扁，及时地覆盖支架，斑块脱落的危险并不大。而后扩张时虽斑块撕裂的情况不易发生，但由于后扩张时支架网眼对斑块的切割，造成小斑块脱落的概率加大。在无保护装置时，病变并非高度狭窄，可不行扩张。支架释放后，任其缓慢自膨扩张，此时支架的目的是预防动脉粥样硬化斑块的脱落。对于高度狭窄必须扩张的病例，应使用保护装置，进行预扩张后释放支架。

（10）保护装置的使用：为了预防由于支架植入或球囊扩张导致的斑块脱落，减少脑梗死的发生，目前市场上销售的保护装置有两种：Cordis 公司生产的 Angioguard 和 Boston 公司生产的 EPI。选择保护装置的原则是，保护伞的直径应与狭窄远端 2 cm 左右颈内动脉的直径一致。

（九）并发症

1.心律失常

心律失常是最常见的现象，由于支架或球囊对迷走神经的刺激，术中可出现心率下降，一般在扩张前或支架释放前静脉给予阿托品 0.5～1 mg。如下降的比例不大，则不必处理，一般几分钟后可自行缓解，当心率下降到 50 次/分时，则应处理。

2.血压下降

有些患者在术中、术后可能会出现血压下降，术后可给予平衡液 500 mL 观察 2 h，如果比术前下降超过 5.3 kPa（40 mmHg），则可以静脉给予阿托品 0.5 mg。对于持续血压不升者，可以静脉持续泵入多巴胺维持 24～72 h。

3.急性脑缺血

对于一侧颈内动脉闭塞、另一侧颈内动脉高度狭窄的患者，术中由于球囊扩张，暂时阻断颅内血供，导致颅内急性缺血，患者可出现一过性黑蒙、呼吸困难、胸闷等症状。所以球囊扩张时间要短，如果出现不适，嘱患者咳嗽或拍打患者心前区，一般可缓解。

4.血管痉挛

术中导管、导丝的操作可以导致血管痉挛，如果出现明显的症状，可以给予罂粟碱 30 mg 加 50 mL 生理盐水缓慢静脉推注。

5.术中血栓形成或斑块脱落

术中血栓形成或斑块脱落是较常见的严重并发症，可发生在手术的各个阶段，包括造影时运送导管和支架释放后造影。临床首发表现多见于患者打哈欠，随后根据栓塞部位可表现为一侧面纹浅、伸舌偏侧、言语不利、一侧肢体活动障碍,甚至昏迷。由于栓子脱落致残率仍较高。因此,早期溶栓、脱水、解痉、给氧以及脑保护等治疗十分重要。溶栓药物一般使用尿激酶,$1×10^4$ U/分持续泵入,不超过 $80×10^4$ U。若造影显示为较大的栓子栓塞大血管主干,如颈内动脉或大脑中动脉栓塞,应使用微导管接触性溶栓,如溶栓效果欠佳,可考虑使用支架,将栓子压迫到一侧,使血管再通。甚至可以用微导丝将栓子推到小分支,减小栓塞范围。由于颈动脉狭窄的患者年龄较大,动脉硬化较严重,甚至在造影时就有可能使动脉硬化的斑块脱落。因此,在操作中应避免粗暴动作,尤其在输送导引导管时更要注意。对狭窄部位的扩张和释放支架的过程中,斑块的脱落常常不可避免,故应尽量使用保护装置,另外,为了有效地减少栓子的脱落,术前规范化给药和规范化操作十分重要,包括全身肝素化、导管不间断的生理盐水加压冲洗和排除空气等。

6.再灌注损伤及脑出血

颈动脉高度狭窄的病例,颅内血管长期处于低血流灌注状态,血管自主调节功能受损。支架植入术后,一旦大量血液涌入,极易造成过度灌注突破综合征,狭窄远端颅内血管过度灌注引起脑出血是十分凶险的并发症。颈动脉狭窄程度、近期脑梗死、术后高血压,是术后出血性脑卒中的重要影响因素。

二、护理

(一)护理要点

(1)向患者介绍颈部血管成形术的目的、方法及注意事项,消除其疑虑,积极配合治疗。

(2)术前 2~5 天开始口服阿司匹林 300 mg,每天 1 次,口服噻氯匹定(抵克立得)250 mg,每天 2 次,高血压患者应用降压药,使收缩压降低 1~2 kPa。

(3)执行术前常规准备。

(4)术后卧床 24 h,穿刺部位压沙袋 6 h,穿刺侧肢体平伸制动 12 h,观察穿刺点有无渗血、出血及穿刺侧肢体末梢循环情况。

(5)观察神经、精神症状和体征:严密观察血压的改变,防止脑过度灌注综合征引起脑出血,防止血栓的形成等。

(6)观察生命体征的改变,防止心律失常的发生。

(7)术后安心静养,保持情绪稳定。

(8)术后继续口服阿司匹林 300 mg,每天 1 次,连续 3~6 个月;口服噻氯匹定 250 mg,每天 2 次,连续 2~4 周。

(二)健康教育

(1)保持环境安静,空气新鲜,光线柔和。

(2)做好心理指导,保持心情舒畅,避免情绪激动。

(3)遵医嘱服用抗凝药物,根据身体状况适当参加户外活动,避免外伤。

(4)禁食酸辣刺激性食物,多食蔬菜、水果、含纤维素及豆类食品。

(5)术后 3 个月门诊复查,行彩色多普勒检查以观察血流情况,以后每隔 6~12 个月随访检查 1 次。

(陈焕银)

第三节 锁骨下动脉狭窄

锁骨下动脉狭窄是指动脉硬化或动脉炎症造成锁骨下动脉管腔变细,影响远端血流,一般最容易发生在双侧锁骨下动脉的起始部位,往往都在分出椎动脉之前。锁骨下动脉盗血是指由于锁骨下动脉近端狭窄或闭塞,其远端供血由椎动脉自上而下反向流动,经 Willis 环"盗取"颅内血液供给上肢,导致脑缺血,主要表现为椎-基底动脉供血不足。

一、病因

动脉粥样硬化是头臂动脉疾病最常见的病因,动脉管腔直径狭窄率超过 75％称为重度病变,管腔内深的溃疡型斑块和血栓也被列入重度病变范畴。动脉粥样硬化病变可为单发或多发,可累及单支或多支血管,由于左锁骨下动脉是由主动脉弓直接发出,所以病变多位于左侧。感染性疾病(梅毒、结核等)可导致头臂动脉的动脉瘤样退行性改变,最常见于锁骨下动脉。多发性大动脉炎常同时累及头臂动脉三分支,好发于各支动脉起始段,其病程可分为急性炎症期和血管损伤硬化期。炎症病程逐渐出现动脉壁的纤维化增厚,当病程进展导致多支血管闭塞时可表现为明显的椎-基底动脉供血不足症状。同时先天性动脉畸形(主动脉弓狭窄,锁骨下动脉发育不良),外伤及牵涉到锁骨下动脉的血管手术、放射性血管损伤、动脉瘤和夹层等也是常见病因。锁骨下动脉闭塞后,在基底动脉和锁骨下动脉之间存在着一种逆向压力差,当压力差相当于体循环收缩压的 10％时,椎动脉血液停止并逆流向锁骨下动脉,以至于不仅上肢而且脑部供血有不同程度的下降。

二、解剖和生理

锁骨下动脉右侧起自头臂干,左侧起自主动脉弓,出胸廓上口弯向外,在锁骨与第 1 肋之间通过,到第 1 肋外缘处移行为腋动脉。以前斜角肌为标志,将其分为 3 段:第 1 段位于前斜角肌的内侧,越过胸膜顶前方,其前面的内侧有迷走神经,外侧有膈神经越过。第 2 段位于前斜角肌后方,其上方紧靠臂丛,下方为胸膜顶。第 3 段为前斜角肌外侧缘至第 1 肋外侧缘之间的部分,其外上方有臂丛、前方为锁骨下静脉。

三、病理生理

动脉粥样硬化是最常见的闭塞性病因,极少数属于先天性,罕见于胸部外伤、无脉症、巨细胞动脉炎、栓塞或瘤栓。

(一)动脉粥样硬化性

锁骨下或头臂干粥样硬化常同时在颅外颈部其他血管也有同样的损害。如一组 168 例患者中,经血管造影证实,80％同时存在着颈总、颈内、颈外或椎动脉损害。另一组 74 例成人患者中,37 例(50％)同时有其他颈部血管损害,并以颈内动脉者最常见,这是由于动脉粥样硬化是一种全身性血管损害的缘故。

(二)先天性

Pieroni 报道一例经血管心脏 X 线造影证实的先天性锁骨下动脉盗血,该病例锁骨下动脉近心段闭锁。先天性患者常同时有心血管缺陷,即本综合征如发生在主动脉弓左位或主动脉弓有缩窄时,则同时多存在着动脉导管未闭和室间隔缺损;如为主动脉弓右位,则常有法洛四联症。主动脉弓为右位,亦可见主动脉弓正常,锁骨下动脉呈局限性发育不良、闭锁或孤立。罕见的报道还有双侧锁骨下动脉近心段发育不良,同时有主动脉缩窄而出现双侧盗血者。

(三)医源性

有报道对 12 例法洛四联症施行 Blalock Taussig 手术时,当将锁骨下动脉近心段和肺动脉吻合后,血管造影证实有"锁骨下动脉盗血";其中 7 例出现了基底动脉供血不足的症状。此外,由于右锁骨下动脉起于主动脉,且并行于食管的后面,对患畸形性吞咽困难者进行血管手术矫正时,也能引起本综合征。

(四)外伤性

车祸使胸部受伤,在锁骨下动脉上,椎动脉起始处的近心侧发生挫伤性血栓形成,从而导致本综合征。

(五)其他

如风湿性心脏病并发左锁骨下动脉第一段栓塞,无脉症,转移性癌栓和巨细胞动脉炎。

四、病因与发病机制

(一)"盗血"是虹吸作用所引起

在正常生理情况下,颅内动脉的动脉压低于主动脉弓或其分支的压力,以保持正常的颅内供血。当这种压力梯度发生颠倒,血液则可由头部向心脏方向逆流或流往上肢。"锁骨下动脉盗血"就是由于病变使锁骨下动脉的压力低于基底动脉的结果。动物实验发现,当急性闭塞犬的右锁骨下动脉近心侧时,引起右椎动脉血流逆行,这种血流逆行取决于全身血压和右椎-锁骨下动脉联结处的血压差,当血压差增加时,即引起血流逆行。

(二)引起锁骨下动脉盗血的因素

在锁骨下动脉或头臂干近心侧有闭塞,但并不都发生"盗血"现象。产生椎动脉血流逆行,要有许多生理或解剖上的因素,其中最重要的是锁骨下动脉狭窄的程度,这在有盗血的患者,其两上肢收缩压差常较不发生盗血者要大。此外,还要看侧支循环的情况。

(三)"盗血"的方式

(1)一侧锁骨下或头臂干近心段闭塞时,血液流动方向为对侧椎动脉→基底动脉→患侧椎动脉→患侧锁骨下动脉的远心段。

(2)头臂干闭塞时,除按上述方式外,同时血液经由后交通动脉→患侧颈内动脉→颈总动脉→患侧锁骨下动脉的远心段。

(3)左锁骨下动脉和右侧头臂干同时狭窄,血液经两侧后交通动脉→基底动脉→两侧椎动脉→两侧锁骨下动脉的远心段。Vollmer 等将所见 40 例分为:①椎动脉-椎动脉(占 66%)。②颈动脉-基底动脉(占 26%)。③颈外动脉-椎动脉(占 6%)。④颈动脉-锁骨下动脉(占 2%)。

(四)"盗血"时侧支循环的意义

当锁骨下动脉盗血时,侧支循环的出现是对阻塞的一种反应。脑血管造影常见下列 5 种侧支循环。

(1)椎动脉和椎动脉。

(2)甲状腺动脉和甲状腺动脉。

(3)颈升动脉和同侧椎动脉及椎前动脉的分支。

(4)同侧颈升动脉和椎动脉的分支。

(5)颈外动脉的枕支和同侧椎动脉的肌支(枕椎吻合)。

从理论上来看,基底动脉环是一个良好的侧支循环系统,但它受先天发育的限制,尤其是后交通动脉发育不良(占 22%),在颅外有大血管阻塞时,能严重影响血液循环。有人对 42 例本综合征患者的血管造影观察,发现在出现椎-基底动脉供血不足的患者中,其大脑后动脉血流来自颈内动脉(正常由基底动脉而来);大脑后动脉呈胚胎型(即该动脉由颈内动脉向后方直行)及后交通动脉和大脑后动脉的联结处有一角度(表示发育不良)者,较不出现椎-基底动脉供血不足的患者发生率高。

五、临床表现

(1)单侧锁骨下动脉起始段闭塞可引起锁骨下动脉-椎动脉盗血表现,同侧椎动脉的逆向血流为该侧上肢动脉供血,导致椎-基底动脉供血不足,表现为眩晕、恶心、呕吐、复视、构音障碍、吞咽困难、共济失调、交叉性瘫痪等症状。

(2)上肢动脉缺血表现:疼痛、无力、苍白、发凉等症状,活动后加重。患侧桡动脉搏动减弱或消失,收缩期血压较正常对侧降低≥2.7 kPa(20 mmHg),在锁骨上窝可听到血管杂音。

(3)既往曾使用内乳动脉行冠状动脉旁路移植术的患者,同侧锁骨下动脉起始段闭塞可出现内乳动脉桥的逆向血流导致心肌缺血并再发心绞痛,被称为锁骨下动脉-冠状动脉盗血。

六、辅助检查

(一)体格检查

如患者出现无力、麻木、肢体发凉等上肢缺血症状,或出现头晕、眩晕等椎-基底动脉缺血症状,应引起注意。如发现一侧脉搏减弱或消失,双侧血压不对称,差异超过 2.7 kPa(20 mmHg)提示一侧锁骨下动脉狭窄或闭塞,有时听诊可闻及血管收缩期杂音。

(二)超声多普勒检查

对于闭塞性病变,多普勒检查可以发现远端锁骨下动脉血流流速减慢及椎动脉的反向血流,提示椎动脉盗血。对于狭窄性病变,可发现狭窄远端血流流速加快,有时亦可通过压力试验诱发椎动脉盗血。彩色多普勒诊断椎动脉盗血的准确性超过 95%。另外,介入治疗术后也应该做超声多普勒检查对患者进行随访,观察血管的通畅性及椎动脉血流。

(三)CTA 及 MRA

CTA 和 MRA 检查是明确诊断的重要手段,其可以清晰判断病变部位、狭窄程度及闭塞远端血管的情况,对于钙化病变的诊断优于 DSA 动脉造影,其诊断的特异性达到 99%,同时对椎动脉的发育情况可作出明确判断,为下一步治疗方案的制订提供重要参考。

(四)DSA 动脉造影

DSA 可以检查局部病变,明确诊断,同时可以进行颅内血供的详细评估,但由于其有创性,患者常不易接受,一般不作为常规诊断手段。但在可疑的病例及介入术前判断证实椎动脉盗血逆流有重要价值,应进行检查。

七、诊断要点

(1)头臂动脉疾病的首要筛查方式是体格检查,包括仔细评估上肢动脉搏动情况,测量并比较双上肢血压,听诊锁骨下动脉有无血管杂音等。双功超声主要用于观察椎动脉有无逆向血流及颅外段颈动脉的狭窄、闭塞等病变。

(2)怀疑有头臂动脉病变存在时,无创影像学检查如磁共振成像(MRI)或计算机断层扫描(CT)可对主动脉及其分支清晰地成像。一些有幽闭恐惧症的患者或体内有金属植入物的患者不能进行 MRI 检查;患者的身体形态也会影响 CT 和 MRI 的成像质量;患者体内如果存在金属植入物,可产生假象而影响 CT 和 MRI 对血管的精确成像。在进行头臂动脉各支血运重建手术前应行脑 CT 或 MRI 检查,如明确发现存在近期梗死灶应慎重,因为这些病灶更易出现缺血再灌注损伤。

(3)动脉造影检查仍是动脉疾病诊断的"金标准"。当无创影像学检查不能明确病变时,应进行动脉造影检查。其不足包括局部动脉损伤、卒中风险、造影剂相关性肾损害等。由于头臂动脉疾病合并冠状动脉粥样硬化改变者发生率约为 40%,因此应对患者进行心脏方面的相关检查,尤其是在经胸血运重建术前应准确地评估心功能。

八、治疗要点

(一)内科治疗

目的是减轻脑缺血的症状,降低脑卒中的危险,很好地控制现患的疾病,如高血压、糖尿病、高脂血症及冠心病等。

(二)外科治疗

1.血运重建手术

(1)适应证:头臂动脉血运重建术的适应证包括引起临床症状的各种头臂动脉病变,临床症状主要包括大脑缺血症状、椎-基底动脉供血不足症状和上肢缺血症状。大脑缺血症状主要表现为卒中和短暂性脑缺血发作;椎-基底动脉供血不足由颅内持续低血流量状态引起,表现为眩晕、恶心、失衡等,无名动脉和锁骨下动脉起始段闭塞引起的盗血综合征可导致椎-基底动脉供血不足、心肌缺血、大脑前循环缺血症状(如偏瘫、失语)等;上肢缺血症状可表现为活动后上肢疼痛、远端动脉栓塞可出现指端缺血等。

(2)手术方式的选择:①解剖学血运重建术(经胸入路),预后较好的多头臂血管病变患者首选。人工血管旁路术-左锁骨下动脉起始段同时存在病变,可建立人工血管侧臂方式重建血运。术后管理:术后 24 h 患者应在监护室密切观察。纵隔引流量低于 200 mL/d 时拔出引流管。患者出院时应给予严格的开胸术后宣教。除术后早期随访外,每 6 个月需行颅外颈动脉及人工血管双功超声检查,1 年后每年复查双功超声。②非解剖学血运重建手术(经颈入路):适用于单一锁骨下动脉病变患者或存在开胸手术禁忌证的患者。常用手术术式有锁骨下动脉-颈动脉转位术、颈动脉-锁骨下动脉旁路术、腋-腋动脉和锁骨下-锁骨下动脉旁路术、颈-颈动脉旁路术、颈动脉-对侧锁骨下动脉旁路术。术后管理:非解剖学血运重建术后的血流生理压力低于解剖学血运重建术。术后早期应重视有无神经系统并发症(尤其是术中曾阻断颈动脉者)。应在手术室内对所有患者各种运动功能的恢复情况进行观察,然后再送至麻醉恢复室进行至少 1 h 的观察。如果患者无神经系统改变,应在遥测监护式病房监测 24 h。除早期随访外,术后每 6 个月需行血管移植物双功超声检查评价通畅情况,1年后每年复查双功超声。

2.经皮腔内血管成形术(percutaneous transluminal angioplasty,PTA)

目前多采用PTA来治疗,系指应用球囊导管、支架等介入器材,采用球囊扩张技术或植入支架,对各种原因所致的血管狭窄或闭塞性病变进行血管开通或维持血管通畅的微创技术。术后长期应用抗凝及抗血小板聚集药物取得理想的远期疗效。

九、护理评估

(一)术前评估

1.健康史及相关因素

患者的年龄、性格和工作。本次发病的特点和经过,是否出现无力、麻木、肢体发凉等症状,是否出现头晕、眩晕等症状,是否出现一侧脉搏减弱或消失,双侧血压不对称,有无高血压、动脉粥样硬化、感染性疾病(梅毒、结核等)、先天性疾病,胸部外伤,无脉症,巨细胞动脉炎,栓塞或瘤栓、风湿性心脏病等病史。

2.病史

评估患者的职业、文化水平与语言背景,如出生地、生长地及方言等;以往和目前的语言能力;患者的意识水平、精神状态及行为表现,是否意识清楚、检查配合,有无定向力、注意力、记忆力和计算力等智能障碍;患者的心理状态,观察有无孤独、抑郁、烦躁及自卑情绪;家庭及社会支持情况。

3.身体情况

(1)局部和全身:评估患者的生命体征、意识状态、肌力和肌张力、感觉功能等。有无神经系统功能障碍,是否影响患者的自理能力,有无发生意外伤害的危险。

(2)主要通过与患者交谈,让其阅读、书写及采用标准化的量表来评估患者言语障碍的程度、类型和残存能力。注意检查患者有无听觉和视觉缺损;是右利手还是左利手,能否自动书写或听写、抄写;能否按照检查者指令执行有目的的动作;能否对话、看图说话、跟读、物体命名、唱歌、解释单词或成语的意义等。评估口、咽、喉等发音器官有无肌肉瘫痪及共济运动障碍,有无面部表情改变、流涎或口腔滞留食物。

(3)辅助检查:了解超声多普勒检查、CTA和MRA检查、DSA动脉造影。

4.心理和社会支持状况

患者出现无力、麻木、肢体发凉或头晕、眩晕等症状,患者及家属会出现焦虑、恐惧不安等情绪。评估患者及家属的心理状况,患者及家属对疾病及其手术治疗方法、目的和结果有无充分了解,对手术的心理反应或有无思想准备,有何要求和顾虑。

(二)术后评估

评估手术方式、麻醉方式及术中情况,评估术后穿刺部位是否有渗出、水肿、疼痛等情况,观察有无并发症的迹象。

十、常见护理诊断(问题)

(一)躯体活动障碍

躯体活动障碍与椎-基底动脉供血不足有关。

(二)有跌倒的危险

有跌倒的危险与眩晕、平衡失调有关。

(三)语言沟通障碍

语言沟通障碍与椎-基底动脉供血不足有关。

(四)吞咽障碍

吞咽障碍与椎-基底动脉供血不足有关。

(五)潜在并发症

过度灌注综合征、穿刺局部血肿、支架内血栓形成。

十一、护理目标

(1)患者活动能力逐渐恢复,生理需求能够得到满足。

(2)能采取有效的安全措施防止患者发生跌倒和外伤的危险。

(3)患者及家属对沟通障碍表示理解;能最大限度地保持沟通能力,采取有效的沟通方式表达自己的需要;能配合语言训练,语言功能逐渐恢复正常。

(4)能掌握恰当的进食方法,并主动配合进行吞咽功能训练,营养需要得到满足,吞咽功能逐渐恢复。

(5)预防过度灌注综合征的发生,发生过度灌注综合征时能及时识别。

(6)预防穿刺局部血肿的发生,发生血肿时能及时识别。

(7)预防支架内血栓的形成,发生支架内血栓时能及时识别。

十二、护理措施

(一)躯体活动障碍

躯体活动障碍与椎-基底动脉供血不足有关。

1.生活护理

可根据 Barthel 指数评分确定患者的日常生活活动能力,并根据自理程度给予相应的协助。

2.运动训练

应考虑患者的年龄、性别、体能、疾病性质及程度,选择合适的运动方式、持续时间、运动频率和进展速度。

3.安全护理

运动障碍的患者重点要防止坠床和跌倒,确保安全。

4.心理护理

给患者提供有关疾病、治疗及预后的可靠信息;关心、尊重患者,多与患者交谈,鼓励患者表达自己的感受,指导克服焦躁、悲观情绪,适应患者角色的转变;避免任何不良刺激和伤害患者自尊的言行,尤其在协助患者进食、洗漱和如厕时不要流露出厌烦情绪;正确对待康复训练过程中患者所出现的诸如注意力不集中、缺乏主动性、畏难、悲观及急于求成心理等现象,鼓励患者克服困难,摆脱对照顾者的依赖心理,增强自我照顾能力与自信心;营造和谐的亲情氛围和舒适的休养环境,建立医院、家庭、社区的协助支持系统。

(二)有跌倒的危险

有跌倒的危险与眩晕、平衡失调有关。

1.安全护理

指导患者卧床休息,枕头不宜太高(以 15°～20°为宜),以免影响头部的血液供应。仰头或头部转动时应缓慢且转动幅度不宜太大。避免重体力劳动,沐浴和外出应有家人陪伴,以防发生跌倒和外伤。

2.用药护理

指导患者遵医嘱正确服药,不可自行调整、更换或停用药物。肝素等抗凝药物可导致出血,用药过程中应注意观察有无出血倾向、皮肤瘀点和瘀斑、牙龈出血、大便颜色等,有消化性溃疡和严重高血压者禁用。

(三)语言沟通障碍

语言沟通障碍与椎-基底动脉供血不足有关。

1.心理护理

患者常因无法表达自己的需要和感情而烦躁、自卑,护士应耐心解释不能说话或说话吐词不清的原因,关心、体贴、尊重患者,避免挫伤其自尊心的言行;鼓励克服羞怯心理,大声说话,当患者进行尝试和获得成功时给予肯定和表扬;鼓励家属、朋友多与患者交谈,并耐心、缓慢、清楚地解释每一个问题,直至患者理解、满意;营造一种和谐的亲情氛围和轻松、安静的语言交流环境。

2.沟通方法指导

鼓励患者采取任何方式向医护人员或家属表达自己的需要,可借助符号、描画、图片、表情、手势、交流板、交流手册或 PACE 技术(利用更接近实用交流环境的图片及其不同的表达方式,使患者尽量调动自己的残存能力,以获得实用化的交流技能,是目前国际公认的实用交流训练法)等,提供简单而有效的双向沟通方式。

3.语言康复训练

构音障碍的康复以发音训练为主,遵循由易到难的原则。护士每天深入病房、接触患者的时间最多,可以在专业语言治疗师指导下,协助患者进行床旁训练。具体方法如下。

(1)肌群运动训练:指进行唇、舌、齿、软腭、咽、喉与颌部肌群运动。包括缩唇、叩齿、伸舌、卷舌、鼓腮、吹气、咳嗽等活动。

(2)发音训练:由训练张口诱发唇音(a、o、u)、唇齿音(b、p、m)、舌音,到反复发单音节音(pa、da、ka),当能够完成单音节发音后,让患者复诵简单句,如早-早上-早上好。

(3)复述训练:复述单词和词汇,可出示与需要复诵内容一致的图片,让患者每次复述 3～5 遍,轮回训练,巩固效果。

(4)命名训练:让患者指出常用物品的名称及说出家人的姓名等。

(5)刺激法训练:采用患者所熟悉的、常用的、有意义的内容进行刺激,要求语速、语调和词汇长短调整合适;刺激后应诱导而不是强迫患者应答;多次反复给予刺激,且不宜过早纠正错误;可利用相关刺激和环境刺激法等,如听语指图、指物和指字。语言康复训练是一个由少到多、由易到难、由简单到复杂的过程,训练效果很大程度上取决于患者的配合和参与。因此,训练过程中应根据病情轻重及患者情绪状态,循序渐进地进行训练,切忌复杂化、多样化、避免产生疲劳感、注意力不集中、厌烦或失望情绪,使其体会到成功的乐趣,从而坚持训练。

(四)吞咽障碍

吞咽障碍与椎-基底动脉供血不足有关。

1.病情评估

观察患者能否经口进食及进食类型(固体、流质、半流质)、进食量和进食速度,饮水时有无呛咳;评估患者吞咽功能,有无营养障碍。

2.饮食护理

(1)体位选择:选择既安全又有利于进食的体位。

(2)食物的选择:选择患者喜爱的营养丰富易消化食物,注意食物的色、香、味及温度,为防止误吸,便于食物在口腔内的移送和吞咽,食物应符合柔软、密度与性状均一;不易松散、有一定黏度;能够变形,利于顺利通过口腔和咽部;不易粘在黏膜上。

(3)吞咽方法的选择:空吞咽和吞咽食物交替进行;侧方吞咽:吞咽时头侧向健侧肩部,防止食物残留在患侧梨状隐窝内;点头样吞咽:吞咽时,配合头前屈、下颌内收如点头样的动作,加强对气道的保护,利于食物进入。

(4)对不能吞咽的患者,应予鼻饲饮食,并教会照顾者鼻饲的方法及注意事项,加强留置胃管的护理。

3.防止窒息

因疲劳有增加误吸的危险,所以进食前应注意休息;应保持进餐环境的安静、舒适;告知患者进餐时不要讲话,减少进餐时环境中分散注意力的干扰因素,如关闭电视或收音机、停止护理活动等,以避免呛咳和误吸;应用吸管饮水需要比较复杂的口腔肌肉功能,所以,患者不可用吸管饮水、饮茶,用杯子饮水时,保持水量在半杯以上,以防患者低头饮水体位增加误吸的危险;床旁备吸引装置,如患者呛咳、误吸或呕吐,应立即指导其取头侧位,及时清理口、鼻腔内分泌物和呕吐物,保持呼吸道通畅,预防窒息和吸入性肺炎。

(五)潜在并发症

1.过度灌注综合征

术后24～48 h应密切观察患者的意识、瞳孔、血压、呼吸及肢体活动,围术期有效的血压控制是预防此并发症的有效措施;监测患者的血压变化,消除焦虑等精神因素引起的血压增高,使血压维持在基础血压2/3水平。对于上肢出现的肿胀,一般不予处理可自行缓解;严重者可抬高上肢,用硫酸镁湿敷可缓解。

2.穿刺局部血肿

穿刺局部血肿多是由于穿刺操作不当、术前及术中大量应用抗凝剂、压迫止血方法不当、穿刺侧肢体过早活动或不适当活动、高血压、糖尿病等因素造成。护理上应密切观察局部血肿是否增大,有无硬结、红肿、感染等征象,一般可自行吸收。腔内手术拔鞘管后用左手示指和中指压股动脉穿刺点,一般在皮肤穿刺点的正上方1.5～2 cm处,压迫15～20 min,再以无菌纱布覆盖穿刺点并用弹力绷带加压包扎。患者返回病房后,应定时观察穿刺局部敷料有无渗血、局部有无瘀斑肿胀,出现瘀斑者应注意观察范围有无扩大等,必要时通知医师处理。告知患者患侧下肢伸直制动12 h,平卧24 h,嘱患者不要做屈髋动作,用力咳嗽及协助翻身时用手按压在穿刺处。

3.支架内血栓形成

支架植入术严重的并发症是支架内血栓形成,在术中植入支架前先经静脉推注肝素(50 U/kg)全身肝素化,术后给予抗凝治疗2～3天,低分子肝素,每12 h 1次,皮下注射,监测凝血指标,遵医嘱按时服用抗血小板药物。在给予抗凝及抗血小板聚集治疗时护理观察的重点在于观察患者有无注射部位出血、牙龈出血、鼻出血、血尿等出血事件,必要时减少药物剂量或停药。

十三、护理评价

（1）患者活动能力是否逐渐恢复，生理需求能否得到满足。

（2）患者未发生跌倒的危险。

（3）患者能有效表达自己的基本需要和情感，情绪稳定，自信心增强。能正确地使用文字、表情或手势等交流方式进行有效沟通。能主动参与和配合语言训练，口语表达、理解、阅读及书写能力逐步增强。

（4）掌握正确的进食或鼻饲方法，吞咽功能逐渐恢复，未发生营养不良、误吸、窒息等并发症。

（5）发生过度灌注综合征、穿刺局部血肿、支架内血栓时得到及时发现与处置。

十四、其他护理诊断（问题）

（一）知识缺乏

缺乏疾病的预防知识。

（二）焦虑/抑郁

焦虑/抑郁与瘫痪、失语、缺少社会支持及担心疾病预后有关。

（三）自理缺陷

自理缺陷与椎-基底动脉供血不足所致共济失调、交叉性瘫痪等有关。

十五、健康指导

（1）遵医嘱按时服用抗血小板药物，不得随意加量、减量或停药，告诉患者注意皮肤、黏膜有无瘀斑，观察大便的颜色，如出现黑便，应高度警惕上消化道出血。

（2）定期复查凝血 3 项，门诊随诊。

（3）加强其他导致血管狭窄危险因素的控制，如高血压、糖尿病及高血脂等。

（4）宜低盐、低脂、低胆固醇饮食。

（5）避免患侧肢体超负荷活动，预防内支架的负荷运动移位。

（6）如出现术前症状（如头晕、上肢无力等）应及时就诊。

（陈焕银）

第四节　主髂动脉闭塞

主髂动脉闭塞（aortoiliac occlusive disease，AIOD）是指因动脉粥样硬化或血栓形成等原因导致的主动脉-髂动脉闭塞性疾病，是最常见的外周动脉闭塞性疾病。根据病情进展的快慢，可分为急性闭塞和慢性闭塞。

一、病因

目前主髂动脉硬化性病变属于全身动脉粥样硬化病变的一部分，病因尚未明确，主要的危险因素包括吸烟、高血压、高脂血症、糖尿病、饮酒等。有研究显示这些高危因素与病因呈正相关或

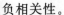

负相关性。

（一）吸烟

主动或被动吸烟是参与本病发生和发展的重要环节，下肢动脉硬化性疾病发病率吸烟者为不吸烟者的3倍。烟碱能使血管收缩，烟草浸出液可致实验动物的动脉发生炎性病变。

（二）高血压

高血压是目前公认的心脑血管系统疾病及动脉粥样硬化性疾病的重要危险因素。高血压是促进动脉粥样硬化发生、发展的重要因子，而动脉因粥样硬化所致的狭窄又可引起继发性高血压。

（三）高脂血症

多种脂蛋白的升高可致血脂升高，尤其是低密度脂蛋白的升高。低密度脂蛋白是一种运载胆固醇进入外周组织细胞的脂蛋白颗粒，可被氧化成氧化低密度脂蛋白，当低密度脂蛋白，尤其是氧化修饰的低密度脂蛋白（OX-LDL）过量时，它携带的胆固醇便积存在动脉壁上，久了容易引起动脉硬化。因此低密度脂蛋白被称为"坏的胆固醇"。

（四）糖尿病

血糖增高是动脉硬化的重要危险因素之一。

（1）糖尿病患者高血糖、脂质代谢紊乱等可加重炎症反应，炎症反应的一些炎症因子可使血管内皮受损、血管壁通透性增高及血管平滑肌细胞增生，促进动脉粥样硬化斑块形成。

（2）糖尿病患者存在脂质代谢异常可导致血中载脂蛋白升高，载脂蛋白通过与纤溶蛋白结合，抑制纤溶系统，延缓血栓溶解，促进斑块形成及发展。

（3）糖尿病患者糖化血红蛋白水平升高，发生非酶糖基化反应，产生大量氧自由基并可形成糖基化终产物，进而影响血管壁功能和结构，促进粥样斑块形成。

（五）年龄

年龄与动脉粥样硬化之间亦存在明显的相关性，动脉粥样硬化性疾病发病率随年龄增长而增加，因为随着年龄增长，动脉壁弹力逐渐减弱，对血流压力的缓冲能力逐渐下降，血管内皮损伤后易引发动脉粥样硬化性斑块形成。

（六）性别

国内男性动脉粥样硬化性疾病的发病率高于女性，原因在于绝经前的女性雌激素水平明显高于男性，有研究表明雌激素对血管系统具有明确的保护作用，可以使低密度脂蛋白在血管壁的沉积减少，并可减少脂蛋白A在循环血液中的浓度。

（七）纤维蛋白原

纤维蛋白原是动脉粥样硬化的独立危险因素，是一种参与生理性止血过程的蛋白质，由肝脏分泌合成，纤维蛋白降解产物在血管壁沉积参与动脉粥样硬化斑块形成，因此积极控制纤维蛋白原的水平可以同时预防颈动脉硬化斑块形成。

（八）血同型半胱氨酸

动脉粥样硬化程度与血同型半胱氨酸水平密切相关，有研究发现随动脉粥样硬化程度的增加，血同型半胱氨酸水平也明显升高，并引起和加速动脉粥样硬化改变。

二、病理生理/发病机制

动脉硬化闭塞症的主要发病机制可有下列几种学说。

（1）损伤及平滑肌细胞增殖学说。

（2）脂质浸润学说。

（3）血流动力学学说。

（4）炎症反应学说。

（5）血栓形成和血小板聚集学说。

三、临床表现

发病的急慢、病变的分布和范围，明显影响闭塞过程中的症状和自然病程。

（一）急性闭塞的特点

发病急骤、病情凶险、常出现典型的"5P"症状，截肢率高，如处理不及时，易发生严重并发症，如再灌注损伤，筋膜室综合征，电解质紊乱、酸碱平衡失调，多器官功能衰竭等，病死率可高达30%～50%。

（二）慢性闭塞的特点

有不同程度的间歇性跛行，通常涉及大腿、髋部或臀部肌肉，双下肢可同时出现症状，常常一侧肢体症状较严重，有时可能掩盖另一侧肢体的症状，30%～50%的男性患者发生不同程度的勃起功能障碍，病程晚期出现静息时缺血性疼痛或不同程度的缺血性组织坏死。

四、辅助检查

（一）实验室检查

1.血脂检查

血脂增高或高密度脂蛋白下降常提示有动脉硬化性病变的可能，但血脂及高密度脂蛋白正常也不能排除其存在，故血总胆固醇、三酰甘油、β-脂蛋白及高密度脂蛋白的测定对诊断仅有参考价值。

2.血糖、尿糖、血常规和血细胞比容测定

目的在于了解患者有无伴糖尿病、贫血或红细胞增多症。

（二）其他辅助检查

1.踝肱指数

ABI是血管外科最常用、最简单的一种检查方法，通过测量踝部胫后动脉或胫前动脉及肱动脉的收缩压，得到踝部动脉压与肱动脉压之间的比。正常人休息时踝肱指数的范围为0.9～1.3。异常结果：低于0.8预示着中度疾病，低于0.5预示着重度疾病。间歇性跛行的患者踝肱指数多在0.35～0.90，而静息痛的患者踝肱指数常低于0.4，一般认为这样的患者若不积极治疗将可能面临截肢的危险。当踝肱指数>1.3则提示血管壁钙化及血管失去收缩功能，同样也反映严重的周围血管疾病。

2.阴茎肱动脉压力指数

为阴茎背动脉收缩压与肱动脉收缩压比值，是筛查阴茎动脉血流是否正常的常用检查方法。当患者存在勃起功能障碍时可行此项检查，当PBI>0.75时阴茎血流正常，PBI<0.6时提示阴茎动脉血流异常。

3.多普勒超声

将多普勒血流测定和B超实时成像有机结合，为目前首选的无创性检查手段，具有简便、无

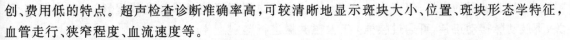

创、费用低的特点。超声检查诊断准确率高,可较清晰地显示斑块大小、位置、斑块形态学特征、血管走行、狭窄程度、血流速度等。

4.磁共振血管造影

为无创性血管成像技术,流入性增强效应和相位效应是基本成像原理,可清晰地显示髂内动脉及其分支的三维形态和结构,并且能够进行血管影像的三维重建,对诊断动脉狭窄和制订进一步治疗方案极有帮助。

5.CT血管造影

在螺旋CT基础上发展起来的经血管注射造影剂的血管造影技术,受解剖及血流因素影响相对较小,当循环血流或靶血管内对比剂浓度达最高峰期间进行容积扫描,然后行后处理得出数字化立体影像。CTA影像直观,可清楚地观察到血管走行,血管狭窄程度、斑块形成、溃疡、血管壁厚度、动脉硬化程度。

6.数字减影血管造影

DSA一直是公认的当今诊断下肢动脉粥样硬化性狭窄的"金标准"。

五、诊断要点

急性主髂动脉闭塞的初步诊断主要靠症状和体征,根据急性病史如突发双下肢疼痛、双下肢无脉、肢体苍白、感觉异常、肢体运动功能障碍等急性缺血症状,基本可以初步考虑急性主髂动脉闭塞。初步考虑该病后,为了进一步明确诊断,主要应从以下几点考虑。①考虑缺血的严重程度,判断肢体是否坏死;②主髂动脉急性血栓形成和主动脉骑跨血栓的鉴别;③了解患者既往是否有慢性下肢缺血性疾病,并判断此次患病是在原有慢性下肢缺血性疾病基础上的急性加重还是血栓栓塞造成的急性缺血;④是否伴有其他能引起该病的内科疾病。问诊过程应全面、仔细,根据患者有无间歇性跛行病史、有无房颤病史等,可以对诊断提供很大帮助。患者应常规行彩色多普勒超声检查,有助于判断造成堵塞的原因是栓子还是原位的血栓形成,但是并不应常规行动脉造影或CTA检查,因为此类患者多有肾脏损伤,碘造影剂会加重肾脏损伤,且动脉造影和CTA检查费时,可能因此错过最佳手术时机。

慢性主髂动脉闭塞主要是因动脉硬化、大动脉炎或纤维肌性发育不良等引起的慢性主髂动脉狭窄或闭塞,以及在狭窄或闭塞基础上的血栓形成。临床症状主要是有不同程度的间歇性跛行,疼痛常累及髋部、臀部或大腿肌群,双下肢可同时出现症状,但严重程度常有不同,常常一侧肢体缺血症状较另一侧严重,从而导致较轻一侧肢体的症状被掩盖,后期出现静息痛,如不进行临床干预,将出现不同程度的组织丧失。根据典型的症状体征,结合全面的询问病史,仔细的体格检查,一般很容易作出慢性主髂动脉闭塞的诊断。在一些动脉闭塞的患者中,腿部、臀部、髋部的疼痛,有时被错误地诊断为腰椎管狭窄或腰椎间盘突出引起的神经根刺激、脊柱或髋关节病变、糖尿病神经病变或其他神经肌肉病变。但是对于那些典型的沿坐骨神经分布的疼痛,出现或加重与体位有关,而不是行走一段距离后产生,休息后缓解(间歇性跛行),即可认为非动脉性疾病。

六、鉴别诊断

(一)腰椎管狭窄

腰椎管狭窄是多种原因所致的椎管、神经根管、椎间孔的狭窄,并使相应部位的脊髓、马尾神经或神经根受压的病变。主要表现是神经性间歇性跛行,疼痛多为腰骶部或臀部向小腿后外侧或足背、足底放射的疼痛,伴有麻木症状,伸展或弯曲腰部可使症状加重或缓解,与行走距离无关,下肢动脉搏动正常,可通过腰椎 CT 及磁共振进行鉴别。

(二)髋关节炎

髋关节炎是指由于髋关节面长期负重不均衡所致的关节软骨变性或骨质结构改变的一类骨关节炎性疾病。其主要表现为臀外侧、腹股沟等部位的疼痛(可放射至膝)、肿胀、关节积液、软骨磨损、骨质增生、关节变形、髋的内旋和伸直活动受限、不能行走甚至卧床不起等。内旋或外旋髋部可诱发或加重疼痛。可通过髋关节的 X 线、CT 等进行鉴别。

(三)多发性大动脉炎

多见于年轻女性,主要侵犯主动脉及其分支的起始部,如颈动脉、锁骨下动脉、肾动脉等。病变引起动脉狭窄或阻塞,出现脑部、上肢或下肢缺血症状。临床表现有记忆力减退、头痛、眩晕、晕厥,患肢发凉、麻木、酸胀、乏力、间歇性跛行,但无下肢静息痛及坏疽,动脉搏动可减弱或消失,血压降低或测不出。肾动脉狭窄即出现肾性高血压,如合并双侧锁骨下动脉狭窄,可有上肢低血压,下肢高血压;胸腹主动脉狭窄,产生上肢高血压,下肢低血压。在动脉狭窄附近有收缩期杂音。病变活动期有发热和血沉增快等现象。根据患者的发病年龄及症状、体征、动脉造影等,较易与 AS0 相鉴别。

七、治疗要点

(一)非手术治疗

一般慢性动脉闭塞患者均须经过一段时间的非手术治疗,有助于限制病变的发展,建立侧支循环。主要措施有:禁烟、减轻体重、控制高血压、治疗糖尿病和纠正异常血脂水平,有规律地活动下肢,注意足部局部护理特别重要,因为足趾损伤和感染常常是坏疽和截肢的突发原因。虽然有许多可选择的药物,其中血管扩张药物疗效较显著,如前列地尔、西洛他唑等,但可能仅对25%间歇性跛行患者有效。经过适当的非手术治疗,一些患者症状可自发性改善,然而大多数患者的症状都将预期缓慢地发展,最终需要行血管重建手术。

(二)手术治疗

1.急性闭塞治疗

确诊为急性闭塞后,必须采取积极的治疗措施,应尽可能争取早期施行取栓术。主要方法:为 Fogarty 球囊导管取栓术或导管吸栓、溶栓术。另外,还需辅以抗凝、镇痛、扩血管等综合治疗。

2.慢性闭塞治疗

根据指南,TASC B 级病变建议采用腔内介入治疗,TASC C\D 级病变包括长段和多节段的狭窄和闭塞性病变建议采用开放性手术治疗。当患者出现影响生活工作的间歇性跛行症状甚至出现静息痛、肢体缺失等症状,结合患者病史及辅助检查确诊为主髂动脉病变后,常需手术治疗。

3.腔内介入治疗

血管腔内介入手术技术经十几年的发展,日渐成熟,其具有微创、安全、操作简便、恢复快、患者易于接受等优点,3 年通畅率可达 90%左右,已成为公认的治疗动脉闭塞性疾病的首选方法之一。主要适用于病变较为局限的Ⅰ型和部分Ⅱ型病例,而Ⅲ型病例成功率低。较适合腔内介入治疗的主髂动脉病变:①短段<2 cm 没有钙化的狭窄;②中等长度 2～5 cm 无钙化的不复杂狭窄,短段<2 cm 有钙化的狭窄;③长段 5～10 cm 的单纯狭窄,中等长度有钙化的狭窄或闭塞。

如长段>5 cm 的复杂狭窄,>10 cm 的狭窄或闭塞,导丝难以通过,易形成夹层或破裂等则须行开放手术。

血管腔内治疗新技术包括低温冷凝成形术、切割球囊、激光辅助血管成形术、应用药物涂层球囊和药物洗脱支架、自体骨髓干细胞移植、基因疗法、血管内超声消融等。

术后治疗。①抗凝治疗。围术期继续应用普通肝素静脉泵入抗凝治疗,根据活化部分凝血活酶时间(APTT)来调节静脉肝素的用量,维持 APTT 在 60~80 秒,以防止治疗部位术后继发血栓形成。根据病变程度及手术情况,出院时给予口服华法林短期抗凝治疗(1~6 个月)或长期口服抗血小板药物(阿司匹林及氢氯吡格雷)治疗。②扩血管药物治疗。包括应用前列腺素 E1(凯时)、贝前列腺素钠等扩张血管,改善患肢血运治疗。③术后检查。于出院前、术后 6~12 个月及此后每年行 CT 血管造影(CTA)和踝肱指数(ABI)测定,复查腹部及下肢动脉,以了解腹主动脉及髂动脉通畅情况。

八、护理评估

全面了解患者情况,年龄、性别、病史长短、是否有肢体破溃、坏疽、相关并发症,患者全身情况,尤其是心、肝、肾、肺功能及脑供血情况等。糖尿病患者手术前控制血糖;注意血细胞比容、血小板计数、凝血酶原时间等指标。

九、常见护理诊断/问题

(一)疼痛
疼痛与患肢缺血有关。

(二)焦虑
焦虑与患肢麻木,运动障碍有关。

(三)组织灌注量改变
组织灌注量改变与动脉闭塞所致远端肢体血运不足有关。

(四)皮肤完整受损
有皮肤完整受损的危险。

(五)知识缺乏
缺乏本病的预防知识。

(六)潜在并发症
出血,感染,继发性血栓等并发症。

十、护理目标

(1)患肢疼痛程度减轻。

(2)患者焦虑,悲观情绪减轻。

(3)患者患肢血运有所改善。

(4)患者皮肤无破损。

(5)患者能正确描述本病的预防知识。

(6)患者活动耐力逐渐增加。

(7)患者并发症能得到预防,及时发现和处理。

十一、护理措施

(一)术前护理

1.心理护理

手术是患者治疗的重要手段,手术治疗会给患者生理、心理造成不同的影响。针对患者对手术高度紧张、恐惧、焦虑、担忧等心理状态,护士应不断地启发患者自述,观察各种心理反应,根据患者的心理状态和情绪变化,制定相应的护理目标并实施护理措施,解除和减轻患者的恐惧心理,消除各种心理压力,增强其心理适应能力,使患者以良好的心态主动配合手术和护理。

2.患肢护理

(1)注意患肢保暖,严禁冷热敷;冷敷引起血管收缩,不利于解除痉挛和建立侧支循环;热敷促进组织代谢,增加耗氧量,加重缺血,对严重缺血的组织无益,而且还易发生皮肤烫伤。

(2)患肢运动:指导患者以舒适的步伐行走,出现症状后休息,症状消失后再走,如此反复,避免赤脚走路,每天行走时间是 1 h 左右。

(3)患足护理:动脉闭塞性疾病患者多存在肢体末梢的血运障碍和缺血性营养障碍,如皮肤干燥、脱屑、趾甲畸形、变脆等,进一步发展可造成溃疡和坏疽。其护理措施如下。①每天用温水洗脚,用毛巾轻轻擦干,不可用力摩擦、揉搓皮肤;②保持皮肤干燥、滋润,穿棉袜及透气性能良好的松软鞋子,保持鞋袜干爽、洁净,足部可涂凡士林保持滋润;③保护足部免受损伤,注意足部保暖,严禁冷热敷;④保持适当的体育锻炼,以促进侧支循环形成;⑤肢端慢性溃疡和坏疽的术前准备,对于干性坏疽可用 3‰硼酸或消炎液湿敷,分泌物减少后改成生理盐水换药,每天 1～2 次,待创面感染控制、肉芽新鲜后方能手术。

3.术前准备

(1)术前完善相关检查,除常规外科术前检查外,必须进行动脉 CT 或动脉造影。评估心脑血管事件风险的检查包括经颅多普勒、颈动脉超声、心脏彩超、动脉血气分析、肺功能及常规检查。对心脏功能进行心脏危险程度改良评分。

(2)术前嘱患者绝对戒烟,术前 3 天训练患者深呼吸及有效咳嗽。

(3)术前晚避免进食产气食物,术前禁食 12 h、禁饮 6 h,并在床旁放置温馨提示卡,必要时需术前晚肥皂水灌肠 3 次,送手术室前放置胃管,以避免胃肠胀气影响手术野暴露而增加手术难度。

(4)患有糖尿病及高血压者,应有效控制血糖、血压。围术期需使空腹血糖控制在8.0 mmol/L以下,餐后 2 h 血糖控制在 10.0 mmol/L 以下。

(5)重视肾功能的评估,注意肌酐指标。对于肾功能不全患者,术前采用 5％葡萄糖生理盐水水化。

(6)备皮:术前提醒患者沐浴,注意脐部清洁。备皮应在手术当日晨起时进行,需动作轻柔,避免局部皮肤损伤。

(二)术中护理

1.患肢制动

患者取平卧位,保持静脉通畅,密切观察患者疼痛情况,球囊扩张病变血管的过程中,患者往往因疼痛剧烈而出现被动性下肢活动,影响治疗过程。此时护士对患者进行心理安慰,转移其对疼痛的注意力。当患者疼痛难忍、不能配合手术治疗时,用绷带固定,尽量保持患肢位置不动。

因疼痛而致血压升高,可遵医嘱给予硝苯地平 10 mg 舌下含服,并密切观察血压变化。若血压仍保持在较高水平,遵医嘱给予乌拉地尔 12.5 mg 静脉滴注,控制血压。

2.密切观察生命体征

顺行穿刺球囊扩张术中的常见并发症是迷走神经反射,多发生在顺行穿刺和拔除鞘管压迫止血过程中,患者表现为心率、血压骤降,意识不清等。在穿刺过程中如心率突然下降至 30～40 次/分,血压降至 9.3～6.7/4.0～5.3 kPa(70～50/40～30 mmHg),迅速遵医嘱给予阿托品 0.5 mg 静脉推注以提高心率,多巴胺 20 mg 静脉滴注升高血压。护士应严密监测患者心率及血压的恢复情况。当出现恶心、呕吐等药物不良反应时,协助患者头偏向一侧,以防窒息。

(三)术后护理

1.一般护理

介入治疗术后平卧,穿刺点加压包扎,穿刺侧下肢平伸制动 24 h,沙袋压迫 6 h 后取下,因为压迫时间过短会导致局部出血,过长则因过度压迫股静脉而造成深静脉血栓形成,同时卧床期间鼓励患者早期行肌肉收缩和舒张的交替运动,如足背屈及屈踝和屈膝活动,以借助腓肠肌群收缩挤压的"肌泵"作用,促进小腿深静脉血液回流,防止血栓形成。防止髋关节屈曲,指导患者咳嗽时用手按压伤口处,以免增加穿刺口压力。严密观察穿刺部位有无出血或皮下血肿,观察穿刺侧下肢皮肤颜色、温度及足背动脉搏动情况,若出现足背动脉搏动减弱、皮温低或穿刺点出血,应立即通知医师及时处理。开放性手术后应肢体平放,人工血管过膝的手术,禁忌过分屈膝,多取膝关节半屈曲位,为了减少吻合口的张力,应逐渐活动肢体关节,不可伸直过度,以防吻合口裂。由于手术创伤及术后抗凝药物的应用,创面渗血、渗液至深筋膜间隙,容易发生深筋膜综合征。因此应严密观察患肢有无肿胀、疼痛等。一旦发现立即通知医师,给予及时切开减压。注意局部的卫生。防止人工血管感染。术后严密监测体温及血象变化。如果术后 7 天仍有体温居高不下,白细胞增多,伴切口渗液等,说明有人工血管感染迹象,应及时通知医师,给予妥善处理。

2.严密监测生命体征

术后 24～48 h 严密监测生命体征的变化,特别是合并心肺功能不全者,尤其要严密监测血压并控制血压,维持血压稳定。对术前心功能较差、心排血量偏低者,应严格控制输液总量及输液速度,当患者出现异常时,应遵医嘱及时予以镇静、强心、利尿、扩血管治疗。合并糖尿病的患者,严密监测并有效控制血糖。

3.观察治疗前后下肢缺血改善情况

术后严密观察肢端的血液循环,包括足趾的颜色、温度、运动及足背、胫后动脉搏动情况,必要时用多普勒检查胫后、胫前及足背动脉血流信号变化,若发现肢端青紫、发凉、疼痛、动脉搏动消失等,警惕急性动脉血栓形成或严重缺血再灌注损伤的发生。疼痛剧烈时遵医嘱适当给予镇痛药,以免引起动脉痉挛。若出现患肢剧烈疼痛、麻木、苍白、皮肤温度降低、动脉搏动减弱或消失,应警惕有无动脉血栓形成的可能。

4.下肢过度灌注综合征

闭塞的下肢动脉再通后,肢体远端会出现再灌注损伤,表现为下肢疼痛、肿胀、皮色紫暗、皮温降低,远端动脉搏动减弱或消失。术后应密切观察患者有无该症状及体征,可给予止痛、脱水、局部外敷硫酸镁治疗,及时消除患肢水肿、改善局部血供,使脉搏、皮温及皮色恢复正常。

5.移植物感染

注意观察患者体温、白细胞计数、中性粒细胞分数,观察穿刺区域是否存在疼痛、发红等局部

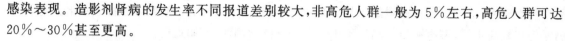
感染表现。造影剂肾病的发生率不同报道差别较大,非高危人群一般为 5％ 左右,高危人群可达 20％～30％ 甚至更高。

6.在进行腔内治疗时,应进行充分评估

对于血肌酐高于正常者,不宜进行 CTA 检查或腔内治疗;对于原来存在肾功能损害、高血压、糖尿病、心力衰竭等高危患者,应尽量减少造影剂用量,术前术后常规给予水化治疗;若术后肾功能恶化严重,应及时进行血液透析治疗。人工血管转流术后可能出现吻合口出血、假性动脉瘤形成、血栓形成、人工血管感染等并发症。

(1)吻合口出血、假性动脉瘤形成:吻合口出血多发生在术后 24 h 内,需密切观察患者的生命体征,伤口敷料颜色,引流管内引流的量、颜色,吻合口假性动脉瘤是动脉重建术后一个较远期的并发症,术后应密切观察吻合口有无搏动肿块,听诊有无血管收缩性杂音,应高度警惕吻合口假性的动脉瘤形成,监测下肢循环情况可及时了解人造血管通畅情况。

(2)血栓形成:手术前行血管造影,以了解病变血管远端通畅情况;术中操作轻柔仔细,避免不必要的血管损伤及内膜斑块脱落;提高吻合技术;少输或不输库存血;术后给予正确体位;合理应用抗凝药物;鼓励患者进行床上肌肉收缩活动及早期离床锻炼。

(3)人工血管感染:感染可引起血管移植失败,吻合口闭塞或破裂出血,切口不愈合,局部脓肿形成甚至败血症。术前预防性应用抗生素,做好皮肤准备,术中严格无菌操作,彻底止血,避免创口渗血或积液;术后保持刀口敷料清洁干燥,做好空气、物品的消毒工作以防止交叉感染,应用抗生素 5 天,密切观察病情。术中严格无菌操作是预防人造血管感染的关键,术前、术中、术后合理应用抗生素有助于预防人造血管感染和切口感染,并在术后注意观察患者体温变化,注意有无发热及切口局部红肿、热、痛等感染症状,术后 72 h 内体温升高常为手术反应,如体温过高或术后 4～6 天体温仍升高,应警惕感染的可能性,加强抗感染措施。

7.功能锻炼

正确指导功能锻炼,提高患者术后生活质量。由于久坐和不运动,严重动脉缺血的患者可造成患肢失用性肌肉萎缩,而许多患者又通过屈膝、屈髋来缓解疼痛,久之易导致关节僵直及膝、髋关节屈曲性挛缩。虽然术后患肢血运很快恢复,但如不及时进行正确的功能锻炼,则难以使患肢恢复正常运动功能。术后针对个体的特殊情况,制订并指导实施适宜的肢体锻炼,能减轻残障,提高患者术后生活质量。

8.抗凝治疗护理

术后常规应用抗凝药物治疗,可有效地防止动脉血栓形成。护理中应注意给药及时准确,向患者解释术后使用抗凝溶栓药物的必要性及可能出现的不良反应,以取得患者及家属的配合。用药期间严密监测凝血指标,并根据凝血指标及观察结果随时调整用药量。密切观察患者皮肤、黏膜、牙龈有无出血,穿刺处有无渗血,同时要注意抗凝药物的使用时间,术后首次使用抗凝剂的时间和剂量,严格遵医嘱用药。药物治疗过程中,应严密观察患者有无出血倾向,如有无皮肤瘀斑、牙龈出血、尿血等。

十二、护理评价

(1)患肢疼痛程度有无减轻。

(2)患者焦虑、悲观程度有无减轻,情绪是否稳定,能否积极配合各项治疗和护理。

(3)患者患肢血运良好。

(4)皮肤有无破损,有无溃疡与感染发生,如发生能否得到及时发现和处理。

(5)患者能正确描述本病的预防知识。

(6)患者活动耐力有无增加,逐步增加活动量后有无明显不适。

(7)并发症得到有效控制。

十三、健康指导

(一)活动指导

根据患者病情严重程度决定活动量,促使下肢侧支循环建立,但要逐渐增加活动量,避免过度活动,同时膝关节不可过度弯曲,术前患肢缺血时间较长或缺血较重者,术后可能会出现不同程度的患肢肿胀,一般约2个月逐渐消退。

(二)饮食生活指导

帮助患者了解吸烟对肢体及生命的威胁,使患者有足够的能力抵制香烟的诱惑;而高浓度乙醇对血管内皮细胞有一定的刺激和损伤,故需戒烟、酒。老年人消化功能差,所以应食用高蛋白、高维生素、低脂肪、低糖易消化的清淡饮食。B族维生素可维持血管平滑肌弹性,但维生素K会影响抗凝药物的效果,应定量食用。嘱患者切勿赤脚走路,避免外伤,鞋子必须合适,女性患者不要穿高跟鞋,避免压迫。穿纯棉或羊毛制的袜子,每天勤换,预防真菌感染。

(三)用药指导

护士应指导患者药物的服用时间、剂量和方法,说明药物不良反应,如华法林、阿司匹林等。

(四)心理指导

保持心情舒畅,避免焦虑,注意劳逸结合,同时告知患者及家属有关下肢动脉闭塞知识,使之能更好地配合术后长期治疗和自我护理。

(五)出院指导

每周适当锻炼下肢多于3次,每次至少30 min,避免过劳、外伤,戒烟、酒,进食低盐、低脂肪、低糖、高蛋白、富含维生素的清淡饮食,多食蔬菜、水果,保持大便通畅。继续治疗基础疾病,控制血压小于18.7/12.0 kPa(140/90 mmHg);空腹血糖控制在3.6~6.1 mmol/L,餐后2 h血糖<7.8 mmol/L。继续服用盐酸氯吡格雷、阿司匹林肠溶片及他汀类药物,定期复查凝血酶原时间、血脂、血糖等。若皮肤、牙龈等有出血倾向,应及时来院复诊。保持心情舒畅,注意劳逸结合。出院后第1个月、3个月、6个月来院复查,进行下肢踝肱指数(ABI)检查,半年后行CTA检查下肢血管通畅情况。

(陈焕银)

第五节 下肢静脉曲张

一、概述

(一)概念

下肢静脉曲张(LEVV)也称为下肢浅静脉瓣膜功能不全,是一种常见疾病,多见于从事持久体力劳动、站立工作的人员或怀孕妇女。青年时期即可发病,但一般以中、壮年发病率最高。我国15岁以上人群发病率约为8.6%,45岁以上人群发病率为16.4%。国际上报道中一般人的发病率为20%,女性较男性高。在发达国家的发病率远高于发展中国家。据Beaglehole统计,其患病率在南威尔士为53%,热带非洲则为0.1%。而随着经济的发展,我国的发病率有上升的趋势。

静脉曲张对患者生活质量的影响类似于其他常见的慢性疾病如关节炎、糖尿病和心血管疾病,在法国和比利时,该病治疗的总成本占社会医疗总成本的2.5%。TenBrook在2004年报道中称,美国每年因此产生的医疗费用达数十亿。

下肢静脉曲张可分为单纯性和继发性两类,前者是大隐静脉瓣膜关闭不全所致,而后者继发于下肢深静脉瓣膜功能不全(DVI)或下肢深静脉血栓形成后综合征。

(二)相关的病理生理

下肢静脉曲张的主要血流动力学改变是主干静脉和皮肤毛细血管压力升高。主干静脉高压导致浅静脉扩张;皮肤毛细血管压力升高造成皮肤微循环障碍、毛细血管通透性增加,血液中的大分子物质渗入组织间隙并聚集、沉积在毛细血管周围,形成阻碍皮肤和皮下组织细胞摄取氧气和营养的屏障,导致皮肤色素沉着、纤维化、皮下脂肪硬化和皮肤萎缩,最后形成溃疡。

当大隐静脉瓣膜遭到破坏而关闭不全后,可影响远侧和交通瓣膜,甚至通过属支而影响小隐静脉。静脉瓣膜和静脉壁距离心脏愈远,强度愈差,承受的压力却愈高。因此,下肢静脉曲张后期的进展要比初期迅速,曲张的静脉在小腿部远比大腿部明显。

(三)病因与诱因

其病因较为复杂,常见的原因包括静脉壁薄弱或先天性瓣膜缺如、K-T综合征、基因遗传、浅静脉压力升高等,下腔静脉阻塞等是造成该病的主要原因。

静脉壁软弱、静脉瓣膜缺陷,以及浅静脉内压力持续升高是引起浅静脉曲张的主要原因。静脉瓣膜功能不全是一种常见情况,约30%的下肢静脉曲张是由下肢静脉瓣膜功能不全引起。相关因素有以下几种。

1.先天因素

静脉瓣膜缺陷和静脉壁薄弱是全身支持组织薄弱的一种表现,与遗传因素有关。有些患者下肢静脉瓣膜稀少,有的甚至完全缺如,造成静脉血逆流。

2.后天因素

增加下肢血柱重力和循环血量超负荷是造成下肢静脉曲张的后天因素。任何增加血柱重力的因素,如长期站立、重体力劳动、妊娠、慢性咳嗽、习惯性便秘等,都可使静脉瓣膜承受过度的压力,逐渐松弛而关闭不全。循环血量经常超过负荷,造成压力升高,静脉扩张可导致瓣膜相对性关闭不全。

(四)临床表现

下肢浅静脉扩张迂曲,站立时患者酸胀不适和疼痛,行走或平卧位时消失。病程进展到后期,下肢皮肤因血液循环不畅而发生营养障碍,出现皮肤萎缩、脱屑、瘙痒、色素沉着、皮肤和皮下组织硬结,甚至湿疹和溃疡形成,尤其是足背、踝部、小腿下段,严重时或外伤后皮肤溃烂,经久不愈。

(五)辅助检查

1.特殊检查

(1)大隐静脉瓣膜功能试验:患者平卧,抬高下肢排空静脉,在大腿根部扎止血带阻断大隐静脉,然后让患者倒立,10秒内放开止血带,若出现自上而下的静脉充盈,提示瓣膜功能不全。若未放开止血带前,止血带下方的静脉在30秒内已充盈,则表明交通静脉瓣膜关闭不全。根据同样原理在腘窝部扎止血带,可检测小隐静脉瓣膜的功能。

(2)深静脉通畅试验:用止血带阻断大腿浅静脉主干,嘱患者连续用力踢腿或做下蹲活动10余次,随着小腿肌泵收缩迫使浅静脉向深静脉回流而排空。若在活动后浅静脉曲张更为明显、张力增高,甚至出现胀痛,提示深静脉不通畅。

(3)交通静脉瓣膜功能试验:患者仰卧,抬高下肢,在大腿根部扎上止血带,然后从足趾向上至腘窝缠绕第一根弹力绷带,再自止血带处向下,缠绕第二根弹力绷带,如果在两根绷带之间的间隙出现静脉曲张,即意味着该处有功能不全的交通静脉。

2.影像学检查

(1)下肢静脉造影:下肢静脉造影被认为是诊断下肢静脉疾病的金标准,但是一种有创伤性的检查方法,可伴有穿刺部位血肿、远端血管栓塞、下肢缺血加重等并发症,对碘过敏试验阳性患者、孕妇、肾功能损害及行动不便者无法进行。目前无创检查技术已应用于临床,且在一定程度上有取代静脉造影的趋势。

(2)彩色多普勒超声血管成像(CDFI):此检查无创、安全、无禁忌证,而且成像直观、清晰、易于识别、结果准确,特别对于微小的和局部病变的动态观察,如瓣膜的活动、功能状态、血栓形成等更优于X线造影。

(3)磁共振血管造影(MRA):近年来MRA技术发展迅速,作为无创性检查方法已逐渐受到人们重视。MRA除无创外,尚可清晰显示动脉、静脉的走向及管径,其诊断的敏感性和特异性均较X线造影高。

(六)主要治疗原则

目前,对下肢静脉曲张的治疗方法包括保守疗法和外科干预。静脉手术的目的是缓解症状和预防并发症的发生。治疗静脉曲张是否成功取决于消除静脉的反流和功能不全。保守治疗适合于病变轻微、妊娠期及极度体弱的患者,主要是抬高患肢休息或穿着医用型弹力袜。对于单纯性静脉曲张,传统的外科治疗是大隐静脉高位结扎和剥脱术,这已经成为治疗该病的金标准。其他的方法还包括硬化剂注射疗法(CTS)、超声引导下泡沫硬化治疗法(UGFS)、射频消融(RFA)和激光治疗(EVLT)等。

二、护理评估

(一)术前评估

1.一般评估

(1)生命体征:术前评估患者的生命体征(T、R、P、BP)。

(2)患者主诉:询问患者是否存在长时间站立后小腿感觉沉重、酸胀、乏力和疼痛。

(3)相关记录:生命体征、皮肤情况。

(4)病史:如外科手术、内科疾病、药物服用等。

(5)诊断:如血管检查、实验室检查、放射性诊断。

(6)身体状况:活动性、下肢活动能力。

(7)营养状况:如肥胖。

(8)知识水平:有关下肢静脉曲张的形成及自我护理注意事项。

2.身体评估

(1)视诊:双下肢皮肤有无皮肤萎缩、紧绷、脱屑、瘙痒、色素沉着、皮肤溃疡,有无静脉明显隆起、蜿蜒成团。

(2)触诊:双下肢皮肤有无肿胀,皮肤有无硬实,皮温,检查足背动脉、胫后动脉的搏动情况。

3.心理-社会状况

患者的适应能力、经济状况、家庭支持、社交活动、个人卫生、运动量、酒癖、烟癖、药物癖等。

4.辅助检查阳性结果评估

隐静脉瓣膜功能试验阳性,出现自上而下的静脉逆向充盈,如在止血带未放开前,止血带下方的静脉在 30 秒内已充盈,则表明有交通静脉瓣膜关闭不全。

深静脉通畅试验阳性,活动后浅静脉曲张更为明显,张力增高,甚至有胀痛,则表明深静脉不畅。

5.根据 CEAP 分级对下肢静脉曲张肢体进行临床分级

0 级,无可见或可触及的静脉疾病体征。

1 级,有毛细血管扩张、网状静脉、踝部潮红。

2 级,有静脉曲张。

3 级,有水肿但没有静脉疾病引起的皮肤改变。

4 级,有静脉疾病引起的皮肤改变,如色素沉着、静脉湿疹及皮肤硬化。

5 级,有静脉疾病引起的皮肤改变和已愈合的溃疡。

6 级,有静脉疾病引起的皮肤改变和正在发作的溃疡。

6.踝肱指数(ABI)评估

测量患者休息时肱动脉压及足踝动脉压,然后计算出指数。此方法被用作压力绷带或压力袜的一个指引,而并非诊断患者是否有原发性静脉或动脉血管病变。

(1)测量患者 ABI 用物:手提多普勒、传导性啫喱膏、血压计。

(2)测量 ABI 的操作步骤:向患者说明测量步骤;患者需平卧休息 10～20 min;置袖带于上臂,触摸肱动脉搏动;置传导性啫喱膏;开启多普勒超声,置探子 45°～60°,听取血流声音;加压于血压计直至声音消失;慢慢减压于血压计直至声音重现;记录此读数;重复此步骤于另一臂记录读数;采用较高的读数作为肱动脉压;置袖带于足踝之上;置探子于胫后动脉或足背动脉,重复以上步骤并记录读数;计算 ABI(足踝动脉压比肱动脉压)。

(3)ABI 值指引,见表 6-2。

表 6-2　ABI 值指引

ABI	临床解释	压力疗法
$\geqslant 1$	正常	可以安全使用压力疗法
$\geqslant 0.8$	可能有轻微动脉血管问题	征询医师意见才可使用压力疗法
< 0.8	有动脉血管病变	不建议使用压力疗法
< 0.5	有严重动脉血管病变	不可使用压力疗法

注:若 ABI 低于 0.8,应转介血管外科做进一步检查及治疗;如 ABI 太高,>1.3,可能为动脉血管硬化所致,要再做进一步检查,不可贸然做压力疗法。

(4)测量 ABI 注意点:若怀疑患者有深静脉血栓形成,不可做此检查,因为会增加患者疼痛及可能会使血栓脱离移位。患者一定要平卧以减少因流体静力压所致的误差,但有些患者因呼吸困难或关节炎而不能平卧,则应该记录下来,以便在下一次测量时做比较。血压计袖带尺寸一定要适中,若袖带太细,便不能令动脉血管完全压缩,从而导致 ABI 值增高。探子角度 45～60°,不可将探子用力向下压,否则血管会因受压而影响血液流动,以至于难以听取声音。足部冰冷会影响血液流动,可先用衣物覆盖保暖。ABI 的读数与患者本身血压有重要关系,若患者有高血压病史,ABI 的读数会低,相反,读数会高。

7.下肢静脉曲张弹力袜治疗效果评估

压力疗法的基本概念是足踝压力高于膝部压力,故此静脉血液便可由小腿推进至心脏。一般认为足踝压力要达到 5.3 kPa(40 mmHg)才可有效减低静脉高压。压力疗法有不同方式,包括弹力性绷带、非弹力性绷带、间歇性气体力学压力疗法及压力袜。

(1)弹力性绷带:弹力性绷带能伸展至多于 140%原有长度,当患者活动时,腓肠肌收缩,将血管压向外,当腓肠肌放松时,血管便会弹回至原位,弹力性绷带在任何时间均提供压力,故当患者休息时,压力依然存在,故活动压及休息压均高,尤其适合活动量少的患者。

(2)非弹力性绷带:非弹力性绷带也需要棉垫保护小腿及皮肤,但它的压力绷带只能伸展少许,故此形成坚实的管腔围在小腿外面,它的作用主要靠腓肠肌的收缩动作。非弹力性绷带的活动压很高,但休息压低,因此适用于活动量高的患者。

(3)间歇性气体力学压力疗法:此为一系统连接一个有拉链装置的长靴,患者将小腿及大腿放进长靴内,当泵开启时,便会有气流由足踝至大腿不停地移动,用以促进静脉血压回流及减少水肿。

(4)压力袜:压力袜同样可以帮助静脉血液回流至心脏,压力袜同样可以提供渐进式压力于小腿,英式标准的压力袜可以分为 3 级。①class Ⅰ:提供 1.9～2.3 kPa(14～17 mmHg),适合于轻微或早期静脉曲张患者,容易穿着但只提供轻微压力,不足以抵挡静脉压高血压。②class Ⅱ:提供 2.4～3.2 kPa(18～24 mmHg)压力,适合于中度或严重的静脉曲张,深静脉栓塞,可作为治疗及预防静脉性溃疡复发。③class Ⅲ:提供 3.3～4.7 kPa(25～35 mmHg)压力,适合于慢性严重性静脉高血压,严重的静脉曲张、淋巴液水肿,可治疗及预防静脉性溃疡复发。

压力袜的作用:①降低静脉血压高,促进血液回流至心脏;②减轻下肢水肿;③促进静脉溃疡愈合,防止复发;④在静脉曲张患者,可以延缓静脉溃疡形成;⑤防止深静脉血栓形成;⑥减轻由淋巴液引起的下肢水肿症状。

压力袜的禁忌证:①动脉性血管病变,因会阻碍动脉血流;②下肢严重水肿,过紧橡皮筋会导致溃疡形成;③心脏病患者,因大量液体会由下肢回流致心脏,增加心脏负荷,引起心室衰竭,故征询医师意见方可使用;④糖尿病或风湿性关节炎患者,因为可能会有小血管病变,压力会导致小血管闭塞,组织缺氧而死。

使用压力袜时评估患者:①患者要明白因他人本身下肢有静脉高血压,需要长期穿着压力袜来防止静脉溃疡,但压力袜并不能治疗其静脉高血压;②下肢若有严重水肿,应先用压力绷带,待水肿减退后才穿压力袜;③皮肤情况,若有皮炎、湿疹等,应先治疗;④下肢感觉迟钝,可能患者不知道是否过紧,应教会其观察足趾温度及颜色改变;⑤观察下肢及足部是否有畸形异常;⑥患者的手部活动能力,因穿弹力袜需要特别的技巧。

压力袜的评估:评估压力袜的压力度、质量、长度、尺寸和颜色。

压力袜的测量：所有患者均需要测量下肢尺寸以购买合适的压力袜，测量压力袜时间最好是早上或解除压力绷带后，因此时下肢水肿消退，故测量比较准确。测量内容包括足踝最窄周径、腓肠肌最大周径、足的长度（由大足趾最尖端部位至足跟）、小腿长度（由足跟至膝下）、若压力袜长及大腿，患者需要站立，测量由足跟至腹股沟长度，并且测量大腿最大的周径。

压力袜穿着及除去的注意事项：①压力袜的穿着及除去均需依照厂家指引以避免并发症的发生；②穿着时间因人而异，一般来说早上起来时穿着，之后才下床，直至晚上沐浴或睡眠时除去；③一般来说，压力袜需要3～6个月更换（依厂家指引），但若有破损，则应立即更换；④定期做ABI测量及由医护人员评估是否需要减低或加强压力度，患者不可自行改变压力度。

弹力袜的效果评价：使用医用弹力袜的患者其患肢的沉重感、酸胀感及疼痛感会消失。

健康教育：压力疗法是保守性治疗静脉性高血压的最佳疗法。应保护下肢，避免损伤，穿着适当鞋袜。指导患者腓肠肌收缩运动，以促进静脉回流。不活动时，需要抬高下肢，高于心脏水平。

(二)术后评估

(1)患者的血液循环，包括患肢远端皮肤的温度、色泽、动脉搏动、感觉等有无异常。

(2)伤口的敷料是否干洁，有无渗血、局部伤口有无红肿热痛等感染征象。能否早期离床活动及正常行走。

(3)尿管是否通畅，尿液的量、颜色、性质，有无导管相关性感染的症状。

三、护理诊断(问题)

(一)活动无耐力
与下肢静脉回流障碍有关。

(二)皮肤完整性受损
与皮肤营养障碍、慢性溃疡有关。

(三)疼痛
与术后使用弹力绷带、手术切口有关。

(四)潜在并发症
深静脉血栓形成、小腿曲张静脉破溃出血、下肢静脉溃疡。

四、主要护理措施

(一)促进下肢静脉回流,改善活动能力

1.术后

6 h内去枕平卧位，患肢抬高20°～30°，同时进行脚趾屈伸运动，尽量用力使脚趾背屈、趾屈，每次1～2 min，每天3～4次。次日晨嘱患者必须下床活动，除自行洗漱外，根据年龄和身体状况要求患者进行行走练习，每次10～30 min，当日活动2～3次。在此期间避免静坐或静立不动，以促进静脉血液回流，预防下肢深静脉血栓。回床上休息时，继续用枕头将患肢抬高同时做足背伸屈运动，以促进静脉血回流。另外，注意保持弹力绷带适宜的松紧度，弹力绷带一般需维持两周才可以拆除。术后6 h内测生命体征每小时1次，动态监测创面敷料，观察肢体有无肿胀、疼痛，注意肢端感觉、温度和颜色的变化。

2.保持合适体位

采取良好坐姿,坐时双膝勿交叉过久,以免影响腘窝静脉回流;卧床休息时抬高患肢30°～40°,以利静脉回流。

3.避免引起腹内压和静脉压增高的因素

保持大便通畅,避免长时间站立,肥胖者应有计划进行减轻体重。

(二)疼痛护理

1.因弹力绷带加压包扎过紧而导致的下肢缺血性疼痛

此时要检查足背动脉搏动情况,观察足趾皮肤的温度和颜色,如有异常及时通知医师给予处理。

2.腹股沟切口疼痛

观察切口处敷料有无渗血,肢体有无肿胀,并及时通知医师,遵医嘱给予止痛剂。

(三)术后并发症的护理

1.下肢深静脉血栓的形成

术后重视患者的主诉,如出现下肢肿胀、疼痛应警惕深静脉血栓的形成。术后鼓励患者早期活动,用弹性绷带包扎整个肢体,有利于血液回流。有条件则可以给予低分子肝素钙5～7天,能有效地预防血栓的形成。

2.切口出血

术后严密观察切口敷料渗出情况及患肢包扎敷料情况,常规应用止血药1～2天。

3.切口感染

术后评估切口渗液情况,监测体温变化,如体温升高,切口疼痛,检查切口红肿应警惕切口感染的发生,保持会阴部清洁,防止切口感染。

五、护理效果评估

(1)患者的下肢的色素沉着减轻,肿胀减轻。

(2)患者的活动量逐渐增加,增加活动量无不适感。

(3)患者的疼痛得到及时缓解。

(4)未出现下肢深静脉血栓、切口出血、感染等并发症。

(陈焕银)

第六节 下肢动脉硬化闭塞症

下肢动脉硬化闭塞症是指由于动脉硬化造成的下肢供血动脉内膜增厚、管腔狭窄或闭塞,病变肢体血液供应不足,引起下肢间歇性跛行、皮温降低、疼痛乃至发生溃疡或坏死等临床表现的慢性进展性疾病,常为全身性动脉硬化血管病变在下肢动脉的表现。

一、病因

目前对本病的发病原因还不明了,可能是综合因素导致发病。本症与高脂血症有密切关系,有关因素还包括高血压、糖尿病、吸烟、肥胖等。因此,"九高一少"(高血脂、高血糖、高尿酸、高体重、高血压、高血液黏度、高年龄、高精神压力、高烟瘾和少运动的中老年人)是动脉硬化闭塞症的高危因素。发病率随年龄增长而上升,70岁以上人群的发病率为15%～20%,男性发病率略高于女性。

(一)吸烟

烟草中的一氧化碳会造成血管壁内皮细胞缺氧,促成动脉硬化;烟草中的尼古丁还可使高密度脂蛋白减少,低密度脂蛋白增加,从而加重动脉硬化,是动脉粥样硬化的主要危险因素之一。吸烟可以减少运动试验时的间歇性跛行距离,增加外周动脉缺血、心肌梗死、卒中和死亡的危险,增加严重下肢缺血和截肢的危险,疾病的严重程度和吸烟量呈正相关。

(二)糖尿病

糖尿病使本病发生率增加2～4倍,女性糖尿病患者发生本病的风险是男性患者的2～3倍。糖尿病患者的糖化血红蛋白每增加1%,相应ASO风险增加26%。糖尿病患者发生严重下肢动脉缺血的危险高于非糖尿病患者,截肢率较之高7～15倍。糖尿病可加速动脉硬化闭塞的进程,同时有糖尿病性微血管病变使病情更复杂。

(三)高血压

高血压是下肢ASO的主要危险因子之一,收缩期血压相关性更高,危险性相对弱于吸烟和糖尿病。长期高血压可引起血管内壁损伤,有利于动脉内壁的脂质浸入与沉着。

(四)高脂血症

高脂血症使下肢ASO的患病率增高,出现间歇性跛行的危险增加。

(五)高同型半胱氨酸血症

相对于普通人群,ASO患者中高同型半胱氨酸的合并概率明显增高。同型半胱氨酸是动脉粥样硬化的独立危险因素,约30%的ASO患者存在高同型半胱氨酸血症。

(六)慢性肾功能不全

有研究表明慢性肾功能不全与ASO相关,对于绝经后女性,慢性肾功能不全是ASO的独立危险预测因素。

(七)炎症指标

动脉粥样硬化是涉及多种炎症细胞和因子的慢性炎症反应。与同龄无症状人群相比,炎性指标(如C反应蛋白)增高的人群5年后发展为下肢动脉硬化闭塞症的概率明显增高。

二、发病机制

动脉硬化闭塞症的主要发病机制有下列几种学说。

(一)损伤及平滑肌细胞增殖学说

各种损伤因素,如高血压、血流动力学改变、血栓形成、激素及化学物质刺激、免疫复合物、细菌病毒、糖尿病及低氧血症等,导致内皮细胞损伤。内皮细胞损伤后分泌多种生长因子、趋化因子,刺激平滑肌细胞(SMC)向内膜迁移、增殖、分泌细胞外基质并吞噬脂质形成SMC源性泡沫细胞,最终形成动脉硬化斑块。

(二)脂质浸润学说

该学说认为血浆中脂质在动脉内膜沉积,并刺激结缔组织增生,引起动脉粥样硬化。

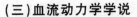

(三)血流动力学学说

在动脉硬化的发病过程中,血流动力学因素也起到一定作用,并与动脉粥样硬化斑块的部位存在相互关联。研究证实,动脉硬化斑块主要是位于血管壁的低切力区,而湍流则对斑块的破裂或血栓形成起到一定作用。硬化斑块往往好发于血管床的特定部位。

(四)遗传学说

遗传学调查显示本病有家族史者比一般人群高 2～6 倍,可能是由于遗传缺陷致细胞合成胆固醇的反馈控制失常,以致胆固醇过多积聚。

三、治疗要点

(一)非手术治疗

动脉硬化是一种全身性疾病,应整体看待和治疗,包括控制血压、血糖、血脂,严格戒烟等,使血脂和血压处于正常,解除血液高凝状态,促使侧支循环形成。

1.饮食

肥胖者要减轻体重,限制脂肪摄入量,食物以低脂、低糖为主,多吃富含维生素和不饱和植物性脂肪的饮食,如豆类、水果、蔬菜等;少吃高胆固醇食物。

2.运动和戒烟

适当的体育活动可恢复精神疲劳,调节紧张情绪,促进脂肪代谢,要量力、有计划地多做各项运动或锻炼,如步行、慢跑等。

3.抗血小板和抗凝治疗

抗血小板药物共同的作用是抑制血小板活化、黏附、聚集和释放功能,从而产生预防血栓形成、保护血管内皮细胞、扩张血管和改善血液循环的作用。阿司匹林联合氯吡格雷可降低有症状的下肢 ASO 患者(无出血风险和存在心血管高危因素)心血管事件的发生率,应警惕出血风险。使用传统抗凝药(如华法林)并不能减少心血管事件的发生,而且可能增加大出血风险。

(二)手术治疗

目的是重建动脉血流通道,改善肢体血供。

1.手术适应证

严重间歇性跛行影响患者生活质量,经保守治疗效果不佳;影像学评估流入道和流出道解剖条件适合手术;全身情况能够耐受。<50 岁患者的动脉粥样硬化病变的进展性更强,导致疗效不持久,这类患者间歇性跛行的手术治疗效果不明确,手术干预要相当慎重,手术应在有经验的医疗中心进行。

2.手术方式

(1)动脉旁路术:应用人工血管或自体大隐静脉,于闭塞血管近、远端正常血管之间建立旁路,分解剖内旁路与解剖外旁路。解剖内旁路按照原正常的动脉血流方向构建,符合人体的正常生理结构,为首选的方法;解剖外旁路适用于不能耐受手术,以及解剖内旁路走行区存在感染的患者。

(2)动脉内膜剥脱术:适用于短段主、髂动脉狭窄或闭塞的患者,由于腔内治疗技术的发展,目前已较少应用,多作为动脉旁路术的辅助,以利于构建良好的吻合口。

(3)经皮腔内血管成形术/支架植入术:为微创治疗方法,手术风险低,恢复快。该方法经动脉穿刺,输送球囊导管至动脉狭窄或闭塞的部位,扩张、重建动脉管腔,结合血管腔内支架的使

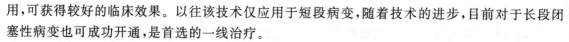

用,可获得较好的临床效果。以往该技术仅应用于短段病变,随着技术的进步,目前对于长段闭塞性病变也可成功开通,是首选的一线治疗。

(三)血运重建

应根据患者的自身情况个体化选择合理的血运重建方式。无症状或症状轻微的下肢 ASO 无须预防性血运重建。

腔内治疗:许多中心选择腔内治疗作为首选的血运重建方法,因为相对手术而言,腔内治疗的并发症发生率和死亡率均较低,而且如果治疗失败还可以改用开放手术治疗。当间歇性跛行影响生活质量,运动或药物治疗效果不佳,而临床特点提示采用腔内治疗可以改善患者症状并且具有良好的风险获益比时,建议采用腔内治疗。治疗下肢 ASO 的血管腔内技术较多,如经皮球囊扩张成形术(PTA)、支架植入、斑块切除术、激光成形术、切割球囊、药物球囊、冷冻球囊,以及用药物溶栓治疗或血栓切除等。

(四)严重下肢缺血(CLI)和保肢治疗

CLI 是下肢动脉疾病最严重的临床表现,特点为由动脉闭塞引起的缺血性静息痛、溃疡或坏疽。CLI 患者的预后远不如间歇性跛行患者好,表现在高截肢率及高死亡率,因此,对 CLI 的治疗应更为积极。CLI 治疗的目的是保肢,当技术可行时,应对所有 CLI 患者进行血管重建。在患者一般情况稳定的前提下,对心脑血管疾病的治疗不应该影响 CLI 的治疗。

1.CLI 的药物治疗

CLI 药物治疗的目的是缓解静息痛、促进溃疡愈合,以及辅助救肢。抗血小板药物(阿司匹林、氯吡格雷和西洛他唑等)可以预防心血管及其他部位动脉硬化闭塞症的进展。前列腺素类药物(如前列地尔注射液或贝前列素钠)可以有效减轻静息痛、促进溃疡愈合,其中伊洛前列素可有效降低截肢率。

2.CLI 的腔内治疗

CLI 治疗的最重要转变是从开放性旁路手术逐渐向创伤较小的腔内治疗的转变。在许多医疗中心,腔内治疗已经成为 CLI 血管重建的首选方案,而血管旁路术成为后备选择。腔内治疗的最大优势是创伤小、并发症发生率低及近期疗效好,但远期通畅率较低仍是限制其应用的主要原因,因此,更多地适用于亟需救肢但手术风险较高或预期生存时间较短的患者。CLI 的腔内治疗应以重建至少 1 支直达足部的血管为手术目标。

3.CLI 的手术治疗

对于威胁肢体的严重缺血,如患者预期寿命>2 年,在向体静脉可用且全身情况允许的条件下,开放手术也可作为首选。对于流入道和流出道均有病变的 CLI 患者,应优先处理流入道病变;如流入道血管重建后,肢体缺血或溃疡仍无好转,应进一步处理流出道病变。如果患者情况允许,也可考虑同时处理流入道和流出道病变。对于肢体已严重坏死、顽固的缺血性静息痛、合并感染或败血症,并且因合并症导致预期生存时间较短的 CLI 患者,应考虑首选截肢。

(五)糖尿病性下肢缺血治疗

应重视糖尿病性下肢缺血的多科综合治疗。在国内学者提出的"改善循环、控制血糖、抗感染、局部清创换药、营养神经、支持治疗"六环法措施的基础上,还应注意以下两个方面。

1.控制高危因素

如降压、降脂和戒烟;如果病因不祛除,病变继续发展,治疗的效果就不佳。

2.截肢(截趾)

当坏疽的病变已经发生,截肢(趾)仍然不失为一种明智的选择。然而无论如何,下肢动脉血流的重建在治疗糖尿病下肢缺血的方法中是最重要和关键的措施。重建的方法同 CLI 的治疗。

(六)急性下肢缺血的治疗

急性下肢缺血的患者可在数小时内发生神经和肌肉的不可逆性损伤,因此应强调对所有怀疑 ALI 的肢体血流情况进行多普勒超声检查,尽快评估并决定治疗方案。对于威胁肢体存活的 ALI 患者,需行急诊血运重建。经皮血栓抽吸装置可用于外周动脉闭塞所致的急性下肢缺血的辅助性治疗。外科手术治疗适用于出现运动或严重感觉障碍的患者,尤其是下肢缺血严重至已威胁患肢生存、腔内溶栓治疗可能延误血运重建时间的 ALI 患者。对于因心源性或其他来源栓子脱落引起的急性下肢动脉栓塞,动脉切开取栓术是首选的治疗方法。当肢体无法挽救时,需在患者全身情况恶化之前截肢。

四、护理评估

(一)一般情况

患者的年龄、性别,有无高血压、高血糖、高血脂的病史;心、肺、肾等身体重要脏器功能。

(二)专科情况

(1)间歇性跛行的间隔时间、距离。

(2)患侧肢体的皮温、皮色及动脉搏动情况。

(3)肢端坏疽的范围、严重程度。

(4)患肢疼痛的程度、性质及持续时间。

(5)术后患肢有无肿胀,皮肤的温度、色泽、感觉及足背动脉搏动的变化。

(6)应用抗凝药物期间观察口腔、鼻腔、牙龈有无异常出血,有无血尿、便血等出血倾向。

(三)辅助检查

血脂、血糖情况;彩色多普勒检查结果。

五、常见护理诊断(问题)

(一)有皮肤完整性受损的危险

有皮肤完整性受损的危险与肢端溃疡、坏疽有关。

(二)疼痛

疼痛与患肢缺血、组织坏死有关。

(三)活动无耐力

活动无耐力与患肢远端供血不足有关。

(四)抑郁

抑郁与疾病久治不愈有关。

(五)知识缺乏

缺乏患肢锻炼方法的知识及足部护理知识。

(六)潜在并发症

出血、远端栓塞、移植血管闭合。

六、护理目标

(1)患者患肢皮肤无破损。

(2)患者肢体疼痛程度减轻。

(3)患者活动耐力逐渐增加。

(4)患者抑郁程度减轻。

(5)患者学会患肢的锻炼方法,并能正确自我护理足部。

(6)患者术后并发症得到预防、及时发现和处理。

七、护理措施

(一)术前护理

1.足部护理

每天用温水洗脚,以免烫伤,用毛巾擦干,不可用力摩擦,揉搓皮肤,趾与趾间用棉签将水吸干;保持皮肤干燥、滋润,穿棉质或羊毛质地的袜子,既吸汗又通气,袜子不要过紧或过松,及时更换,保持鞋袜干燥、洁净,足部可涂凡士林油保持滋润。足部是湿性坏疽或溃疡者的趾间用棉球隔开。足部若是干性坏疽注意保护,防止感染,并遵医嘱给予抗生素治疗。

2.患肢适当保暖

禁冷敷,以免引起血管收缩,取合适的体位,睡觉时取头高足低位,使血液易灌流至下肢;避免长时间维持一个姿势不变,以免影响血液循环,坐时应避免一脚搁在另一脚膝盖上,防止动、静脉受压阻碍血流;皮肤瘙痒时,可涂止痒药膏,避免手抓,以免造成继发感染。

3.卧床患者进行锻炼的方法

平卧位,抬高患肢 45°,维持 1～2 min,然后再足下垂床边 2～5 min,同时两足和足趾向四周活动 10 min,再将患肢放平休息 2 min,每次反复练习 5 次,每天数次。此活动为增加末梢血液循环,以促进侧支循环的建立,但不适用于溃疡或坏疽的情况。

4.患肢疼痛遵医嘱给予有效的止痛药

如磷酸可待因片、布桂嗪(强痛定)、盐酸吗啡缓释片等。

5.向患者讲解手术方式

手术前医护人员向患者讲解手术方式(旁路或腔内的切口部位),若行 PTA 或支架手术,应告知患者术后绝对卧床 24 h,并保持穿刺一侧肢体伸直制动体位。若放封堵器的患者应术后绝对卧床 24 h,保持穿刺一侧肢体伸直制动体位 6 h,并进行床上大小便练习。

6.术前准备

术前禁食 4 h、备皮、碘过敏试验,检查足背动脉搏动情况并标记,绝对戒烟。

7.心理护理

患者住院期间均表现出不同程度的焦虑和对本病知识的缺乏。精神心理因素直接影响人的生命活动。由于肢体缺血性疾病的病程长,痛苦大,患者往往失去治疗的信心。护理人员要多与患者谈心,了解其心理痛苦,分析心理障碍类型根源,通过诱导解释、鼓励、安慰、疏导等方法解除顾虑,消除心理压抑,树立战胜疾病的信心。保证病区环境安静及床单位整洁、舒适。通过热情周到的服务,使患者解除思想负担,积极配合治疗,促使患者早日康复。

(二)术后护理

(1)局麻或者全麻术后护理常规。

(2)麻醉清醒后可平卧位或床头抬高15°的斜坡位,防止髋关节、膝关节过度弯曲,保持血管通畅。

(3)观察末梢血液循环,包括皮温、色泽、足背动脉搏动情况,以便观察重建血管是否通畅。

(4)观察伤口有无出血、渗血情况。

(5)观察术后肢体肿胀及肢体循环情况,如肿胀及疼痛剧烈时应及时告知医护人员进行处理。

(6)药物护理。使用抗凝或溶栓药物治疗时,针眼处应长时间按压,如若大小便出血、牙龈出血或皮肤黏膜有出血点等,及时通知医师。①降血脂药物:血脂过高的患者经饮食控制后血脂仍不降者,可用降血脂药物治疗,目前常用的药物有烟酸肌醇、苯扎贝特(必降脂)、氯贝丁酯(安妥明)、辛伐他汀(舒降脂)、考来烯胺(消胆胺)、多烯脂肪酸、维生素C、脉通等。②降血压药物:动脉硬化闭塞症的患者有40%~50%伴有高血压,常给手术带来一定的危险性,故应同时治疗高血压。常用的降血压药物有复方降压片、美托洛尔(倍他乐克)、卡托普利(开搏通)、珍菊降压片等,需根据降压情况调节剂量。

(7)不宜过早离床活动。术后4~5天绝对卧床休息,可在床上行距小腿关节伸屈运动,减轻下肢肿胀及静脉血栓形成,下床活动应适量,勿长期站立或静坐。

(8)饮食护理。鼓励患者多饮水,进易消化、清淡饮食,多食蔬菜水果。要保持患者良好的食欲和足够的营养。随着生活水平的提高,要注意饮食结构,增加人体必需的营养素如蛋白质、脂肪、糖类、维生素、无机盐和水等,多食含纤维素丰富、含胆固醇量低及低热量、低脂肪饮食,多喝水或淡茶水,可以减少肠内胆固醇的吸收,防止高脂血症与动脉硬化。在饮食中,忌油腻、辛辣刺激食物,以免导致病情加重。要养成良好的饮食习惯,避免过饥或过饱,忌饮浓茶。

(9)对术后并发症进行观察。①出血是术后最常见的并发症。原因是止血不彻底,抗凝后未结扎的小动静脉断面出血,做血管隧道时操作粗暴,损伤皮下小血管,全身肝素化过度等。②由于血管内动脉硬化残渣、血栓、内膜碎片等脱落导致远端组织栓塞。③人工血管过长易发生扭曲,影响血流,甚至引起血栓形成。术后密切观察患肢远端皮肤的温度、色泽等。④主髂动脉人工血管旁路术主要是经腹和经腹膜后两途径进行,术后易发生肠粘连、肠梗阻、腹膜后血肿等,观察患者有无腹痛、腹胀、呕吐及排便排气停止等症状。⑤多伴有血肿、淋巴管瘘、皮肤坏死或移植血管污染等,观察伤口局部有无红、肿、热、痛等表现,严重者表现为畏寒、发热等全身症状,应遵医嘱合理使用抗生素预防感染。⑥保持各种管道的通畅,翻身时注意不要将导管打折或拔除,术后避免过多陪护,以保证患者休息。

八、护理评价

(1)患者住院期间生活基本自理。

(2)患者疼痛消失。

(3)患者住院期间皮肤完好。

(4)患者住院期间伤口未发生感染。

九、健康指导

(一)休息与活动

睡觉和休息时取头高足低位,便于血液灌注下肢,避免长时间取同一姿势,影响血液循环,要注意适当的运动。

1.步行锻炼

适用于早期患者或恢复期,每天坚持步行锻炼,步行的速度和距离应以不引起肢体疼痛为标准,一般经过数个月的步行锻炼,许多患肢间歇性跛行得到明显改善。

2.伯尔格运动

适用于基本上不能行走的患者,可在床上锻炼。先让患肢抬高 2~3 min,后下垂于床沿 3~5 min,再半卧 2~3 min,如此重复练习 5~10 次,每天 3 次,可以防止肌肉萎缩,有利于肢体功能恢复。

3.其他锻炼方法

应根据患者的体质、所处环境和爱好来选择,如气功、体操、散步、太极拳等。但恢复健康锻炼要循序渐进,逐渐增加运动量和延长活动时间,不宜勉强剧烈活动。患者要对动脉硬化闭塞症的恢复健康期指导有一定的了解,切实做到每一项。患者在积极进行中西医治疗外,适当参与一定的运动锻炼,会使患肢的血液循环有所改善,从而使自己的身体恢复得更快。

(二)保暖患肢

切勿赤足,避免外伤,注意保暖,穿宽松的鞋袜。注意足部清洁,每天用温水洗脚,选择棉袜或羊毛袜,并且每天更换,修剪趾甲时应小心谨慎,不要剪破皮肤。

(三)饮食护理

指导患者进食低脂、低胆固醇、高蛋白、高维生素、低盐低钠、高钾饮食,忌烟酒,注意平衡营养,避免过饱,多食,每天食盐总量控制在 6 g 以内,禁食一切用盐腌制的食物,每天脂肪量限制在 40 g 以下,禁食油炸物、肥肉、猪肉及含脂肪多的点心,每天胆固醇的摄入量应低于 200 mg,适当限制绿色蔬菜及新鲜水果,防止食物中过多的维生素 K 进入机体影响抗凝效果,保持大便通畅,积极治疗慢性咳嗽,戒烟等。

(四)定期复查

定期复查凝血功能。

(五)用药指导

定期用药。

(六)门诊随诊

出院后 1 个月复查,如出现下肢冰凉,肤色苍白,明显疼痛时应及时复诊。

(陈焕银)

第七章 烧伤与创面修复护理

第一节 慢性创面

一、慢性创面的定义与分类

(一)定义

皮肤和皮下组织的正常结构和功能受到破坏,即产生伤口。组织损伤后,机体的正常反应是恢复组织解剖与功能完整性,这是一个及时、有序的修复过程。

伤口愈合,作为一个动态、有序而且复杂的过程,大致可分为 4 个渐次发生而又相互重叠的过程,即止血期、炎症期、增殖期和重塑期。在各种系统或局部因素作用下,这种有序的过程受到干扰,愈合过程延长,最终导致解剖和功能上的缺陷,从而产生慢性伤口。

临床上根据愈合时间,将伤口分为急性伤口与慢性伤口,但确切的时间分界尚无定论。根据伤口部位、病因及患者年龄和生理条件的不同,伤口愈合的时间也随之变化。

经典的急性伤口——外科术后伤口,通常在 2~4 周完全愈合。根据这一规律,不同的学者和学会给予慢性伤口不同的时间定义。杨宗城将这个时间点定义为 1 个月,即临床上由于各种原因形成的伤口,接受超过 1 个月的治疗未能愈合,也无愈合倾向者。欧洲标准中,慢性伤口是指经过正确诊断和规范治疗 8 周后,伤口面积缩小不足 50% 的创面疾病。另外还有学者将超过 2 周,或者超过 3 个月未愈合的伤口定义为慢性。因此慢性伤口的定义目前尚未达成统一共识。

伤口愈合学会关于慢性伤口的定义:一个无法通过正常、有序、及时的修复过程达到解剖和功能上的完整状态的伤口。关于时间分界,一般认为 6~8 周未愈合的伤口被称为慢性伤口。但定义中是否应加入"经过正确诊断和规范治疗"限定,由于尚缺乏国家层面的指南和规范,仍值得商榷。

(二)分类

慢性伤口是在各种因素作用下,正常伤口愈合机制受损,微环境失衡、细胞生长和细胞外基质代谢等方面调控紊乱导致。因此,形成溃疡的病因多种多样,影响伤口愈合的因素纷繁复杂,对于慢性伤口的形成机制、发病机制仍在不断探讨之中,尚未形成统一认识,而对于慢性伤口的分类及分期也很难达成一致。

1.根据病因分类

根据病因将慢性伤口分为八类:压力性损伤、血液病、血管供血不足、恶性疾病、代谢性疾病、感染、炎性反应紊乱及其他(放射、烧伤、冻伤等)。

这一分类的优点是按照慢性伤口的原发病、基础病进行分类,分类后可以有针对性地进行系统性治疗。缺点是即使明确分类,由于分类大多数是按照组织系统进行的,分类中的疾病临床表现各异、治疗方案迥然,仍需要根据具体情况进行个性化治疗;同时该分类是针对病因学进行的分类,针对伤口局部治疗并无指导意义,因此在临床中并未得到广泛应用。

2.根据伤口愈合延迟的原因分类

按照伤口的正常愈合过程,慢性伤口以较长的异常炎症反应过程和伤口愈合受阻为特征。因此究其原因可以分为两大类:一类是伤口感染后,免疫细胞异常激活,大量炎性因子、蛋白水解酶和活性氧簇被释放出来,伤口处于一种过度炎症反应状态,而使表皮及肉芽组织长期无法形成;另一类是因伤口缺血缺氧,使胶原蛋白合成减少,同时大量细胞生长因子被异常激活的基质金属蛋白酶降解,使得成纤维细胞、表皮细胞等的增殖和迁移受限,导致伤口不愈。

另外皮肤溃疡的愈合主要包括三个机制:上皮形成、伤口收缩和细胞外基质沉积。慢性伤口患者中机体全身状况、局部血供、细胞迁移及增殖、各种生长因子的水平和功能活性等改变,对上述三个机制产生影响,从而延缓伤口愈合的进程。

目前常见的慢性伤口类型有静脉性溃疡、动脉性溃疡、糖尿病足溃疡、创伤性溃疡、压力性损伤及其他(肿瘤和结缔组织疾病、麻风等)。由于慢性伤口的复杂性和多样性,很难针对慢性伤口整体进行全面、有效的分类和分期。但针对慢性伤口中常见的类型,如糖尿病足溃疡、下肢静脉性溃疡、压力性损伤等,相关组织和学会进行了相应的分级和分期,制定了指南,规范了临床治疗。因此,在慢性伤口治疗过程中,首先应明确原发病、基础病,进行对因治疗,然后根据伤口的具体情况,进行对症治疗。

二、慢性伤口的病理生理变化

伤口如果按照正常的顺序愈合,就可以达到完全愈合。Rubin 和 Farber 研究发现这些独立而又相关的过程包括完整的止血和炎性反应,间质细胞向创伤部位的迁移、增殖,新生血管形成,上皮化,胶原形成及适宜的交联(提供创面张力)等(图 7-1)。一般认为慢性伤口与正常伤口的愈合过程类似,在止血期、炎症期、增殖期出现问题后都可能造成伤口愈合缓慢,甚至停滞,从而形成慢性伤口。

伤口最初由血液填充,继而形成凝血块,维持伤口的初步稳定。血浆纤连蛋白相互交联形成早期的细胞外基质,连接血块和组织。

伤口边缘的上皮细胞无法接触到其他上皮细胞(尤其是基底层)时,机体将释放信号,诱导细胞迁移。通过基底层的细胞分裂和迁移,逐渐覆盖缺损,修复伤口。受损细胞释放的分解产物、白细胞释放的纤连蛋白和溶菌酶作为诱导物,吸引巨噬细胞、肌成纤维细胞和成纤维细胞迁移至伤口。同时内皮细胞增生,新生血管形成。吞噬细胞移除血痂,成纤维细胞和肌成纤维细胞开始构建新的细胞外基质。

表皮细胞向心性迁移,覆盖伤口。当表皮细胞接触伤口后,形成新的基底层。同时协调成纤维细胞、肌成纤维细胞、巨噬细胞和内皮细胞填充缺损。伤口愈合后巨噬细胞、肌成纤维细胞数量下降,毛细血管逐渐消退,开始构建最终的细胞外基质。

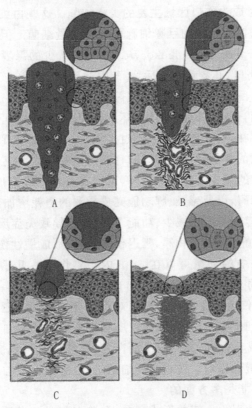

图 7-1　皮肤溃疡的愈合过程

表皮细胞的分裂恢复表皮厚度。真皮层缺损由致密、几乎无血管的细胞外基质填充,主要成分为Ⅰ型胶原蛋白,缺损最终被修复。

(一)止血期

皮肤损伤后,伤口边缘回缩及组织收缩,导致小动脉和小静脉受压,小血管经历 5～10 min 反应性持续收缩,血小板在血管断端及伤口表面凝聚,组织因子数分钟内激活凝血过程,凝血块开始填充伤口,同时激活生长因子、细胞因子等,启动愈合过程。较大血管的止血需要依靠压力、止血剂或电凝器等辅助完成。

血肿本身即可引起伤口无法愈合。若处理不当,出现活动性出血,形成皮下积血、血肿,尤其是闭合的伤口内压力进行性增加,可能造成周围正常组织坏死;同时如果血肿无法顺利机化,细菌通过伤口向血块移行、定植、感染,最终可能形成脓肿,造成伤口迁延不愈,形成慢性伤口。

出血性疾病是因先天性或获得性原因导致血管壁、血小板、凝血及纤维蛋白溶解等机制的缺陷或异常而引起的一组以自发性出血或轻度外伤后过度出血为特征的疾病。出血性疾病的患者都属于慢性伤口的高危人群。在处理这部分患者伤口时,尽可能在凝血功能障碍时避免不必要的有创操作。如果需要进行有创操作,之前应采取适当的预防措施,操作后应充分止血。

(二)炎症期

止血期后,炎症反应紧随而来,补体系统被激活,释放的趋化因子诱导粒细胞进入伤口,之后粒细胞很快被淋巴细胞取代。粒细胞的峰值出现在伤后 12～24 h。粒细胞和淋巴细胞的主要作用是抑制细菌生长、控制感染。对于绝大多数简单伤口，3 天后粒细胞数显著下降，24～48 h 后巨噬细胞逐渐增加，5 天时成为伤口区域主要的炎症细胞。这些白细胞可产生多种炎症介质，包括补体和激肽释放酶。伤口处聚集的巨噬细胞可吞噬少量细菌。但是如果存在大量细菌，特别是多形核白细胞（polymorphonuclear leukocyte，PMNs）减少的患者，则会出现临床感染。单核细胞在 PMNs 之后进入伤口，其数量在伤后 24 h 内达到峰值。单核细胞转变为巨噬细胞，并成为伤口清创的主要细胞。巨噬细胞能识别并清除坏死组织、细胞碎片和病原体，清理伤口，为修复进行准备。而另一方面，通过清除病原体和坏死组织，巨噬细胞可以限制炎症反应的强度。病原体和异物刺激的持续存在，将导致巨噬细胞过度激活，合成分泌促炎细胞因子增加，从而加重组织损伤。因此早期有效的清创，可以加速伤口愈合，避免炎症反应过度对伤口愈合的损害。

　　PMNs 和巨噬细胞数量的减少和功能的下降，可能是各种因素造成的，如骨髓抑制、微量元素缺乏或肿瘤导致的合成障碍，以及感染、脾功能亢进导致的消耗增加，机体免疫功能的下降等。无论何种原因，PMNs 和巨噬细胞数量减少、功能下降，都将导致炎症反应迟滞，同时无法有效清除细菌和异物，造成细菌定植并形成生物膜，延迟伤口愈合，形成慢性伤口。

　　开放性伤口，周围皮肤中的细菌可以在 48 h 内污染伤口。几乎所有慢性伤口中都能测到细菌，细菌毒性和宿主的免疫力决定是否出现临床感染症状。一般认为当伤口细菌量 $<10^5$ CFU/mm^3 时，细菌仅仅定植在伤口表面而对伤口愈合无明显延缓作用。Robson 的经典研究表明伤口床的细菌量 $>10^5$ CFU/mm^3 时，植皮必将失败。减少细菌负荷的局部操作，如定期冲洗、灌洗、移除病变区域毛发、局部应用抗菌药物，慢性伤口可能快速愈合。从另一个角度说，严重定植本身足以形成慢性伤口。伤口内的细菌定植、感染往往与生物膜息息相关，而细菌生物膜对伤口愈合的影响可能是多方面的。

　　在自然界中，99％的细菌以生物膜的形式存在，人类 65％的细菌感染与生物膜的形成有关。慢性伤口细菌生物膜实际上就是细菌附着于伤口床，与其自身分泌的细胞外聚合物（extracellular polymeric substance，EPS）成分相互融合形成的一种膜状组织。它由细菌及其产物、EPS、坏死组织等共同组成。生物膜结构中包含了细菌生长繁殖所需的营养物质，可以不受外界干扰进行自我复制和繁殖；同时生物膜的立体结构植根于伤口床，除了为细菌生长繁殖提供庇护环境外，还能抵御外力，所以临床上使用棉球擦拭、冲洗，甚至搔刮可能都难以清除细菌生物膜。在急性伤口中，细菌生物膜的形成和作用并不明显，仅有 6％的伤口可以检测到这种生物膜的存在，因此细菌不是延缓急性伤口愈合的主要因素。但是当伤口由急性转变为慢性时，这种生物膜则可以在 60％以上的伤口中检测到，当细菌数量达到一定程度的时候，细菌生物膜就可能起到决定性作用。当细菌量 $>10^5$ CFU/mm^3 时，特别是有多种细菌同时存在时，细菌便附着于伤口，在 EPS 中繁殖、包埋，进而形成生物膜，延缓伤口愈合。细菌生物膜通过黏附—繁殖—成熟—脱落，循环往复，反复感染，影响伤口愈合。生物膜能够限制 PMNs 的趋化和分泌，诱导成纤维细胞出现衰老表型、角质细胞凋亡，影响成纤维细胞的重建、上皮化，导致伤口难以愈合。生物膜产生的 EPS 中含有强抗原物质，刺激宿主免疫系统产生大量抗体，但这些抗体无法突破 EPS 对膜内细菌起到杀伤效应，而免疫复合物的沉积，诱导炎症反应，反而引起周围组织的损伤。生物膜长期存在于慢性伤口表面，容易造成伤口组织缺血、缺氧和微环境的改变。

　　另一种参与清创的生化过程是组织基质金属蛋白酶（matrix metalloproteinases，MMPs）的活化。在无组织损伤和炎症反应时，由于组织中 MMP 抑制剂（tissue inhibitor of metalloproteinases,TIMPs)的存在,这些蛋白水解酶通常处于静止状态。创伤后 TIMPs 的活性急剧下降,MMPs 被激活。活化的 MMPs 与白细胞酶联合作用,分解周围基质蛋白(例如胶原蛋白和坏死细胞的大分子)。这些酶将无活力的组织结构分解,为下一步伤口愈合提供条件。

慢性伤口中细胞外基质(extracellular matrix,ECM)的合成-降解平衡方面出现了偏移,可能由于基质成分合成不足,也可能由于过度降解或降解酶抑制剂的减少。有试验证实,慢性伤口中基质降解酶增加而抑制剂减少,纤连蛋白降解增加,说明在 ECM 中含有较高的蛋白溶解活性。在慢性伤口分泌液中有许多蛋白酶(如明胶酶 MMP-2、MMP-9、血浆酶原激活剂等)的数量与活性增加。血浆酶原激活剂——尿激酶在压力性损伤中含量也很丰富。与急性伤口相比,压力性损伤和静脉性溃疡中含有较高的 MMP-1、MMP-8,更重要的是含有较高的胶原溶解活性。免疫学与底物特异性测定证明慢性伤口中主要表达的是 MMP-8,主要由 PMNs 分泌。对许多内源性蛋白酶抑制剂在慢性伤口中的含量也进行了测定,TIMP-1 在慢性伤口中的表达比正常愈合的伤口明显减少,MMP-1:TIMP-1 在慢性伤口中是升高的。

上皮化过程并不局限在伤口愈合的最后阶段。实际上随着炎症反应,上皮细胞经历着形态改变和功能改变。12 h 内,伤口边缘的完整细胞形成伪足,促进细胞迁移。细胞复制,并在伤口表面移动,在凝血块下方跨越受损真皮。当这些细胞到达伤口内面,开始与其他扩增的上皮细胞接触,直至最终重建正常的表皮。伤口缝合初的 24～48 h 就可以发生最初的上皮化,但表皮结构及厚度会随着伤口成熟进程而持续改变。早期伤口的假性闭合,导致深部坏死组织、异物等无法及时排出,引流不畅,造成不必要的愈合延迟。

肥大细胞释放血管活性物质,增加小血管通透性,促进炎症介质通过,导致局部水肿。慢性伤口周围组织硬化、水肿可能影响组织灌注。水肿增加局部组织毛细血管间距,从而增加营养、氧气弥散的距离,加重局部组织营养不良和缺氧。压力治疗能有效消除下肢水肿,从而成为静脉性溃疡的首选治疗。负压创面治疗(negative pressure wound therapy,NPWT)可以有效降低局部水肿,促进伤口愈合。

(三)增殖期

增殖期一般认为发生在损伤后的第 4～21 天。临时的伤口基质逐渐被肉芽组织所替代,肉芽组织主要由成纤维细胞、巨噬细胞和内皮细胞组成,它们在肉芽组织形成过程中发挥着关键性和独立性作用,这些细胞形成细胞外基质和新的血管。

随着时间的推移,临时的伤口基质首先被Ⅲ型胶原替代,而Ⅲ型胶原将在重塑期逐渐被Ⅰ型胶原所替代。新生胶原处于无序、无定形状态。最初胶原只有很低的抗张强度。数月后,胶原持续重塑,通过胶原纤维交联,产生有组织的方平组织模式。伤后 7～10 天,伤口进入易损期,很容易出现伤口裂开。2 周时伤口抗张强度只有原来的 5%,1 个月时为 35%。数月后伤口的抗张强度最终也无法恢复原水平。

MMPs 的过度激活导致 MMPs 与 TIMPs 的失衡,严重影响了胶原合成,使伤口难以愈合。研究发现在慢性伤口中,MMPs 浓度增高,TIMPs 的水平却发生下降。降低静脉性溃疡中的 MMPs 后,伤口愈合速度加快,可见 MMPs 与其抑制剂 TIMPs 的失衡也是慢性伤口的形成机制之一。

伤口愈合并不是由一种细胞或细胞因子独自完成的过程,而是多种细胞及细胞因子参与的复杂的生物学过程,是炎症细胞、角质形成细胞、成纤维细胞和内皮细胞等及其所合成的各种生长因子协同作用完成的。慢性伤口渗出液与急性术后伤口相比,蛋白酶水平增加,促炎症的细胞因子水平升高,生长因子水平降低。Cooper 等证实慢性伤口中 PDGF、bFGF、EGF 和 TGF-β 含量均比急性伤口低。付小兵等研究发现 bFGF 在慢性溃疡创面并未减少,反而增多,故认为愈合延迟可能与 bFGF 活性改变或 bFGF 与其受体间信号传导障碍有关。Howdiswshell 等利用抗体中和试验证明 VEGF 的缺失严重阻碍了难愈性溃疡创面处的血管新生。曹卫红等研究发现,在急性放射性小鼠皮肤溃疡内 PDGF-A 及 PDGFR-α 表达明显减弱,可能是伤口难愈的机制之一。Scimid 等用原位杂交的方法证明慢性伤口中缺乏 $TGF-\beta_1$,但 $TGF-\beta_2$、$TGF-\beta_3$ 并不少于正常皮肤和急性伤口组织。Brown 等将小鼠 $TGF-\beta_1$ 基因敲除后,小鼠的血管新生、胶原沉积和表皮再生能力减弱,最终导致伤口迁延不愈。付小兵等研究发现 EGF 可诱导表皮干细胞快速定向分化,促进损伤皮肤的再生,加速伤口上皮化。相关细胞因子的研究仍在不断探索中,伤口内细胞因子的表达异常、功能减退可能与伤口愈合延迟存在一定关联。局部应用细胞因子在临床中也取得一定疗效,某种程度上证实了因子与慢性伤口间的关联。

慢性伤口中上皮化程度显著降低,可能与伤口边缘的上皮细胞老化、分裂活性下降、无法复制 DNA 有关,造成伤口边缘上皮堆积,虽然分裂活跃,但无法向心性迁移。细胞外基质的缺乏,同样影响上皮化的进程,延缓伤口闭合。另外对于大面积伤口,上皮细胞迁移速度有限,需要借助手术的方法加速愈合。

三、慢性伤口延迟愈合的原因

(一)局部因素

1.坏死组织

伤口渗液和坏死组织不仅充当细菌良好的培养基,构成细菌逃避宿主免疫反应的屏障,增加感染机会,同时释放蛋白酶类和毒素降解生长因子,侵害相邻正常组织,形成阻止参与创面修复的细胞移动和再上皮化的物理屏障。伤口内遗留的坏死物质(主要包括纤维蛋白、变性的胶原和弹性蛋白),也可以通过形成纤维蛋白网对生长因子产生滞留作用,使伤口愈合延缓。细菌定植和感染都能增加伤口内细菌毒素和蛋白水解酶,延长炎症反应,增加坏死组织。

2.异物

木屑、玻璃、金属等异物残留在体内,造成组织的炎症排异反应。通过 X 线检查明确部位和深度,清除异物及周围坏死组织,伤口才能愈合。

3.感染

感染是影响慢性伤口愈合最常见的原因,由于多种细菌混合感染、耐药性产生、生物膜的形成使其成为治疗难题。对于大多数细菌来说,能够引起感染的细菌量是 10^5 CFU/mm^3,如大于该值,伤口的闭合率为 19%,小于此值闭合率则为 94%。有研究证明仅仅出现大量的多种菌种未必能影响创伤愈合。这是因为细菌的浓度、毒力、生长特性固然重要,但宿主的抵抗力也不可忽视。Cooper 等提出慢性伤口定植的细菌在 4 种及以上时更难治愈。

对于长期慢性不愈合的伤口,应考虑特殊细菌的感染,如快速生长的分枝杆菌、结核菌、放线菌等。这些细菌的检出对于培养技术有较高的要求,但简单的分泌物或组织涂片、抗酸染色能够在早期对致病菌进行分类,指导进一步治疗。深部组织的感染,应警惕厌氧菌感染。

慢性伤口内如能探及骨质,应考虑骨髓炎的诊断。骨外露和溃疡面积超过 $2 cm^2$,骨髓炎的可能性增高。X 线诊断骨髓炎敏感性的主要限制是皮层外观变化延迟,影像学检查异常落后于临床疾病高达 1 个月。磁共振成像(MRI)检查和核素显像的敏感度和特异性更高。骨髓炎诊断

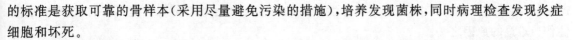

的标准是获取可靠的骨样本(采用尽量避免污染的措施),培养发现菌株,同时病理检查发现炎症细胞和坏死。

4.局部组织缺氧

氧在创伤修复中起着重要的作用。生理范围内的氧张力有利于组织内成纤维细胞的增殖,组织缺氧严重影响愈合。下肢经皮氧分压<4.0 kPa(30 mmHg)时,伤口将无法愈合。动物试验中,将兔耳组织局部氧分压从5.3~6.0 kPa(40~45 mmHg)降到3.7~4.0 kPa(28~30 mmHg),可导致伤口愈合率下降,7天愈合率只有80%。但缺血和组织缺氧并不一定完全同步。很多慢性伤口并未出现可测量的缺血,但组织内已出现缺氧情况,如贫血、水肿等。

5.组织灌注不良

组织灌注不良在慢性伤口形成中的作用已得到广泛认同,包括其引发的缺血缺氧、代谢产物堆积及缺氧诱发的中性粒细胞功能低下,这些都能造成伤口愈合延迟。

(1)外周动脉疾病(peripheral artery disease,PAD):严重的PAD,导致动脉多节段阻塞,动脉血流减少,组织氧气和营养供给减少,代谢产物无法移除。严重肢体缺血,最终发展为无法满足静息状态下的代谢需要,伴有极度疼痛、伤口无法愈合和组织丧失。

(2)镰状细胞疾病:是另一种形式的局部组织缺血。镰状细胞变形性差,不易通过毛细血管而使毛细血管内血流减慢,引起组织缺氧。血流缓慢又引起微血栓,导致不同部位的剧烈疼痛。镰状细胞性伤口类似缺血性、静脉性溃疡,外周血涂片有助于诊断。但镰状细胞性伤口愈合缓慢,极易复发。

(3)其他引起血管炎、微血管的血栓或栓塞的疾病:包括胆固醇栓塞、血管炎、坏疽性脓皮病、结节性多动脉炎、硬皮病、冷球蛋白血症、韦格纳肉芽肿、血栓闭塞性脉管炎、华法林相关坏死、肝素诱导性血小板减少症、蛋白C缺乏、蛋白S缺乏、抗磷脂抗体综合征等。

6.缺血-再灌注损伤、氧化应激反应

缺血-再灌注损伤是一系列复杂的分子、细胞学事件,在慢性伤口中有独特的作用。在组织缺血基础上反复发生的缺血-再灌注损伤也是影响慢性伤口形成的重要因素之一。缺血-再损伤的生物化学和细胞学特性是激活白细胞和补体、氧化应激和微血管功能异常引起广泛的细胞损伤。缺血在细胞水平造成线粒体氧化磷酸化能力受损,ATP生成下降。ATP的减少导致跨膜电位和离子流出下降,细胞膨胀。细胞质内钙离子浓度增加,激活信号传导通路,刺激产生细胞膜降解酶。另外缺血减少内皮黏附分子和细胞因子的表达。再灌注发生后,白细胞被激活,与内皮细胞相互作用,加剧炎症反应,引起细胞和组织受损。再氧化后,活性氧簇过量,进一步损伤血管和细胞,产生氧化应激反应,超过机体内源性防御机制,对周围组织造成损伤。再灌注损伤对微血管功能的影响体现在N_2O表达下降,血管无法舒张,伴随白细胞捕获,导致组织无灌流。出现"尽管存在再灌注,缺血组织内血流依然无法恢复"现象。这一过程反复发生,白细胞和补体的激活、氧化性损伤和微血管功能的紊乱导致组织反复受损,最终造成组织坏死。

下肢静脉性溃疡患者,小腿位置不断在静息和行走状态之间变化。下垂时局部组织缺血,抬高时再灌注,往复损伤,最终造成组织不可逆坏死。压力性损伤患者存在类似的缺血-再灌注损伤,重症患者或偏瘫患者定期翻身,皮肤组织受压时缺血,变换体位后血供恢复,反复的缺血-再灌注损伤比单独长时间缺血的损伤可能更大,这一假说已在动物试验中获得证实。

氧化应激是机体促氧化剂和抗氧化剂的稳态失衡,自由基产生增多,和/或机体或组织抗氧化能力下降的一种状态。过度的氧化应激可导致组织损害。慢性伤口有过多或持续的活性氧的产生,长期暴露于活性氧中,受活性氧毒性作用时间过长,对于伤口的愈合是不利的,这可能是慢性伤口难愈的原因之一。

7.pH

大多数人体相关的致病菌在 pH>6.0 时生长良好,低 pH 下生长受到抑制。保持皮肤正常的酸性环境可以有效地减少身体表面的生物负荷。急性炎症期时脓液为酸性,可以有效抑制细菌生长,清除无生机组织。但在慢性伤口中,伤口床 pH 持续呈弱碱性,而弹性蛋白酶、纤溶酶和MMP-2 最佳 pH 是 8.0,导致分解代谢占主导地位,不利于伤口愈合。当伤口的 pH 降至 6.0,这些酶的活性下降 40%~90%。如何打破慢性伤口中的这种相对"稳定"状态,对于促进伤口愈合非常重要。

8.压力

长时间无法移动,特别是脊髓疾病、重症患者,慢性伤口的风险增加。这些压迫性溃疡,类似神经病变伤口,常发生于骨突部位,骶尾部、膝部踝部和足跟。在无压力存在的情况下,可能促进这种类型伤口的愈合,例如全接触石膏(total contact casting,TCC)治疗糖尿病足溃疡。

9.瘘管

感染、自身免疫性疾病、创伤、医源性损伤等原因导致的空腔脏器与皮肤之间形成的瘘管,包括肠瘘、肛瘘、尿瘘、胆瘘、胰瘘等。空腔脏器内液体持续分泌,造成瘘管周围组织及瘘口周围正常皮肤损伤甚至坏死,形成慢性伤口。治疗原则包括抑制分泌、充分引流、局部保护等,很多需要急性期后的手术修复,部分成为永久性瘘,处理方法参见皮肤造口。

(二)全身因素

1.高龄

老龄患者的皮肤、神经及血管的养分供应减少,皮肤变薄,胶原分泌减少,降解增加。这些生理改变必然导致老龄患者容易出现皮肤破损,溃疡愈合缓慢。细胞衰老不仅包括机体正常老化的细胞,还包括持续暴露于慢性伤口渗液中的衰老细胞。在几种慢性伤口(包括压力性损伤、静脉曲张性溃疡等)中,成纤维细胞均表现出衰老的特征,在低氧环境中活性较差。衰老的细胞不但对正常的愈合刺激反应低下,并且占据了有限的创面空间。在正常的伤口愈合过程中,这些有限的空间是由对愈合刺激反应良好的正常细胞占据。

2.营养不良

创伤后机体对于营养和能量的需求增加,若同时伴有血管疾病、低血容量或组织水肿引起的组织灌注不良,则出现蛋白质、能量和各种微量营养元素的绝对或相对缺乏,导致伤口延迟愈合或经久不愈。营养不良,蛋白质合成速率减慢和分解加快、蛋白缺乏等导致免疫功能低下,感染机会的增加。营养不良不仅使患者体质下降,而且可能导致急性伤口变为慢性。没有充足的证据表明单纯补充营养补充剂能促进伤口愈合,但充足的营养对于预防感染、伤口愈合十分必要。

3.糖尿病

神经病变、血管病变和免疫功能低下导致糖尿病患者的伤口难以愈合。糖尿病患者的神经病变,造成皮肤干裂、感觉异常和足部畸形,易产生伤口。动脉粥样硬化引起下肢血管狭窄、闭塞,导致下肢缺血性病变。糖基化对于血细胞的影响十分显著,血红蛋白的变形能力下降,造成毛细血管阻塞,同时降低了白细胞的趋化性和吞噬功能,免疫反应能力下降,容易发生感染。糖尿病患者晚期糖基化终末产物(advanced glycation end products,AGEs)使炎症反应持续,成纤维细胞胶原沉积减少,生长因子活性降低等,导致伤口经久不愈。

4.慢性静脉功能不全

静脉性溃疡的发病机制与静脉瓣膜功能不全、静脉淤滞导致缺血有关。虽然静脉高压、水肿、纤维蛋白堆积、微血管改变导致缺血已经被证实,但这些并不能完全解释慢性静脉溃疡的病因。反复的缺血-再灌注循环,炎症反应中白细胞激活、活性氧簇损伤已缺血的组织,造成伤口不愈合。静脉性溃疡患者的中性粒细胞过多,但抗感染能力反而变差,可能与静脉高压时白细胞捕获、炎症介质释放、诱发局部炎症反应和全身炎症反应有关。

5.免疫功能低下

可能由于原发疾病或药物治疗所致,在长期免疫抑制的过程中,伤口愈合的炎症反应同样被抑制,例如移植患者、艾滋病患者和服用糖皮质激素的患者(如风湿性关节炎、狼疮和克罗恩病等),造成伤口愈合停滞于炎症期,形成慢性伤口。系统性使用免疫抑制剂,可抑制外周伤口愈合。但局部应用糖皮质激素,可以在一定程度上抑制炎症反应,促进伤口愈合。

6.肿瘤治疗

(1)化学药物治疗(以下简称化疗)。化疗药物对伤口愈合有明显的影响,尤其影响 VEGF。愈合早期 VEGF 促使新生血管生成,但恶性肿瘤治疗过程中,新型靶向药物将 VEGF 作为靶点,予以抑制,造成伤口无法愈合。

常规化疗药物的作用,与免疫抑制剂对患者的作用类似,增加形成慢性伤口和伤口感染的风险。但在伤口治疗过程中一定要把握主次关系,伤口治疗作为肿瘤治疗的一部分,应服从于肿瘤的整体治疗,除了新型靶向治疗药物外,应根据化疗方案制定相应的伤口治疗方案,不能因为伤口治疗影响患者的肿瘤治疗。

(2)放射治疗(以下简称放疗)。作为主要治疗或围术期辅助治疗,有超过 50% 的肿瘤患者接受不同程度的放疗。虽然放疗技术不断进步,放疗相关损伤依然影响伤口愈合。放射性损伤造成组织形态和功能的改变。对于正常组织,电离辐射的直接后果包括低剂量所致的细胞凋亡,高剂量所致的组织完全坏死。慢性期,照射区皮肤表现为菲薄、缺乏血管、剧烈疼痛、极易损伤或感染。放射性皮肤溃疡通常表现为愈合延迟,组织缺血性改变。放疗迟发性损伤表现为毛细血管扩张,小动脉、微动脉的偏心性肌内膜增生。增生性改变可能引起血管阻塞或腔内形成血栓。这些溃疡愈合缓慢,可能持续数年,必要时行手术修复。

7.吸烟

烟草的成分主要影响血管活性。烟草的主要成分包括尼古丁、一氧化碳、焦油、氰化氢、氮氧化物、亚硝胺、甲醛、苯等。过去一直认为尼古丁是"罪魁祸首",但其他成分的危害可能更大。吸烟对伤口愈合的影响是多方面的,包括血管收缩引起手术区组织相对缺血,炎症反应减少,损害杀菌能力,胶原代谢改变。这些被认为可能影响伤口愈合,引起伤口裂开和切口疝。主动吸烟者术后伤口并发症发生率明显高于非吸烟者,既往吸烟者高于从不吸烟者。术前戒烟者手术区域的感染发生率显著减少,但并不影响术后其他并发症的发生率。尼古丁介导的血管收缩,可减少40% 以上的血流,组织血流和血氧水平一过性下降,持续时间长达 45 min。大多数血供丰富的组织能够耐受短暂的缺血缺氧,但组织瓣和缺血组织(如中到重度周围血管病变)可能受到血流下降的损害。

8.疼痛

疼痛会导致一系列神经内分泌反应,并且疼痛患者的日常生活通常会受到限制。慢性伤口疼痛可能触发下丘脑-垂体-肾上腺素轴,提高加压素和氢化可的松的浓度,推测伤口疼痛所触发释放的这些物质可能抑制内皮细胞再生,延缓胶原合成。伤口疼痛还会引发患者的焦虑,焦虑和抑郁也会伴发患者的疼痛水平升高,甚至可以加重糖尿病患者的神经性疼痛,同时降低患者的依从性,因为畏惧伤口处理而不来就诊,使伤口迁延不愈。

9.自身免疫性疾病

自身免疫性疾病是指机体免疫系统对自身抗原发生免疫应答,产生自身抗体和/或自身致敏淋巴细胞,造成组织器官病理损伤和功能障碍的一组疾病。当机体免疫系统对自身组织细胞发生应答产生细胞的破坏或组织的损伤时,可能形成伤口。在这种免疫应答无法抑制的情况下,必然造成伤口无法愈合,转变为慢性伤口。自身免疫性疾病患者的伤口治疗以全身治疗为主,局部处理遵循 TIME 原则,强调伤口床的保护。在免疫应答受控的前提下,伤口本身有一定的自愈倾向,但常常与病情变化同步,出现反复。在适当的情况下,手术可能加速伤口愈合。

(张桂明)

第二节　烧伤创面愈合的病理生理过程

创面愈合是指由于致伤因子的作用造成组织缺失后,局部组织通过再生、修复、重建,进行修补的一系列病理生理过程。创面愈合本质上是机体对各种有害因素作用所致的组织细胞损伤的一种固有的防御性适应性反应。这种再生修复表现在丧失组织结构的恢复上,也能不同程度地恢复其功能。

促进烧伤创面愈合是烧伤治疗的基本任务,而建立正确的创面治疗方法则依赖于对烧伤创面愈合机制的理解。创面愈合是一个复杂的生物学过程,是由一系列生理及生化变化和细胞、细胞因子、细胞外基质等共同参与并相互调节的过程,多种生理、病理条件均可影响和改变这一正常的创面愈合过程。烧伤创面愈合不同于一般的单纯组织断裂的切割伤和组织缺损的创伤,它是一种伴有坏死组织存在的组织缺损性损伤,其愈合过程有着独特的规律性。

一、烧伤创面愈合的一般过程

一定程度的热力作用可使皮肤组织发生凝固性坏死,在创面上可形成明显的坏死组织。如深Ⅱ度创面的坏死表皮与坏死的真皮成分一起形成痂皮,Ⅲ度烧伤创面为全层皮肤坏死,形成焦痂,初期创面呈灰白色,因含有水分质地尚软,如行暴露疗法,组织中水分蒸发而逐渐变硬变薄,色黄带黑。

创面坏死组织缺乏正常皮肤的各种功能,它不具有抵御细菌入侵的屏障功能,还是细菌生长的良好介质,增加创面感染的机会;由于创面坏死组织的高渗透性,使皮肤丧失了防止水分、电解质、血浆成分丢失的功能,蛋白质大量丢失,将破坏氮平衡,影响创面愈合,补体成分和免疫球蛋白的丢失将加重烧伤引起的免疫抑制;其可加速凝血因子和相关因子(如血小板、纤维蛋白原)的消耗,因此常可破坏机体凝血功能;其不具备正常皮肤的温度调节功能,可导致热量丢失。

皮肤组织烧伤后可以合成一种脂蛋白复合物的毒性物质,对组织细胞有损害作用。如研究发现,大量坏死组织可以激活巨噬细胞、淋巴细胞和中性粒细胞,释放氧自由基、溶酶体酶、细胞因子、前列腺素、白三烯等介质。体外试验也证实,烧伤皮肤不仅含有 TNF-α 等炎性介质,而且其浸出液对培养中的血管内皮细胞等有明显的损害作用。这些坏死组织释放出大量的炎性介质不仅能进一步激活局部炎症细胞产生过度炎症反应,对局部组织产生损害作用,而且还可直接或间接地损伤创缘和创面残存的组织修复细胞(如成纤维细胞、内皮细胞和角质形成细胞),并阻止这些修复细胞向创面迁移而影响修复。坏死组织中含有的热源性产物和毒素一旦扩散入血,尚可影响其他脏器的功能。

不同深度的烧伤创面,修复过程是不一样的。浅Ⅱ度烧伤创面为表皮角质形成细胞迁移、增殖和分化,修复表皮层;深Ⅱ度烧伤创面则为上皮细胞(含残存皮肤附件)、成纤维细胞、血管内皮细胞迁移、增殖和分化,胶原等细胞外基质沉积,结缔组织重塑,瘢痕形成;Ⅲ度烧伤创面的变化与深Ⅱ度类似,但如创面直径>2 cm,表皮层由创缘表皮角质形成细胞移行、增殖则难以修复,需皮片移植,以避免或减少瘢痕愈合。烧伤创面处理的总原则是尽快封闭创面,尽可能地达到功能和外观均满意的修复效果。根据烧伤创面修复的机制,不同深度烧伤创面的处理原则:Ⅰ度烧伤保持创面清洁,减轻疼痛;浅Ⅱ度烧伤防止感染,减轻疼痛,促进愈合;深Ⅱ度烧伤防止感染,保护残留的上皮组织,清除坏死组织,促进愈合,减少瘢痕形成;Ⅲ度烧伤防止感染,尽早去除坏死组织,如面积较大应尽早植皮,早日封闭创面。

研究表明,烧伤创面愈合的一般过程,包括炎症反应、组织增生、基质形成和创面重塑等阶段,现分述如下。

(一)炎症反应

炎症反应是创面修复的初始阶段。热力损伤内皮细胞后,暴露基底膜的胶原纤维成分激活凝血因子Ⅶ,启动内源性凝血途径;损伤组织可直接释放大量的凝血激活酶(凝血因子Ⅲ、组织因子),启动外源性凝血途径,继而激活血液的纤溶、激肽系统。创面的变性蛋白可直接激活血液的补体系统。这四大系统的部分活化产物为炎症介质。损伤组织的细胞还可生成或释放血管活性肽、脂质炎性介质和趋化性细胞因子等物质,在这些介质作用下,伤后很快就出现毛细血管痉挛收缩,继而毛细血管扩张,通透性增加,体液和细胞渗出。受伤部位的血小板被内皮下的胶原所激活,立即发生凝集,也释放大量的炎性介质,趋化炎症细胞进入受伤部位。

中性粒细胞为首批进入受伤部位的炎症细胞,活化补体片段如 C3a,C5a 可吸引白细胞,清除细胞碎片、细菌;稍后单核细胞浸润至受伤部位,并分化为巨噬细胞,大部分巨噬细胞由血液循环单核细胞转化而来,有些是在局部增殖的组织巨噬细胞,巨噬细胞清除细胞碎片和细菌,分泌大量生长因子,吸引和活化局部内皮细胞、成纤维细胞、上皮细胞,启动创面修复,在创面由炎症反应向组织增生的转换中起关键作用。淋巴细胞进入创面更晚,其在创面修复中的作用主要是通过其释放的淋巴因子而发生的,许多淋巴因子在体外具有调节成纤维细胞迁移、增殖和合成胶原的作用,因而淋巴细胞可能也参与了创面胶原的重塑过程。

最近有研究表明:炎症反应期的本质与核心是生长因子调控的结果,组织受伤后出血与凝血等过程可释放出包括转化生长因子(transforming growth factor,TGF)-β、血小板衍生细胞因子(platelet-derived growth factor,PDGF)、成纤维细胞生长因子(fibroblast growth factors,FGF)等在内的多种生长因子,生长因子招募中性粒细胞、单核细胞和成纤维细胞进入创口,向创面集聚、趋化、刺激成纤维细胞、血管内皮细胞分裂、增殖,为后期的修复奠定基础。

(二)组织增生

创面修复主要有组织增生和塑形两个阶段。组织细胞增殖起始于炎症反应阶段,表皮角质形成细胞、成纤维细胞和血管内皮细胞是烧伤创面愈合过程中的主要修复细胞,分别完成创面的上皮化、细胞外基质形成和新血管形成。

伤后数分钟内,创缘角质形成细胞的形态即可发生变化,创缘表皮增厚,基底细胞增大,可与真皮脱离并移行至创面缺损处,创面周围附件上皮细胞也可脱离基底向创面迁移。细胞外基质黏附糖蛋白如纤维粘连蛋白、玻连蛋白等提供上皮移行轨道。上皮细胞移行到坏死组织下方,便将坏死组织与正常组织逐渐分离。一旦缺损创面被上皮细胞覆盖,上皮细胞即停止迁移,上皮细胞分泌形成基底膜、半桥粒,将表皮角质形成细胞固定在新的基底膜上,连接于真皮层,并继续增殖形成复层。

伤后成纤维细胞被活化、增殖,改变其分化表型,以新沉淀基质的纤维蛋白和纤维粘连蛋白为支架移行至创面,分泌胶原、纤维粘连蛋白及 TGF-β 等。巨噬细胞的产物可刺激创面周围的成纤维细胞分化,如 TGF-β、PDGF、FGF、肿瘤坏死因子(tumor necrosis factor,TNF)、白介素(interleukin,IL)-1 等可刺激成纤维细胞增殖,C5a、胶原肽、纤维粘连蛋白肽、表皮生长因子(epidermal growth factor,EGF)、FGF、PDGF、TGF-β 可促进成纤维细胞迁移等。

伤后第 3 天,随着炎症反应的消退和组织修复细胞的逐渐增生,创面出现以肉芽组织增生和表皮细胞增生移行为主的病理生理过程。此时组织形态学的特征为毛细血管胚芽形成和成纤维细胞增生,并产生大量的细胞外基质。

增生的成纤维细胞可以来自受创部位,也可以通过炎症反应的趋化,来自创面邻近组织。毛细血管是肉芽组织的重要组成成分,毛细血管形成的时间、数量及质量直接影响到创伤愈合的程度。目前认为毛细血管来源有两种可能:一是结缔组织中小血管和毛细血管以发芽方式向外生长而来。首先,多种生长因子作用于创面底部或邻近处于"休眠"状态的血管内皮细胞(特别是静脉的血管内皮细胞),使其"活化"并生成毛细血管胚芽,在形成毛细血管胚芽后呈襻状长入创区,最后相互连接形成毛细血管网;二是血管周细胞增生,演变为内皮细胞或由静止成纤维细胞演变为内皮细胞而使毛细血管再生。

血管内皮细胞增生始见于伤后 24 h,最开始呈团状、条索状,逐渐变成由单层内皮细胞组成的毛细血管,新生毛细血管相互平行并与表面垂直生长,这种生长方式可以为结缔组织和表皮细胞提供充分的血供。

随着肉芽组织的增多,基质成分沉积,毛细血管逐渐减少至消失。细胞外基质主要由透明质酸、硫酸软骨素、胶原及酸性黏多糖等组成,其主要成分来自成纤维细胞。

肉芽组织形成的意义在于填充创面缺损,保护创面防止细菌感染,减少出血,机化血块坏死组织和其他异物,为新生上皮提供养料,为再上皮化创造进一步的条件。

(三)基质形成和创面重塑

创伤愈合与肿瘤生成的细胞分子生物学进程很相似,两者的基质形成也很相似,主要区别在于创伤愈合有自控性,而肿瘤却无。细胞外基质是围绕细胞,由蛋白、多糖交联形成的复杂结构,主要成分有胶原蛋白、蛋白聚糖及粘连糖蛋白。深度烧伤创面(尤其是深Ⅱ度)愈合通常有瘢痕形成,在此过程中,成纤维细胞则缓慢移行进入稠密而有阻力的创面细胞外基质中,所分泌的胶原纤维沉积呈紧缩而紊乱的排列。

1.细胞外基质

(1)胶原蛋白:胶原是主要的细胞外基质,约占机体蛋白质总量的 25%,系 3 条 α(或 β,γ)肽链拧成三股螺旋结构的基质蛋白。组成胶原蛋白的氨基酸中,甘氨酸约占 1/3,脯氨酸约占 1/4,尚有胶原特有的羟脯氨酸和羟赖氨酸,这与胶原分子交联有关。目前已发现胶原至少有 15 型,主要胶原蛋白有 6 型（Ⅰ～Ⅵ型），与皮肤烧伤修复有关的主要为Ⅰ型胶原、Ⅲ型胶原，正常皮肤约 80％为Ⅰ型胶原，20％为Ⅲ型胶原，创伤修复过程Ⅲ型胶原比例升高。

研究表明，赖氨酸羟化酶将赖氨酸缩合成赖氨酸-赖氨酸键，这是胶原蛋白分子交联的基础，稳定胶原蛋白结构。如果没有足量的脯氨酸羟化，则 α 肽链不能合成稳定的三股螺旋结构的胶原蛋白。

测定羟脯氨酸量及Ⅰ型和Ⅲ型胶原比值可以了解创面愈合的情况。浅度（浅Ⅱ度）创面羟脯氨酸量伤后不久即增加，伤后 2 周羟脯氨酸量趋于正常，而Ⅲ型胶原量降低。深度（深Ⅱ度、Ⅲ度去痂植皮）创面，伤后羟脯氨酸及Ⅲ型胶原量升高，创面覆盖后相当长一段时间其含量仍高。胶原蛋白在创面积聚，取决于创面局部酶所致的胶原合成和降解比率，伤后早期胶原蛋白降解少，创面覆盖趋于成熟后其降解量增加。

（2）蛋白聚糖：蛋白聚糖、糖蛋白均由蛋白质和糖组成，但二者的比例、结构、代谢、功能有很大差别。糖蛋白是在多肽链上连接了一些寡糖，蛋白质较多，糖占的比重变化大，更多表现为蛋白质性质。蛋白聚糖中含 1 条或数条多糖链，多糖链与多肽链以共价键相连接，多糖所占重量达50％～95％，因而具有多糖性质。所以蛋白聚糖是由一种或多种糖胺聚糖，共价连接于核心蛋白组成。重要的糖胺聚糖有 6 种，即透明质酸、硫酸软骨素、硫酸皮肤素、硫酸乙酰肝素、肝素、硫酸角质素。

蛋白聚糖中糖胺聚糖是多阴离子化合物，可结合阳离子 Na^+、K^+ 等，吸收水分子，蛋白聚糖可吸引保留水而形成凝胶，容许小分子化合物扩散而阻止细菌通过。透明质酸可与细胞表面的透明质酸受体结合，影响细胞黏附、迁移、增殖和分化。蛋白聚糖可影响创面胶原纤维形成和排列，调控胶原蛋白降解速度。

（3）粘连糖蛋白：细胞外基质中粘连糖蛋白包含纤维粘连蛋白、腱生蛋白、层粘连蛋白、纤维蛋白原、血小板反应素、玻连蛋白等。这些粘连糖蛋白作用是通过细胞膜表面受体-整合素来完成的。

整合素为膜糖蛋白家族，由 α 和 β 两个亚单位组成，它联结细胞间骨架、细胞周围基质及邻近细胞。各种特定细胞对粘连糖蛋白的亲和力，即整合素与其配体的亲和力，决定细胞移动方向。

纤维粘连蛋白广泛存在于细胞外基质、基底膜及各种体液中，成纤维细胞、上皮细胞、巨噬细胞等均可合成分泌，尤以成纤维细胞分泌量多，血浆纤维粘连蛋白主要来自肝细胞。纤维粘连蛋白与许多涉及创面愈合的分子如胶原、肌动蛋白、纤维蛋白、透明质酸、肝素、纤维粘连蛋白自身及成纤维细胞表面受体等均有结合作用，对细胞移行、胶原沉积、再上皮化及创面收缩均有影响。如肉芽组织成纤维细胞及肌纤维母细胞表面均有一层纤维粘连蛋白基质，这可造成创面收缩。

腱生蛋白抑制纤维蛋白的细胞黏附作用，使细胞离开基质而移行。腱生蛋白的出现常伴随上皮细胞、间质细胞移行的开始。

层粘连蛋白是基底膜的主要成分，由上皮角质形成细胞分泌，促进上皮细胞间黏附，抑制上皮细胞的移行，增强上皮细胞与基底膜结合的稳定性，使上皮化过程终止，上皮细胞恢复功能。

2.创面收缩

创面收缩涉及细胞、细胞外基质和细胞因子之间复杂而和谐的相互作用。创面愈合的第 2 周，部分成纤维细胞转变成以细胞内含有大量肌动蛋白微丝纤维束为表型特征的肌纤维母细胞，同时出现了创面结缔组织紧缩和创面收缩。创面收缩很可能需要 TGF-β_1 或 β_2 和 PDGF

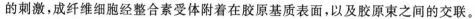

的刺激,成纤维细胞经整合素受体附着在胶原基质表面,以及胶原束之间的交联。

3.创面重塑

深度烧伤创面上皮化或植皮覆盖,只是完成了创面的封闭,而创面愈合过程并未结束,还需经历创面组织重塑阶段,其表现为封闭创面色泽、感觉、功能的变化,新生上皮趋向成熟,新生毛细血管网减少而形成以真皮小动脉和小静脉为主的血供模式,胶原酶等降解过多胶原纤维,而胶原排列由紊乱转向有序,瘢痕经历增生而消退萎缩,这一创面重塑过程经历数月至数年。

二、烧伤创面进行性加深现象

(一)概述

基础研究与临床观察表明,并不是所有的烧伤创面愈合过程都是按我们预想的方向进展,在临床工作中我们经常发现早期的浅Ⅱ度烧伤进展为深Ⅱ度烧伤,早期的深Ⅱ度烧伤进展为Ⅲ度烧伤,所以烧伤创面愈合过程会呈现曲折的过程。

烧伤创面组织进行性加深现象,早在半个多世纪前人们就已注意到了,这一现象往往发生在伤后的数天内,创面进行性损害一旦发生,即可使原浅度的烧伤创面转变为深度创面,这使烧伤创面深度的诊断和创面处理方案的制订成为一个相当棘手的问题。

1949年Sevitt在试验动物中就已发现烧伤创面发生局部微循环的变化,但当时人们尚未能将这种创面局部的血液循环变化与创面进行性加深的临床现象进行动态的、机制上的联系。1953年Jackson首次报道皮肤烧伤后创面自中心向外存在三个区带:中央部分为高热引起的凝固区,是热力直接作用所致的局部组织细胞坏死的部位,是不可逆的凝固坏死区;最外层为充血带,是局部损伤后的反应性区域,通常不发展成坏死组织;中间为淤滞带,该区在组织学上呈现血管扩张、局部血流滞缓,如果血流滞缓至一定程度可发展成坏死组织,但如给予该区域合理的保护,则可使血流淤滞现象得到改善并随病程演变逐渐恢复为正常健康组织。由于淤滞的组织可向存活或继续损害乃至坏死两个方向发展,有人称之为"间生态"组织。进一步的组织学动态观察发现:淤滞带在伤后即刻仍可见有局部血流灌注,但在伤后24 h内血流可停止,并表现出局部出血、瘀斑、血管内血栓形成、血管通透性增加和局部组织水肿等,淤滞带常在伤后48 h内出现血流渐进性淤滞加重,甚至导致血供中断而转化为凝固坏死带。1963年Hinshaw发现,未予任何治疗的烧伤创面在伤后24～48 h可见因局部发生进行性缺血引起细胞损伤并致细胞死亡,最后导致创面加深,使原先创面下的坏死组织范围扩大,这一前瞻性研究较为明确地建立了创面局部血流渐进性淤滞加重导致血供中断与创面进行性加深的关系。众多的临床观察发现,创面深度在伤后2～3天发生改变,临床表现为创面的加深和扩大,提示了创面进行性加深现象的存在。

Masson染色和抗波形蛋白免疫组织化学染色法是组织学观察深Ⅱ度创面进行性加深的有效、直观的研究方法。应用Masson染色技术可将正常的胶原染成蓝色或亮绿色,而将变性坏死胶原染成棕红色;应用抗波形蛋白免疫组织化学染色方法可特异性地标记基质细胞、内皮细胞、白细胞、朗格汉斯细胞等细胞膜的抗波形蛋白原,其染色一旦脱失则反映了细胞受损变性。因此,通过动态比较棕红色染色区域的范围及波形蛋白抗原阳性表达的数量,能够很好地在组织学水平上评价创面组织进行性损害的发生和发展。

有研究发现,烫伤大鼠深Ⅱ度创面组织在伤后的48 h内,随着时间的推移,变性胶原部分逐渐增加,正常胶原部分逐渐减少,同时,坏死或变性的组织细胞成分逐渐增加。此外,在深Ⅱ度烧伤患者的创面组织学观察中,同样发现了伤后24 h内以亮绿色的正常胶原为主,而伤后5天则红染的变性胶原成分明显增加,伤后24 h内组织细胞波形蛋白抗原阳性表达,而伤后5天波形蛋白抗原染色脱失,提示组织细胞变性坏死数量增加。这些结果进一步为烧伤创面组织进行性损害现象提供了直接的组织学证据。

(二)机制研究

烧伤创面早期损害进行性加深现象的发生和发展是一个序贯过程,多因素参与了这一病理过程,而且与组织进行性损害有关的各种因素之间还存在复杂的调控关系。迄今,人们对其确切机制尚未完全了解,现有的研究资料提示,烧伤后局部的组织水肿、烧伤后抗凝-纤溶系统功能改变所致的血液高凝状态或血栓前状态、因创面坏死组织存在或感染所致的局部过强炎性反应是组织进行性损害加深发生的重要机制。

1.水肿的形成

烧伤后创面局部水肿被认为是创面进行性加深的原因之一,创面局部水肿形成,不仅导致血液浓缩,加重血流淤滞,而且还可导致组织压增大,压迫局部微循环,造成淤滞带组织血流进一步淤滞,加重组织缺血缺氧;而减轻组织水肿的程度,则有利于组织的灌流,提示了组织水肿在创面进行性损害发生发展病理机制中的作用。

(1)血管通透性增加:是烧伤后组织水肿形成的主要原因,引起血管渗透性增加的原因之一是热量造成毛细血管和小静脉内皮细胞受损,细胞肿胀、细胞间连接破坏、缝隙形成,易致水分通过扩大的血管内皮间隙丢失;烧伤创面释放的化学介质(如组胺、缓激肽以及氧自由基等),也是引起血管(主要是毛细血管后静脉)通透性增加的原因。

(2)组织间隙渗透压升高:血液中小分子物质和大分子蛋白,从血管中渗出到组织中,可增加组织间隙的渗透压。众所周知,毛细血管缝隙直径大于大分子蛋白的直径,因此蛋白也可以从血管缝隙中渗出,但蛋白质实际渗出量却比小分子物质要少得多,分析烧伤水肿渗出液后可以得知:同样是蛋白质,小分子清蛋白比大分子球蛋白、纤维蛋白原的渗出量大,其比例失调。这提示尽管血管缝隙直径较大,但血液中物质向外渗出时,血管对大分子物质具有选择性通透的特点,导致其中大部分仍被保留在管腔中。有依据推测,烧伤后毛细血管基底膜可能作为后备的渗透性屏障,将那些从内膜损伤的血管中渗出的血液成分保留下来,导致了组织水肿。

烧伤早期在热力作用下透明质酸和胶原纤维的迅速降解,以及被破坏细胞高渗性物质的释放是组织间隙渗透压升高的主要原因。此外,氧自由基的释放同样可以破坏间质组织中的透明质酸和胶原,使组织渗透压明显升高,成为水肿形成的重要原因之一。

Arturson公式指出:液体渗出压为 $26.7\sim40.0$ kPa($200\sim300$ mmHg)时,可以导致大量水肿形成。研究认为,毛细血管静水压是导致水肿发生的一个可能因素。如Pitt发现烧伤早期毛细血管静水压几乎增加了两倍,首先提出的机制是化学介质的参与,例如伤后由肥大细胞释放出的组胺,具有扩血管作用,而组胺受体拮抗剂(如H受体阻滞剂)可以阻断烧伤水肿的发生,有关组胺的最新研究表明,它是通过释放介质一氧化氮而发挥扩血管功能的;然而,另一种观点认为组胺可能是通过刺激氧自由基的释放而参与烧伤水肿的发生。

烧伤后体液中的各种前列腺素也可能参与了水肿的发生。人们研究了前列腺素产物抑制剂(例如吲哚美辛、烟碱酸、布洛芬)对水肿的影响时发现,此物质可以减轻水肿,但淋巴液中的蛋白含量无明显改变,说明使用这类药物后毛细血管缝隙直径未发生改变。提示烧伤后水肿发生过程中前列腺素类物质主要是通过扩张血管增加毛细血管内压力,而不是增加了毛细血管通透性。

毛细血管后静脉中红细胞淤滞和黏附可影响静脉回流,可导致毛细血管滤过压增加,而红细胞淤滞则可能与体液丢失或热力所致的红细胞变形能力降低有关。此外,血小板和中性粒细胞黏附至毛细血管和静脉内皮表面,亦与红细胞淤滞有关。5-羟色胺等介质可引起静脉收缩,是导致毛细血管滤过压增加的另一原因。

还有一些观点认为,烧伤水肿形成可能与间质组织改变有关。如 Lund 等发现,严重烧伤患者伤后早期间质组织静水压明显下降,这可能是由于胶原纤维损伤导致纤维相互分离、间质空间体积增加、产生真空所致。该区域的负压约为 16.0 kPa(120 mmHg),在如此大的负压下,并有其他因素的共同存在,这就不难解释伤后 2~3 h 能快速形成烧伤创面局部水肿的现象。

2.血栓前状态

烧伤后即刻可发生凝血、抗凝和纤维蛋白溶解功能的改变,呈现出血液的高凝状态,即血栓前状态。众多的研究认为,烧伤后早期发生的创面进行性损害与烧伤后即刻发生的血栓前状态有密切的关系。例如,有学者对重度和特重度烧伤的患者研究发现,烧伤患者早期处于血栓前状态,其凝血因子增加、抗凝功能减弱、纤维蛋白溶解功能不足、血液黏度和血细胞比容增高、TXB_2 明显增加、$PGF-\alpha$ 显著降低等,这些都是促进血栓形成的有利因素。

3.创面局部炎性反应

创面局部在受到烧伤打击后即可引起炎症反应,炎症反应是创面愈合过程的启动阶段,为创面愈合所必需的,但过强的炎症反应则可引起局部损伤,导致创面进行性损害的发生。炎症反应对创面局部的损害机制如下。

皮肤烧伤可激活补体、缓激肽、凝血和纤溶系统,进而激活血液循环中的细胞成分,促使多种细胞因子和炎症介质的释放,从而构成一个复杂的相互作用的网络。研究表明,烧伤后 4 h 起,外周血炎症细胞及中性粒细胞的数量明显增加,而代表中性粒细胞被激活的表面 CD11/CD18 分子表达在伤后半小时即可出现一个高峰,在伤后 24 h 出现第二个高峰。近年来的研究发现,烧伤后皮肤组织炎性介质的释放是有区域性和针对性的,表现为 IL-8 在烧伤创面组织、创缘组织和正常皮肤组织的释放水平存在极大的差异,认为烧伤创面这一区域性的高水平 IL-8 释放可能是机体为了吸引炎性细胞,针对抵抗受伤局部微生物的入侵和启动创面愈合过程的一种自身调节机制。此外,众多的文献资料也表明烧伤早期创面组织局部 IL-1、IL-6、IL-8,TNF-α、C3a 等炎症介质水平明显升高,通过细胞因子和炎症介质的作用,吸引中性粒细胞、巨噬细胞到达创面局部并与血管内皮细胞黏附、游出,在组织间释放氧自由基和蛋白水解酶等,可导致组织的损害。依赖黏附分子与内皮细胞发生黏附是中性粒细胞游出的关键环节,当血流减慢时,中性粒细胞在血管壁上滚动,其表面选择素分子 LECAM 与内皮细胞上相应的配体 ECAM 结合而发生黏附,但这种黏附是不稳定的,只有当中性粒细胞表面 CD11/CD18 分子与内皮细胞上的 ICAM-1 结合时,中性粒细胞才能牢固地附着在血管壁上,借助蛋白水解酶的水解作用,黏附分子及黏附分子相连接的胞内骨架结构的变动,中性粒细胞游出血管到达组织间隙,烧伤早期中性粒细胞表面 CD11/CD18 分子的高度表达无疑为其向局部组织浸润创造了条件。

适度的炎性反应为创面愈合所必需,炎性反应的不足或过度均会导致创面愈合"失控",即创面愈合延迟或创面进行性加深等不良转归。如何界定"适度炎性反应",如何量化"炎性反应不足或过强",是一个有助于我们调控炎性反应、把握创面愈合转归的关键问题。就目前人们对炎症反应的机制及其对愈合进程调控规律的认识而言,还远不足以圆满地回答这一问题,但寻找和探索影响炎性反应的相关因素,将有助于我们揭开炎性反应对创面愈合调控机制的神秘面纱,明确炎症反应在创面进行性加深机制中的地位和作用。

三、烧伤创面愈合的现代概念

创面愈合是一个复杂而有序的生物学过程,主要包括炎症反应、细胞增殖、结缔组织形成、创面收缩和创面重塑几个阶段。创面愈合过程的各个阶段间不是独立的,而是相互交叉、相互重叠,并涉及多种炎症细胞、修复细胞、炎性介质、生长因子和细胞外基质等成分共同参与,在机体的调控下呈现高度的有序性、完整性和网络性。

(一)炎症反应

炎症反应是创面愈合的始动环节,机体受损后,血小板立即相互聚集,并释放促凝因子、趋化因子和生长因子,中性粒细胞、巨噬细胞和淋巴细胞等炎症细胞按照一定的时相规律被趋化至创面局部,并在创面愈合过程中各司其职。

1.中性粒细胞

中性粒细胞虽然在炎性介质的释放和坏死组织的清除中起重要作用,但有试验发现,造成中性粒细胞减少的动物其创面愈合仍能正常进行,这一迹象提示中性粒细胞本身并不直接参与修复细胞增生和创面愈合。而最近研究发现,中性粒细胞产生的炎性细胞因子可充当激活成纤维细胞和表皮角质形成细胞的最早信号。因此,中性粒细胞在创面愈合中的地位尚需进一步认识。

2.巨噬细胞

巨噬细胞在创面愈合中的重要作用已被普遍认识,有人称之为创面愈合的"调控细胞"。研究证实没有巨噬细胞参与,创面就不能愈合。巨噬细胞本身在执行清除坏死组织、细菌和异物等免疫细胞功能的同时,还能分泌多种生长因子,如 PDGF、EGF、TGF-β、IL-1、TNF-α、HB-EGF、MDGF、WAF 等,趋化修复细胞、刺激成纤维细胞的有丝分裂和新生血管的形成,以促进肉芽形成,在创面愈合中承担重要角色。

此外,巨噬细胞对胶原尚有双向的作用。巨噬细胞可刺激胶原纤维增生,又可促使胶原降解,这提示了其对创面愈合增殖阶段具有双向调控作用,以避免增生"失控";同时也提示了巨噬细胞促进创面愈合的生物学行为,不仅发生在创面愈合过程的炎症阶段、增殖阶段,而且还参与了创面的重塑阶段,贯穿于创面愈合过程的始末。

3.淋巴细胞

淋巴细胞是创面炎性反应阶段出现较晚的炎症细胞,目前尚没有见到淋巴细胞直接参与创面愈合的试验证据,但淋巴细胞产生的细胞因子为创面愈合所必需。经低剂量的钴[60]照射造成免疫抑制的动物模型,在烫伤后创面愈合延迟,胶原产生减少,说明淋巴细胞可通过产生对成纤维细胞活性有促进或抑制作用的细胞因子而影响创面愈合。

(二)细胞增殖与结缔组织形成

表皮细胞、成纤维细胞和血管内皮细胞等修复细胞的增殖是创面愈合的重要环节,该增殖阶段的特点是通过一系列修复细胞的生物学行为的表达,促进新生血管形成、产生细胞外基质、引起伤口边缘收缩、造成表皮细胞迁移覆盖创面。

1.血管化过程

血管化过程要求血管内皮细胞增生和迁移,血管内皮细胞在胶原酶和其他酶的作用下,从未受损的血管部位分离后,向损伤部位迁移并增生,逐渐形成管状结构和毛细血管芽,并相互连接形成血管网,细胞外基质成分沉积至网状结构中,形成新的血管基底膜。研究表明,炎性细胞分泌的具有趋化作用的生长因子和具有降解作用的胶原酶与内皮细胞迁移的启动有关,尤其是

a-FGF、b-FGF、TGF-β、EGF 和 WAF 等生长因子在调节血管形成的全过程中起着非常重要的作用。

2.细胞外基质形成

细胞外基质形成始于细胞增生阶段，从巨噬细胞向受伤部位趋化性迁移时就开始了，因此其与炎症阶段是部分重叠的，在炎症阶段向增生阶段转变过程中，创伤部位中的炎症细胞数量逐渐减少，而成纤维细胞数量则逐渐增加。此阶段中，成纤维细胞不断地刺激 PDGF，TGF-β 及其他生长因子的表达，从而调节细胞外基质成分的合成和沉积，包括粘连蛋白、层粘连蛋白、糖胺聚糖和胶原基质的形成，不仅是单纯组织结构的填充，更具有调控修复细胞生物学活性的作用。

3.上皮化

上皮化对于创面覆盖及愈合十分重要，上皮化过程涉及角质形成细胞的迁移、增生和分化，从创缘或创面残存的毛囊及汗腺来源的角质形成细胞，在受到损伤刺激后的数小时内即开始迁移，迁移的角化细胞增生并覆盖创面，并最终与基底膜相连接。上皮和基底膜支持结构的重新建立，是创伤愈合过程中非渗透性屏障形成所必需的。

表皮细胞的迁移有两种方式，以完整的多细胞层一起的方式迁移或以一种复杂的"蛙跳"方式迁移（又被称为"外包"方式）。这两种方式都保护了表皮细胞特有的细胞间紧密连接结构，多细胞层的迁移将持续到创面被完全覆盖区域的基底膜结构产生后。粘连蛋白、胶原、层黏蛋白影响表皮细胞的迁移，生长因子也能够影响上皮化过程，提高上皮化率。由巨噬细胞分泌的角质细胞生长因子（KGF，也称为 FGF-7）能够促进新生结缔组织的形成，并直接促进上皮化过程，创缘和创面残存的上皮细胞是这种生长因子的重要来源。

（三）创面收缩和组织重塑

1.创面收缩

创面收缩表现为皮肤损伤后数天，伤口边缘的整层皮肤向中心移动，创面逐渐减小。伤口收缩的意义在于缩小创面。肉芽组织产生的收缩力来自含有收缩蛋白的肌纤维母细胞，而与胶原形成无关。在肉芽组织形成过程中，成纤维细胞经历了一系列表型变化，肌纤维母细胞的出现便是其表型变化之一。创面中富含沿收缩方向排列的肌纤维母细胞，其胞质内成束的 α-平滑肌肌动蛋白（α-SMA）微丝沿细胞膜内面排列。通过细胞外基质的整合素受体，肌纤维母细胞可与胶原及纤维粘连蛋白等基质成分结合。创面中细胞之间、基质之间、细胞与基质之间的连接提供了广泛的网络，使得肌纤维母细胞在基质上的牵引力得以在创面传递，从而引起伤口收缩。伤口收缩的程度随组织缺损的深度而变化。例如，在全层皮肤损伤时，如组织缺损深于皮肤附件，伤口收缩则是愈合过程的重要组成部分之一，可使创面缩小达 40%。抑制胶原形成对伤口收缩无影响。包扎创面及某些药物（如可的松类药物）可抑制伤口收缩，植皮可使伤口收缩停止。

2.组织重塑

覆盖了再上皮化的表皮的肉芽组织并不意味着创伤愈合过程的完结，它还将经历组织重塑（又称组织改构）阶段，主要表现为肉芽组织逐渐成熟，即肉芽组织向瘢痕组织转化。在此阶段，角质形成细胞、成纤维细胞和巨噬细胞等细胞可分泌多种基质降解酶，分解多余的 ECM 成分。如间质胶原酶或基质金属蛋白酶-1（metalloproteinases-1，MMP-1）可降解 Ⅰ、Ⅱ、Ⅲ、Ⅹ、Ⅷ型胶原；明胶酶（MMP-2）能降解 Ⅴ、Ⅺ 型胶原和所有类型的变性胶原；基质溶解素（MMP-3）能降解蛋白聚糖、黏附性糖蛋白及 Ⅲ、Ⅳ、Ⅴ、Ⅶ、Ⅸ型胶原。因此，胶原不断更新，组织中 Ⅰ型胶原含量显著增加,胶原纤维交联增加,而透明质酸和水分减少,蛋白聚糖分布渐趋合理。由于凋亡增加,肉芽组织中细胞数目逐渐减少,丰富的毛细血管网也逐渐消退。组织重塑可延续至伤后数周甚至两年。机体通过组织重塑可改善组织的结构和强度,以达到尽可能恢复组织原有结构和功能的目的,最终常形成一个被重塑的愈合组织。

总之,烧伤创面愈合的现代概念认为,炎性介质、细胞外基质和生长因子等调控中性粒细胞、单核-吞噬细胞、淋巴细胞、表皮细胞、成纤维细胞、血管内皮细胞的趋化、活化、增殖和分化,特点是在损伤即刻即发生一系列复杂的生物学级联事件,最初产生的因子或介质将启动下一步骤的发生和/或调节与其同时发生的事件;创面愈合的各个阶段都受由参与组织修复过程的各种细胞所产生和分泌的生长因子的调节,一种细胞可产生多种生长因子,一种因子可作用于一种或多种细胞,而产生不同的细胞效应,创面愈合往往是多种因子或介质综合作用的结果;由此,这些因子或基质与炎症细胞和修复细胞一起构成了创面愈合过程的网络性、细胞增殖与抑制或基质合成与降解的统一性,并形成介质、基质、因子和细胞间的多相作用形式,如特异性趋化物质,尤其是生长因子 TGF-β 和 PDGF,能够刺激巨噬细胞的浸润;巨噬细胞是多种启动或介导炎症反应的生长因子的主要来源;血小板源生长因子和由单核细胞产生的其他趋化物质能够刺激邻近损伤部位的成纤维细胞向损伤部位迁移并增生,这个过程是由多种具有促进或抑制作用的生长因子相互协调来完成的;迁移和增生的成纤维细胞,可以传导炎症阶段向增生阶段转化的信号;成纤维细胞还不断产生重建阶段必需的生长因子,这些生长因子不仅促进胶原合成,而且促进胶原酶活性,控制着重建阶段复杂的合成和降解过程。

目前,随着对烧伤病理生理过程认识的不断提高,烧伤治疗手段的不断发展,很多时候在烧伤的病理生理发展过程中并没有出现全部的创面愈合病理分期:第一步炎症反应,第二步组织增生,第三步基质形成与组织重塑。例如,当患者来院时的深Ⅱ度烧伤或Ⅲ度烧伤可以急诊清创切(削)痂、植皮治疗,迅速将一个有坏死组织覆盖的创面变成一个新鲜的无菌创面,炎症反应过程很短暂甚至可以忽略不计,或者说人为的因素加快了这一过程,创面很快进入组织增生期至创面愈合。当然烧伤愈合的这几个过程是难以截然分开的,它们之间相互渗透、相互交织、相互影响,如在炎症反应时创面及创周细胞增殖、组织增生就开始了,而在创面组织重塑阶段是一个组织增生与降解的动态过程,而且在组织重塑阶段也可能存在炎症反应过程。

(张桂明)

第三节 烧伤的护理

一、烧伤的应急处理

(一)现场急救

热力、电、放射线和某些化学物质等造成的烧伤,其损伤的面积和深度除与烧伤因素自身强度有关外,更重要的是它们作用于人体表面的范围和持续时间。作用范围广则烧伤面积大,持续时间长则烧伤深。因此,当患者受伤后应进行必要的现场抢救。

现场急救的原则:迅速脱离致伤源,立即冷疗,就近急救和分类转运专科医院。

1.迅速脱离致伤源

烧伤严重程度与致伤物作用于机体的时间密切相关,时间越长,烧伤得越深,而且由于致伤物蔓延,烧伤范围也越大。任何致伤物(火焰、化学物等)从接触人体到造成损伤均有一个过程,只是时间的长短不一而已。因此,现场抢救要争取时间,迅速脱离致伤源,有效的现场救护可使伤情减轻。常用方法如下。

(1)火焰烧伤:衣服着火,应迅速脱去燃烧的衣服,或就地卧倒打滚压灭火焰,或以水浇,或用湿衣、被等物扑盖灭火。切忌站立喊叫或奔跑呼救,以防增加头面部及呼吸道损伤。

(2)热液烫伤:应立即冷疗后再将被热液浸湿的衣物脱去。

(3)化学烧伤:化学物质种类繁多,常见的有酸、碱、磷等。当化学物质接触皮肤后,其致伤程度与这些化学物质的浓度、作用时间有关。一般来说,浓度越高、时间越长,对机体损伤越重。故受伤后应首先将浸有化学物质的衣服迅速脱去,并立即用大量清水冲洗,尽可能去除创面上的化学物质。生石灰烧伤,应先用干布擦净生石灰粉粒,再用清水冲洗,以免生石灰遇水产热,加重烧伤。磷烧伤应迅速脱去污染磷的衣服,并用大量清水冲洗创面或将创面浸泡在水中以洗去磷粒。如无大量水冲洗或浸泡,则应用多层湿布包扎创面,使磷与空气隔绝,以防止磷继续燃烧。禁用任何含油质的敷料包扎,以免增加磷的溶解和吸收,产生严重的磷吸收中毒。

(4)电烧伤:应立即切断电源,不可在未切断电源时去接触患者,以免自身被电击伤。如患者呼吸、心脏骤停,应在现场立即行体外心脏按压和人工呼吸,待呼吸、心搏恢复后及时送附近医院进一步治疗。如由于电弧使衣服着火烧伤,首先应切断电源,然后,按火焰烧伤的灭火方法灭火。

2.冷疗

冷疗是在烧伤后用冷水对创面淋洗、浸泡或冷敷,以减轻疼痛、阻止热力的继续损害及减少渗出和水肿。因此,伤后冷疗越早实施越好,以 5~20 ℃为宜,可采用自来水或清水。冷疗持续的时间,应以冷源去除后不痛或稍痛为准,一般应在 0.5~1.0 h,甚至可达数小时。如冷疗水温偏低患者自觉太冷时,可暂停数分钟后继续施行。冷疗镇痛效果较肯定,有些表浅烧伤疼痛甚剧,甚至注射哌替啶或吗啡也难完全镇痛的患者,经冷疗后,疼痛显著减轻,甚至消失。冷疗在减低局部血液循环时也降低氧耗量,如烧伤创面冷却至 20 ℃,血流减少 30%,氧耗量则降低 75%。

(二)镇静镇痛

烧伤患者伤后多有不同程度的疼痛和躁动,应适当地镇静镇痛。对轻度患者可口服镇痛片或肌内注射哌替啶、吗啡等。大面积烧伤患者由于伤后渗出、组织水肿,肌内注射药物吸收较差,多采用静脉给药,药物多选用哌替啶或与异丙嗪合用。应慎用或不用氯丙嗪,因该药用后使心率加快,影响休克期复苏的病情判断,且有扩血管作用,在血容量未补足时,易发生休克。对小儿、老年患者和有吸入性损伤、颅脑伤的患者应慎用或不用哌替啶和吗啡,以免抑制呼吸。可改用地西泮(安定)、苯巴比妥或异丙嗪等。

(三)液体治疗

液体疗法是防治烧伤休克的主要措施。烧伤后 2 天内,因创面大量渗出而致体液不足,可引起低血容量性休克。根据病情采取不同的补液方法。

1.轻度烧伤

可口服烧伤饮料,烧伤饮料的配方是 100 mL 水中含盐 0.3 g、碳酸氢钠 0.15 g、苯巴比妥 0.005 g。也可口服淡盐水(每 200 mL 开水中加食盐约 1 g),但每次口服量不要超过 200 mL,避免引起恶心、呕吐等反应。

2.中度以上烧伤

遵医嘱及时补足血容量是休克期的首要护理措施。伤后迅速建立静脉通路,有时需多路输液,必要时静脉切开插管输液。

(1)补液量的估计:我国常用的烧伤补液方案是伤后第一个 24 h 补液量按患者每千克体重每 1%烧伤面积(Ⅱ度至Ⅲ度)补液 1.5 mL(小儿 1.8 mL,婴儿 2 mL 计算),即第一个 24 h 补液量＝体重(kg)×烧伤面积(%)×1.5 mL,另加每天生理需要量 2 000 mL(小儿按年龄或体重计算),即为补液总量。晶体和胶体溶液的比例一般为 2∶1(儿童 1.8∶1),特重度烧伤为 1∶1。伤后第二个 24 h 补液量为第一个 24 h 计算量的一半,日需要量不变。第三个 24 h 补液量根据病情变化决定。

(2)液体的种类与安排:晶体液首选平衡盐液,其次选用等渗盐水等。胶体液首选血浆,以补充渗出丢失的血浆蛋白,也可用血浆代用品和全血,Ⅲ度烧伤应多输新鲜血。生理日需量常用 5%～10%葡萄糖液补充。因为烧伤后第 1 个 8 h 内渗液最快,应在首个 8 h 内输入上述总量的 1/2,其余分别在第 2、第 3 个 8 h 内均匀输入。日需量应在 24 h 内均匀输入。补液原则一般是先晶后胶、先盐后糖、先快后慢,胶体液、晶体液交替输入,尤其注意不能集中在一段时间内输入大量不含电解质的液体,以免加重低钠血症。

(3)观察指标。①尿量:如肾功能正常,尿量是判断血容量是否充足的简单而可靠的指标,所以大面积烧伤患者补液时应常规留置导尿进行观察。成人每小时尿量＞30 mL,有血红蛋白尿时要维持在 50 mL 以上,但儿童、老年人、心血管疾病患者,输液要适当限量。②其他指标:观察精神状态、脉搏、血压、外周循环、中心静脉压等。患者安静,成人脉搏在 100 次/分(小儿 140 次/分)以下,收缩压在 12.0 kPa(90 mmHg)以上,肢体温暖,中心静脉压 0.59～0.98 kPa(6～10 cmH_2O)。

二、创面的处理

(一)处理创面的主要目的及原则

1.目的

(1)清洁、保护创面,防治感染,促进创面愈合。

(2)减少瘢痕产生,最大限度恢复功能。

2.原则

(1)控制烧伤创面细菌滋生和创面感染。

(2)尽快祛除烧伤创面上的失活组织。

(3)维持一个促进创面愈合的局部环境。

(4)防止创面加深。

(5)对愈合的创面没有损伤。

(二)初期清创

在控制休克之后尽早清创,即清洗、消毒、清理创面。主要是将创面上烧坏的毛发、腐皮、沾在创面上的衣服碎片、脏物、泥土、污染的细菌等清除掉,使创面清洁、干净。

浅Ⅱ度创面的小水疱可不予处理,大水疱可用无菌注射器抽吸,疱皮破裂应剪除。深Ⅱ度创面的水疱及Ⅲ度创面的坏死表皮应去除。

清创后根据烧伤部位、面积及医疗条件等选择采用包扎疗法或暴露疗法。清创顺序一般按头部、四肢、胸部、腹部、背部和会阴部顺序进行。

(三)包扎疗法

1.适用范围及优缺点

适用于面积较小或四肢的Ⅰ度、浅Ⅱ度烧伤。包扎具有保护创面、减少污染和及时引流创面渗液的作用。包扎疗法有利于保护创面、便于护理和患者活动;缺点是不利于创面观察,也不适用于头颈、会阴处创面处理,且耗用材料多,患者换药时痛苦感加重。

2.操作方法

创面清创后用油性纱布覆盖创面,再用多层吸水性强的干纱布包裹,包扎厚度为 3～5 cm,包扎范围应超过创面边缘 5 cm。包扎松紧适宜,压力均匀,为避免发生粘连或畸形,指(趾)间分开包扎。采用敷料对烧伤创面包扎封闭固定的方法,目的是减轻创面疼痛,预防创面感染,同时施加一定的压力可部分减少创面渗出、减轻创面水肿。

3.观察重点

创面包扎后,每天检查敷料有无松脱、异味或疼痛,注意肢端外周血液循环情况。敷料浸湿后及时更换,以防感染。肢体包扎后应注意抬高患肢,保持关节各部位尤其手部的功能位和髋关节外展位。一般可在伤后 5 天更换敷料,深Ⅱ度、Ⅲ度创面应在伤后 3～4 天更换敷料。如创面渗出多、有恶臭,且伴有高热、创面跳痛,需及时换药检查创面情况。

4.包扎后的护理

(1)观察肢端感觉、运动和血供情况,若发现指、趾末端皮肤发凉、发绀、麻木感等情况,必须立即放松绷带。

(2)抬高患肢。

(3)注意保持肢体功能位置。

(4)保持敷料清洁干燥,如外层敷料被浸湿,需及时更换。

(5)注意创面是否有感染,若发现敷料浸湿、有臭味,伤处疼痛加剧,伴高热,血白细胞计数增高,均表明创面有感染,应报告医师,及时检查创面。如脓液呈鲜绿色、有霉腥味,表明是铜绿假单胞菌感染,可改为暴露疗法,伤口处更换下的污染敷料应烧毁,防止院内交叉感染。

(四)暴露疗法

1.适用范围及优缺点

暴露疗法适用于Ⅲ度烧伤、特殊部位(头面部、颈部或会阴部)及特殊感染(如铜绿假单胞菌、真菌)的创面、大面积烧伤创面。暴露疗法有便于观察创面、便于处理伤口、防止铜绿假单胞菌生长、减轻换药时带来的痛苦等优点,但对病房条件及护理质量要求较高。

2.操作方法

将患者暴露在清洁、温暖、干燥的空气中,使创面的渗液及坏死组织干燥成痂,以暂时保护创面。病房应具备以下条件:室内清洁,有必要的消毒和隔离条件,室温控制在 30～32 ℃,相对湿度以 40% 左右为宜,便于抢救治疗。

3.暴露后的护理

护理时随时用灭菌敷料吸净创面渗液,保护创面,适当约束肢体,防止无意抓伤,用翻身床定时翻身,防止创面因受压而加深。注意创面不宜用甲紫或中药粉末,以免妨碍创面观察,也不宜轻易用抗生素类,以免引起细菌耐药。

翻身床是烧伤病房治疗大面积烧伤的设备,使用前向患者说明使用翻身床的意义、方法和安全性,消除患者的恐惧和疑虑。认真检查各部件,确保操作安全。一般在休克期度过后开始

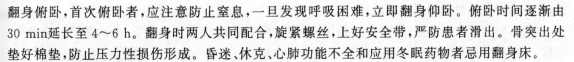

翻身俯卧,首次俯卧者,应注意防止窒息,一旦发现呼吸困难,立即翻身仰卧。俯卧时间逐渐由30 min延长至4~6 h。翻身时两人共同配合,旋紧螺丝,上好安全带,严防患者滑出。骨突出处垫好棉垫,防止压力性损伤形成。昏迷、休克、心肺功能不全和应用冬眠药物者忌用翻身床。

(五)半暴露疗法

半暴露疗法是用单层药液或薄油纱布黏附于创面,任其暴露变干,用以保护肉芽面或去痂后的Ⅱ度创面、固定植皮片、控制创面感染等。也可用于保护供皮区。

(1)纱布应与创面等大,勿使肉芽组织裸露。但也不宜超过创缘,以免浸渍软化周围皮肤和焦痂,引发毛囊炎,加重周围痂下感染。

(2)纱布与创面必须贴紧,勿留空隙,以免存积脓汁。

(3)施行半暴露的创面应较洁净。因为半暴露的引流欠佳。若创面脓汁较多,先用淋洗、浸泡、湿敷等使创面脓汁减少后实施。

(4)不宜在痂皮、焦痂上实施半暴露。对裸露肉芽半暴露时间不能太久,应及早植皮。

(5)一般可每天或间日更换一次敷料。如为浅Ⅱ度创面,纱布干净并与创面紧贴,纱布下无积脓,可不必更换,待创面在纱布下自愈。

(6)浅Ⅱ度烧伤发生感染时,可将痂皮去除,清除脓汁,或经淋洗、浸泡、湿敷等使创面洁净后,改用抗菌药液纱布半暴露,控制感染。去痂的深Ⅱ度创面半暴露时,除深Ⅱ度较浅且感染不重可望痂下愈合外,常易发生纱布下积脓,应及时引流。如感染加重,创面变深,应立即改用浸泡、淋洗、湿敷等方法控制感染,对已加深的创面应及时植皮。Ⅲ度焦痂经"蚕食脱痂",原则上应及早植皮,还不具备植皮条件时可用半暴露疗法,作为植皮前覆盖肉芽的临时措施,但切忌时间过长。

(六)湿敷疗法

湿敷可使创面上的脓液、脓痂、坏死组织得以引流与清除,减少创面菌量,多用于肉芽创面植皮前准备,加速创面清洁。有时也可加速脱痂,用于促进焦痂(痂皮)分离。如果在"蚕食脱痂"焦痂分离较完全的肉芽面条件较好时,焦痂经剪除后,可采用"速湿敷"立即植皮。"速湿敷"是指在几十分钟内,更换湿敷数次。

(1)脓汁与坏死组织黏附较多的创面,一般敷料交换与清洁方法难以除净时,可使用湿敷。如果坏死组织黏合较牢固,无松动迹象时,则应暂缓实施,因为这样不仅短时间内难以清洁创面,大面积长时间湿敷可引发全身性感染。

(2)湿敷用作促使焦痂(痂皮)分离时,要掌握时机。焦痂(痂皮)尚未开始分离松动前,不要贸然采用,因为湿敷难以达到预期目的,若湿敷时间长,焦痂(痂皮)软化、变湿,又不能从创面分离,则促使细菌生长繁殖。如焦痂(痂皮)已趋松动,湿敷促使焦痂分离,但面积亦不可过大,必须控制在一定范围内。

(3)非侵袭性感染创面的脓汁、脓痂可用湿敷清除,对侵袭性感染创面,应着重加强局部及全身抗菌药物的应用,不宜采用湿敷。

(4)湿敷可引流、清除脓汁、坏死组织,但也有扰乱局部及全身的不利作用。更换湿敷时,可引起出血、疼痛。使用时间过久,则使肉芽苍老、水肿。面积较大的湿敷常引起高热、寒战等中毒症状。面积大、时间久的湿敷可促发全身性感染。

(5)为了减少更换敷料时的出血和疼痛,紧靠创面可敷贴一层网眼纱布,更换湿敷时,若网眼纱未被脓液浸满而影响引流,则不必每次更换;也可将湿敷区域内比较洁净的创面用油纱布保护,以减少换湿敷时对创面的刺激。

(6)有时为了控制感染,可在内层敷 1～2 层浓度较高的抗菌药液纱布,外加数层盐水纱布湿敷。

(7)湿敷纱布不宜太湿,以防创面浸渍,但亦不宜干燥。为防止水分迅速蒸发,保持湿润,除定时喷洒药液外,也可将外层敷料加厚,但不宜加油纸或防水布包扎,以免造成创面浸渍,影响湿敷效果。

(8)湿敷所用药液通常为等渗盐水,亦可用 0.05％氯己定、5％磺胺米隆、0.1％新洁尔灭等消毒液。也可根据创面细菌培养的药物敏感试验,选用其他抗菌药物溶液。肉芽水肿时可用高渗盐水,一般用 2％～3％氯化钠溶液,浓度过高可引起疼痛。坏死组织多而范围不大者也可用碘伏溶液。湿敷使创面潮湿,有利于铜绿假单胞菌的生长。如创面已出现铜绿假单胞菌,则应使用暴露或半暴露的方法,并同时使用局部抗菌药物。铜绿假单胞菌感染创面使用湿敷,尤其是无抗菌药物的大面积等渗盐水湿敷,可引起致命后果。

(9)湿敷交换次数视创面洁净状况而定,可每天 1～2 次至 4～6 次。坏死组织多黏附于敷料上,随敷料撕脱而除去,因此,在交换敷料时,不必每次拭洗创面,以减少创面疼痛刺激。

(七)浸浴或浸泡疗法

浸浴或浸泡疗法是将患者身体的全部或一部分浸于温热盐水或药液中一定的时间。

1.作用

(1)可以较彻底地清除创面脓汁及松动的脓痂和坏死组织。

(2)可减少创面细菌与毒素。

(3)使痂皮或焦痂软化,促进分离,便于剪痂,以及有利于引流痂下积脓。

(4)处理烧伤后期感染,促使严重烧伤后期残留小创面愈合。

(5)浸浴后敷料容易去除,可减轻患者换药时疼痛感。

2.浸浴与浸泡

患者可在水中活动,促进循环,改善功能。将这种方法用于全身的称"浸浴",用于局部的称"浸泡"。

(1)浸浴时机:对中、小面积烧伤,无严格时间限制,而大面积烧伤早期在局部肉芽屏障未形成前不宜浸浴,应保持痂皮或焦痂的干燥完整。浸浴反而使之软化,可促使创面感染扩散。一般以伤后 2～3 周开始浸浴为宜。患者月经期,有严重心肺并发症及一般情况很差、有可能发生虚脱者,不能进行浸浴。

(2)器材准备:浸泡只需容器(如桶、盆、缸等)及浸泡用等渗盐水或药液即可。全身浸浴则需浴盆(患者不便搬动可用塑料或橡皮布兜起)、1％温热盐水、水温计、体温计、换药用具、血压计、急救药品,以及衬垫患者头、臀等处的海绵软垫等,水温 38～39 ℃,室温 28～30 ℃,水量以浸没躯干为宜。要注意消毒浴盆等容器,避免交叉感染。有的浴盆安装有搅拌器,使水产生涡流,按摩创面。

(3)患者入水前,应测体温、脉搏、呼吸、血压,询问排便情况,并交代注意事项。浸浴中要观察病情变化。浸浴 10 min 左右,待患者已适应且敷料浸透后才开始清理创面。浸浴中可口服流质或继续补液。若有心慌、出汗、脉搏增快、面色苍白等虚脱现象,立即终止浸浴。

(4)浸浴时患者有时有呼吸紧迫感,应予解释。初次浸浴不宜超过半小时,以后逐渐延长,但也以 1.0～1.5 h 为宜。浸浴次数及间隔时间根据创面及全身反应决定,可逐日或隔数天施行。

(5)出浴后,患者常感寒冷,应迅速拭干,并用消毒巾覆盖,待无寒冷感后再清理创面,且时间宜短。

(6)浸浴后可有体温升高、脉搏增快、畏寒、寒战等中毒症状加重现象,一般24 h后应恢复,若继续加重,应注意病情变化。浸浴虽可清除创面细菌、脓汁,但也能促使毒素吸收;既可引流局部,也可使局部感染扩散。

(7)浸浴能软化焦痂,使其分离,有利于早期消灭创面。但大面积烧伤浸浴后可使大片焦痂软化,并由于不能及时植皮覆盖创面,可导致全身感染。故大面积烧伤,一般不采用浸浴去痂。浸浴只作为手术去痂或蚕食脱痂的辅助方法,植皮前清洁创面,移植皮片后浸浴应于手术后48 h施行,以免皮片脱落。

(8)局部浸泡可用于局部感染严重创面及后期残留小创面。清洗时尽可能清除脓痂、脓汁及坏死物质,浸泡水量要多,必要时多次更换浸泡液,最好用流水浸泡或淋洗。周围正常皮肤及愈合创面也应洗净。

(八)干热疗法

干热疗法是常用于预防和治疗的一种方法,是用温热的和干燥的风吹到创面上达到控制或减轻创面的目的。在用电扇送干热空气过程中,要注意尽量避免地面及周围环境的尘埃、细菌卷扬到创面上去。每天根据情况给患者补充水分,避免出现全身脱水继而引发高钾血症和高钠血症。机体在高温下代谢旺盛,能量消耗大,蛋白水解也多。因此,应为患者增加蛋白质的补充,一般每天每千克体重多补蛋白质1~2 g。

对于呼吸道烧伤的患者,特别是有气管切开的患者使用干热疗法时,因干热的空气对呼吸道黏膜是极不利的,为避免干热空气直接进入呼吸道,可用单层湿纱布掩盖患者口、鼻、气管切开处,并经常替换,还可以定期进行雾化吸入。

(九)使用新型敷料的护理

随着湿性愈合理念的推广和应用,近年来,各种各样的新型敷料进入伤口和创面治疗领域,新型敷料品种繁多,性能各异。

1.注意事项

(1)认真评估患者的创面情况及全身的综合情况,制定目标,选择治疗方案,继而选择适合的敷料,以达到治疗的目的。

(2)在使用敷料的治疗过程中要评估治疗效果,及时根据创面情况调整治疗方案。

2.各度烧伤的敷料选择原则

(1)Ⅰ度烧伤处理:Ⅰ度烧伤只是损伤表皮细胞层而生发层没有损伤。仅仅有局部红斑、轻度炎症反应无水疱的状态。使用水胶体类敷料能形成凝胶,保护暴露的神经末梢,减轻疼痛,同时,更换敷料时不会造成再次性机械性损伤。水胶体类敷料能保持创面湿润,保留创面本身释放的生物活性物质,为创面愈合提供一个最佳的微环境,还可以使创面愈合的过程加速。

(2)Ⅱ度烧伤的处理分成Ⅱ度烧伤和深Ⅱ度烧伤。①浅Ⅱ度烧伤:伤及生发层及真皮浅层。受伤部位形成较大的水疱,去除表皮后创面湿润,基底颜色鲜红,渗出较多。藻酸盐敷料是一种很柔软的伤口敷料,由质地细密的藻酸盐纤维组成。它由天然海藻提取的纤维和钙离子的混合物,组织相溶性好,能快速大量吸收渗出液,质地柔软,顺应性好,与伤口渗液、渗血接触后形成凝胶,保护创面,促进伤口愈合。②深Ⅱ度烧伤:伤及真皮深层。受伤表皮下积存小量体液,水疱较细小,去除表皮后创面湿润发白,疼痛感觉迟钝,局部皮温略低。亲水纤维吸收渗液后进一步融合成凝胶,并将细菌紧紧包裹在形成的凝胶中锁定渗出液维持潮湿的伤口环境,有助于自溶性清创,可更好地防止侧漏,减少渗出液对创周皮肤的浸渍。揭除敷料时,凝胶化的敷料不会损伤幼嫩的肉芽组织或伤口周围健康的皮肤,支持愈合过程。

(3)Ⅲ度烧伤:伤及全层皮肤、皮下组织、肌肉及骨骼。创面苍白或焦黄炭化、干燥,受伤皮肤质如皮革,多数可见粗大静脉支栓塞,局部疼痛消失,感觉迟钝。创面直径＞5 cm的Ⅲ度烧伤自行愈合的可能性较小,大多需要进行植皮手术覆盖创面。小面积的烧伤伤口比较干燥,使用水凝胶类敷料能够水化伤口,提供湿性环境,促进清创,有利于黑痂的溶解,之后根据伤口床的状况给予相应的处置。

三、手术治疗与护理

(一)手术治疗

1.烧伤创面植皮术

可以分为大张植皮、邮票状植皮、网状植皮、自体异体皮肤相间移植、点状植皮、微粒植皮、小皮片异体镶嵌植皮、MEEK植皮等。

(1)大张植皮:一般指由鼓式取皮机或电动取皮机切去整张皮片,通常指由鼓式取面积＞4 cm²的皮片。优点是移植后比较美观,瘢痕较小,术后挛缩率较小,有利于外形和功能的恢复。缺点是手术技术要求较高,切去部位有限。

(2)邮票状植皮:将自体皮剪裁成1～2 cm的正方形皮块移植于创面,此方法消灭创面迅速,适用于Ⅲ度烧伤面积不大,供皮区充足者。优点是皮片与皮片之间留有间隙,利于引流,较大张植皮容易存活,取皮技术要求也不高。

(3)网状植皮:在大张自体皮肤上切若干大小、距离相等的平行小切口,每行小切口的行距相等,但邻近行的小切口位置交错,拉成渔网状,可以扩大皮片面积,节约自体皮肤,且有利于引流,愈后外形比较整齐,弹性较好。适用于大面积深度烧伤非功能部位的切、削痂创面,自体皮源相对较多,均可采用。网状植皮为深度烧伤创面治疗常用的植皮方法,1964年由Tanner首先提出这种方法。其通过切皮机将自体皮片按一定扩展率切割成网状,张开后皮片面积成倍扩展,一般扩展率以1∶(3～4)为宜,最大可达1∶9。将网状皮片植于创面后,通过网状皮的逐步扩展,网眼融合消失,创面愈合,从而达到创面修复的目的。

2.皮瓣移植

皮瓣是具有血液供应的皮肤及皮下组织,移植过程中依靠皮瓣的蒂部与供区相连,以保持皮瓣的供血,用于修复局部或远处组织缺损。皮瓣移植术后注意观察皮瓣血运,防治感染和出血。

针对不同的伤情、部位、性别和拟施行的修复原发伤的手术方式等,采取相应的手术方法,主要有直接缝合、皮片移植、邻近皮瓣修复、双叶或三叶皮瓣、游离远位皮瓣修复供区及皮肤伸展术等。

(二)护理

烧伤治疗内容包括患者的急救、伤口的处理、外科手术治疗及康复后的整形治疗等。常见的烧伤手术治疗有焦痂切开术、皮肤移植及皮瓣移植。

1.焦痂切开护理

大面积及深度的严重烧伤患者较易发生环状深层烧伤,在四肢或身体因烧伤焦痂的约束及组织水肿,容易引起急性受压综合征而导致肢体坏死及呼吸困难。焦痂切开术可令烧伤焦痂引致的约束减小从而防止急性受压综合征。

(1)术前护理:在患者需要做焦痂切开术前,如患者清醒需向患者说明此治疗的必要性及得到患者的同意后才进行;如患者已昏迷须先知会家人及在两位医师的同意下才可进行。其他术前护理包括电烧灼仪器的准备、消毒、血凝检查等。

(2)术后护理:焦痂切开术后伤口一般都会因水肿而被拉扩,应以无菌生理盐水纱布覆盖后再包扎伤口,如需使用其他敷料请遵照医嘱并在每天换药时检查伤口有无感染。

2.皮肤移植的护理

在一般的情况下,伤口愈合过程会由局部炎症反应发展至伤口表皮覆盖。

如伤口不能自行愈合,便须考虑以外科手术闭合。外科手术闭合包括皮肤移植和皮瓣移植两种方式。在修补伤口缺损时,皮肤是最好的敷料,如伤口因感染或其他原因不能实时盖上移植的皮肤,表皮皮肤片(人或其他动物)可作为覆盖的敷料。

(1)术前护理:皮肤移植术前护理包括血型及血液检查、伤口准备(观察有无感染的症状、局部的血管供应状况)、术前指导等。手术后伤口痛、痒、活动范围的限制及植皮部位的术后固定等知识都需在手术前向患者讲解以得到良好的心理预备及手术后的合作。

(2)术后护理:皮肤移植后需维持正确的姿势,高举移植的部位高于心脏的位置5~10天。

如受皮部位以密闭式方法处理应避免有压力于敷料上,小心移动患者以避免创伤,受皮部位需固定并预防移植皮肤的移动。在包扎敷料较厚的情况下观察,敷料表面有无不正常的渗液或血渍,以评估移植部位的皮下有无血肿或液体积聚的可能。并需每天观察敷料及受皮部位的疼痛程度及渗液、气味或肿胀。依医嘱可于术后第4、第7、第10、第14天检查移植部位,移除最后一层纱布前必须有足够的时间用生理盐水或油剂将敷料湿润,以降低移去纱布时的痛楚及损伤植皮。

如受皮部位以开放式方法处理,受皮部位需固定并预防移植皮肤的移动。在手术后第一天需每小时观察植皮表面有无不正常的渗液或血渍,及早发现血肿或液体积聚。如移植位的皮下有血肿或液体积聚应尽早排出以防植皮浮起,可用渗有无菌液状石蜡的消毒棉棒将积聚的液体挤滚出来并继续观察,防止再有液体积聚。

在手术后第14天如植皮保存良好,用水溶性乳脂在植皮上揉抹直至干燥的焦痂脱落及皮肤恢复弹性。

植皮区如以密封式处理,护理上需保持敷料密封及周围皮肤干燥14~20天。

愈合皮肤的护理同个人卫生处理。如有水疱切勿穿刺水疱,因水疱内的液体会自行吸收。穿刺水疱会增加皮肤感染的机会。

3.皮瓣移植的护理

在外科整形重建过程中如需代替全层皮肤的缺陷,而植皮又不能满足受皮位置的功能上的需要时,皮瓣移植是常用的方法(如骨、肌腱神经、血管或其他敏感结构的外露,需要盖上软组织保护)。以外科重建修补伤口的缺陷时需要平衡美学及功能的目的,以及对于捐皮或受损组织的部位所造成的功能性损害而做出决定。选择皮瓣手术的方法是基于很多因素,简单来说以能提供最优良的外观、最好的功能于受皮区而又最小影响捐皮区的方法为最佳。

(1)术前护理:皮瓣移植一般术前护理同皮肤移植。其他皮瓣移植的术前指导如疼痛、活动能力障碍及有关术后被固定的身体部位和术后体位固定的训练都必须进行。特别是手术前的量度及画记号等须于患者沐浴后才标记于皮肤上,如在手术前记号变淡,需重画。如手术需支架固定体位,须于手术前做好并留有空间于手术后再做微调。

(2)术后护理:①接受皮瓣移植后的患者需要一个温暖、清洁的环境休息,必须保持病房温暖。②维持体位:植皮位抬高 5～10 天,高过心脏位置。如受皮位置以密封式处理,护理上与密封式处理的皮肤移植一样。如受皮位置以开放式处理,护理上需特别处理。受皮区及血管进入皮瓣处应避免压力及小心避免意外创伤。手术后需每 0.5～1.0 h 的观察皮瓣。③皮瓣需固定与特定的体位 7～10 天,或需支架辅助。④手术后 14 天如皮瓣良好可恢复自由活动。捐皮瓣的位置会以植皮覆盖,护理上同皮肤移植受皮区的护理。

烧伤护理团队是整个烧伤治疗中不可或缺的,护士在 24 h 不断的值班制度下也同时 24 h 不断地看护患者。烧伤患者的看护、治疗及康复都需要整个医疗团队的合作才能有效地帮助患者。烧伤护士团队与其他医疗团队一定要有良好合作,并协调不同的专科治疗以达治疗效果。烧伤科护士应有充足知识使用实证的护理概念、技术来提供优质的服务。在直接服务患者时需考虑患者的生理、社会、心理及生活背景以及与合适的护理。

4.包扎疗法护理

(1)抬高肢体并保持各关节功能位,保持敷料清洁和干燥,敷料潮湿时,及时更换,每次换药前,先给予镇痛剂,减少换药所引起的疼痛。

(2)密切观察创面,及时发现感染征象,如发热、伤口异味、疼痛加剧、渗出液颜色改变等,需加强换药及抗感染治疗,必要时可改用暴露疗法。注意观察肢体外周血液循环情况,如肢端动脉搏动、颜色及温度。

5.暴露疗法护理

(1)安排隔离病室,保持病室清洁,室内温度维持在 30～32 ℃,相对湿度 40% 左右,使创面暴露在温暖、干燥、清洁的空气中。

(2)注意隔离,防止交叉感染。接触患者前需洗手、戴手套,接触患者的所有用物,如床单、治疗巾、便盆等均需消毒。注意保持床单的干燥和清洁。

(3)保持创面干燥,渗出期用消毒敷料吸取创面过多的分泌物,表面涂以抗菌药物,以减少细菌繁殖,避免形成厚痂。若发现痂下有感染,立即去痂引流,清除坏死组织。

(4)定时翻身或使用翻身床,交替暴露受压创面,避免创面长时间受压而影响愈合。创面已结痂时注意避免痂皮裂开引起出血或感染。极度烦躁或意识障碍者,适当约束肢体,防止抓伤。

四、心理护理

烧伤,特别是大面积深度烧伤给患者带来的后果是灾难性的,虽然临床医师经过积极的救治,挽救了患者的生命,但是,生存者从被烧伤的那一刻起,从一个生理功能健全的人变成了留有严重毁容和生理功能障碍的不幸者,其心理状态也从这一刻起发生了重大的改变,一系列心理问题接踵而至。

烧伤作为一种强烈的应激性刺激源,不仅对患者造成病理生理机制的紊乱,而且因为死亡威胁、功能障碍、肢体残缺、毁容等后遗症,使患者的正常心理防御体系失去平衡甚至崩溃,进而导致各种心理疾病。常见的心理疾病有创伤后应激障碍、急性应激障碍、抑郁症、焦虑症及睡眠障碍等。相对于其他的应激性刺激而言,烧伤改变患者心理状态的原因更为复杂,不仅包括烧伤打击本身,还包括住院期间的痛苦体验及重返社会后将面临的各种始料未及的问题,因此烧伤是一种持续性的创伤应激源。

近 20 年来,随着康复医学的发展,烧伤后的心理问题和社会问题正日益受到重视。烧伤后的康复治疗模式中很重要的一环就是烧伤后心理与社会治疗。众多资料表明,烧伤后患者常存在明显的生理、心理和社会适应性的障碍,并给烧伤患者本人、家庭和回归社会带来诸多不利影响。因此,只有全面深入地研究和分析烧伤后患者不同时期的心理病理特征,并及时给予正确的心理疏导、心理支持等心理治疗,才能提高患者存活后的生存质量,为患者回归社会奠定基础。烧伤并发心理精神障碍的原因如下。

创伤因素:①大面积烧伤致有效血容量急剧减少,致脑部供血不足;伴吸入性损伤、肺水肿者通气及换气障碍,致血氧浓度降低,从而脑细胞缺氧,易出现精神障碍。②创面的疼痛刺激,促使下丘脑-垂体系统(HPA)内分泌释放,引起 ACTH、ADH、GH 激素增多,从而增加并发精神障碍的风险。③感染期毒素吸收,出现毒血症或败血症,脑细胞水肿,进而出现精神症状。④烧伤后水、电解质及酸碱平衡紊乱,易导致精神障碍。⑤化学品(苯、有机磷、强碱等)烧伤的同时可经创面、呼吸道黏膜吸收,损害中枢神经系统引起精神症状。

精神因素:严重的烧伤会因瘢痕挛缩、畸形而毁容、致残,使患者遭受到严重的精神打击。伤后多次换药、手术、反复的痛苦体验,扰乱中枢神经系统,嘈杂的环境也常加重患者的精神负担,产生幻觉,促成妄想等。

药物不良反应因素:严重烧伤患者用药种类多、剂量大,药物不良反应也明显增多,特别以抗生素不良反应较突出。如头孢吡肟和喹诺酮类药物具有神经系统刺激的不良反应,长期应用于抗感染治疗易导致精神异常发生。

其他因素:部分患者担心日后影响工作、生活及婚姻,惧怕丧失劳动与生活能力,难以融入社会,使患者背上沉重的心理负担而致精神障碍。

烧伤并发精神障碍,早期发病于休克期的患者,此时,关键在于抗休克。早期有效的液体复苏,可以减轻组织及重要脏器的缺血缺氧性损害;复苏时应注意复苏液的质和量,防止单位时间内水分进得过多过快引起脑水肿。当精神症状出现后要及时给予药物对症治疗,防止症状进一步加重,影响治疗进程。其后漫长的治疗过程中,应随时注意积极消除患者的各种心理障碍,与其建立和谐、信任的关系,争取其积极配合治疗,解除其思想包袱。只有在进行烧伤本身治疗的同时注意适当心理干预,才能减少、减轻或避免精神障碍的发生,即全面康复治疗措施介入方能取得良好效果,不会留下严重后果。

在烧伤后的不同时期,心理反应及心理障碍各有特点。Steiner 等将这一时期分为三个时期,即生理反应期、心理反应期和社会反应期。生理反应期:为烧伤后即刻至病情基本稳定期间。在此阶段中,创伤后应激障碍特别是急性应激障碍是常见的心理障碍,此外还有因疼痛(清创换药)诱发焦虑症、抑郁心境、睡眠障碍等。心理反应期:为患者病情稳定至出院期间。此期以创伤后应激障碍、抑郁症为多见。其主要诱发因素不再是生理刺激,而是烧伤患者本身的心理因素。社会反应期:为烧伤患者痊愈出院至伤后一年期间。此期患者烧伤创面虽已愈合,但是烧伤所造成的毁容及活动障碍等后遗症影响了患者回归社会,患者不仅要面对自身外表形象改变和躯体活动功能障碍等问题,而且还要承受这些问题所致的多种社会因素的干扰,例如,家庭成员或亲朋好友是否有疏远及回避行为、恋爱或婚姻关系能否维持、学业或事业能否继续完成或发展、将来的医疗费用(整容等所需)、经济来源等。此期以慢性创伤后应激障碍、抑郁症、睡眠障碍等为多见。

总之,烧伤患者的生理和心理均会产生一系列不同程度的反应,以下将重点介绍烧伤后心理障碍的护理。

(一)支持疗法

支持疗法又称支持性心理疗法,是一种以支持为主的特殊性心理治疗方法。不用去分析患者的潜意识,而主要是支持、帮助患者去适应目前所面对的现实,故又称为非分析性治疗。是目前我国使用很广的一种心理治疗方法。

1.原理

支持疗法是心理医师应用心理学知识和方法,采取劝导、启发、鼓励、支持、同情、说服、消除疑虑、保证等方式,来帮助和指导患者分析、认识当前所面临的问题,使其发挥自己最大的潜在能力和自身的优势,正确面对各种困难或心理压力,以度过心理危机,从而达到治疗目的的一种心理治疗方法。适用于突然遭受严重挫折和/或心理创伤,面临精神崩溃的烧伤患者。支持治疗提供的支持主要有五种成分:解释、鼓励、保证、指导、促进环境的改善。

2.应用注意事项

施行支持疗法时,医师必须热情对待患者,对他们的痛苦寄予同情。即使他们的行为幼稚、冲动或不合情理,也要尊重他们。要想取得成效必须做到以下几点。

(1)倾听:医师在任何情况下都要善于倾听患者的诉说。这不仅是了解患者情况的需要,也是建立良好医患关系的需要。医师要专心倾听患者诉说,让患者觉得医师郑重其事地关心他们的疾苦,以便消除顾虑,增进信任感,从而树立起勇气和信心。此外,患者尽情倾吐,会感到轻松一些。

(2)解释:在医患之间建立起信任关系,医师对患者问题的来龙去脉及其实质、患者所具备的潜能和条件有了充分了解后,可向患者提出切合实际的真诚的解释和劝告。患者常常记不清那么多,医师要用通俗易懂的语言,把解释和劝告多讲几次,以便患者以后仔细领会。

(3)建议:医师在患者心目中一旦建立起权威,他提出的建议便是强有力的。但医师不能包办代替,要患者自己决定。医师的作用在于帮助患者分析问题,让患者了解问题的症结;医师提出意见和劝告,让患者自己找出解决问题的办法,并鼓励患者实施。医师提出的建议要谨慎,要有限度,有余地。否则,如果患者按建议尝试失败了,不仅对自己失去信心,而且对医师也失去了信心。

(4)保证:在患者焦虑、苦恼时,尤其是处于危机时,给予保证是很有益的。但在对患者尚不够了解时,过早的保证无法实施,患者会认为受了欺骗,将使治疗前功尽弃。所以,医师在进行保证前,一定要有足够的根据和把握,使患者深信不疑。这种信任感是取得疗效的重要保证。如患者问及疾病的预后,医师有把握的话,应尽量向好的方向回答,同时附上几条希望,指导患者从哪些方面去努力,才能实现其愿望。

(5)调整关系:医师多次为患者提供支持后,患者容易对其产生依赖,什么问题都要医师作主。这时,需调整医患之间的关系,引导患者要信赖组织、亲人,信赖自己。

3.护理原则

(1)提供适当的支持:当一个人心理上受到挫折时,最需要的莫过于他人的安慰、同情与关心。因此这一原则就在于提供所需的心理上的支持,包括同情体贴、鼓励安慰、提供处理问题的方向与要点等,以协助患者度过困境,处理问题,应付心理上的挫折。但需注意的是,护士的支持要适度且有选择性,就像父母不宜盲目疼爱或袒护自己的孩子一样。一般来说,"支持"不是"包办",护士要考虑患者所面临的心理挫折的严重性、自身的性格及自我的成熟性,应根据其处理问题的方式及应付困难的经验而做适当的支持。支持并非仅口中说说,而应在态度上有真切表示,让患者体会到事情并非想象的那样糟。

(2)调整对"挫折"的看法:协助患者端正对困难或挫折的看法,借此来调节并改善其心理问题。例如,针对面部烧伤的患者,护士可帮助患者认识到自己的肢体还是健全的,今后还可以做很多事情,是不幸之中的幸运。假如能以此想法去看待当前的病痛,就不会特别悲观。总之,检讨自己对问题和困难的看法,调整对挫折的感受,常能改变患者对困难的态度,使患者用恰当的方式去面对困难,走出困境。

(3)善于利用各种"资源":此原则是帮助患者对可利用的内、外资源进行分析,看是否最大限度运用了"资源",来应对面临的心理困难和挫折。所谓资源,其范围相当广泛,包括家人与亲友的关心与支持、家庭的财源与背景、四周的生活环境及社会可提供的支持条件等。当一个人面临心理上的挫折时,往往会忘掉可用的资源,而不去充分利用,经常低估自己的潜力,忽略别人可以提供的帮助。护士正应在这方面予以指导,助其渡过难关。

(4)进行"适应"方法指导:其重点之一就是跟患者一起分析,寻求应付困难或处理问题的恰当方式方法,并指导患者正确选用。例如,因害怕疼痛而不敢接受一次次换药、植皮、整形等手术,是躲避问题的适应方式,这些都是不明智的处理方式。因此指导患者只有面对自己的现实,提高信心,勇敢配合医师,才是积极的适应方法。支持疗法的重点应放在分析、指导患者采用何种方式去处理心理上的困难,并考虑如何使用科学而有效地适应方法。

(二)理性情绪行为疗法

理性情绪行为治疗(rational-emotive therapy,简称 REBT)是 20 世纪 50 年代由美国著名心理治疗家阿尔伯特·艾利斯首创的心理治疗理论及方法。是认知疗法的一种,因为采用了行为治疗的一些方法,故又被称之为认知行为疗法。这种疗法的主要目标是,帮助人们培养更实际的生活哲学,减少自己的情绪困扰与自我挫败行为,也就是减轻因生活中的错误而责备自己或别人的倾向(消极目标),并学会如何有效地处理未来的困难(积极目标)。

艾利斯认为人在出生时就已经兼具了理性和非理性的思想。一方面,个体会珍惜自己的生命,通过理性思考,与人建立亲密关系;另一方面,非理性的思想及不合逻辑的思维也会使他们逃避现实,缺乏忍耐。

1.原理

理性情绪行为疗法的基本理论主要是 ABC 理论。这一理论又是建立在艾利斯对人的基本看法之上的。艾利斯对人的本性的看法可归纳为以下几点。

(1)人既可以是有理性的、合理的,也可以是无理性的、不合理的。当人们按照理性去思维、去行动时,他们就会很愉快、富有竞争精神及行动有成效。

(2)情绪是伴随人们的思维而产生的,情绪上或心理上的困扰是由不合理的、不合逻辑的思维造成的。

(3)人具有一种生物学和社会学的倾向性,倾向于其在有理性的合理思维和无理性的不合理思维,即任何人都不可避免地具有或多或少的不合理思维与信念。

(4)人是有语言的动物,思维借助于语言而进行,不断地用内化语言重复某种不合理的信念,这将导致无法排解的情绪困扰。

(5)情绪困扰的持续,实际上就是那些内化语言持续作用的结果。正如艾利斯所说:"那些我们持续不断地对自己所说的话经常就是,或者就变成了我们的思想和情绪。"

RET 就是通过纯理性的分析和思辨的途径来改变患者的非理性观念,帮助其解决情绪和行为上的问题。其关键点在于认识到"人的情绪不是由某一诱发性事件的本身所引起,而是由经历了这一事件的人对这一事件的解释和评价所引起的",即 ABC 理论的基本观点。在 ABC 理论模式中,A 是指诱发性事件;B 是指个体在遇到诱发事件之后相应而生的信念,即他对这一事件的看法、解释和评价;C 是指特定情景下,个体的情绪及行为的结果。

通常人们会认为,人的情绪的行为反应是直接由诱发性事件 A 引起的,即 A 引起了 C。ABC 理论则指出,诱发性事件 A 只是引起情绪及行为反应的间接原因,而人们对诱发性事件所持的信念、看法、解释 B 才是引起人的情绪及行为反应的更直接的原因。

例如,两个人一起在街上闲逛,迎面碰到他们的领导,但对方没有与他们招呼,径直走过去了。这两个人中的一个对此是这样想的:"他可能正在想别的事情,没有注意到我们。即使是看到我们而没理睬,也可能有什么特殊的原因。"而另一个人却可能有不同的想法:"是不是上次顶撞了他一句,他就故意不理我了,下一步可能就要故意找我的岔子了。"

两种不同的想法就会导致两种不同的情绪和行为反应。前者可能觉得无所谓,该干什么仍继续干自己的;而后者可能忧心忡忡,以致无法冷静下来干好自己的工作。从这个简单的例子中可以看出,人的情绪及行为反应与人们对事物的想法、看法有直接关系。在这些想法和看法背后,有着人们对一类事物的共同看法,这就是信念。这两个人的信念,前者在理性情绪行为疗法中称之为合理的信念,而后者则被称之为不合理的信念。合理的信念会引起人们对事物适当、适度的情绪和行为反应;而不合理的信念则相反,往往会导致不适当的情绪和行为反应。当人们坚持某些不合理的信念,长期处于不良的情绪状态之中时,最终将导致情绪障碍的产生。

2.护理模式

护理操作模式如下。①找出使患者产生异常紧张情绪的诱发事件(A),例如当众讲话、考试、工作压力、人际关系等。②分析挖掘患者对诱发事件的解释、评价和看法,即由它引起的信念(B),从理性的角度去审视这些信念,并且探讨这些信念与所产生的紧张情绪(C)之间的关系。从而认识到异常的紧张情绪之所以发生,是由于患者自己存在不合理的信念,这种失之偏颇的思维方式应当由患者自己负责。③扩展患者的思维角度,与其不合理信念进行辩论(D),动摇并最终放弃不合理信念,学会用合理的思维方式代替不合理的思维方式。还可以通过与他人讨论或实际验证的方法来辅助转变思维方式。④随着不合理信念的消除,异常的紧张情绪开始减少或消除,并产生出更为合理、积极的行为方式。行为所带来的积极效果,又促进着合理信念的巩固与情绪的轻松愉快。最后,个人通过情绪与行为的成功转变,从根本上树立起合理的思维方式,不再受异常的紧张情绪的困扰(E)。

(三)系统脱敏法

系统脱敏疗法又称交互抑制法,利用这种方法主要是诱导患者缓慢地暴露出导致焦虑的情境,并通过心理的放松状态来对抗这种焦虑情绪,从而达到消除焦虑习惯的目的。

1.原理

系统脱敏疗法是由美国学者沃尔帕创立和发展的。沃尔帕认为,人和动物的肌肉放松状态与焦虑情绪状态,是一种对抗过程,一种状态的出现必然会对另一种状态起抑制作用。例如,在全身肌肉放松状态下的机体,各种生理生化反应指标,如呼吸、心率、血压、肌电、皮电等生理反应指标,都会表现出同焦虑状态下完全相反的变化,这就是交互抑制作用。而且,能够与焦虑状态有交互抑制作用的反应不仅是肌肉放松,即使进食活动也能抑制焦虑反应。根据这一原理,在心理治疗时便应从能引起个体较低程度的焦虑或恐怖反应的刺激物开始进行治疗。一旦某个刺激不会再引起患者焦虑和恐怖反应时,施治者便可向处于放松状态的患者呈现另一个比前一刺激略强一点的刺激。如果一个刺激所引起的焦虑或恐怖状态在患者所能忍受的范围之内,经过多次反复的呈现,他便不再会对该刺激感到焦虑和恐怖,治疗目标也就达到了。这就是系统脱敏疗法的治疗原理。

2.护理步骤

采用系统脱敏疗法进行治疗应包括三个步骤。

(1)建立恐怖或焦虑的等级层次,这是进行系统脱敏疗法的依据和主攻方向。

(2)进行放松训练。

(3)要求患者在放松的情况下,按某一恐怖或焦虑的等级层次进行脱敏治疗。

系统脱敏法是一种最常用的行为治疗方法,它应用"抗条件作用"原理以解除患者的与焦虑有联系的神经症等行为问题。系统脱敏法的基本原则是交互抑制,即在引发焦虑的刺激物出现的同时让患者做出抑制焦虑的反应,这种反应就会削弱,最终切断刺激物同焦虑反应间的联系。

(四)松弛疗法

即放松训练,它是按一定的练习程序,学习有意识地控制或调节自身的心理生理活动,以达到降低机体唤醒水平,调整那些因紧张刺激而紊乱了的功能。

1.放松训练类型

一类是渐进性肌肉放松,二类是自然训练,三类是自我催眠,四类是静默或冥想,五类是生物反馈辅助下的放松。其中二、三、四类兼具有自我催眠的成分,犹如我国气功疗法中的放松功。我国的气功、印度的瑜伽术、日本的坐禅、德国的自生训练、美国的渐进松弛训练、超然沉思等,都是以放松为主要目的的自我控制训练。

2.操作步骤

(1)准备工作。安排一间安静整洁、光线柔和、周围无噪声的房间,在施疗时,护士说话声音要低沉、轻柔、温和,让来访者舒适地靠坐在沙发或椅子上,闭上眼睛。

(2)护士:"现在我来教你如何使自己放松。为了让你体验紧张与放松的感觉。你先将你身上的肌肉群紧张起来,再放松。请你用力弯曲你的前臂,同时体验肌肉紧张的感受(大约10秒钟)。然后,请你放松,一点力也不用,尽量放松,体验紧张、放松感受上的差异。(停顿5秒)这就是紧张和放松。下面我将让你逐个使身上的主要肌肉群紧张和放松。从放松双手开始,然后双脚、下肢、头部,最后是躯干。"

(3)注意事项。①第一次进行放松训练时,作为示范,护士也应同时做。这样可以减轻患者的羞涩感,也可以为患者提供模仿对象。事先告诉患者,如果不明白指示语的要求,可以先观察一下护士的动作,再闭上眼睛继续练。②会谈时进行的放松训练,最好用护士的口头指示。以便在遇上问题时,能及时停下来。护士还可以根据情况,主动控制训练的进程,或者有意重复某些放松环节。③在放松过程中,为了帮助患者体验其身体感受,护士可以在步与步的间隔时,指示患者,如"注意放松状态的沉重、温暖和轻松的感觉""感到你身上的肌肉放松"或者"注意肌肉放松时与紧张的感觉差异"等。

(张桂明)

第八章 妇科护理

第一节 外阴、阴道创伤

外阴、阴道部位置虽较隐蔽,但损伤并不少见。此处组织薄弱、神经敏感、血管丰富,受伤后损害重,较疼痛。解剖上前为尿道口,后为肛门,易继发感染,使病情复杂化。

一、护理评估

(一)健康史

1.病因评估

(1)分娩:分娩是导致外阴、阴道创伤的主要原因。

(2)外伤:如骑跨在自行车架上或自高处跌落骑跨于硬物上,外阴骤然触于锐器上,创伤有时可伤及阴道,甚至穿过阴道损伤尿道、膀胱或直肠。

(3)幼女受到强暴所致软组织受损。

(4)初次性交可使处女膜破裂:绝大多数可自行愈合,偶可见裂口延至小阴唇、阴道或伤及穹隆,引起大量阴道流血。

2.身心状况

(1)症状:疼痛为主要症状,程度可轻可重,患者常坐卧不安,行走困难,随着局部肿块的逐渐增大,疼痛也越来越严重,甚至出现疼痛性休克;水肿或血肿导致局部肿胀,也是常见症状;少量或大量血液自阴道或外阴创伤处流出。

(2)体征:患者出血多,可出现脉搏快、血压低等出血性休克或贫血的体征。妇科检查外阴肿胀出血,形成外阴血肿时,可见外阴部有紫蓝色肿块突起,有明显压痛。

(3)心理-社会状况:由于是意外事件,且创伤又涉及女性最隐蔽部位,患者及家属常表现出明显的忧虑和担心。

二、辅助检查

出血多者红细胞计数及血红蛋白值下降,合并感染者,可见白细胞增高。

三、护理诊断及合作性问题

(一)疼痛

与外阴、阴道的创伤有关。

(二)恐惧

与突发创伤事件,担心预后对自身的影响有关。

(三)感染

与伤口受到污染,未得到及时治疗有关。

四、护理目标

(1)患者疼痛缓解,舒适感增加。

(2)患者无感染发生或感染被及时发现和控制,体温、血象正常。

五、护理措施

(一)一般护理

患者平卧、给氧。做好血常规检查,建立静脉通道,配血,必要时输血。

(二)心理护理

对患者及家属表示理解,护士应使用亲切温和的语言给予安慰,鼓励他们面对现实,积极配合治疗。

(三)病情监测

密切观察患者生命体征及尿量变化,并准确记录;严密观察患者血肿的大小及其变化,有无活动性出血;术后观察患者阴道及外阴伤口有无出血,有无进行性疼痛加剧或阴道、肛门坠胀等再次血肿的症状。

(四)治疗护理

1.治疗原则

根据不同情况,给予相应处理,原则是止痛、止血、抗休克和抗感染。

2.治疗配合

(1)预防和纠正休克:立即建立静脉通道,做好输血、输液准备,遵医嘱及时给予患者止血药、镇静药、镇痛药;做好手术准备。

(2)配合护理:对损伤程度轻,血肿小于 5 cm 的患者,采取正确的体位,避免血肿受压;及时给予患者止血、止痛药;24 h 内可冷敷,降低局部神经敏感性和血流速度,有利于减轻患者的疼痛和不适;还可以用丁字带、棉垫加压包扎,预防血肿扩散。24 h 后热敷或外阴部烤灯,促进血肿或水肿的吸收。保持外阴清洁,每天外阴冲洗 3 次,大小便后立即擦洗。血肿较大者,需手术切开血肿行血管结扎术后消炎抗感染。

(3)术前准备:需要急诊手术的应进行皮肤、肠道的准备。

(4)术后护理:术后常需外阴加压包扎或阴道填塞纱条,患者疼痛较重,应积极止痛。外阴包扎松解或阴道纱条取出后,注意观察患者阴道及外阴伤口有无再次血肿的症状。保持外阴清洁,遵医嘱给予抗生素预防感染。

（五）健康指导

减少会阴部剧烈活动，避免疼痛；合理膳食；保持心情平静。保持局部清洁、干燥；遵医嘱用药；发现异常，及时就诊。

（六）护理评价

评价护理目标是否达到，护理措施的实施情况，健康指导是否落实到位，有无新的护理问题出现。

（张喜英）

第二节　外　阴　炎

一、非特异性外阴炎

非特异性外阴炎是由物理、化学因素而非病原体所致的外阴皮肤或黏膜的炎症。

（一）临床表现

1.症状

外阴皮肤瘙痒、疼痛、烧灼感，于活动、性交、排尿、排便时加重。

2.体征

妇科检查见局部充血、肿胀、糜烂，常有抓痕，严重者形成溃疡或湿疹。慢性炎症可使皮肤增厚、粗糙、皲裂，甚至苔藓样变。

（二）辅助检查

血糖或尿糖检查：炎症反复发作及年龄较大者应行血糖或尿糖检查，有增高表现。

（三）评估与观察要点

1.健康史

询问患者就诊的原因，评估有无诱发因素，如白带增多、大小便刺激皮肤、经期使用透气性差的卫生巾、穿紧身化纤内裤等；评估患者是否同时罹患其他疾病，如尿瘘、粪瘘、糖尿病等；了解患者有无可能导致尿瘘、粪瘘的外科手术史等。

2.观察要点

观察局部外阴皮肤有无红肿、抓痕、溃疡、粗糙，询问患者有无外阴瘙痒、疼痛或烧灼感。

3.心理-社会状况

了解患者对症状的反应，有无烦躁不安、焦虑等心理。

（四）护理措施

1.心理护理

患者常因外阴瘙痒、疼痛或烧灼感而影响其工作、生活、睡眠，从而常常出现明显的焦虑和烦躁不安，应对患者进行心理疏导，安慰患者，向其解释疾病相关知识及治疗护理方法，鼓励其积极配合治疗并参与护理，增强其战胜疾病的信心。

2.一般护理

（1）积极寻找病因并去除：糖尿病者应及时治疗糖尿病，有效控制血糖水平；尿瘘和粪瘘患者应及时行修补术,去除局部刺激;保持会阴清洁、干燥,避免性生活,尽量避免搔抓,以防皮肤溃破导致继发感染。

(2)坐浴和止痒:教会患者坐浴的方法和相关知识,包括液体的配制(用 0.1%聚维酮碘液或 1∶5 000 高锰酸钾液)、温度(41~43 ℃)、坐浴时间(每天两次,每次 15~30 min)及注意事项(月经期和产后或流产后 7~10 天内禁止坐浴,坐浴时要使会阴部全部浸没于坐浴液中)。坐浴后局部可涂抹止痒药膏止痒。

(3)饮食护理:减少辛辣食物摄入。

(五)健康指导

1.疾病知识指导

外阴溃破者要预防继发感染,使用柔软无菌会阴垫,减少摩擦和混合感染的机会。及时去除诱因,及时治疗阴道炎和糖尿病等。

2.生活指导

指导患者注意性生活卫生和个人卫生,勤换内裤,宜穿纯棉透气内裤,不宜穿化纤内裤和紧身衣。保持外阴清洁、干燥,勿用刺激性药物擦洗外阴,勿搔抓局部皮肤。做好经期、孕期、分娩期、产褥期卫生,每天清洗外阴,更换内裤。建立健康的饮食习惯,少进辛辣食物,勿饮酒。

3.延续性护理

建立患者健康档案,使患者明确随访的时间、目的及联系方式。

二、前庭大腺炎(前庭大腺脓肿)

前庭大腺炎是指病原体侵入前庭大腺引起的炎症。

(一)临床表现

炎症多发生于一侧。初起时局部肿胀、疼痛、灼热感,行走不便,有时会致大小便困难。检查见局部皮肤红肿、发热、压痛明显,患侧前庭大腺开口处有时可见白色小点。当脓肿形成时,可触及波动感,脓肿直径可达 3~6 cm,患者出现发热等全身症状,腹股沟淋巴结增大。当脓肿内压力增大时,表面皮肤变薄,脓肿自行破溃,若破孔大,可自行引流,炎症较快消退而痊愈,若破孔小,引流不畅,则炎症持续不消退,并可反复急性发作。

(二)辅助检查

1.病原体检查

取前庭大腺开口处分泌物行涂片检查,或行细菌培养和药敏试验。

2.血常规和 C 反应蛋白

白细胞和 C 反应蛋白有无升高。

(三)评估与观察要点

1.健康史

询问有无诱因,有无白带增多、大便刺激皮肤等;询问性伴侣的健康情况。

2.观察要点

观察局部包块大小、是否有波动感、局部有无红肿、溃破,有无腹股沟淋巴结肿大,体温有无升高,观察患者行走步态,有无行走受限,评估局部疼痛情况等。

3.心理-社会状况

了解患者对症状的反应,有无烦躁不安、焦虑等心理。

(四)护理措施

1.心理护理

患者常因外阴局部剧烈疼痛影响其工作、生活、睡眠而常常出现明显的焦虑,应对其进行心理疏导,安慰患者,解释疾病的原因、治疗护理方法及预防措施,鼓励其积极配合治疗并参与护理,增强其战胜疾病的信心。理解患者急切的求医心理,耐心解答患者的疑问。

2.一般护理

(1)急性期应卧床休息,保持局部清洁、干燥,禁止搔抓、热水烫洗及涂刺激性药物。

(2)遵医嘱给予抗生素及止痛药,并观察疗效和有无不良反应。

3.手术护理

(1)术前护理。①告知手术的目的、意义及注意事项。②认真评估患者的心理状态,给予相应的心理护理。③坐浴,清洗外阴,做好手术区皮肤准备。

(2)术后护理。①卧床休息。②密切观察术后伤口有无出血、红肿等,动态评估患者疼痛情况和体温变化。③脓肿切开术后局部放置引流条引流,每天需更换引流条;用碘伏擦洗外阴,每天两次;伤口愈合后,使用1:8 000 呋喃西林液行坐浴,每天两次。

(五)健康指导

1.疾病知识指导

脓肿溃破者要使用柔软无菌会阴垫,减少摩擦和混合感染的机会。

2.生活指导

指导患者注意性生活卫生和个人卫生,经期和产褥期禁止性交,月经期使用消毒、透气好的卫生巾并勤更换。保持外阴清洁、干燥,做好经期、孕期、分娩期、产褥期卫生,每天清洗外阴,更换内裤,不宜穿化纤内裤和紧身衣。

3.延续性护理

建立患者健康档案,使患者明确随访的时间、目的及联系方式。

(张喜英)

第三节 阴 道 炎

一、滴虫阴道炎

滴虫阴道炎是由阴道毛滴虫引起的常见阴道炎症,也是常见的性传播疾病。

(一)临床表现

1.症状

阴道分泌物增多及外阴瘙痒,潜伏期为 4~28 天。滴虫阴道炎的主要症状是阴道分泌物增多,典型特点为稀薄脓性、黄绿色、泡沫状、有臭味及外阴瘙痒,间或有灼热、疼痛、性交痛等。若有其他细菌混合感染则分泌物呈脓性,可有臭味。瘙痒部位主要为阴道口及外阴,若尿道口有感染,可有尿频、尿痛,有时可见血尿。阴道毛滴虫能吞噬精子,并能阻碍乳酸生成,影响精子在阴道内存活,可致不孕。

2.体征

妇科检查时见阴道黏膜充血,严重者有散在出血斑点,甚至宫颈有出血斑点,形成"草莓宫颈"。后穹隆有多量白带,呈灰黄色、黄白色稀薄液体或黄绿色脓性分泌物。带虫者阴道黏膜常无异常改变。

（二）辅助检查

1.白带悬滴检查

最简便的方法是悬滴法,敏感性60％～70％。具体方法是:加温生理盐水一小滴于玻片上,于阴道侧壁取少许典型分泌物混于生理盐水中,立即在低倍光镜下寻找滴虫。若有滴虫,可见其呈波状运动而移动位置及增多的白细胞被推移。

2.培养法

对可疑患者,若多次悬滴法未能发现滴虫时,可送培养,准确性可达98％左右。

（三）评估与观察要点

1.健康史

询问既往阴道炎病史,发作与月经周期的关系,治疗经过,了解个人卫生习惯,分析感染途径,以及性伴侣的健康情况。

2.观察要点

评估患者有无外阴瘙痒、疼痛、灼热感及程度,观察阴道分泌物的量、色和性状,有无尿频、尿急、尿痛等泌尿系统感染的症状,对于病程长者评估有无不孕。

3.心理-社会状况

评估患者是否有治疗效果不佳致反复发作造成的烦躁情绪及接受盆腔检查的顾虑,性伴侣是否愿意同时治疗。

（四）护理措施

1.心理护理

患者常因治疗效果不佳致反复发作造成的烦躁情绪及接受盆腔检查的顾虑,担心性伴侣不愿意同时治疗,应对其进行心理护理,安慰患者,解释疾病的原因、治疗护理方法及预防措施,鼓励其和性伴侣积极配合治疗并参与护理,增强其战胜疾病的信心。

2.一般护理

指导患者注意个人卫生,保持外阴清洁、干燥,勿搔抓局部皮肤。治疗期间禁止性交,勤换内裤。内裤和坐浴用物应煮沸5～10 min消毒,以避免交叉感染和反复感染。指导患者配合检查,取分泌物前24～48 h避免性交、阴道灌洗或局部用药,取分泌物前不做双合诊,窥阴器不涂润滑剂。分泌物取出后应及时送检并注意保暖,否则滴虫活动力减弱,造成辨认困难。

3.病情观察

观察白带异常及外阴瘙痒有无好转。

4.用药护理

（1）全身用药:告知患者全身用药的方法（甲硝唑或替硝唑2 g单次口服,或甲硝唑0.4 g,每天2次,连服7天）和各种剂型的阴道用药方法,酸性药液（可用1∶5 000高锰酸钾液或1％乳酸或0.5％醋酸液）冲洗阴道或坐浴后再阴道上药（甲硝唑栓0.2 g放入阴道,每晚1次,10次为1个疗程）的原则。

(2)用药注意事项:甲硝唑停药 24 h 内或替硝唑停药 72 h 内禁止饮酒(因为甲硝唑和替硝唑抑制乙醇在体内氧化而产生有毒的中间代谢物),局部用药前后注意清洁双手,孕 20 周前或哺乳期妇女禁止用药(因为甲硝唑和替硝唑可透过胎盘到达胎儿体内,可从乳汁中排泄),月经期暂停坐浴、阴道冲洗和阴道给药。

(3)观察用药不良反应:口服甲硝唑偶见胃肠道反应(如恶心、呕吐、食欲减退)、头痛、皮疹、白细胞减少等,一旦发生应报告医师并及时处理。

(4)性伴侣治疗:性伴侣应同时治疗,治疗期间禁止性交。

(5)治愈标准和停药指征:治疗后,于月经干净后查白带,连续3次未发现滴虫者为治愈。白带转阴后,再巩固 1～2 个疗程后可停药。

5.饮食指导

忌辛辣等刺激性食物,限烟、戒酒。

(五)健康指导

1.做好卫生宣传

积极开展普查普治,消灭传染源,禁止滴虫患者和带虫者进入游泳池,医院做好消毒隔离,以免交叉感染。

2.指导个人卫生

选择棉质且通透性好的内裤,勤换内裤,保持外阴清洁、干燥;勿自行阴道冲洗,便后擦拭应遵循从前到后的顺序,防止粪便污染外阴。提倡淋浴,少用盆浴,清洗个人的内裤用单独的盆具,患者的内裤和毛巾应煮沸消毒。

3.配偶同治

患者性伴侣应排除有无滴虫感染,阳性者应同时积极治疗,治疗期间禁止性交。

4.延续性护理

建立患者健康档案,使患者明确随访的时间、目的及联系方式,强调治愈标准和随访重要性。

二、外阴阴道假丝酵母菌病

外阴阴道假丝酵母菌病(VVC),曾称外阴阴道念珠菌阴道炎,是由假丝酵母菌引起的常见外阴阴道炎症。主要为内源性感染,假丝酵母菌为条件致病菌,除寄生在阴道外,还可寄生于口腔、肠道等部位,这 3 个部位的假丝酵母菌可相互传染,条件适宜即可引发感染,少数患者可通过性交、衣物等直接或间接传染,国外资料显示,约 75％ 的女性一生中至少患过一次假丝酵母菌外阴阴道炎。

(一)临床表现

1.症状

阴道分泌物增多,典型特征:白色稠厚豆渣样或凝乳状,伴外阴瘙痒、灼痛、性交痛、尿痛。尿痛特点是排尿时尿液刺激水肿的外阴及前庭而导致疼痛。

2.体征

妇科检查可见外阴水肿,有地图样红斑,常伴有抓痕,严重者可见皮肤皲裂,表皮脱落。阴道黏膜充血、水肿,小阴唇内侧及阴道黏膜上富有白色块状物,擦除后黏膜红肿,部分患者可见糜烂或表浅溃疡。

(二)辅助检查

1.湿片检查

取少许凝乳状阴道分泌物放在盛有 10％ KOH 或生理盐水的玻片上,混匀后在显微镜下找到芽孢和假菌丝,生理盐水的阳性检出率为 30％～50％,10％ KOH 的阳性检出率为70％～80％。

2.假丝酵母菌培养

取分泌物前 24～48 h 避免阴道灌洗、局部用药或性交,取分泌物时窥阴器不涂润滑剂,分泌物取出后立即送检并注意保暖。

3.pH 测定

具有重要的鉴别意义,若 pH<4.5,可能为单纯假丝酵母菌感染;若 pH>4.5,且涂片中有大量白细胞,可能存在混合感染,尤其是细菌性阴道病的混合感染。

(三)评估与观察要点

1.健康史

询问患者末次月经,了解是否妊娠;询问发病的具体经过,过去有无类似情况,发病与月经周期的关系,治疗经过;有无诱发因素如肥胖、穿紧身化纤内裤、妊娠、糖尿病、大量应用免疫抑制剂或长期应用抗生素等。

2.观察要点

评估患者有无外阴瘙痒、灼痛、性交痛、尿痛及程度,观察阴道分泌物的量、色和性状,有无口腔及肠道真菌感染的相关表现,如口腔溃疡、腹泻、腹痛等,对于病程长、反复发作者评估有无不孕。

3.心理-社会状况

患者常因治疗效果不佳致反复发作造成的烦躁情绪及接受盆腔检查的顾虑;患病对患者日常生活、工作、家庭的影响,是否存在焦虑等心理问题;患者的文化水平和接受能力,对疾病和治疗方案的了解及接受程度。

(四)护理措施

1.心理护理

鼓励患者积极配合并坚持治疗,做好解释工作,增强其战胜疾病的信心。

2.一般护理

指导患者自我护理,保持外阴清洁、干燥,勿搔抓局部皮肤。勤换内裤,内裤和坐浴用物应煮沸 5～10 min消毒,注意性卫生,以避免交叉感染和反复感染。消除诱因,如治疗糖尿病,停用广谱抗生素及免疫抑制剂等。与患者共同探讨促进睡眠的方法,改善患者的睡眠质量。

3.病情观察

观察治疗后患者的症状有无好转,睡眠有无改善。

4.用药护理

(1)坐浴或阴道冲洗。用 2％～4％碳酸氢钠溶液坐浴或阴道冲洗,改善阴道内环境,抑制假丝酵母菌生长,操作时应注意温度、浓度,以防灼伤阴道皮肤。

(2)局部用药。局部用药可选用栓剂,如咪康唑栓剂(每晚 200 mg,连用 7 天,或每晚 400 mg,连用 3 天,或 1 200 mg,单次)、克霉唑栓剂(每晚 150 mg,连用 7 天,或每天早、晚各 150 mg,连用 3 天,或 500 mg,单次)、制霉菌素栓剂(每晚 10 万 U,连用 10～14 天)等,指导患者正确的阴道给药方式,坐浴或阴道冲洗后放置于阴道深处效果更佳。

（3）全身用药。不能耐受局部用药、未婚妇女、不愿采用局部治疗者，可选用口服药，指导患者正确用药。常用药物氟康唑 150 mg，顿服；或伊曲康唑 200 mg 每天一次，共 3～5 天。密切观察有无药物不良反应。

（4）单纯性假丝酵母菌病治疗：可局部用药，也可全身用药。

（5）复杂性假丝酵母菌病治疗：无论局部用药或是全身用药，均应延长治疗时间。

（6）复发性假丝酵母菌病治疗：一年内发作 4 次以上称为复发性假丝酵母菌病，对此类患者应及时去除诱因，并检查是否合并滴虫阴道炎、细菌阴道病、艾滋病等其他感染性疾病。抗真菌治疗分为初始治疗和维持治疗，初始治疗达到真菌学阴性后开始维持治疗。在维持治疗前应作真菌培养确诊，治疗期间定期复查，检测疗效及药物不良反应，出现不良反应后应及时停药。

（7）妊娠期合并感染者：以局部用药为主，可选用克霉唑栓剂、制霉菌素栓剂等阴道给药，禁止口服唑类药物。

（五）健康指导

1.加强健康教育

积极治疗糖尿病，正确合理使用抗生素、雌激素，避免诱发外阴阴道假丝酵母菌病。

2.指导个人卫生

每天清洗外阴、勤换内裤，清洗个人的内裤用单独的盆具，患者的内裤和毛巾应煮沸消毒。

3.性伴侣治疗

无需对性伴侣进行常规治疗，但是患者性伴侣应排除有无假丝酵母菌感染，阳性者应同时积极治疗。性交时应使用避孕套，以防传染。

4.延续性护理

建立患者健康档案，使患者明确随访的时间、目的及联系方式，强调治愈标准和随访重要性。

三、细菌性阴道病

细菌性阴道病（BV）是阴道内正常菌群失调所致的一种混合性感染，但临床及病理特征无炎症改变，多发生在性活跃期的妇女。

（一）临床表现

1.症状

10％～40％的患者无临床症状，有症状者主要表现为阴道分泌物增多，有鱼腥臭味，性交后加重，可伴有轻度外阴瘙痒或烧灼感。

2.体征

妇科检查见阴道分泌物呈灰白色，均匀一致，稀薄，常黏附于阴道壁，黏度低，易将分泌物从阴道壁拭去，阴道黏膜无充血等炎症表现。

（二）辅助检查

（1）线索细胞阳性：线索细胞即阴道脱落的表层细胞，取少许阴道分泌物放于玻片上，加一滴生理盐水混合，高倍显微镜下寻找线索细胞，细菌性阴道病患者的线索细胞可达 20％以上。

（2）胺臭味试验阳性：胺遇碱会释放腥臭味的氨气，故取少许阴道分泌物放于玻片上，加入 1～2 滴 10％ KOH，会产生烂鱼肉样腥臭味。

（3）阴道分泌物 pH＞4.5。

(三)评估与观察要点

1.健康史

询问患者有无诱因,有无白带增多及烂鱼肉样腥臭味等,了解病程及治疗情况。

2.观察要点

评估患者有无外阴瘙痒、烧灼感及程度,观察阴道分泌物的量、色和性状。

3.心理-社会状况

评估患者对疾病的心理反应,患病对其日常生活、工作、家庭的影响,是否存在焦虑等心理问题;患者的文化水平和接受能力,对疾病和治疗方案的了解及接受程度。

(四)护理措施

1.心理护理

做好解释工作,鼓励患者积极配合治疗。

2.一般护理

指导患者自我护理,勤换内裤,保持外阴清洁、干燥,勿搔抓局部皮肤,注意性卫生,治疗期间性交宜使用避孕套,停用碱性女性护理液。

3.病情观察

观察治疗后患者的症状有无好转。

4.用药护理

一般可选择全身用药和局部用药,主要用抗厌氧菌药物。

(1)坐浴或阴道冲洗。用 1:5 000 高锰酸钾溶液或 1% 乳酸或 0.5% 醋酸等酸性溶液坐浴或阴道冲洗,改善阴道内环境,抑制致病菌生长,操作时应注意温度、浓度,以防损伤。

(2)局部用药。局部用药可选用栓剂,如甲硝唑栓剂(每晚 1 次,连用 7 天)、克林霉素软膏(每次 5 g,连用 7 天)等,指导患者正确的阴道给药方式,坐浴或阴道冲洗后阴道用药效果更佳。

(3)全身用药。不能耐受局部用药、未婚妇女、不愿采用局部治疗者,可选用口服药,指导患者正确用药,常用药物:甲硝唑 400 mg,每天两次,共 7 天;或克林霉素 300 mg,每天两次,共 7 天。密切观察有无药物不良反应。

(4)无需对性伴侣进行常规治疗。

(5)妊娠期合并感染者:细菌性阴道病可导致胎膜早破、早产等不良妊娠结局,故有症状的孕妇及无症状的有早产高危的孕妇均需进行细菌性阴道病的筛查及治疗,由于本病在妊娠期有合并上生殖道感染的可能,治疗方案以口服用药为主。

(五)健康指导

1.指导个人卫生

每天清洗外阴、勤换内裤,保持外阴清洁、干燥,不穿化纤内裤和紧身衣,忌用肥皂擦洗外阴,不宜经常使用药液清洗阴道。

2.性伴侣治疗

无需对性伴侣进行常规治疗。

3.注意性卫生

避免不洁的性行为。

4.延续性护理

建立患者健康档案,告知患者治疗后无症状者不需常规随访,但症状持续或症状重复出现时应及时复诊,接受治疗,使患者明确随访的时间、目的及联系方式,强调随访重要性。

（张喜英）

第四节 子宫颈炎

子宫颈炎是妇科最常见的疾病之一,包括宫颈阴道部炎症及宫颈管黏膜炎症,有急性和慢性两种。急性子宫颈炎常与急性子宫内膜炎或急性阴道炎同时发生。临床以慢性子宫颈炎多见,本节仅叙述慢性子宫颈炎。

一、病因

多见于分娩、流产或手术损伤宫颈后,病原体侵入引起感染。卫生不良或雌激素缺乏,局部抗感染能力差,也易引起慢性宫颈炎。病原体主要为葡萄球菌、链球菌、大肠埃希菌及厌氧菌。其次为性传播疾病的病原体,如淋病奈瑟菌、沙眼衣原体。宫颈黏膜皱襞多,病原体侵入在黏膜处隐藏,感染不易彻底清除。

二、临床表现

主要症状是分泌物增多,呈黏液脓性或血性。阴道分泌物刺激可引起外阴瘙痒及灼热感。此外,可出现经间期出血、性交后出血等症状。若合并尿路感染,可出现尿频、尿急、尿痛。当炎症沿宫骶韧带扩散到盆腔时,可有腰骶部疼痛、盆腔部下坠痛等。宫颈黏稠性分泌物不利于精子穿过,可造成不孕。妇科检查可见宫颈有不同程度糜烂、肥大、充血、水肿、有时质较硬,有时可见息肉、裂伤、外翻及宫颈腺囊肿等。

三、治疗要点

宫颈炎症的治疗原则是排除早期宫颈癌后针对病原体及时采用足量抗生素治疗。

治疗前取宫颈管分泌物做培养及药敏试验,同时查找淋病奈瑟菌及沙眼衣原体,根据检测结果采用相应的抗感染药物。对于合并细菌性阴道病者,同时治疗细菌性阴道病,否则将导致宫颈炎症持续存在。

四、护理措施

(一)一般护理

保持外阴清洁干燥,减少局部摩擦;按医嘱及时、足量、规范应用抗生素。

(二)预防措施

指导妇女定期做妇科检查。发现宫颈炎症予以积极治疗。治疗前应常规做宫颈刮片行细胞学检查,以除外癌变可能。避免分娩时或器械损伤宫颈;产后发现宫颈裂伤应及时缝合。

（张喜英）

第五节 痛 经

一、概述

痛经是因情志所伤、六淫为害、导致冲任受阻，或因精血不足、胞脉失于濡养所致，以经期或经行前后周期性出现小腹疼痛或痛引腰骶，甚至剧痛昏厥为主要表现的疾病。病位在胞宫。

二、护理要点

(一)一般护理

(1)环境：病室宜整洁、安静，空气流通。

(2)休息：注意气候环境变化，适当增减衣被，行经时注意腹部、足部保暖，禁止游泳、涉水。痛经尚轻时，可适当活动。痛经剧烈时，应卧床休息。子宫后位者，可采取俯卧位。保证休息及睡眠充足。

(3)协助生活护理，满足患者所需。保持会阴部清洁。

(二)病情观察

(1)观察月经的周期、经量及色、质情况。如排出血块，并伴有腹痛剧烈者，应留取标本(块状物)送病检。

(2)经期保持外阴部清洁，加强会阴部护理。勤换内裤及消毒经垫(或卫生巾)，每天早晚用温水清洗外阴或遵医嘱给予会阴抹洗。

(3)观察腹痛时间、部位、性质、程度及神色、出汗、舌象、脉象、血压等变化，若腹痛剧烈，面色苍白，冷汗淋漓，手足厥冷，甚至昏厥时，应立即平卧，注意保暖，并及时报告医师。

(三)情志护理

(1)加强情志调摄，使之心情舒畅，避免患者产生紧张、恐惧心理，使肝气调达、气血调和。

(2)向患者讲解与疾病相关的知识，以增强其信心，积极配合治疗。

(四)饮食护理

(1)饮食宜清淡、易消化、富有营养之食品，忌辛辣、煎炸、燥热食物。

(2)经前、经期忌生冷、寒凉、酸涩性食物，以防收敛、凝滞气血。

(3)气血瘀滞者，经前、经期可遵医嘱服益母草汤或赤砂糖汤；寒湿凝滞者也可选食生姜红糖汤；湿热瘀滞者可选偏凉性的食物，如西瓜等；气血亏虚者经前、经后可遵医嘱服当归养血膏或羊肉当归汤；肝肾亏损者可选食甲鱼、黑鱼、猪肝等。

(五)用药护理

(1)遵医嘱按时、准确给药。原发性痛经可于经前5～7天开始服药。

(2)根据医嘱按时服药，中药汤剂宜温服或热服。

(3)化瘀止痛药宜经前服用，补益类药宜在饭前服用。如有恶心、呕吐者，中药汤剂宜少量多次频饮，或遵医嘱先饮少量生姜汁。

(4)痛经剧烈者，遵医嘱给予镇静、镇痛药物。

(六)临床辨证护理

(1)患者疼痛剧烈时,取平卧位,保暖,保持呼吸道通畅,及时报告医师,并配合处理。

(2)遵医嘱用镇痛药,如罗通定、曲马朵等。

(3)严密观察患者的阴道出血情况,腹痛时间、部位、性质、程度及神色、出汗、舌象、脉象、血压等变化。

(4)寒湿凝滞证者应遵医嘱按摩热敷小腹部。

(张喜英)

第六节　功能失调性子宫出血

功能失调性子宫出血(dysfunctional uterine bleeding,DUB)简称功血,为妇科常见病。它是由于调节生殖系统的神经内分泌机制失常引起的异常子宫出血,而全身及内、外生殖器官无器质性病变存在。常表现为月经周期长短不一、经期延长、经量过多或不规则阴道出血。功血可分为排卵性功血和无排卵性功血两类,约85%病例属无排卵性功血。功血可发生于月经初潮至绝经期间的任何年龄,约50%患者发生于绝经前期,育龄期约占30%,青春期约占20%。

一、护理评估

(一)健康史

1.无排卵性功血

(1)青春期:与下丘脑-垂体-卵巢轴调节功能未健全有关,过度劳累、精神紧张、恐惧、忧伤、环境及气候改变等应激刺激,及肥胖、营养不良等因素易导致下丘脑-垂体-卵巢轴调节功能紊乱,卵巢不能排卵。

(2)绝经过渡期:因卵巢功能衰退,卵巢对促性腺激素敏感性降低,卵泡在发育过程中因退行性变而不能排卵。

(3)生育期:可因内、外环境改变,如劳累、应激、流产、手术或疾病等引起短暂无排卵。亦可因肥胖、多囊卵巢综合征、高泌乳素血症等因素长期存在,引起持续无排卵。

2.排卵性功血

黄体功能不足原因在于神经内分泌调节功能紊乱,导致卵泡期卵泡刺激素(FSH)缺乏,卵泡发育缓慢,雌激素分泌减少,正反馈作用不足,黄体生成素(LH)峰值不高,使黄体发育不全、功能不足。子宫内膜不规则脱落者,由于下丘脑-垂体-卵巢轴调节功能紊乱或黄体机制异常引起萎缩过程延长。

评估时注意了解患者的发病年龄、月经史、婚育史及发病诱因,有无性激素治疗不当及全身性出血性疾病史。

(二)身体状况

1.月经紊乱

(1)无排卵性功血。最常见的症状是子宫不规则性出血,特点是月经周期紊乱,经期长短不一,经量多少不定。可先有数周或数月停经,然后阴道流血,量较多,持续2~3周或更长时间,不易自止,无腹痛或其他不适。

(2)排卵性功血。黄体功能不足者月经周期缩短,月经频发(月经周期短于 21 天),不易受孕或怀孕早期易流产;子宫内膜不规则脱落者月经周期正常,但经期延长,长达 9～10 天,多发生于产后或流产后。

2.贫血

因出血多或时间长,患者出现头晕、乏力、面色苍白等贫血征象。

3.体格检查

体格检查包括全身检查和妇科检查,排除全身性疾病及生殖器官器质性病变。

(三)心理-社会状况

青春期患者常因害羞而影响及时诊治,生育期患者担心影响生育而焦虑,围绝经期患者因治疗效果不佳或怀疑为恶性肿瘤而焦虑、紧张、恐惧。

(四)辅助检查

1.诊断性刮宫

诊断性刮宫可了解子宫内膜反应、子宫内膜病变,达到止血的目的。不规则流血者可随时刮宫,用以止血。确定有无排卵或黄体功能,于月经前一天或者月经来潮 6 h 内做诊断性刮宫,无排卵性功血的子宫内膜呈增生期改变,黄体功能不足显示子宫内膜分泌不良。子宫内膜不规则脱落,于月经周期第 5～6 天进行诊断性刮宫,增生期与分泌期子宫内膜共存。

2.B 超检查

了解子宫内膜厚度及生殖器官有无器质性改变。

3.血常规及凝血功能检查

了解有无贫血、感染及凝血功能障碍。

4.宫腔镜检查

直接观察子宫内膜,选择病变区进行活组织检查。

5.卵巢功能检查

判断卵巢有无排卵或黄体功能。

(五)处理要点

1.无排卵性功血

青春期和生育期患者以止血、调整周期、促排卵为原则。围绝经期患者以止血、防止子宫内膜癌变为原则。

2.排卵性功血

黄体功能不足的治疗原则是促进卵泡发育、刺激黄体功能及黄体功能替代,分别应用氯米芬、人绒毛膜促性腺激素(HCG)和孕酮;子宫内膜不规则脱落的治疗原则是促使黄体及时萎缩,子宫内膜及时完整脱落,常用药物有孕激素和 HCG。

二、护理问题

(一)潜在并发症

贫血。

(二)知识缺乏

缺乏性激素治疗的知识。

(三)有感染的危险

与经期延长、机体抵抗力下降有关。

(四)焦虑

与性激素使用及药物不良反应有关。

三、护理措施

(一)一般护理

患者体质往往较差,应加强营养,改善全身情况,可补充铁剂、维生素 C 和蛋白质。成人体内大约每 100 mL 血中含 50 mg 铁,行经期妇女,每天从食物中吸收铁 0.7～2.0 mg,经量多者应额外补充铁。向患者推荐含铁较多的食物如猪肝、胡萝卜、葡萄干等。按照患者的饮食习惯,为患者制订适合于个人的饮食计划,保证患者获得足够的营养。

(二)病情观察

观察并记录患者的生命体征、出量及入量,嘱患者保留出血期间使用的会阴垫及内裤,以便更准确地估计出血量,出血较多者,督促其卧床休息,避免过度疲劳和剧烈活动,贫血严重者,遵医嘱做好配血、输血、止血措施,执行治疗方案,维持患者正常血容量。

(三)对症护理

1.无排卵性功血

(1)止血:对大量出血患者,要求在性激素治疗 8 h 内见效,24～48 h 内出血基本停止,若 96 h 以上仍不止血者,应考虑有器质性病变存在。

性激素止血。①雌激素:应用大剂量雌激素可迅速提高血内雌激素浓度,促使子宫内膜生长,短期内修复创面而止血,主要用于青春期功血。目前多选用妊马雌酮 2.5 mg 或己烯雌酚 1～2 mg。②孕激素:适用于体内已有一定水平雌激素的患者。常用药物如甲羟孕酮或炔诺酮,用药原则同雌激素。③雄激素:拮抗雌激素、增加子宫平滑肌及子宫血管张力而减少出血,主要用于围绝经期功血患者的辅助治疗,可随时停用。④联合用药:止血效果优于单一药物,可用三合激素或口服短效避孕药,血止后逐渐减量。

刮宫术:止血及排除子宫内膜癌变,适用于年龄大于 35 岁、药物治疗无效或存在子宫内膜癌高危因素的患者。

其他止血药:卡巴克络和酚磺乙胺可减少微血管的通透性,氨基己酸、氨甲苯酸、氨甲环酸等可抑制纤维蛋白溶酶,有减少出血量的辅助作用,但不能赖以止血。

(2)调整月经周期:一般连续用药 3 个周期。在此过程中务必积极纠正贫血,加强营养,以改善体质。

雌、孕激素序贯疗法。人工周期,通过模拟自然月经周期中卵巢的内分泌变化,将雌、孕激素序贯应用,使子宫内膜发生相应变化,引起周期性脱落。适用于青春期功血或生育期功血者,可诱发卵巢自然排卵。雌激素自月经来潮第 5 天开始用药,妊马雌酮 1.25 mg 或己烯雌酚 1 mg,每晚 1 次,连服 20 天,于服雌激素最后 10 天加用甲羟孕酮每天 10 mg,两药同时用完,停药后 3～7 天出血。于出血第 5 天重复用药,一般连续使用 3 个周期。用药 2～3 个周期后,患者常能自发排卵。

雌、孕激素联合疗法。可周期性口服短效避孕药,适用于生育期功血、内源性雌激素水平较高者或绝经过渡期功血者。

后半周期疗法。于月经周期的后半周期开始(撤药性出血的第 16 天)服用甲羟孕酮,每天 10 mg,连服 10 天为 1 个周期,共 3 个周期为 1 个疗程。适用于青春期或绝经过渡期功血者。

(3)促排卵:适用于育龄期功血者。常用药物如氯米芬、人绒毛膜促性腺激素(HCG)等。于月经第 5 天开始每天口服氯米芬 50 mg,连续 5 天,以促进卵泡发育。B 超监测卵泡发育接近成熟时,可大剂量肌内注射 HCG 5 000 U 以诱发排卵。青春期不提倡使用。

(4)手术治疗:以刮宫术最常用,既能明确诊断,又能迅速止血。绝经过渡期出血患者激素治疗前宜常规刮宫,最好在子宫镜下行分段诊断性刮宫,以排除子宫内细微器质性病变。对青春期功血刮宫应持慎重态度。必要时行子宫次全切除或子宫切除术。

2.排卵性功血

(1)黄体功能不足:药物治疗如下。①黄体功能替代疗法:自排卵后开始每天肌内注射孕酮 10 mg,共 10~14 天,用以补充黄体分泌孕酮的不足。②黄体功能刺激疗法:通常应用 HCG 以促进及支持黄体功能。于基础体温上升后开始,隔天肌内注射 HCG 1 000~2 000 U,共 5 次,可使血浆孕酮明显上升,随之正常月经周期恢复。③促进卵泡发育:于月经第 5 天开始,每晚口服氯米芬 50 mg,共 5 天。

(2)子宫内膜不规则脱落:药物治疗如下。①孕激素:自排卵后第 1~2 天或下次月经前10~14 天开始,每天口服甲羟孕酮 10 mg,连续 10 天,有生育要求可肌内注射孕酮。②HCG:用法同黄体功能不足。

3.性激素治疗的注意事项

(1)严格遵医嘱正确用药,不得随意停服或漏服,以免使用不当引起子宫出血。

(2)药物减量必须按规定在血止后开始,每 3 天减量 1 次,每次减量不超过原剂量的 1/3,直至维持量,持续用至血止后 20 天停药。

(3)雌激素口服可能引起恶心、呕吐等胃肠道反应,可饭后或睡前服用;对存在血液高凝倾向或血栓性疾病史者禁忌使用。

(4)雄激素用量过大可能出现男性化不良反应。

(四)预防感染

(1)测体温、脉搏。

(2)指导患者保持会阴部清洁,出血期间禁止盆浴及性生活。

(3)注意有无腹痛等生殖器官感染征象。

(4)按医嘱使用抗生素。

(五)心理护理

注意情绪调节,避免过度紧张与精神刺激。特别是青春期少女,父母们不仅要关注女孩的学习状况与膳食状况,还要重视女孩的情绪变化,与其多沟通,了解其内心世界的变化,帮助其释放不良情绪,以使其保持相对稳定的精神-心理状态,避免情绪上的大起大落。

(六)健康指导

(1)宜清淡饮食,多食富含维生素 C 的新鲜瓜果、蔬菜。注意休息,保持心情舒畅。

(2)强调严格掌握雌激素的适应证,并合理使用,对更年期及绝经后妇女更应慎用,应用时间不宜过长,量不宜大,并应严密观察反应。

(3)月经期避免剧烈运动,禁止盆浴及性生活,保持会阴部清洁。

(张喜英)

第七节　围绝经期综合征

绝经是每一个妇女生命过程中必然发生的生理过程。绝经提示卵巢功能衰退,生殖功能终止,绝经过渡期是指围绕绝经前、后的一段时期,包括从绝经前出现与绝经有关的内分泌、生理学和临床特征起,至最后一次月经后一年。

围绝经期综合征(menopausal syndrome,MPS)以往称为更年期综合征,是指妇女在绝经前、后由于卵巢功能衰退、雌激素水平波动或下降所致的以自主神经功能紊乱为主,伴有神经心理症状的一组症候群。多发生于 45~55 岁,约 2/3 的妇女出现不同程度的低雌激素血症引发的一系列症状。绝经分为自然绝经和人工绝经。自然绝经是指卵巢内卵泡生理性耗竭所致的绝经;人工绝经是指双侧卵巢经手术切除或受放射线损坏导致的绝经,后者更易发生围绝经期综合征。

一、护理评估

(一)健康史
了解患者的发病年龄、职业、文化水平及性格特征,询问月经情况及生育史,有无卵巢切除或盆腔肿瘤放疗,有无心血管疾病及其他疾病病史。

(二)身体状况
1.月经紊乱

半数以上妇女出现 2~8 年无排卵性月经,表现为月经频发、不规则子宫出血、月经稀发(月经周期超过 35 天)以至绝经,少数妇女可突然绝经。

2.雌激素下降相关征象

(1)血管舒缩症状:主要表现为潮热、出汗,是血管舒缩功能不稳定的表现,是围绝经期综合征最突出的特征性症状。潮热起自前胸,涌向头颈部,然后波及全身。在潮红的区域患者感到灼热,皮肤发红,紧接着大量出汗。持续数秒至数分钟不等。此种血管功能不稳定可历时 1 年,有时长达 5 年或更长。

(2)精神神经症状:常有焦虑、抑郁、激动、喜怒无常、脾气暴躁、记忆力下降、注意力不集中、失眠多梦等。

(3)泌尿生殖系统症状:出现阴道干燥、性交困难及老年性阴道炎,排尿困难、尿频、尿急、尿失禁及反复发作的尿路感染。

(4)心血管疾病:绝经后妇女冠状动脉粥样硬化性心脏病(简称冠心病)、高血压和脑出血的发病率及病死率逐渐增加。

(5)骨质疏松症:绝经后妇女约有 25%患骨质疏松症、腰酸背痛、腿抽搐、肌肉关节疼痛等。

3.体格检查

全身检查注意血压、精神状态、皮肤、毛发、乳房改变及心脏功能,妇科检查注意生殖器官有无萎缩、炎症及张力性尿失禁。

(三)心理-社会状况
因家庭和社会环境的变化或绝经前曾有精神状态不稳定等,更易引起患者心情不畅、忧虑、多疑、孤独等。

(四)辅助检查

根据患者的具体情况不同,可选择血常规、尿常规、心电图及血脂检查、B超、宫颈刮片及诊断性刮宫等。

(五)处理要点

1.一般治疗

加强心理治疗及体育锻炼,补充钙剂,必要时选用镇静剂、谷维素。

2.激素替代疗法

补充雌激素是关键,可改善症状、提高生活质量。

二、护理问题

(一)自我形象紊乱

与对疾病不正确认识及精神神经症状有关。

(二)知识缺乏

缺乏性激素治疗相关知识。

三、护理措施

(一)一般护理

改善饮食,摄入高蛋白质、高维生素、高钙饮食,必要时可补充钙剂,能延缓骨质疏松症的发生,达到抗衰老效果。

(二)病情观察

(1)观察月经改变情况,注意经量、周期、经期有无异常。

(2)观察面部潮红时间和程度。

(3)观察血压波动、心悸、胸闷及情绪变化。

(4)观察骨质疏松症的影响,如关节酸痛、行动不便等。

(5)观察情绪变化,如情绪不稳定、易怒、易激动、多言多语、记忆力降低。

(三)用药护理

指导应用性激素。

1.适应证

主要用于治疗雌激素缺乏所致的潮热多汗、精神症状、老年性阴道炎、尿路感染,预防存在高危因素的心血管疾病、骨质疏松症等。

2.药物选择及用法

在医师指导下使用,尽量选用天然性激素,剂量个体化,以最小有效量为佳。

3.禁忌证

原因不明的子宫出血、肝胆疾病、血栓性静脉炎及乳腺癌等。

4.注意事项

(1)雌激素剂量过大可引起乳房胀痛、白带多、头痛、水肿、色素沉着、体重增加等,可酌情减量或改用雌三醇。

(2)用药期间可能发生异常子宫出血,多为突破性出血,但应排除子宫内膜癌。

(3)较长时间的口服用药可能影响肝功能,应定期复查肝功能。

(4)单一雌激素长期应用,可使子宫内膜癌危险性增加,雌、孕激素联合用药能够降低风险。坚持体育锻炼,多参加社会活动;定期健康体检,积极防治围绝经期妇女常见病。

(四)心理护理

使患者及其家属了解围绝经期是必然的生理过程,介绍减轻压力的方法,改变患者的认知、情绪和行为,使其正确评价自己。

(五)健康指导

(1)向围绝经期妇女及其家属介绍绝经是一个生理过程,绝经发生的原因及绝经前、后身体将发生的变化,帮助患者消除因绝经变化产生的恐惧心理,并对将发生的变化做好心理准备。

(2)介绍绝经前、后减轻症状的方法,适当的摄取钙质和维生素 D;坚持锻炼如散步、骑自行车等。合理安排工作,注意劳逸结合。

(3)定期普查,更年期妇女最好半年至一年进行 1 次体格检查,包括妇科检查和防癌检查,有选择地做内分泌检查。

(4)绝经前行双侧卵巢切除术者,宜适时补充雌激素。

(张喜英)

第八节 葡 萄 胎

葡萄胎是因妊娠后胎盘滋养细胞增生,间质高度水肿,出现大小不一的水泡,水泡间借蒂相连成串,形如葡萄而得名,也称水泡状胎块。葡萄胎分为完全性葡萄胎和部分性葡萄胎两类,其中大多数为完全性葡萄胎。其主要病理变化:完全性葡萄胎表现为水泡状胎块占满整个子宫腔,无胎儿及其附属物。镜下见绒毛体积增大,滋养细胞增生,间质高度水肿和间质内胎源性血管消失。部分性葡萄胎表现为仅部分绒毛变为水泡,常合并胚胎组织,胎儿多已死亡。镜下见部分绒毛水肿,滋养细胞轻度增生,间质内可见有核红细胞的胎源性血管,还可见胚胎和胎膜的组织结构。

一、护理评估

(一)健康史

了解患者有无导致葡萄胎的高危因素,如妊娠年龄、社会经济地位、营养状况等。了解患者及其家族的既往疾病史,包括滋养细胞疾病史、月经史、生育史等。

(二)身体状况

1.症状

(1)停经后阴道流血:最常见症状,多在停经 8～12 周后出现不规则阴道流血,量多少不定,呈反复性,有时血中可发现水泡状物排出。葡萄胎反复出血如不及时治疗,可导致贫血及继发感染。

(2)妊娠呕吐:较正常妊娠发生早,症状严重而持续时间长。

（3）妊娠期高血压疾病征象：可在妊娠 20 周前出现高血压、水肿和蛋白尿且症状严重。

（4）腹痛：由葡萄胎生长迅速使子宫过度扩张所致，表现为阵发性下腹痛，一般不剧烈，能忍受。若发生黄素化囊肿扭转或破裂，可出现急腹症。

2.体征

（1）子宫异常增大、变软：大多数葡萄胎患者的子宫大于相应的停经月份的妊娠子宫，质地变软，并伴有血清 HCG 水平异常升高。

（2）卵巢黄素化囊肿：由于大量 HCG 刺激卵巢，卵泡内膜细胞发生黄素化而形成囊肿，称为卵巢黄素化囊肿（图 8-1）。常为双侧，葡萄胎清除后 2～4 个月可自行消退。

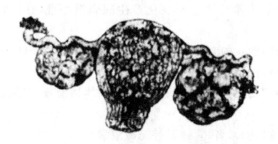

图 8-1　葡萄胎及双侧卵巢黄素化囊肿

（三）心理-社会状况

患者知情后会出现极大的情绪不安，担心疾病会恶变或对今后生育有影响，并表现出对清宫手术的恐惧和担心。

（四）辅助检查

1.人绒毛膜促性腺激素（HCG）测定

葡萄胎因滋养细胞高度增生，产生大量 HCG，患者血清、尿中的 HCG 均增高，且持续不降。如血清中的 β-HCG 在 100 kU/L 以上。

2.B 超检查

可见子宫大于相应孕周大小的子宫，无妊娠囊或胎心搏动，子宫腔内充满不均质密集状或短条状回声，呈"落雪状"，若水泡较大而形成大小不等的回声区，则呈"蜂窝状"。

（五）处理要点

1.清宫术

葡萄胎一经确诊，应及时清除子宫腔内容物。术后选取水泡小、贴近子宫壁的组织送病理检查。子宫大一次刮净有困难时，可于 1 周后行第二次刮宫。

2.预防性化疗

下列情况可考虑采用预防性化疗：①清宫后 HCG 持续不降或下降缓慢者；②子宫明显大于相应孕周大小的子宫者；③黄素化囊肿直径大于 6 cm 者；④年龄大于 40 岁者；⑤无条件随访者。常选用甲氨蝶呤、氟尿嘧啶或放线菌素-D 单一药物化疗 1 个疗程。

3.子宫切除术

对于年龄大于 40 岁、无生育要求者，可行全子宫切除术，保留双侧卵巢。但子宫切除不能防止转移，不能替代化疗。手术后仍需定期随访。

二、护理问题

(一)焦虑/恐惧
与担心疾病预后有关。

(二)有感染的危险
与反复阴道流血及清宫术有关。

(三)知识缺乏
与缺乏疾病的信息和随访的有关知识有关。

三、护理措施

(一)一般护理
保持病房内空气清新、安静舒适,告知患者卧床休息。鼓励患者进高热量、高蛋白质、高维生素、易消化的食物,以增强机体的抵抗力。

(二)病情观察
1.严密观察

阴道流血情况排出物中有无水泡样组织,并嘱患者保留会阴垫,以便准确估计出血量。

2.监测生命体征

发现患者阴道大量流血及清宫术中大出血时,应立即报告医师,并严密观察患者面色、血压、脉搏、呼吸等征象。

(三)对症护理
(1)术前应建立静脉通路,补充血容量,吸氧,备好缩宫素、抢救药品及物品。

(2)保持外阴部清洁,每天擦洗。

(3)遵医嘱使用抗生素,复查血常规。

(四)心理护理
引导患者说出心理感受,评估患者对疾病的心理承受能力、接受清宫术的心理准备及目前存在的主要心理问题。多与患者沟通,解答患者疑问,解除不必要的思想顾虑。

(五)健康指导
葡萄胎患者作为高危人群,其随访有重要意义。通过定期随访,可早期发现妊娠滋养细胞肿瘤并及时治疗。随访应包括以下两类。①HCG 定量测定,葡萄胎清宫术后每周测定1 次,直至降低到正常水平。随后 3 个月内仍每周 1 次,此后 3 个月每 2 周 1 次,然后每月检查1 次持续半年,此后每半年 1 次,共随访 2 年。②在随访 HCG 的同时,应注意月经是否规则,有无异常阴道流血、咳嗽、咯血及其他转移灶症状,定时做妇科检查、盆腔 B 超检查及胸部 X 线检查。

葡萄胎随访期间必须严格避孕 1 年。首选避孕套,一般不选用宫内节育器或药物避孕,以免穿孔或混淆子宫出血的原因。

(张喜英)

第九节 侵蚀性葡萄胎与绒毛膜癌

侵蚀性葡萄胎是指葡萄胎组织侵入子宫肌层引起组织破坏或转移至子宫以外,是继发于葡萄胎之后,具有恶性肿瘤行为,但恶性程度不高,多发生在葡萄胎清除后 6 个月内。绒毛膜癌(choriocarcinoma,CC)是一种高度恶性肿瘤,可继发于正常或异常妊娠之后,早期即可通过血行转移至全身,破坏组织及器官,引起出血坏死。

侵蚀性葡萄胎病理特点为大体可见子宫肌层内有大小不等、深浅不一的水泡状组织。病灶接近子宫浆膜层时,表面可见紫蓝色结节。镜下可见侵入子宫肌层的水泡状组织的形态和葡萄胎相似,绒毛结构及滋养细胞增生和分化不良。绒毛膜癌原发于子宫,肿瘤常位于子宫肌层内,也可突向子宫腔或穿破浆膜,病灶为单个或多个,与周围组织分界清,质地软而脆,暗红色,伴出血坏死。镜下表现为滋养细胞极度不规则增生,肿瘤中不含间质和自身血管,无绒毛或水泡状结构。

一、护理评估

(一)健康史

详细询问患者月经史、生育史及避孕情况,有无妊娠史;如果是葡萄胎清宫术后患者,应详细了解第一次刮宫情况,包括刮宫时间、水泡大小、刮宫量及病理检查结果;了解葡萄胎排空后的随访情况,流产、足月产、异位妊娠后的恢复情况。

(二)身体状况

1.症状

(1)不规则阴道流血:在葡萄胎清宫术、流产或分娩后,出现持续不规则的阴道流血,量多少不定,可继发贫血。

(2)假孕症状:由于肿瘤分泌的 HCG 及雌、孕激素的作用,表现为乳房增大,乳头及乳晕着色,甚至有初乳样分泌,外阴、阴道、子宫颈着色,生殖道质地变软。

(3)腹痛:一般无腹痛。若病灶穿破子宫浆膜层时,可引起急性腹痛。

(4)转移灶症状:侵蚀性葡萄胎及绒毛膜癌主要转移途径是血行播散,出现肺转移、阴道转移、肝转移、脑转移。

2.体征

子宫增大,质地软,形态不规则,有时可触及两侧或一侧卵巢黄素化囊肿。如肿瘤穿破子宫导致腹腔内出血,可有腹部压痛及反跳痛。

(三)心理-社会状况

患者对疾病的预后产生无助感,恐惧化疗和手术。常因子宫切除造成生育无望而绝望,迫切希望得到其亲人的理解和帮助。

(四)辅助检查

1.血 β-HCG 测定

在葡萄胎排空后 9 周或流产、足月产、异位妊娠后 4 周持续阳性。

2.B 超检查

子宫肌层内可见无包膜的强回声团块等。

3.胸部 X 线检查

最初 X 线征象为肺纹理增粗,典型表现为棉絮状或团块状阴影。

4.MRI 检查

可发现肺、脑、肝等部位的转移病灶。

5.组织病理学检查

观察侵犯范围、有无绒毛结构,可区别葡萄胎、侵蚀性葡萄胎及绒毛膜癌(表 8-1)。

表 8-1 葡萄胎、侵蚀性葡萄胎、绒毛膜癌的鉴别

项目	葡萄胎	侵蚀性葡萄胎	绒毛膜癌
病史	无	多发生在葡萄胎清宫术后 6 个月以内	常发生在各种妊娠后 12 个月以上
绒毛结构	有	有	无
浸润深度	蜕膜层	肌层	肌层
组织坏死	无	无	有
肺转移	无	有	有
肝、脑转移	无	少	较易
HCG 测定	＋	＋	＋

(五)处理要点

以化疗为主,手术和放疗为辅。年轻未生育者尽可能不切除子宫,以保留生育能力。

如不得已切除子宫者仍可保留正常的卵巢。需手术治疗者一般主张先化疗,待病情基本控制后再行手术,对肝、脑有转移的重症患者,除以上治疗外,可加用放疗治疗。

二、护理问题

(一)有感染的危险

与阴道流血、化疗导致机体抵抗力降低、晚期患者长期卧床有关。

(二)预感性悲哀

与担心疾病预后有关。

(三)潜在并发症

阴道转移、肺转移、脑转移。

三、护理措施

(一)一般护理

保持病室空气清新,温度适宜,定期进行病房消毒。嘱患者卧床休息,鼓励患者进高蛋白质、高维生素、易消化的饮食。

(二)病情观察

除观察患者阴道流血及腹痛情况外,还应注意有无咯血、呼吸困难等肺转移症状,及有无头痛、呕吐、视力障碍、偏瘫等脑转移征象。发现异常情况,立即报告医师并配合抢救工作。

（三）对症护理

1.预防感染

（1）监测体温、血常规的变化,对全血细胞减少或白细胞减少的患者遵医嘱少量多次输新鲜血或行成分输血,并进行保护性隔离。

（2）限制探陪人员,嘱患者少去公共场所,以防感染。

（3）遵医嘱应用抗生素。

2.有转移病灶患者的护理

（1）阴道转移患者的护理:①禁止做不必要的阴道检查,密切观察阴道出血情况;②备血并准备好各种抢救器械和物品;③如破溃大出血,应立即通知医师并配合抢救。

（2）肺转移患者的护理:①卧床休息,有呼吸困难者给予半卧位,并吸氧;②对大咯血患者,应严密观察有无窒息及休克,如发现异常应立即通知医师,给予头低侧卧位,轻叩背部,排出积血,保持呼吸道通畅。

（3）脑转移患者的护理:①采取相应的护理措施,预防跌倒、吸入性肺炎、压疮等情况;②积极配合医师治疗,按医嘱补液,给予止血剂、脱水剂、吸氧、化疗等;③配合医师做好 HCG 测定、腰椎穿刺、CT 等检查。

（四）心理护理

主动与患者交谈,鼓励其宣泄内心的痛苦。耐心讲解疾病有关知识、治疗方法与治疗效果,列举治疗成功的病例,帮助患者树立战胜疾病的信心。

（五）健康指导

指导患者严密随访。第 1 年每月随访 1 次,1 年后每 3 个月随访 1 次共 3 年,以后每年 1 次共 5 年。随访内容及避孕指导同葡萄胎的相关内容。

（张喜英）

第十节　子宫内膜癌

子宫内膜癌,又称子宫体癌,发生于子宫体的内膜层。绝大多数为腺癌,故亦称子宫内膜腺癌。多见于老年妇女,是女性生殖器三大恶性肿瘤之一,仅次于子宫颈癌,居第 2 位,近年来我国该病的发病率有上升趋势。腺癌是一种生长缓慢,发生转移也较晚的恶性肿瘤。但是,一旦蔓延至子宫颈,侵犯子宫肌层或子宫外,其预后极差。

一、病因

确切病因尚不清楚,可能与下列因素相关。

（一）体质因素

易发生于肥胖、高血压、糖尿病、绝经延迟、未孕或不育的妇女。这些因素是子宫内膜癌的高危因素。

（二）长期持续的雌激素刺激

在长期持续雌激素刺激而又无孕激素拮抗的情况下,可发生子宫内膜增生症(单纯型或复杂

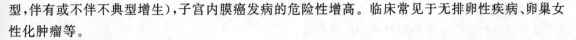

型,伴有或不伴不典型增生),子宫内膜癌发病的危险性增高。临床常见于无排卵性疾病、卵巢女性化肿瘤等。

(三)遗传因素

约 20% 的癌患者有家族史。

二、病理

(一)巨检

病变多发生于子宫底部内膜,尤其是两侧宫角。根据病变形态及范围分为两种类型。

1.局限型

肿瘤局限于部分子宫内膜,常发生在宫底部或宫角部,呈息肉状或菜花状,表面有溃疡,容易出血,易侵犯肌层。

2.弥漫型

癌肿累及大部分或全部子宫内膜,呈菜花状,可充满宫腔或脱出子宫颈口外。癌组织表面灰白色或淡黄色。质脆,易出血、坏死或有溃疡形成,侵入肌层少。晚期癌灶可侵入深肌层或宫颈,若阻塞宫颈管引起宫腔积脓。

(二)镜检

1.内膜样腺癌

最常见,占子宫内膜癌的 80%~90%,腺体异常增生,癌细胞大而不规则,核大深染。分裂活跃。

2.腺癌伴鳞状上皮分化

腺癌中含成团的分化良好的良性鳞状上皮称为腺角化癌,恶性为鳞腺癌,介于两者之间为腺癌伴鳞状上皮不典型增生。

3.浆液性腺癌

占 10%。复杂乳头样结构、裂隙样腺体、明显的细胞复层、芽状结构形成和核异型。恶性程度很高,常见于年老的晚期患者。

4.透明细胞癌

肿瘤呈管状结构,镜下见多量大小不等、背靠背排列的小管,内衬透明的鞋钉状细胞。

三、转移途径

多数生长缓慢,局限于内膜或宫腔内时间较长,也有极少数发展较快,短期内出现转移。

(一)直接蔓延

癌灶沿子宫内膜向上蔓延生长,经子宫角达输卵管,向下蔓延累及宫颈、阴道;向肌层浸润,可穿透浆膜而延及输卵管、卵巢,并广泛种植于盆腔腹膜、子宫直肠陷凹及大网膜。

(二)淋巴转移

为内膜癌的主要转移途径。其转移途径与肿瘤生长的部位有关。宫底部的癌灶可沿阔韧带上部的淋巴管网转移到卵巢,再向上到腹主动脉旁淋巴结。子宫角及前壁的病灶可经圆韧带转移到腹股沟淋巴结。子宫后壁的病灶可沿骶韧带至直肠淋巴结。子宫下段及宫颈管的病灶与宫颈癌的淋巴转移途径相同。

(三)血行转移

少见,出现较晚,主要转移到肺、肝、骨等处。

四、临床分期

现广泛采用国际妇产科联盟(FIGO,2000)规定的手术病理分期(表 8-2)。

表 8-2 **子宫内膜癌临床分期**(FIGO,2000)

期别	肿瘤累及范围
0	原位癌(浸润前癌)
I	癌局限于宫体
Ia	癌局限于子宫内膜
Ib	癌侵犯肌层≤1/2
Ic	癌侵犯肌层>1/2
II	癌累及宫颈,无子宫外病变
IIa	仅宫颈黏膜腺体受累
IIb	宫颈间质受累
III	癌扩散于子宫外的盆腔内,但未累及膀胱、直肠
IIIa	癌累及浆膜和/或附件和/或腹腔细胞学检查阳性
IIIb	阴道转移
IIIc	盆腔淋巴结和/或腹主动脉淋巴结转移
IV	癌累及膀胱及直肠(黏膜明显受累),或有盆腔外远处转移
IVa	癌累及膀胱和/或直肠黏膜
IVb	远处转移,包括腹腔内转移和/或腹股沟淋巴结转移

五、临床表现

(一)症状

极早期的患者无明显症状,随着病程进展后出现下列症状。

1.阴道流血

不规则阴道流血为最常见的症状,量一般不多。绝经后患者主要表现为间歇性或持续性出血,量不多;未绝经者则表现为月经紊乱:经量增多,经期延长,或经间期出血。

2.阴道排液

少数患者述阴道排液增多,为癌肿渗出液或感染坏死所致。早期多为浆液性或浆液血性白带,晚期合并感染则为脓性或脓血性,有恶臭。

3.疼痛

通常不引起疼痛。晚期癌肿侵犯盆腔或压迫神经,可引起下腹部及腰骶部疼痛,并向下肢放射。若癌肿累及宫颈,堵塞宫颈管致使宫腔积脓时,可出现下腹胀痛或痉挛样疼痛。

4.全身症状

晚期可出现贫血、消瘦、乏力、发热、恶病质、全身衰竭等症状。

(二)体征

早期妇科检查无明显异常。随着病情发展,可有子宫增大、质地变软。有时可见癌组织自宫颈口脱出,质脆,易出血。若并发宫腔积脓,子宫明显增大、有压痛。若周围有浸润,子宫常固定,宫旁、盆腔内可触及不规则结节状物。

六、治疗原则

主要治疗方法为手术、放疗及药物治疗。早期以手术为主,晚期则采用放射、药物等综合治疗。

七、护理评估

(一)健康史

了解患者一般情况,评估高危因素,如老年、肥胖、高血压、糖尿病、不孕不育、绝经期推迟及用雌激素替代治疗等,了解有无家族肿瘤史;了解患者疾病诊疗过程及用药情况。

(二)身体状况

1.症状

评估阴道流血、排液、疼痛及有无肿瘤转移的临床表现。

2.体征

了解妇科检查的结果,如有子宫增大、变软,是否可以触及转移性结节或肿块,有无明显触痛等情况。

(三)心理-社会状况

子宫内膜癌多发生于绝经后妇女,因子女工作忙,疏于对患者的关心,使患者在精神上有较强的失落感;或因未婚、婚后不孕等易产生孤独感;加上恶性肿瘤的发生,更增加了患者的恐惧心理。

(四)辅助检查

根据病史、临床表现及辅助检查作出诊断。

1.分段诊刮

确诊子宫内膜癌最可靠的方法。先刮宫颈管,再刮宫腔,刮出物分瓶标记送病理检查。刮宫时操作要轻柔,特别是刮出豆渣样组织时,应立即停止操作,以免子宫穿孔或癌肿扩散。

2.B超检查

子宫增大,宫腔内可见实质不均的回声区,形态不规则,宫腔线消失。若肌层中有不规则回声紊乱区,则提示肌层有浸润。

3.宫腔镜检查

可直接观察病变大小、形态,并取活组织病理检查。

4.细胞学检查

用宫腔吸管或宫腔刷取宫腔分泌物找癌细胞,阳性率可达90%。

5.其他检查

CT、MRI、淋巴造影检查及血清CA125检查等。

八、护理诊断

(一)焦虑

与住院及手术有关。

(二)知识缺乏

缺乏了宫内膜癌相关的治疗、护理知识。

九、护理目标

(1)患者获得有关子宫内膜癌的治疗、护理知识。

(2)患者焦虑减轻,主动参与诊治过程。

十、护理措施

(一)心理护理

帮助患者熟悉医院环境,为患者提供安静、舒适的休息环境。告知患者子宫内膜癌的病程发展慢,是女性生殖系统恶性肿瘤预后较好的一种,以缓解或消除心理压力,增强治病的信心。

(二)生活护理

(1)卧床休息,注意保暖。鼓励患者进食高蛋白、高热量、高维生素、易消化饮食。进食不足或营养状况极差者,遵医嘱静脉补充营养。

(2)严密观察生命体征、腹痛、手术切口、血象变化;保持会阴清洁,每天用0.1%苯扎溴铵溶液会阴冲洗,正确使用消毒会阴垫,发现感染征象及时报告医师,并遵医嘱及时使用抗生素和其他药物。

(三)治疗配合

对于采用不同治疗方法的患者,实施相应的护理措施。手术患者注意术后病情观察,记录阴道残端出血的情况,指导患者适度地活动。孕激素治疗过程中注意药物的不良反应,指导患者坚持用药。化疗患者要注意骨髓抑制现象,做好支持护理。

(四)健康教育

1.普及防癌知识

大力宣传定期防癌普查的重要性,定期进行防癌检查;正确掌握使用雌激素的指征;绝经过渡期妇女月经紊乱或不规则流血者,应先除外子宫内膜癌;绝经后妇女出现阴道流血者警惕子宫内膜癌的可能;注意高危因素,重视高危患者。

2.定期随访

手术、放疗、化疗患者应定期随访。随访时间:术后2年内,每3~6个月1次;术后3~5年内,每6~12个月1次。随访中注意有无复发病灶,并根据患者康复情况调整随访时间。随访内容:盆腔检查、阴道脱落细胞学检查、胸片(6个月至1年)。

十一、结果评价

(1)患者能叙述子宫内膜癌治疗和护理的有关知识。

(2)患者睡眠良好,焦虑缓解。

(张喜英)

第十一节　子宫脱垂

子宫脱垂是指子宫从正常位置沿阴道下降,子宫颈外口达到坐骨棘水平以下,甚至子宫部分或全部脱出阴道口外,常伴有阴道前后壁膨出。

一、护理评估

(一)健康史

1.病因与发病机制

(1)分娩损伤:分娩损伤是最主要的原因。在分娩过程中,产妇过早屏气,第二产程延长或经阴道手术助产,盆底肌肉、筋膜以及子宫韧带过度伸展,甚至撕裂,分娩后未及时修补或修补不佳。产褥期产妇过早体力劳动,过高的腹压会压迫子宫向下移位发生脱垂。

(2)长期腹压增加:如长期慢性咳嗽、习惯性便秘、久站、久蹲等使腹内压增高,迫使子宫向下移位,导致脱出,产褥期腹压增加更容易导致子宫脱垂。

(3)盆底组织发育不良或退行性变:子宫脱垂偶见于未产妇女,主要为先天性盆底组织发育不良所致。老年妇女盆底组织萎缩退化或支持组织削弱,也可发生子宫脱垂。

2.病史评估

了解患者分娩史,评估其有无第二产程延长、阴道助产等难产史,产后恢复情况;了解患者有无慢性病病史,如长期慢性咳嗽等;是否存在先天性盆底组织发育不良。

(二)身心状况

1.症状

子宫脱垂轻度时(Ⅰ度)可无自觉症状,加重后(Ⅱ、Ⅲ度)出现以下症状:

(1)下坠感及腰背酸痛:常在久站、走路与重体力劳动时加重,卧床休息后症状减轻。

(2)肿物自阴道脱出:走路、蹲或排便等腹压增加时,阴道口有一肿物脱出。轻者平卧休息后可自行恢复,重者不能自行恢复,需用手还纳,甚至用手也难以还纳,行走不便。

(3)阴道分泌物增多:脱出的子宫及阴道壁由于反复摩擦而发生感染,有脓血性分泌物渗出。

(4)大小便异常:由于膀胱、尿道膨出,患者常伴有尿频、尿急甚至尿潴留或压力性尿失禁。直肠膨出的患者可伴有便秘和排便困难等。

2.体征

患者取膀胱截石位,根据患者向下用力屏气时子宫下降的程度,将子宫脱垂分为三度。

Ⅰ度:轻型为指子宫颈外口距处女膜处小于4 cm,但未达处女膜缘;重型为宫颈外口已达处女膜缘,检查时在阴道口可见子宫颈。

Ⅱ度:轻型为宫颈已脱出阴道口,但宫体仍在阴道内;重型为宫颈或部分宫体脱出阴道口外。

Ⅲ度:子宫颈及宫体全部脱出至阴道口外。脱出的子宫及阴道壁由于长期暴露摩擦,导致宫颈及阴道壁可见溃疡,有少量阴道出血或脓性分泌物。

3.心理-社会状况

由于长期的子宫脱垂使患者行动不便,不能从事体力劳动,使工作和生活受到影响,患者感到烦恼、痛苦;严重会影响性生活,患者常出现烦躁、焦虑、情绪低落等。

二、辅助检查

注意检查血象,注意张力性尿失禁及妇科检查情况。

三、护理诊断及合作性问题

(1)焦虑:与长期的子宫脱出影响日常生活和工作有关。
(2)舒适的改变:与子宫脱出影响行动有关。
(3)组织完整性受损:与外露子宫、阴道前后壁长期摩擦有关。

四、护理目标

(1)患者情绪稳定,能配合治疗、护理活动。
(2)患者病情缓解,舒适感增加。
(3)患者组织完整,无受损。

五、护理措施

(一)一般护理

(1)指导患者保持外阴干燥、清洁,每天用流水冲洗外阴,禁止使用刺激性强的药液。有溃疡者每天用0.02%高锰酸钾液坐浴1～2次,每次20～30 min,勤换内衣裤。

(2)有肿块脱出者及早就医,及时回纳脱出物并教会患者正确的回纳手法,病情重不能回纳者,应卧床休息,减少下地活动次数和时间。

(3)教给患者做盆底肌肉锻炼,如做提肛运动;指导患者避免增加腹压的因素,如咳嗽、久站及久蹲等;保持大便通畅,每天进食蔬菜应保持500 g。

(4)每天为患者提供酸性果汁,可保持尿液呈酸性,不利于细菌生长;指导患者练习卧床排尿;若有肿块脱出影响排尿,指导患者排尿前先将脱出物还纳;尿潴留留置尿管者,应间歇放尿以训练膀胱功能。排尿功能恢复正常后,鼓励患者每天饮水2 000 mL以上。

(5)嘱患者加强营养,进食高蛋白、高维生素食物,增强体质。

(二)心理护理

帮助患者树立战胜疾病的信心,耐心讲解子宫脱垂的知识和预后,鼓励病友间交流沟通,促进积极因素。

(三)病情监护

观察患者有无外阴异物感,子宫脱垂的程度;注意阴道分泌物的颜色、气味、性状。

(四)治疗护理

1.治疗原则

治疗以安全、简单、有效为原则。

(1)非手术治疗,用于Ⅰ度轻型子宫脱垂,年老不能耐受手术或需要生育者。①支持疗法:注意休息,增加营养,保持大便通畅,避免重体力劳动,治疗增加腹压的疾病,加强盆底肌的锻炼。②子宫托:子宫托是一种支持子宫和阴道壁使其维持在阴道内不脱出的工具,适用于各度子宫脱垂及阴道前后壁膨出的患者。重度子宫脱垂伴盆底肌明显萎缩以及宫颈或阴道壁有炎症或有溃瘀者均不宜使用,经期和妊娠期停用。

(2)手术治疗,适用于非手术治疗无效或Ⅱ度、Ⅲ度子宫脱垂者。手术方式主要包括:阴道前后壁修补术;阴道前后壁修补加主韧带缩短及宫颈部分切除术,也叫曼彻斯特手术;经阴道子宫全切除及阴道前后壁修补术;阴道纵隔成形术等。

2.治疗配合及特殊专科护理

(1)支持治疗的护理:教会患者做盆底肌肉锻炼增强盆底肌肉张力。做缩肛运动,用力收缩3~10秒,放松5~10秒,每次连续5~10 min,每天3~4次,持续3个月。

(2)教会患者使用子宫托(图8-2)。①放托:患者排空直肠、膀胱,洗净双手,取半卧位或蹲位,双腿分开,一手持子宫托盘呈倾斜位进入阴道内,将托柄向内、向上旋转,直至托盘达子宫颈,向下屏气,使托盘吸附于宫颈,托柄弯曲度朝前,对正耻骨弓后面。②取托:手指捏住托柄轻轻摇晃,待负压消失后向后外方牵拉取出。③注意事项:放置子宫托之前阴道应有一定水平的雌激素作用,绝经后的妇女可用阴道雌激素霜剂,4~6周后再使用子宫托;经期和妊娠期停用;选择大小合适的子宫托,以放置后不脱出又无不适为宜;每晚取出洗净,次晨放入,切忌久置不取,以免过久压迫导致生殖道糜烂、溃疡甚至瘘;放托后,分别于第1、3、6个月时到医院检查1次,以后每3~6个月到医院复查。

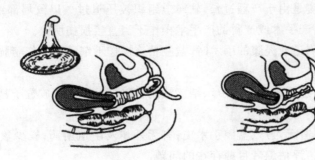

图 8-2 喇叭形子宫托及放置

(3)做好术前、术后护理。术前护理同外阴、阴道手术护理。术后除按外阴、阴道手术患者的护理外,应卧床休息7~10天,留尿管10~14天。避免增加腹压,坚持肛提肌锻炼。

六、健康指导

休息3个月,3个月内禁止性生活、盆浴,半年内避免重体力劳动;术后2个月、3个月分别门诊复查;宣传产后护理保健知识,进行产后体操锻炼和盆底肌锻炼,增强体质;积极治疗便秘、慢性咳嗽等长期性疾病;实行计划生育。

七、护理评价

评价护理目标是否达到,护理措施的实施情况,健康指导是否落实到位,有无新的护理问题出现。

(张喜英)

第十二节　尿　　瘘

尿瘘是指人体泌尿系统与其他系统之间形成的异常通道。其表现为患者无法自主排尿,尿液不断外流。根据尿瘘的发生部位,它可分为膀胱阴道瘘、尿道阴道瘘、膀胱宫颈瘘、膀胱尿道阴道瘘、膀胱宫颈阴道瘘及输尿管阴道瘘等。临床上以膀胱阴道瘘最多见,有时可同时并存两种以上的尿瘘。

一、护理评估

(一)健康史

1.病因评估

导致尿瘘的原因很多,以产伤和妇科手术损伤为多见。

(1)产伤:难产是造成尿瘘的主要原因,在我国约占 90%。根据损伤过程,尿瘘分为坏死型和创伤型两类。坏死型尿瘘是由于产程过长,软产道组织被压迫过久以致局部组织缺血坏死形成;创伤型尿瘘是由于剖宫产手术或产科助产手术操作不当直接损伤所致。

(2)妇科手术创伤:经阴道或经腹的手术时,盆腔粘连操作不细致而误伤膀胱、尿道或输尿管所致。

(3)其他:药物侵蚀、生殖系统肿瘤、放疗、结核浸润膀胱、尿道,长期放置子宫托等导致。

2.病史评估

询问患者分娩史,了解有无难产、盆腔手术史;有无外伤及阴道用药;极少数有生殖器、膀胱肿瘤、结核、放疗等病病史。评估患者目前存在的问题。

(二)身心状况

1.症状

(1)漏尿:漏尿为主要的临床表现,尿液不断由阴道排出,无自主排尿。漏尿出现时间的早晚与尿瘘形成的原因有关,手术直接损伤者术后立即出现,坏死型尿瘘多在产后或手术后 3~7 天出现。

(2)外阴皮炎:外阴皮肤由于尿液长期刺激,导致外阴、臀部,甚至大腿内侧常出现湿疹或皮炎,继发感染后,患者感外阴灼痛、行动不便等。

(3)尿路感染:多伴尿路感染可出现尿频、尿急、尿痛症状。

2.体征

妇科检查可发现尿液从阴道流出的部位,可见外阴、臀部和大腿内侧皮肤炎症部位出现湿疹,甚至浅表溃疡,还能明确漏孔的位置、大小等。

3.心理-社会状况

生殖器官瘘管是一种极为痛苦的损伤性疾病,由于排尿不能自行控制,使外阴部长期浸泡在尿液中,生活不便,身体发出异常的气味,不仅给患者带来了肉体上的痛苦,而且患者因害怕与人群接近,精神上负担也很大,表现为自卑、无助。

二、辅助检查

(一)亚甲蓝试验

目的是鉴别患者漏孔类型。将 200 mL、稀释好的亚甲蓝经尿道注入膀胱,膀胱宫颈瘘可自宫颈外口流出,膀胱阴道瘘者可见蓝色液体从阴道壁小孔溢出,阴道内流出清亮液体,说明流出的尿液来自肾脏,系输尿管阴道瘘。

(二)靛胭脂试验

将靛胭脂 5 mL,静脉推注,10 min 内看见蓝色液体流入阴道,可确诊者输尿管阴道瘘。适用于亚甲蓝实验阴道流出清亮尿液的患者。

(三)其他

膀胱镜检查可了解膀胱内瘘孔位置和数目;亦可做肾盂输尿管造影,以了解输尿管的情况。

三、护理诊断及合作性问题

(一)皮肤完整性受损

与尿液长期刺激外阴皮肤有关。

(二)社交孤立

与长期漏尿,身体有异味,不愿与人交往有关。

(三)有感染危险

与留置导尿管时间长,机体抵抗力低有关。

四、护理目标

(1)患者皮肤完整性无受损,舒适感增加。

(2)患者恢复信心,情绪稳定,积极配合治疗与护理。

(3)患者无感染发生或感染被及时发现和控制,体温、血象正常。

五、护理措施

(一)一般护理

指导患者保持外阴部清洁、干燥,鼓励患者多饮水。由于尿漏,很多患者为了减少排尿,往往自己限制饮水量,造成对皮肤刺激更大的酸性尿液,而多饮水可达到稀释尿液,减少对皮肤的刺激作用,还能起到自身冲洗膀胱的目的。护理人员应向患者解释限制饮水的危害,指导患者每天饮水不少于 3 000 mL。

(二)心理护理

关心体贴患者,理解患者因疾病所导致的不良心理反应和痛苦,耐心讲解尿瘘相关知识,回答患者所提出的各种问题,消除其思想顾虑。

(三)病情监测

观察患者尿液流出位置,漏尿时的伴随症状,对已手术的患者,注意观察术后的愈合情况。

(四)治疗护理

1.治疗要点

手术为首选治疗。对分娩或妇科手术后 7 天内发生的漏尿,可先长时间留置导尿管和/或放置输尿管导管,并变换体位,部分患者可自愈。根据瘘孔部位及类型选择经腹、经阴道或经阴道腹部联合手术的方式。

2.护理配合

(1)术前护理。除按外阴、阴道手术术前常规准备外,有外阴湿疹、溃疡者,需治疗待痊愈后再行手术。老年妇女或闭经者,术前1周给予雌激素口服,促使阴道上皮增生,有利于术后伤口的愈合。有尿路感染者应先遵医嘱控制感染后,再行手术。

(2)术后护理。术后护理是手术能否成功的关键,除按外阴、阴道手术术后常规护理外,还应注意以下几类。①术后体位,应根据患者瘘孔位置决定,原则上是使瘘孔处于高位,减少尿液浸渍感染。瘘孔在侧面者可采取健侧卧位;膀胱阴道瘘若瘘孔在后底部,应采取俯卧位;由于患者手术后俯卧位会压迫伤口,而又难以保持一种姿势时,多采用侧卧位与平卧位交替进行。②尿管护理,术后保留尿管或耻骨上膀胱造瘘10~14 cm,注意固定尿管,保持引流通畅,发现阻塞及时处理。尿管拔除后协助患者每1~2 h排尿一次,以后逐步延长排尿时间。③术后遵医嘱给予抗生素,每天补液2 500~3 000 mL,鼓励患者多饮水,稀释尿液,防止发生血尿或尿液浓缩沉积过多形成结石。④术后加强盆底肌锻炼,预防咳嗽和便秘等使腹压增加的因素。

(张喜英)

第九章 产科护理

第一节 妊娠剧吐

妊娠剧吐是指妊娠期恶心,频繁呕吐,不能进食,导致脱水,酸、碱平衡失调以及水、电解质紊乱,甚至肝肾功能损害,严重可危及孕妇生命。其发生率0.3%~1%。

一、病因

尚未明确,可能与下列因素有关。

(一)绒毛膜促性腺激素(HCG)水平增高

因早孕反应的出现和消失的时间与孕妇血清 HCG 值上升、下降的时间一致;另外多胎妊娠、葡萄胎患者 HCG 值,显著增高,发生妊娠剧吐的比率也增高;而终止妊娠后,呕吐消失。但症状的轻重与血 HCG 水平并不一定呈正相关。

(二)精神及社会因素

恐惧妊娠、精神紧张、情绪不稳和经济条件差的孕妇易患妊娠剧吐。

(三)幽门螺旋杆菌感染

近年研究发现妊娠剧吐的患者与同孕周无症状孕妇相比,血清抗幽门螺旋杆菌的 IgG 浓度升高。

(四)其他因素

维生素缺乏,尤其是维生素 B_6 缺乏可导致妊娠剧吐;变态反应;研究发现几种组织胺受体亚型与呕吐有关,临床上抗组胺治疗呕吐有效。

二、病理生理

(1)频繁呕吐导致失水、血容量不足、血液浓缩和细胞外液减少,钾、钠等离子丢失使电解质平衡失调。

(2)不能进食,热量摄入不足,发生负氮平衡,使血浆尿素氮及尿酸升高;由于机体动用脂肪组织供给热量,脂肪氧化不全,导致丙酮、乙酰乙酸及 β-羟丁酸聚集,产生代谢性酸中毒。

(3)由于脱水、缺氧血转氨酶值升高,严重时血胆红素升高。机体血液浓缩及血管通透性增加,另外,钠盐丢失,不仅尿量减少,尿中可出现蛋白及管型。肾脏继发性损害,肾小管有退行性变,部分细胞坏死,肾小管的正常排泄功能减退,终致血浆中非蛋白氮、肌酐、尿酸的浓度迅速增加。肾功能受损和酸中毒使细胞内钾离子较多地移到细胞外,出现高钾血症,严重时心脏停搏。

(4)病程长达数周者,可致严重营养缺乏,由于维生素 C 缺乏,血管脆性增加,可致视网膜出血。

三、临床表现

(一)恶心、呕吐

多见于年轻初孕妇,一般停经 6 周左右出现恶心、呕吐,逐渐加重直至频繁呕吐不能进食。

(二)水、电解质紊乱

严重呕吐、不能进食导致失水、电解质紊乱,使氢、钠和钾离子大量丢失,出现低钾血症。营养摄入不足可致负氮平衡,使血浆尿素氮及尿素增高。

(三)酸、碱平衡失调

机体动用脂肪组织供给能量,使脂肪代谢中间产物酮体增多,引起代谢性酸中毒。病情发展,可出现意识模糊。

(四)维生素缺乏

频繁呕吐、不能进食可引起维生素 B_1 缺乏,导致 Wernicke-Korsakoff 综合征。维生素 K 缺乏,可致凝血功能障碍,常伴血浆蛋白及纤维蛋白原减少,增加孕妇出血倾向。

四、辅助检查

(1)尿液检查:患者尿比重增加,尿酮体阳性,肾功能受损时,尿中可出现蛋白和管型。

(2)血液检查:血液浓缩,红细胞计数增多,红细胞压积上升,血红蛋白值增高;血酮体可为阳性,二氧化碳结合力降低;肝、肾功能受损害时胆红素、转氨酶、肌酐和尿素氮升高。

(3)眼底检查:严重者出现眼底出血。

五、诊断及鉴别诊断

根据病史、临床表现及妇科检查,诊断并不困难。可用 B 超检查排除滋养叶细胞疾病,此外尚需与可引起呕吐的疾病,如急性病毒性肝炎、胃肠炎、胰腺炎、胆管疾病、脑膜炎、脑血管意外及脑肿瘤等鉴别。

六、并发症

(一)Wernicke-Korsakoff 综合征

发病率为妊娠剧吐患者的 10%,是由于妊娠剧吐长期不能进食,导致维生素 B_1 缺乏引起的中枢系统疾病,Wernicke 脑病和 Korsakoff 综合征是一个病程中的先后阶段。

维生素 B_1 是糖代谢的重要辅酶,参与糖代谢的氧化脱羧代谢,维生素 B_1 缺乏时,体内丙酮酸及乳酸堆积,发生糖代谢的三羧酸循环障碍,使得主要靠糖代谢供给能量的神经组织、骨骼肌和心肌代谢出现严重障碍。病理变化主要发生在丘脑、下丘脑的脑室旁区域、中脑导水管的周围区灰质、乳头体、第四脑室底部和迷走神经运动背核,可出现不同程度的神经细胞和神经纤维轴索或髓鞘的丧失,伴有星形细胞和小胶质细胞的增生。毛细血管扩张,血管的外膜和内皮细胞明显增生,有散在小出血灶。

Wernicke 脑病表现为眼球震颤、眼肌麻痹等眼部症状,躯干性共济失调及精神障碍,可同时出现,但大多数患者精神症状迟发。Korsakoff 综合征表现为严重的近事记忆障碍,表情呆滞、缺乏主动性,产生虚构与错构。部分伴有周围神经病变。严重时发展为永久性的精神、神经功能障碍,出现神经错乱、昏迷甚至死亡。

(二)Mallory-Weis 综合征

胃-食管连接处的纵向黏膜撕裂出血,引起呕血和黑粪。严重时,可使食管穿孔,表现为胸痛、剧吐、呕血,需急症手术治疗。

七、治疗与护理

治疗原则:休息,适当禁食,计出入量,纠正脱水、酸中毒及电解质紊乱,补充营养,并需要良好的心理支持。

(一)补液治疗

每天应补充葡萄糖液、生理盐水、平衡液,总量 3 000 mL 左右,加维生素 B_6 100 mg。维生素 C 2～3 g,维持每天尿量≥1 000 mL,肌内注射维生素 B_1,每天 100 mg。为了更好地利用输入的葡萄糖,可适当加用胰岛素。根据血钾、血钠情况决定补充剂量。根据二氧化碳结合力值或血气分析结果,予以静脉滴注碳酸氢钠溶液。

一般经上述治疗 2～3 天后,病情大多迅速好转,症状缓解。待呕吐停止后,可试进少量流食,以后逐渐增加进食量,调整静脉输液量。

(二)终止妊娠

经上述治疗后,若病情不见好转,反而出现下列情况,应迅速终止妊娠:①持续黄疸;②持续尿蛋白;③体温升高,持续在 38 ℃以上;④心率＞120 次/分;⑤多发性神经炎及神经性体征;⑥出现 Wernicke-Korsakoff 综合征。

(三)妊娠剧吐并发 Wernicke-Korsakoff 综合征的治疗

如不紧急治疗,该综合征的死亡率高达 50％,即使积极处理,死亡率约 17％。在未补给足量维生素 B_1 前,静脉滴注葡萄糖会进一步加重三羧酸循环障碍,使病情加重,导致患者昏迷甚至死亡。对长期不能进食的患者应给维生素 B_1,400～600 mg 分次肌内注射,以后每天 100 mg 肌内注射至能正常进食为止,然后改口服,并给予多种维生素。同时应对其内分泌及神经状态进行评价,对病情严重者及时终止妊娠。早期大量维生素 B_1 治疗,上述症状可在数天至数周内有不同程度的恢复,但仍有 60％患者不能得到完全恢复,特别是记忆恢复往往需要 1 年左右的时间。

八、预后

绝大多数妊娠剧吐患者预后良好,仅少数病例因病情严重而需终止妊娠。然而对胎儿方面,曾有报道妊娠剧吐发生酮症者,所生后代的智商较低。

(于佳佳)

第二节 自然流产

流产是指妊娠不足 28 周、胎儿体重不足 1 000 g 而终止者。流产发生于妊娠 12 周前者称早期流产,发生在妊娠 12 周至不足 28 周者称晚期流产。流产又分为自然流产和人工流产,本节内容仅限于自然流产。自然流产的发生率占全部妊娠的 15% 左右,多数为早期流产,是育龄妇女的常见病,严重影响了妇女生殖健康。

一、病因和发病机制

导致自然流产的原因很多,可分为胚胎因素和母体因素。早期流产常见的原因是胚胎染色体异常、孕妇内分泌异常、生殖器官畸形、生殖道感染、血栓前状态和免疫因素异常等;晚期流产多由宫颈功能不全等因素引起。

(一)胚胎因素

胚胎染色体异常是自然流产最常见的原因。据文献报道,46%～54% 的自然流产与胚胎染色体异常有关。流产发生越早,胚胎染色体异常的频率越高,早期流产中染色体异常的发生率为 53%,晚期流产为 36%。

胚胎染色体异常包括数量异常和结构异常。在数量异常中第一位的是染色三体,占 52%,除 1 号染色三体未见报道外,各种染色三体均有发现,其中以 13、16、18、21 及 22 号染色体最常见,18-三体约占1/3;第二位的是 45,X 单体,约占 19%;其他依次为三倍体占 16%,四倍体占 5.6%。染色体结构异常主要是染色体易位,占 3.8%,嵌合体占 1.5%,染色体倒置、缺失和重叠也见有报道。

多数三体胚胎是以流产或死胎告终,但也有少数能成活,如 21-三体、13-三体和 18-三体等。单体是减数分裂不分离所致,以 X 单体最为多见,少数胚胎如能存活,足月分娩后即形成特纳综合征。三倍体常与胎盘的水泡样变性共存,不完全水泡状胎块的胎儿可发育成三倍体或第 16 号染色体的三体,流产较早,少数存活,继续发育后伴有多发畸形,未见活婴。四倍体活婴极少,绝大多数极早期流产。在染色体结构异常方面,不平衡易位可导致部分三体或单体,易发生流产或死胎。总之,染色体异常的胚胎多数结局为流产,极少数可能继续发育成胎儿,但出生后也会发生某些功能异常或合并畸形。若已流产,妊娠产物有时仅为一空孕囊或已退化的胚胎。

(二)母体因素

1.夫妇染色体异常

复发性流产与夫妇染色体异常有关,复发性流产者夫妇染色体异常发生频率为 3.2%,其中多见的是染色体相互易位,占 2%,罗伯逊易位占 0.6%。着床前配子在女性生殖道时间过长,配子发生老化,流产的机会也会增加。在促排卵及体外受精等辅助生殖技术中,是否存在配子老化问题目前尚不清楚。

2.内分泌因素

(1)黄体功能不良(luteal phase defect,LPD):黄体中期黄体酮峰值低于正常标准值,或子宫内膜活检与月经时间同步差 2 天以上即可诊断为 LPD。高浓度黄体酮可阻止子宫收缩,使妊娠子宫保持相对静止状态;黄体酮分泌不足,可引起妊娠蜕膜反应不良,影响受精卵着床和发育,导致流产。孕期黄体酮的来源有两条途径:一是由卵巢黄体产生,二是胎盘滋养细胞分泌。孕6~8周后卵巢黄体产生黄体酮逐渐减少,之后由胎盘产生黄体酮替代,如果两者衔接失调则易发生流产。在复发性流产中有23%~60%的病例存在黄体功能不全。

(2)多囊卵巢综合征(polycystic ovarian syndrome,PCOS):有人发现,在复发性流产中多囊卵巢的发生率可高达58%,而且其中有56%的患者 LH 呈高分泌状态。现认为,PCOS 患者高浓度的 LH 可能导致卵细胞第二次减数分裂过早完成,从而影响受精和着床过程。

(3)高泌乳素血症:高水平的泌乳素可直接抑制黄体颗粒细胞增生及其分泌功能。高泌乳素血症的临床主要表现为闭经和泌乳,当泌乳素水平高于正常值时,则可表现为黄体功能不全。

(4)糖尿病:血糖控制不良者流产发生率可高达15%~30%,妊娠早期高血糖还可能造成胚胎畸形的危险因素。

(5)甲状腺功能:目前认为甲状腺功能减退或亢进与流产有着密切的关系,妊娠前期和早孕期进行合理的药物治疗,可明显降低流产的发生率。有学者报道,甲状腺自身抗体阳性者流产发生率显著升高。

3.生殖器官解剖因素

(1)子宫畸形:米勒管先天性发育异常导致子宫畸形,如单角子宫、双角子宫、双子宫、子宫纵隔等。子宫畸形可影响子宫血供和宫腔内环境造成流产。母体在孕早期使用或接触己烯雌酚可影响女胎子宫发育。

(2)Asherman 综合征:由宫腔创伤(如刮宫过深)、感染或胎盘残留等引起宫腔粘连和纤维化。宫腔镜下行子宫内膜切除或黏膜下肌瘤切除手术也可造成宫腔粘连。子宫内膜受损伤可影响胚胎种植,导致流产发生。

(3)宫颈功能不全:是导致中晚期流产的主要原因。宫颈功能不全在解剖上表现为宫颈管过短或宫颈内口松弛。由于存在解剖上的缺陷,随着妊娠的进程子宫增大,宫腔压力升高,多数患者在中、晚期妊娠出现无痛性的宫颈管消退、宫口扩张、羊膜囊突出和胎膜破裂,最终发生流产。宫颈功能不全主要由于宫颈局部创伤(分娩、手术助产、刮宫、宫颈锥形切除和 Manchester 手术等)引起,先天性宫颈发育异常较少见;另外,胚胎时期接触己烯雌酚也可引起宫颈发育异常。

(4)其他:子宫肿瘤可影响子宫内环境,导致流产。

4.生殖道感染

有一些生殖道慢性感染被认为是早期流产的原因之一。能引起反复流产的病原体往往是持续存在于生殖道而母体很少产生症状,而且此病原体能直接或间接导致胚胎死亡。生殖道逆行感染一般发生在妊娠12周以前,过此时期,胎盘与蜕膜融合,构成机械屏障,而且随着妊娠进程,羊水抗感染力也逐步增强,感染的机会减少。

(1)细菌感染:布鲁菌属和弧菌属感染可导致动物(牛、猪、羊等)流产,但在人类还不肯定。

(2)沙眼衣原体:文献报道,妊娠期沙眼衣原体感染率为3%~30%,但是否直接导致流产尚无定论。

(3)支原体:流产患者宫颈及流产物中支原体的阳性率均较高,血清学上也支持人支原体和解脲支原体与流产有关。

(4)弓形虫:弓形虫感染引起的流产是散发的,与复发性流产的关系尚未完全证明。

(5)病毒感染:巨细胞病毒经胎盘可累及胎儿,引起心血管系统和神经系统畸形,致死或流产。妊娠前半期单纯疱疹感染流产发生率可高达70%,即使不发生流产,也易累及胎儿、新生儿。妊娠初期风疹病毒感染者流产的发生率较高。人免疫缺陷病毒感染与流产密切相关,Temmerman等报道,HIV-1抗体阳性是流产的独立相关因素。

5.血栓前状态

系凝血因子浓度升高,或凝血抑制物浓度降低而产生的血液易凝状态,尚未达到生成血栓的程度,或者形成的少量血栓正处于溶解状态。

血栓前状态与复发性流产的发生有一定的关系,临床上包括先天性和获得性血栓前状态,前者是由于凝血和纤溶有关的基因突变造成,如凝血因子V突变、凝血酶原基因突变、蛋白C缺陷症和蛋白S缺陷症等;后者主要是抗磷脂抗体综合征、获得性高半胱氨酸血症以及机体存在各种引起血液高凝状态的疾病等。

各种先天性血栓形成倾向引起自然流产的具体机制尚未阐明,目前研究的比较多的是抗磷脂抗体综合征,并已肯定它与早、中期胎儿丢失有关。普遍的观点认为,高凝状态使子宫胎盘部位血流状态改变,易形成局部微血栓,甚至胎盘梗死,使胎盘血供下降,胚胎或胎儿缺血缺氧,引起胚胎或胎儿发育不良而流产。

6.免疫因素

免疫因素引起的复发性流产,可分自身免疫型和同种免疫型。

(1)自身免疫型:主要与患者体内抗磷脂抗体有关,部分患者同时,可伴有血小板减少症和血栓栓塞现象,这类患者可称为早期抗磷脂抗体综合征。在复发性流产中,抗磷脂抗体阳性率约为21.8%。另外,自身免疫型复发性流产还与其他自身抗体有关。

在正常情况下,各种带负电荷的磷脂位于细胞膜脂质双层的内层,不被免疫系统识别;一旦暴露于机体免疫系统,即可产生各种抗磷脂抗体。抗磷脂抗体不仅是一种强烈的凝血活性物质,激活血小板和促进凝血,导致血小板聚集,血栓形成;同时,可直接造成血管内皮细胞损伤,加剧血栓形成,使胎盘循环发生局部血栓栓塞,胎盘梗死,胎死宫内,导致流产。近来的研究还发现,抗磷脂抗体可能直接与滋养细胞结合,从而抑制滋养细胞功能,影响胎盘着床过程。

(2)同种免疫型:现代生殖免疫学认为,妊娠是成功的半同种异体移植现象,孕妇由于自身免疫系统产生一系列的适应性变化,从而对宫内胚胎移植物表现出免疫耐受,不发生排斥反应,妊娠得以继续。

在正常妊娠的母体血清中,存在一种或几种能够抑制免疫识别和免疫反应的封闭因子,也称封闭抗体,以及免疫抑制因子,而复发性流产患者体内则缺乏这些因子。因此,使得胚胎遭受母体的免疫打击而排斥。封闭因子既可直接作用于母体淋巴细胞,又可与滋养细胞表面特异性抗原结合,从而阻断母儿之间的免疫识别和免疫反应,封闭母体淋巴细胞对滋养细胞的细胞毒作用。还有认为,封闭因子可能是一种抗独特型抗体,直接针对T淋巴细胞或B淋巴细胞表面特异性抗原受体(BCR/TCR),从而防止母体淋巴细胞与胚胎靶细胞起反应。

几十年来,同种免疫型复发性流产与HLA抗原相容性的关系一直存有争议。有学者提出,复发性流产可能与夫妇HLA抗原的相容性有关,在正常妊娠过程中夫妇或母胎间HLA抗原是不相容的,胚胎所带的父源性HLA抗原可以刺激母体免疫系统,产生封闭因子。同时,滋养细胞表达的HLA-G抗原能够引起抑制性免疫反应,这种反应对胎儿具有保护性作用,能够抑制母体免疫系统对胎儿胎盘的攻击。

7.其他因素

(1)慢性消耗性疾病:结核和恶性肿瘤常导致早期流产,并威胁孕妇的生命;高热可导致子宫收缩;贫血和心脏病可引起胎儿胎盘单位缺氧;慢性肾炎、高血压可使胎盘发生梗死。

(2)营养不良:严重营养不良直接可导致流产。现在更强调各种营养素的平衡,如维生素 E 缺乏也可造成流产。

(3)精神、心理因素:焦虑、紧张和恐吓等严重精神刺激均可导致流产。近来还发现,噪声和振动对人类生殖也有一定的影响。

(4)吸烟、饮酒等:近年来,育龄妇女吸烟、饮酒,甚至吸毒的人数有所增加,这些因素都是流产的高危因素。孕期过多饮用咖啡也增加流产的危险性。

(5)环境毒性物质:影响生殖功能的外界不良环境因素很多,可以直接或间接对胚胎造成损害。过多接触某些有害的化学物质(如砷、铅、苯、甲醛、氯丁二烯和氧化乙烯等)和物理因素(如放射线、噪音及高温等),均可引起流产。

尚无确切的依据证明使用避孕药物与流产有关,然而,有报道宫内节育器避孕失败者,感染性流产发生率有所升高。

二、病理

早期流产时胚胎多数先死亡,随后发生底蜕膜出血,造成胚胎的绒毛与蜕膜层分离,已分离的胚胎组织如同异物,引起子宫收缩而被排出。有时,也可能蜕膜海绵层先出血坏死或有血栓形成,使胎儿死亡,然后排出。8 周以内妊娠时,胎盘绒毛发育尚不成熟,与子宫蜕膜联系还不牢固,此时流产妊娠产物多数可以完整地从子宫壁分离而排出,出血不多。妊娠 8~12 周时,胎盘绒毛发育茂盛,与蜕膜联系较牢固。此时,若发生流产,妊娠产物往往不易完整分离排出,常有部分组织残留宫腔内影响子宫收缩,致使出血较多。妊娠 12 周后,胎盘已完全形成,流产时往往先有腹痛,然后排出胎儿、胎盘。有时,由于底蜕膜反复出血,凝固的血块包绕胎块,形成血样胎块稽留于宫腔内。血红蛋白因时间长久被吸收形成肉样胎块,或纤维化与子宫壁粘连。偶有胎儿被挤压,形成纸样胎儿,或钙化后形成石胎。

三、临床表现

(一)停经
多数流产患者有明显的停经史,根据停经时间的长短可将流产分为早期流产和晚期流产。

(二)阴道流血
发生在妊娠 12 周以内流产者,开始时绒毛与蜕膜分离,血窦开放,即开始出血。当胚胎完全分离排出后,由于子宫收缩,出血停止。早期流产的全过程均伴有阴道流血,而且出血量往往较多。晚期流产者,胎盘已形成,流产过程与早产相似,胎盘继胎儿分娩后排出,一般出血量不多。

(三)腹痛
早期流产开始阴道流血后宫腔内存有血液,特别是血块,刺激子宫收缩,呈阵发性下腹痛,特点是阴道流血往往出现在腹痛之前。晚期流产则先有阵发性的子宫收缩,然后胎儿胎盘排出,特点是往往先有腹痛,然后出现阴道流血。

四、临床类型

根据临床发展过程和特点的不同,流产可以分为七种类型。

（一）先兆流产

先兆流产（threatened abortion）指妊娠 28 周前，先出现少量阴道流血，继之常出现阵发性下腹痛或腰背痛。

妇科检查：宫颈口未开，胎膜未破，妊娠产物未排出，子宫大小与停经周数相符。妊娠有希望继续者，经休息及治疗后，若流血停止及下腹痛消失，妊娠可以继续；若阴道流血量增多或下腹痛加剧，则可能发展为难免流产。

（二）难免流产

难免流产（inevitable abortion）是先兆流产的继续，妊娠难以持续，有流产的临床过程，阴道出血时间较长，出血量较多，而且有血块排出，阵发性下腹痛，或有羊水流出。

妇科检查：宫颈口已扩张，羊膜囊突出或已破裂，有时可见胚胎组织或胎囊堵塞于宫颈管中，甚至露见于宫颈外口，子宫大小与停经周数相符或略小。

（三）不全流产

不全流产（incomplete abortion）指妊娠产物已部分排出体外，尚有部分残留于宫腔内，由难免流产发展而来。妊娠 8 周前发生流产，胎儿胎盘成分多能同时排出；妊娠 8～12 周时，胎盘结构已形成并密切连接于子宫蜕膜，流产物不易从子宫壁完全剥离，往往发生不全流产。由于宫腔内有胚胎组织残留，影响子宫收缩，以致阴道出血较多，时间较长，易引起宫内感染，甚至因流血过多而发生失血性休克。

妇科检查：宫颈口已扩张，不断有血液自宫颈口内流出，有时尚可见胎盘组织堵塞于宫颈口或部分妊娠产物已排出于阴道内，而部分仍留在宫腔内。一般，子宫小于停经周数。

（四）完全流产

完全流产（complete abortion）指妊娠产物已全部排出，阴道流血逐渐停止，腹痛逐渐消失。

妇科检查：宫颈口已关闭，子宫接近正常大小。常常发生于妊娠 8 周以前。

（五）稽留流产

稽留流产（missed abortion）又称过期流产，指胚胎或胎儿已死亡滞留在宫腔内尚未自然排出者。患者有停经史和/或早孕反应，按妊娠时间计算已达到中期妊娠但未感到腹部增大，病程中可有少量断续的阴道流血，早孕反应消失。尿妊娠试验由阳性转为阴性，血清 β-HCG 值下降，甚至降至非孕水平。B 超检查子宫小于相应孕周，无胎动及心管搏动，子宫内回声紊乱，难以分辨胎盘和胎儿组织。

妇科检查：阴道内可少量血性分泌物，宫颈口未开，子宫较停经周数小，由于胚胎组织机化，子宫失去正常组织的柔韧性，质地不软，或已孕 4 个月尚未听见胎心，触不到胎动。

（六）复发性流产

复发性流产（habitual abortion）指自然流产连续发生 3 次或 3 次以上者。每次流产多发生于同一妊娠月份，其临床经过与一般流产相同。早期流产的原因常为黄体功能不足、多囊卵巢综合征、高泌乳素血症、甲状腺功能低下、染色体异常、生殖道感染及免疫因素等。晚期流产最常见的原因为宫颈内口松弛、子宫畸形、子宫肌瘤等。宫颈内口松弛者于妊娠后，常于妊娠中期，胎儿长大，羊水增多，宫腔内压力增加，胎囊向宫颈内口突出，宫颈管逐渐短缩、扩张。患者多无自觉症状，一旦胎膜破裂，胎儿迅即排出。

（七）感染性流产

感染性流产（infected abortion）是指流产合并生殖系统感染。各种类型的流产均可并发感染,包括选择性或治疗性的人工流产,但以不全流产、过期流产和非法堕胎为常见。感染性流产的病原菌常常是阴道或肠道的寄生菌(条件致病菌),有时为混合性感染。厌氧菌感染占60%以上,需氧菌中以大肠埃希菌和假芽孢杆菌为多见,也见有β-溶血链球菌及肠球菌感染。患者除了有各种类型流产的临床表现和非法堕胎史外,还出现一系列感染相关的症状和体征。

妇科检查:宫口可见脓性分泌物流出,宫颈举痛明显,子宫体压痛,附件区增厚或有痛性包块。严重时感染可扩展到盆腔、腹腔乃至全身,并发盆腔炎、腹膜炎、败血症及感染性休克等。

五、病因筛查及诊断

诊断流产一般并不困难。根据病史及临床表现多能确诊,仅少数需进行辅助检查。确诊流产后,还应确定流产的临床类型,同时还要对流产的病因进行筛查,这对决定流产的处理方法很重要。

(一)病史

应询问患者有无停经史和反复流产史,有无早孕反应、阴道流血,应询问阴道流血量及其持续时间,有无腹痛,腹痛的部位、性质及程度,还应了解阴道有无水样排液,阴道排液的色、量及有无臭味,有无妊娠产物排出等。

(二)体格检查

观察患者全身状况,有无贫血,并测量体温、血压及脉搏等。在消毒条件下进行妇科检查,注意宫颈口是否扩张,羊膜囊是否膨出,有无妊娠产物堵塞于宫颈口内;宫颈阴道部是否较短,甚至消退,内外口松弛,可容一指通过,有时可触及羊膜囊或见有羊膜囊突出于宫颈外口。子宫大小与停经周数是否相符,有无压痛等。并应检查双侧附件有无肿块、增厚及压痛。检查时操作应轻柔,尤其对疑为先兆流产者。

(三)辅助检查

对诊断有困难者,可采用必要的辅助检查。

1.B超显像

目前应用较广,对鉴别诊断与确定流产类型有实际价值。对疑为先兆流产者,可根据妊娠囊的形态、有无胎心反射及胎动来确定胚胎或胎儿是否存活,以指导正确的治疗方法。一般,妊娠5周后宫腔内即可见到孕囊光环,为圆形或椭圆形的无回声区,有时由于着床过程中的少量出血,孕囊周围可见环形暗区,此为早孕双环征。孕6周后可见胚芽声像,并出现心管搏动。孕8周可见胎体活动,孕囊约占宫腔一半。孕9周可见胎儿轮廓。孕10周孕囊几乎占满整个宫腔。孕12周胎儿出现完整形态。不同类型的流产及其超声图像特征有所差别,可帮助鉴别诊断。

(1)先兆流产声像图特征:子宫大小与妊娠月份相符,少量出血者孕囊一侧见无回声区包绕,出血多者宫腔有较大量的积血,有时可见胎膜与宫腔分离,胎膜后有回声区,孕6周后可见到正常的心管搏动。

(2)难免流产声像图特征:孕囊变形或塌陷,宫颈内口开大,并见有胚胎组织阻塞于宫颈管内,羊膜囊未破者可见到羊膜囊突入宫颈管内或突出宫颈外口,心管搏动多已消失。

(3)不全流产声像图特征:子宫较正常妊娠月份小,宫腔内无完整的孕囊结构,代之以不规则的光团或小暗区,心管搏动消失。

(4)完全流产声像图特征:子宫大小正常或接近正常,宫腔内空虚,见有规则的宫腔线,无不规则光团。

B超检查在确诊宫颈机能不全引起的晚期流产中也很有价值。通过B超可以观察宫颈长度、内口宽度、羊膜囊突出等情况,能够客观地评价妊娠期宫颈结构,且具有无创伤可重复等优点,近年来临床应用较多。可作为宫颈功能评价的超声指标较多,如宫颈长度、宫颈内口宽度、宫颈漏斗宽度、羊膜囊楔度等。一般认为,宫颈结构随着妊娠进程有所变化,故动态观察妊娠期宫颈结构变化的意义更大。目前,国内规定:孕12周时如三条径线中有一异常即提示宫颈功能不全,这包括宫颈长度<25 mm、宽度>32 mm和内径>5 mm。

另外,以超声多普勒血流频谱显示孕妇子宫动脉和胎儿脐动脉,可判断宫内胎儿健康状况及母体并发症。目前,常用动脉血流频谱的收缩期速度峰值与舒张期速度最低值的比值,估计动脉血管的阻力,早孕期动脉阻力高者,胎儿血供和营养不足,可诱发胚胎发育停止。

2.妊娠试验

用免疫学方法,近年临床多用试纸法,对诊断妊娠有意义。为进一步了解流产的预后,多选用血清β-HCG的定量测定。一般,妊娠后8～9天在母血中即可测出β-HCG,随着妊娠的进程,β-HCG逐渐升高,早孕期β-HCG倍增时间为48 h左右,孕8～10周达高峰。血清β-HCG值低或呈下降趋势,提示可能发生流产。

3.其他激素测定

其他激素主要有血孕酮的测定,可以协助判断先兆流产的预后。甲状腺功能低下和亢进均易发生流产,测定游离T_3和T_4有助于孕期甲状腺功能的判断。人胎盘泌乳素(hPL)的分泌与胎盘功能密切相关,妊娠6～7周时血清hPL正常值为0.02 mg/L,8～9周为0.04 mg/L。hPL低水平常常是流产的先兆。正常空腹血糖值为5.9 mmol/L,异常时应进一步做糖耐量试验,排除糖尿病。

4.血栓前状态测定

血栓前状态的妇女可能没有明显的临床表现,但母体的高凝状态使子宫胎盘部位血流状态改变,形成局部微血栓,甚至胎盘梗死,使胎盘血供下降,胚胎或胎儿缺血缺氧,引起胚胎或胎儿发育不良而流产。如下诊断可供参考:D-二聚体、FDP数值增加表示已经产生轻度凝血-纤溶反应的病理变化;而对虽有危险因子参与,但尚未发生凝血-纤溶反应的患者,却只能用血浆凝血机能亢进动态评价,如血液流变学和红细胞形态检测;另外凝血和纤溶有关的基因突变造成凝血因子V突变、凝血酶原基因突变、蛋白C缺陷症、蛋白S缺陷症,抗磷脂抗体综合征、获得性高半胱氨酸血症以及机体存在各种引起血液高凝状态的疾病等均需引起重视。

(四)病因筛查

引发流产发生的病因众多,特别是针对复发性流产者,进行系统的病因筛查,明确诊断,及时干预治疗,为避免流产的再次发生是必要的。筛查内容包括胚胎染色体及夫妇外周血染色体核型分析、生殖道微生物检测、内分泌激素测定、生殖器官解剖结构检查、凝血功能测定、自身抗体检测等。

六、处理

流产为妇产科常见病,一旦发生流产症状,应根据流产的不同类型,及时进行恰当的处理。

(一)先兆流产处理原则

(1)休息镇静:患者应卧床休息,禁止性生活,阴道检查操作应轻柔,精神过分紧张者可使用对胎儿无害的镇静剂,如苯巴比妥0.03～0.06 g,每天3次。加强营养,保持大便通畅。

(2)应用黄体酮或 HCG：黄体功能不足者，可用黄体酮 20 mg，每天或隔天肌内注射 1 次，也可使用 HCG 以促进孕酮合成，维持黄体功能，用法为 1 000 U，每天肌内注射 1 次，或 2 000 U，隔天肌内注射 1 次。

(3)其他药物：维生素 E 为抗氧化剂，有利孕卵发育，每天 100 mg 口服。基础代谢率低者可以服用甲状腺素片，每天 1 次，每次 40 mg。

(4)出血时间较长者，可选用无胎毒作用的抗生素，预防感染，如青霉素等。

(5)心理治疗：要使先兆流产患者的情绪安定，增强其信心。

(6)经治疗两周症状不见缓解或反而加重者，提示可能胚胎发育异常，进行 B 超检查及 β-HCG测定，确定胚胎状况，给以相应处理，包括终止妊娠。

(二)难免流产处理原则

(1)孕 12 周内可行刮宫术或吸宫术，术前肌内注射催产素 10 U。

(2)孕 12 周以上可先催产素 5～10 U 加于 5％葡萄糖液 500 mL 内静脉滴注，促使胚胎组织排出，出血多者可行刮宫术。

(3)出血多伴休克者，应在纠正休克的同时清宫。

(4)清宫术后应详细检查刮出物，注意胚胎组织是否完整，必要时做病理检查或胚胎染色体分析。

(5)术后应用抗生素预防感染。出血多者可使用肌内注射催产素以减少出血。

(三)不全流产处理原则

(1)一旦确诊，无合并感染者应立即清宫，以清除宫腔内残留组织。

(2)出血时间短，量少或已停止，并发感染者，应在控制感染后再做清宫术。

(3)出血多并伴休克者，应在抗休克的同时行清宫术。

(4)出血时间较长者，术后应给予抗生素预防感染。

(5)刮宫标本应送病理检查，必要时可送检胎儿的染色体核型。

(四)完全流产处理原则

如无感染征象，一般不需特殊处理。

(五)稽留流产处理原则

1.早期过期流产

早期过期流产宜及早清宫，因胚胎组织机化与宫壁粘连，刮宫时有可能遇到困难，而且此时子宫肌纤维可发生变性，失去弹性，刮宫时出血可能较多并有子宫穿孔的危险。故过期流产的刮宫术必须慎重，术时注射宫缩剂以减少出血，如一次不能刮净可于 5～7 天后再次刮宫。

2.晚期过期流产

晚期过期流产均为妊娠中期胚胎死亡，此时胎盘已形成，诱发宫缩后宫腔内容物可自然排出。若凝血功能正常，可先用大剂量的雌激素，如已烯雌酚 5 mg，每天 3 次，连用 3～5 天，以提高子宫肌层对催产素的敏感性，再静脉滴注缩宫素(5～10 U 加于 5％葡萄糖液内)，也可用前列腺素或依沙吖啶等进行引产，促使胎儿、胎盘排出。若不成功，再做清宫术。

3.预防 DIC

胚胎坏死组织在宫腔稽留时间过长，尤其是孕 16 周以上的过期流产，容易并发 DIC。所以，处理前应检查血常规、出凝血时间、血小板计数、血纤维蛋白原、凝血酶原时间、凝血块收缩试验、D-二聚体、纤维蛋白降解产物及血浆鱼精蛋白副凝试验(3P 试验)等，并作好输血准备。若存在凝血功能异常,应及早使用纤维蛋白原、输新鲜血或输血小板等,高凝状态可用低分子肝素,防止或避免 DIC 发生,待凝血功能好转后再行引产或刮宫。

4.预防感染

过期流产病程往往较长,且多合并有不规则阴道流血,易继发感染,故在处理过程中应使用抗生素。

(六)复发性流产处理原则

有复发性流产史的妇女,应在怀孕前进行必要的检查,包括夫妇双方染色体检查与血型鉴定及其丈夫的精液检查,女方尚需进行内分泌、生殖道感染、血栓前状态、生殖道局部或全身免疫等检查及生殖道解剖结构的详细检查,查出原因者,应于怀孕前及时纠治。

1.染色体异常

若每次流产均由于胚胎染色体异常所致,这提示流产的病因与配子的质量有关。如精子畸形率过高者建议到男科治疗,久治不愈者可行供者人工授精(AID)。如女方为高龄,胚胎染色体异常多为三体,且多次治疗失败可考虑做赠卵体外受精——胚胎移植术(IVF)。夫妇双方染色体异常可做 AID,或赠卵 IVF 及种植前诊断(PGD)。

2.生殖道解剖异常

完全或不完全子宫纵隔可行纵隔切除术。子宫黏膜下肌瘤可在宫腔镜下行肌瘤切除术,壁间肌瘤可经腹肌瘤挖出术。宫腔粘连可在宫腔镜下做粘连分离术,术后放置宫内节育器 3 个月。宫颈内口松弛者,于妊娠前作宫颈内口修补术。若已妊娠,最好于妊娠 14～16 周行宫颈内口环扎术,术后定期随诊,提前住院,待分娩发动前拆除缝线,若环扎术后有流产征象,治疗失败,应及时拆除缝线,以免造成宫颈撕裂。国际上有对于有先兆流产症状的患者进行紧急宫颈缝扎术获得较好疗效的报道。

3.内分泌异常

黄体功能不全者主要采用孕激素补充疗法。孕时可使用黄体酮 20 mg 隔天或每天肌内注射至孕10 周左右,或 HCG 1 000～3 000 U,隔天肌内注射 1 次。如患者存在多囊卵巢综合征、高泌乳素血症、甲状腺功能异常或糖尿病等,均宜在孕前进行相应的内分泌治疗,并于孕早期加用孕激素。

4.感染因素

孕前应根据不同的感染原进行相应的抗感染治疗。

5.免疫因素

自身免疫型复发性流产的治疗多采用抗凝剂和免疫抑制剂治疗。常用的抗凝剂有阿司匹林和肝素,免疫抑制剂以泼尼松为主,也有使用人体丙种球蛋白治疗成功的报道。同种免疫型复发性流产采用主动免疫治疗,自 20 世纪 80 年代以来,国外有学者开始采用主动免疫治疗同种免疫型复发性流产。即采用丈夫或无关个体的淋巴细胞对妻子进行主动免疫致敏,其目的是诱发女方体内产生封闭抗体,避免母体对胚胎的免疫排斥。

6.血栓前状态

目前多采用低分子肝素(LMWH)单独用药或联合阿司匹林是目前主要的治疗方法。一般 LMWH 5 000 IU 皮下注射,每天 1～2 次。用药时间从早孕期开始,治疗过程中必须严密监测胎儿生长发育情况和凝血-纤溶指标,检测项目恢复正常,即可停药。但停药后必须每月复查凝血-纤溶指标,有异常时重新用药。有时治疗可维持整个孕期,一般在终止妊娠前 24 h 停止

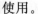

使用。

7.原因不明复发性流产

当有怀孕征兆时,可按黄体功能不足给以黄体酮治疗,每天 10～20 mg 肌内注射,或 HCG 2 000 U,隔天肌内注射一次。确诊妊娠后继续给药直至妊娠 10 周或超过以往发生流产的月份,并嘱其卧床休息,禁忌性生活,补充维生素 E 并给予心理治疗,以解除其精神紧张,并安定其情绪。同时在孕前和孕期尽量避免接触环境毒性物质。

(七)感染性流产

流产感染多为不全流产合并感染。治疗原则应积极控制感染,若阴道流血不多,应用广谱抗生素2～3 天,待控制感染后再行刮宫,清除宫腔残留组织以止血。若阴道流血量多,静脉滴注广谱抗生素和输血的同时,用卵圆钳将宫腔内残留组织夹出,使出血减少,切不可用刮匙全面搔刮宫腔,以免造成感染扩散。术后继续应用抗生素,待感染控制后再行彻底刮宫。若已合并感染性休克者,应积极纠正休克。若感染严重或腹、盆腔有脓肿形成时,应行手术引流,必要时切除子宫。

七、护理

(一)护理评估

1.病史

停经、阴道流血和腹痛是流产孕妇的主要症状。应详细询问患者停经史、早孕反应情绪;阴道流血的持续时间与阴道流血量;有无腹痛,腹痛的部位、性质及程度。此外,还应了解阴道有无水样排液,排液的色、量和有无臭味,以及有无妊娠产物排出等。对于既往病史,应全面了解孕妇在妊娠期间有无全身性疾病、生殖器官疾病、内分泌功能失调及有无接触有害物质等,以识别发生流产的诱因。

2.身心诊断

流产孕妇可因出血过多而出现休克,或因出血时间过长、宫腔内有残留组织而发生感染。因此,护士应全面评估孕妇的各项生命体征。判断流产类型,尤其须注意与贫血及感染相关的征象(表 9-1)。

表 9-1　各型流产的临床表现

类型	病史			妇科检查	
	出血量	下腹痛	组织排出	宫颈口	子宫底高度
先兆流产	少	无或轻	无	闭	与妊娠周数相符
难免流产	中～多	加剧	无	扩张	相符或略小
不全流产	少～多	减轻	部分排出	扩张或有物堵塞或闭	小于妊娠周数
完全流产	少～无	无	全部排出	闭	正常或略大

流产孕妇的心理状况以焦虑和恐惧为特征。孕妇面对阴道流血往往会不知所措,甚至有过度严重化情绪,同时对胎儿健康的担忧也会直接影响孕妇的情绪反应,孕妇可能会表现伤心、郁闷、烦躁不安等。

3.诊断检查

(1)产科检查:在消毒条件下进行妇科检查,进一步了解宫颈口是否扩张、羊膜是否破裂、行无妊娠产物堵塞于宫颈口内;子宫大小与停经周数是否相符、有无压痛等,并应检查双侧附件有无肿块、增厚及压痛等。

（2）实验室检查：多采用放射免疫方法对绒毛膜促性腺激素（HCG）、胎盘生乳素（HPL）、雌激素和孕激素等进行定量测定，如测定的结果低于正常值，提示有流产可能。

（3）B超显像：超声显像可显示有无胎囊、胎动、胎心等，从而可诊断并鉴别流产及其类型，指导正确处理。

（二）可能的护理诊断

1.有感染的危险

其与阴道出血时间过长、宫腔内有残留组织等因素有关。

2.焦虑

其与担心胎儿健康等因素有关。

（三）预期目标

（1）出院时护理对象无感染征象。

（2）先兆流产孕妇能积极配合保胎措施，继续妊娠。

（四）护理措施

对于不同类型的流产孕妇，处理原则不同，其护理措施亦有差异。护理在全面评估孕妇身心状况的基础上，综合病史及诊断检查，明确基本处理原则，认真执行医嘱，积极配合医师为流产孕妇进行诊断，并为之提供相应的护理措施。

1.先兆流产孕妇的护理

先兆流产孕妇需卧床休息，禁止性生活，禁用肥皂水灌肠，以减少各种刺激。护士除了为其提供生活护理外，通常遵医嘱给孕妇适量镇静剂、孕激素等。随时评估孕妇的病情变化，如是否腹痛加重、阴道流血量增多等。此外，由于孕妇的情绪状态也会影响其保胎效果，因此护士还应注意观察孕妇的情绪反应，加强心理护理，从而稳定孕妇情绪，增强保胎信心。护士须向孕妇及家属讲明以上保胎措施的必要性，以取得孕妇及家属的理解和配合。

2.妊娠不能再继续者的护理

护士应积极采取措施，及时采取终止妊娠的措施，协助医师完成手术过程，使妊娠产物完全排出，同时开放静脉，做好输液、输血准备。并严密检测孕妇的体温、血压及脉搏。观察其面色、腹痛、阴道流血及与休克有关的征象。有凝血功能障碍者应予以纠正，然后再行引产或手术。

3.预防感染

护士应检测患者的体温、血象及阴道流血，以及分泌物的性质、颜色和气味等，并严格执行无菌操作规程，加强会阴部的护理。指导孕妇使用消毒会阴垫，保持会阴部清洁，维持良好的卫生习惯。当护士发现感染征象后应及时报告医师，并按医嘱进行抗感染处理。此外，护士还应嘱患者流产后1个月返院复查，确定无禁忌证后，方可开始性生活。

4.协助患者顺利渡过悲伤期

患者由于失去婴儿，往往会出现伤心、悲哀等情绪反应。护士应给予同情和理解，帮助患者及家属接受现实，顺利渡过悲伤期。此外，护士还应与孕妇及家属共同讨论此次流产的原因，并向他们讲解有关流产的相关知识，帮助他们为再次妊娠做好准备。有复发性流产史的孕妇在下一次妊娠确诊后卧床休息，加强营养，禁止性生活。补充B族维生素、维生素E和维生素C等，治疗期必须超过以往发生流产的妊娠月份。病因明确者，应积极接受对因治疗。黄体功能不足者。按医嘱正确使用黄体酮治疗，以预防流产；子宫畸形者须在妊娠前先进行矫正手术。宫颈内口松弛者应在未妊娠前做宫颈内口松弛修补术。如已妊娠,则可在妊娠 14～16 周时行子宫内口缝扎术。

(五)护理评价

(1)护理对象体温正常,血红蛋白及白细胞数正常,无出血、感染征象。

(2)先兆流产孕妇配合保胎治疗,继续妊娠。

(于佳佳)

第三节 早 产

早产是指妊娠满 28 周至不足 37 周(196～258 天)间分娩者。此时,娩出的新生儿称为早产儿,体重为 1 000～2 499 g。各器官发育尚不够健全,出生孕周越小,体重越轻,预后越差。国内早产占分娩总数的5%～15%。约15%早产儿于新生儿期死亡。近年,由于早产儿治疗学及监护手段的进步,其生存率明显提高,伤残率下降,国外学者建议将早产定义时间上限提前到妊娠 20 周。

一、病因

诱发早产的常见原因:①胎膜早破、绒毛膜羊膜炎,30%～40%早产与此有关;②下生殖道及泌尿道感染,如 B 族溶血性链球菌、沙眼衣原体、支原体感染和急性肾盂肾炎等;③妊娠并发症与并发症,如妊娠期高血压疾病、妊娠期肝内胆汁淤积症、妊娠合并心脏病、慢性肾炎、病毒性肝炎、急性肾盂肾炎、急性阑尾炎、严重贫血和重度营养不良等;④子宫过度膨胀及胎盘因素,如羊水过多、多胎妊娠、前置胎盘、胎盘早剥和胎盘功能减退等;⑤子宫畸形,如纵隔子宫、双角子宫等;⑥宫颈内口松弛;⑦每天吸烟>10 支,酗酒。

二、临床表现

早产的主要临床表现是子宫收缩,最初为不规则宫缩,常伴有少许阴道流血或血性分泌物,以后可发展为规则宫缩,其过程与足月临产相似,胎膜早破较足月临产多见。宫颈管先逐渐消退,然后扩张。妊娠满 28 周至不足 37 周出现至少 10 min1 次的规则宫缩,伴宫颈管缩短,可诊断先兆早产。妊娠满 28 周至不足 37 周出现规则宫缩(20 min≥4 次,或 60 min≥8 次,持续>30 秒),伴宫颈缩短≥80%,宫颈扩张 1 cm 以上,诊断为早产临产。部分患者可伴有少量阴道流血或阴道流液。以往有晚期流产、早产史及产伤史的孕妇容易发生早产。诊断早产一般并不困难,但应与妊娠晚期出现的生理性子宫收缩相区别。生理性子宫收缩一般不规则、无痛感,且不伴有宫颈管消退和宫口扩张等改变。

三、处理原则

若胎膜未破,胎儿存活、无胎儿窘迫,无严重妊娠并发症及并发症时,应设法抑制宫缩,尽可能延长孕周;若胎膜已破,早产不可避免时,应设法提高早产儿存活率。

四、护理

(一)护理评估

1.病史

详细评估可致早产的高危因素,如孕妇以往有流产、早产史或本次妊娠期有阴道流血史,则发生早产的可能性大,应详细询问并记录患者既往出现的症状及接受治疗的情况。

2.身心诊断

妊娠晚期者子宫收缩规律($20 \text{ min} \geqslant 4$ 次),伴以宫颈管消退 $\geqslant 75\%$,以及进行性宫颈扩张 2 cm 以上时,可诊断为早产者临产。

早产已不可避免时,孕妇常会不自觉地把一些相关的事情与早产联系起来而产生自责感;由于孕妇对结果的不可预知,恐惧、焦虑和猜测也是早产孕妇常见的情绪反应。

3.辅助检查

通过全身检查及产科检查,结合阴道分泌物的生化指标检测,核实孕周,评估胎儿成熟度、胎方位等;观察产程进展,确定早产的进程。

(二)可能的护理诊断

1.有新生儿受伤的危险

其与早产儿发育不成熟有关。

2.焦虑

其与担心早产儿预后有关。

(三)预期目标

(1)新生儿不存在因护理不当而产生的并发症。

(2)患者能平静地面对事实,接受治疗及护理。

(四)护理措施

1.预防早产

孕妇良好的身心状况可减少早产的发生,突发的精神创伤亦可诱发早产。因此,应做好孕期保健工作,指导孕妇加强营养,保持平静心情。避免诱发宫缩的活动,如抬举重物、性生活等。高危孕妇必须多卧床休息,以左侧卧位为宜,以增加子宫血循环,改善胎儿供氧,慎做肛查和引导检查等,积极治疗并发症。宫颈内口松弛者应于孕 $14 \sim 18$ 周或更早些时间做预防性宫颈环扎术,防止早产的产生。

2.药物治疗的护理

先兆早产的主要治疗为抑制宫缩;与此同时,还要积极控制感染治疗并发症和并发症。护理人员应能明确具体药物的作用和用法,并能识别药物的不良反应,以避免毒性作用的发生,同时,应对患者做相应的健康教育。常用抑制宫缩的药物有以下几类。

(1)β肾上腺素受体激动素:其作用为激动子宫平滑肌 β 受体,从而抑制宫缩。此类药物的不良反应为心跳加快、血压下降、血糖增高、血钾降低、恶心、出汗和头痛等。常用药物有利托君(ritodrine)、沙丁胺醇(salbutamol)等。

(2)硫酸镁:镁离子直接作用于肌细胞,使平滑肌松弛,抑制子宫收缩。一般,采用 25%硫酸镁 20 mL 加于 5%葡萄糖注射液 $100 \sim 250 \text{ mL}$ 中,在 $30 \sim 60 \text{ min}$ 内缓慢静脉滴注,然后用 25%硫酸镁 $20 \sim 10 \text{ mL}$ 加于 5%葡萄糖注射液 $100 \sim 250 \text{ mL}$ 中,以每小时 $1 \sim 2 \text{ g}$ 的速度缓慢静脉滴

注,直至宫缩停止。

(3)钙通道阻滞剂:阻滞钙离子进入细胞而抑制宫缩。常刚硝苯地平 5～10 mg,舌下含服,每天 3 次。用药时必须密切注意孕妇及血压的变化,若合并使用硫酸镁时更应慎重。

(4)前列腺素合成酶抑制剂:前列腺素有刺激子宫收缩和软化宫颈的作用,其抑制剂则有减少前列腺素合成的作用,从而抑制宫缩。常用药物有吲哚美辛及阿司匹林等。但此类药物可抑制胎儿前列腺素的合成和释放,使胎儿体内前列腺素减少,而前列腺素有药物可通过胎盘抑制胎儿前列腺素的合成和释放,使胎儿体内前列腺素减少,而前列腺素有维持胎儿动脉导管开放的作用,缺乏时导管可能过早关闭而致胎儿血循环障碍。因此,临床已较少应用,必要时仅能短期(不超过 1 周)服用。

3.预防新生儿并发症的发生

在保胎过程中,应每天行胎心监护,教会患者自数胎动,有异常时及时采用应对措施。在分娩前按医嘱给孕妇糖皮质激素,如地塞米松、倍他米松等,可促胎肺成熟,是避免发生新生儿呼吸窘迫综合征的有效步骤。

4.为分娩做准备

如早产已不可避免,应尽早决定合理分娩的方式,如臀位、横位,估计胎儿成熟度低;而产程又需较长时间者,可选用剖宫产术结束分娩;经阴道分娩者,应考虑使用产钳和会阴切开术以缩短产程,从而减少分娩过程中对胎头的压迫。同时,充分做好早产儿保暖和复苏的准备,临产后慎用镇静剂,避免发生新生儿呼吸抑制的情况;产程中应给孕妇吸氧;新生儿出生后,立即结扎脐带,防止过多母血进入胎儿循环,造成循环系统负荷过载。

5.为孕妇提供心理支持

安排时间与孕妇进行开放式的讨论,让患者了解早产的发生并非她的过错,有时甚至是无缘由的。也要避免为减轻孕妇的负疚感而给予过于乐观的保证。由于早产是出乎意料的,孕妇多没有精神和物质准备,对产程的孤独无助感尤为敏感。因此,丈夫、家人和护士在身旁提供支持较足月分娩更显重要,并能帮助孕妇重建自尊,以良好的心态承担早产儿母亲的角色。

(五)护理评价

(1)患者能积极配合医护措施。

(2)母婴顺利经历全过程。

（于佳佳）

第四节 胎 儿 窘 迫

胎儿窘迫是指孕妇、胎儿和胎盘等各种原因引起的胎儿宫内缺氧,影响胎儿健康甚至危及生命。胎儿窘迫是一种综合征,主要发生在临产过程,也可发生在妊娠后期。发生在临产过程者,可以是妊娠后期的延续和加重。

一、病因

胎儿窘迫的病因涉及多方面,可归纳为三大类。

（一）母体因素

妊娠妇女患有高血压疾病、慢性肾炎、妊娠高血压综合征、重度贫血、心脏病、肺源性心脏病、高热、吸烟、产前出血性疾病和创伤、急产或子宫不协调性收缩、缩宫素使用不当、产程延长、子宫过度膨胀及胎膜早破等；或者产妇长期仰卧位，镇静药、麻醉药使用不当等。

（二）胎儿因素

胎儿心血管系统功能障碍、胎儿畸形，如严重的先天性心血管疾病、母婴血型不合引起的胎儿溶血、胎儿贫血及胎儿宫内感染等。

（三）脐带、胎盘因素

脐带因素有长度异常、缠绕、打结、扭转、狭窄、血肿和帆状附着；胎盘因素有植入异常、形状异常、发育障碍和循环障碍等。

二、病理生理

胎儿窘迫的基本病理生理变化是缺血、缺氧引起的一系列变化。缺氧早期或者一过性缺氧时，机体主要通过减少胎盘和自身耗氧量代偿，胎儿则通过减少对肾与下肢血供等方式来保证心脑血流量，不产生严重的代偿障碍及器官损害。缺氧严重则可引起严重的并发症。缺氧初期通过自主神经反射兴奋交感神经，使肾上腺儿茶酚胺及皮质醇分泌增多，引起血压上升及心率加快。此时，胎儿的大脑、肾上腺、心脏及胎盘血流增加，而肾、肺和消化系统等血流减少，出现羊水减少、胎儿发育迟缓等。若缺氧继续加重，则转为兴奋迷走神经，血管扩张，有效循环血量减少，主要器官的功能由于血流不能保证而受损，于是胎心率减慢。缺氧继续发展下去可引起严重的器官功能损害，尤其可以引起缺血缺氧性脑病甚至胎死宫内。此过程基本是低氧血症至缺氧，然后至代谢性酸中毒，主要表现为胎动减少、羊水少、胎心监护基线变异差和出现晚期减速，甚至呼吸抑制。由于缺氧时肠蠕动加快，肛门括约肌松弛引起胎粪排出，此过程可以形成恶性循环，更加重母体及胎儿的危险。不同原因引起的胎儿窘迫表现过程可以不完全一致，所以应加强监护、积极评价、及时发现高危征象并积极处理。

三、临床表现

胎儿窘迫的主要表现为胎心音改变、胎动异常及羊水胎粪污染或羊水过少，严重者胎动消失。根据其临床表现，胎儿窘迫可以分为急性胎儿窘迫和慢性胎儿窘迫。急性胎儿窘迫多发生在分娩期，主要表现为胎心率加快或减慢；CST 或者 OCT 等出现频繁的晚期减速或变异减速；羊水胎粪污染和胎儿头皮血 pH 下降，出现酸中毒。羊水胎粪污染可以分为三度：Ⅰ度羊水呈浅绿色；Ⅱ度羊水呈黄绿色，浑浊；Ⅲ度羊水呈棕黄色，稠厚。慢性胎儿窘迫发生在妊娠末期，常延续至临产并加重，主要表现为胎动减少或消失、NST 基线平直、胎儿发育受限、胎盘功能减退和羊水胎粪污染等。

四、处理原则

急性胎儿窘迫者，应积极寻找原因并给予及时纠正。若宫颈未完全扩张、胎儿窘迫情况不严重者，给予吸氧，嘱产妇左侧卧位，若胎心率变为正常，可继续观察；若宫口开全、胎先露部已达坐骨棘平面以下 3 cm 者，应尽快助产经阴道娩出胎儿；若因缩宫素使宫缩过强造成胎心率减慢者。应立即停止使用，继续观察，病情紧迫或经上述处理无效者立即剖宫产结束分娩。慢性胎儿窘迫者,应根据妊娠周、胎儿成熟度和窘迫程度决定处理方案。首先,应指导妊娠妇女采取左侧卧位,间断吸氧,积极治疗各种并发症或并发症,密切监护病情变化。若无法改善,则应在促使胎儿成熟后迅速终止妊娠。

五、护理评估

(一)健康史

了解妊娠妇女的年龄、生育史和内科疾病史,如高血压疾病、慢性肾炎和心脏病等;本次妊娠经过,如妊娠高血压综合征、胎膜早破和子宫过度膨胀(如羊水过多和多胎妊娠);分娩经过,如产程延长(特别是第二产程延长)、缩宫素使用不当。了解有无胎儿畸形、胎盘功能的情况。

(二)身心状况

胎儿窘迫时,妊娠妇女自感胎动增加或停止。在窘迫的早期可表现为胎动过频(每 24 h >20 次);若缺氧未纠正或加重,则胎动转弱且次数减少,进而消失。胎儿轻微或慢性缺氧时,胎心率加快(>160 次/分);若长时间或严重缺氧。则会使胎心率减慢。若胎心率<100 次/分则提示胎儿危险。胎儿窘迫时主要评估羊水量和性状。

孕产妇夫妇因为胎儿的生命遭遇危险而产生焦虑,对需要手术结束分娩产生犹豫、无助感。对于胎儿不幸死亡的孕产妇夫妇,其感情上受到强烈的创伤,通常会经历否认、愤怒、抑郁和接受的过程。

(三)辅助检查

1.胎盘功能检查

出现胎儿窘迫的妊娠妇女一般 24 h 尿 E_3 值急骤减少 30%～40%,或于妊娠末期连续多次测定在每 24 h 10 mg 以下。

2.胎心监测

胎动时胎心率加速不明显,基线变异率<3 次/分,出现晚期减速、变异减速等。

3.胎儿头皮血血气分析

pH<7.20。

六、护理诊断(问题)

(一)气体交换受损(胎儿)

其与胎盘子宫的血流改变、血流中断(脐带受压)或血流速度减慢(子宫-胎盘功能不良)有关。

(二)焦虑

其与胎儿宫内窘迫有关。

(三)预期性悲哀

其与胎儿可能死亡有关。

七、预期目标

(1)胎儿情况改善,胎心率在 120～160 次/分。

(2)妊娠妇女能运用有效的应对机制控制焦虑。

(3)产妇能够接受胎儿死亡的现实。

八、护理措施

(1)妊娠妇女左侧卧位,间断吸氧。严密监测胎心变化,一般每 15 min 听 1 次胎心或进行胎心监护,注意胎心变化。

(2)为手术者做好术前准备,如宫口开全、胎先露部已达坐骨棘平面以下 3 cm 者,应尽快阴道助产娩出胎儿。

(3)做好新生儿抢救和复苏的准备。

(4)心理护理:①向孕产妇提供相关信息,包括医疗措施的目的、操作过程、预期结果及孕产妇需做的配合;将真实情况告知孕产妇,有助于其减轻焦虑,也可帮助产妇面对现实。必要时,陪伴产妇,对产妇的疑虑给予适当的解释。②对于胎儿不幸死亡的父母亲,护理人员可安排一个远离其他婴儿和产妇的单人房间,陪伴他们或安排家人陪伴他们,勿让其独处;鼓励其诉说悲伤,接纳其哭泣及抑郁的情绪,陪伴在旁提供支持及关怀;若他们愿意,护理人员可让他们看看死婴并同意他们为死产婴儿做一些事情,包括沐浴、更衣、命名、拍照或举行丧礼,但事先应向他们描述死婴的情况,使之有心理准备。解除"否认"的态度而进入下一个阶段,提供足印卡、床头卡等作为纪念,帮助他们使用适合自己的压力应对技巧和方法。

九、结果评价

(1)胎儿情况改善,胎心率在 120~160 次/分。

(2)妊娠妇女能运用有效的应对机制来控制焦虑,叙述心理和生理上的感受。

(3)产妇能够接受胎儿死亡的现实。

（于佳佳）

第五节　异位妊娠

受精卵在子宫体腔以外着床称为异位妊娠,习称宫外孕。异位妊娠依受精卵在子宫体腔外种植部位不同分为输卵管妊娠、卵巢妊娠、腹腔妊娠、阔韧带妊娠和宫颈妊娠(图 9-1)。

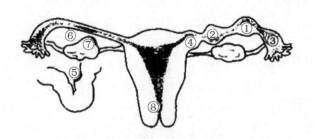

图 9-1　异位妊娠的发生部位
①输卵管壶腹部妊娠;②输卵管峡部妊娠;③输卵管伞部妊娠;④输卵管间质部妊娠;
⑤腹腔妊娠;⑥阔韧带妊娠;⑦卵巢妊娠;⑧宫颈妊娠

异位妊娠是妇产科常见的急腹症,发病率约 1%,是孕产妇的主要死亡原因之一。以输卵管妊娠最常见。输卵管妊娠占异位妊娠 95% 左右,其中壶腹部妊娠最多见,约占 78%,其次为峡部、伞部、间质部妊娠较少见。

一、病因

(一)输卵管炎症

此是异位妊娠的主要病因。可分为输卵管黏膜炎和输卵管周围炎。输卵管黏膜炎轻者可发生黏膜皱褶粘连、管腔变窄。或使纤毛功能受损,从而导致受精卵在输卵管内运行受阻并于该处着床;输卵管周围炎病变主要在输卵管浆膜层或浆肌层,常造成输卵管周围粘连、输卵管扭曲、管腔狭窄、蠕动减弱而影响受精卵运行。

(二)输卵管手术史输卵管绝育史及手术史者

输卵管妊娠的发生率为 10%～20%。尤其是腹腔镜下电凝输卵管及硅胶环套术绝育,可因输卵管瘘或再通而导致输卵管妊娠。曾经接受输卵管粘连分离术、输卵管成形术(输卵管吻合术或输卵管造口术)者,在再次妊娠时输卵管妊娠的可能性亦增加。

(三)输卵管发育不良或功能异常

输卵管过长、肌层发育差、黏膜纤毛缺乏、双输卵管、输卵管憩室或有输卵管副伞等,均可造成输卵管妊娠。输卵管功能(包括蠕动、纤毛活动以及上皮细胞分泌)受雌、孕激素调节。若调节失败,可影响受精卵正常运行。

(四)辅助生殖技术

近年,由于辅助生育技术的应用,使输卵管妊娠发生率增加,既往少见的异位妊娠,如卵巢妊娠、宫颈妊娠、腹腔妊娠的发生率增加。1998 年,美国报道因助孕技术应用所致输卵管妊娠的发生率为 2.8%。

(五)避孕失败

宫内节育器避孕失败,发生异位妊娠的机会较大。

(六)其他

子宫肌瘤或卵巢肿瘤压迫输卵管,影响输卵管管腔通畅,使受精卵运行受阻。输卵管子宫内膜异位可增加受精卵着床于输卵管的可能性。

二、病理

(一)输卵管妊娠的特点

输卵管管腔狭小,管壁薄且缺乏黏膜下组织,其肌层远不如子宫肌壁厚与坚韧,妊娠时不能形成完好的蜕膜,不利于胚胎的生长发育,常发生以下结局:

1.输卵管妊娠流产(tubal abortion)

输卵管妊娠流产多见于妊娠 8～12 周输卵管壶腹部妊娠。受精卵种植在输卵管黏膜皱襞内,由于蜕膜形成不完整,发育中的胚泡常向管腔突出,最终突破包膜而出血,胚泡与管壁分离,若整个胚泡剥离落入管腔,刺激输卵管逆蠕动经伞端排出到腹腔,形成输卵管妊娠完全流产,出血一般不多。若胚泡剥离不完整,妊娠产物部分排出到腹腔,部分尚附着于输卵管壁,形成输卵管妊娠不全流产,滋养细胞继续侵蚀输卵管壁,导致反复出血,形成输卵管血肿或输卵管周围血肿,血液不断流出并积聚在直肠子宫陷窝形成盆腔血肿,量多时甚至流入腹腔。

2.输卵管妊娠破裂(rupture of tubal pregnancy)

输卵管妊娠破裂多见于妊娠 6 周左右输卵管峡部妊娠。受精卵着床于输卵管黏膜皱襞间,胚泡生长发育时绒毛向管壁方向侵蚀肌层及浆膜,最终穿破浆膜,形成输卵管妊娠破裂。输卵管肌层血管丰富。短期内可发生大量腹腔内出血,使患者出现休克。其出血量远较输卵管妊娠流产多,腹痛剧烈;也可反复出血,在盆腔与腹腔内形成血肿。孕囊可自破裂口排出,种植于任何部位。若胚泡较小则可被吸收;若过大则可在直肠子宫陷凹内形成包块或钙化为石胎。

输卵管间质部妊娠虽少见,但后果严重,其结局几乎均为输卵管妊娠破裂。由于输卵管间质部管腔周围肌层较厚、血运丰富,因此破裂常发生于孕 12～16 周。其破裂犹如子宫破裂,症状较严重,往往在短时间内出现低血容量休克症状。

3.陈旧性宫外孕

输卵管妊娠流产或破裂,若长期反复内出血形成的盆腔血肿不消散,血肿机化变硬并与周围组织粘连,临床上称为陈旧性宫外孕。

4.继发性腹腔妊娠

无论输卵管妊娠流产或破裂,胚胎从输卵管排入腹腔内或阔韧带内,多数死亡,偶尔也有存活者。若存活胚胎的绒毛组织附着于原位或排至腹腔后重新种植而获得营养,可继续生长发育,形成继发性腹腔妊娠。

(二)子宫的变化

输卵管妊娠和正常妊娠一样,合体滋养细胞产生 HCG 维持黄体生长,使类固醇激素分泌增加,致使月经停止来潮、子宫增大变软、子宫内膜出现蜕膜反应。若胚胎受损或死亡,滋养细胞活力消失,蜕膜自宫壁剥离而发生阴道流血。有时蜕膜可完整剥离,随阴道流血排出三角形蜕膜管型(decidual cast);有时呈碎片排出。排出的组织见不到绒毛,组织学检查无滋养细胞,此时血β-HCG下降。子宫内膜形态学改变呈多样性,若胚胎死亡已久,内膜可呈增生期改变,有时可见Arias-Stella(A-S)反应,镜检见内膜腺体上皮细胞增生、增大,细胞边界不清,腺细胞排列成团突入腺腔,细胞极性消失,细胞核肥大、深染,细胞质有空泡。这种子宫内膜过度增生和分泌反应,可能为类固醇激素过度刺激所引起;若胚胎死亡后部分深入肌层的绒毛仍存活,黄体退化迟缓,内膜仍可呈分泌反应。

三、临床表现

输卵管妊娠的临床表现与受精卵着床部位、有无流产或破裂,以及出血量多少与时间长短等有关。

(一)临床表现

典型症状为停经后腹痛与阴道流血。

1.停经

除输卵管间质部妊娠停经时间较长外,多有 6～8 周停经史。有 20%～30%患者无停经史,将异位妊娠时出现的不规则阴道流血误认为月经,或由于月经过期仅数天而不认为是停经。

2.腹痛

腹痛是输卵管妊娠患者的主要症状。在输卵管妊娠发生流产或破裂之前,由于胚胎在输卵管内逐渐增大,常表现为一侧下腹部隐痛或酸胀感。当发生输卵管妊娠流产或破裂时,突感一侧下腹部撕裂样疼痛,常伴有恶心、呕吐。若血液局限于病变区,主要表现为下腹部疼痛,当血液积

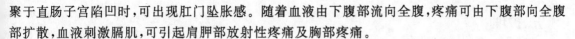

聚于直肠子宫陷凹时,可出现肛门坠胀感。随着血液由下腹部流向全腹,疼痛可由下腹部向全腹部扩散,血液刺激膈肌,可引起肩胛部放射性疼痛及胸部疼痛。

3.阴道流血

胚胎死亡后。常有不规则阴道流血,色暗红或深褐,量少呈点滴状,一般不超过月经量,少数患者阴道流血量较多,类似月经。阴道流血可伴有蜕膜管型或蜕膜碎片排出,系子宫蜕膜剥离所致。阴道流血一般常在病灶去除后方能停止。

4.晕厥与休克

由于腹腔内出血及剧烈腹痛,轻者出现晕厥,严重者出现失血性休克。出血量越多越快,症状出现越迅速越严重,但与阴道流血量不成正比。

5.腹部包块

输卵管妊娠流产或破裂时所形成的血肿时间较久者,由于血液凝同并与周围组织或器官(如子宫、输卵管、卵巢、肠管或大网膜等)发生粘连形成包块,包块较大或位置较高者,腹部可扪及。

(二)体征

根据患者内出血的情况,患者可呈贫血貌。腹部检查:下腹压痛、反跳痛明显,出血多时,叩诊有移动性浊音。

四、处理原则

处理原则以手术治疗为主,其次是药物治疗。

(一)药物治疗

1.化学药物治疗

化学药物治疗主要适用于早期输卵管妊娠、要求保存生育能力的年轻患者。符合下列条件可采用此法:①无药物治疗的禁忌证;②输卵管妊娠未发生破裂或流产;③输卵管妊娠包块直径≤4 cm;④血 β-HCG<2 000 U/L;⑤无明显内出血,常用甲氨蝶呤(MTX),治疗机制是抑制滋养细胞增生,破坏绒毛,使胚胎组织坏死、脱落、吸收。但在治疗中若病情无改善,甚至发生急性腹痛或输卵管破裂症状,则应立即进行手术治疗。

2.中医药治疗

中医学认为本病属血瘀少腹,不通则痛的实证。以活血化瘀、消癥为治则,但应严格掌握指征。

(二)手术治疗

手术治疗分为保守手术和根治手术。保守手术为保留患侧输卵管,根治手术为切除患侧输卵管。手术治疗适用于:①生命体征不稳定或有腹腔内出血征象者;②诊断不明确者;③异位妊娠有进展者(如血 β-HCG处于高水平,附件区大包块等);④随诊不可靠者;⑤药物治疗禁忌证者或无效者。

1.保守手术

此适用于有生育要求的年轻妇女,特别是对侧输卵管已切除或有明显病变者。

2.根治手术

此适用于无生育要求的输卵管妊娠内出血并发休克的急症患者。

3.腹腔镜手术

这是近年治疗异位妊娠的主要方法。

五、护理

(一)护理评估

1.病史

应仔细询问月经史,以准确推断停经时间。注意不要将不规则阴道流血误认为末次月经,或由于月经仅过期几天,不认为是停经。此外,对不孕、放置宫内节育器、绝育术、输卵管复通术、盆腔炎等与发病相关的高危因素应予高度重视。

2.身心状况

输卵管妊娠发生流产或破裂前,症状及体征不明显。当患者腹腔内出血较多时呈贫血貌,严重者可出现面色苍白,四肢湿冷,脉快、弱、细,血压下降等休克症状。体温一般正常,出现休克时体温略低,腹腔内血液吸收时体温略升高,但不超过 38 ℃。下腹有明显压痛、反跳痛,尤以患侧为重,肌紧张不明显,叩诊有移动性浊音。血凝后下腹可触及包块。

由于输卵管妊娠流产或破裂后,腹腔内急性大量出血及剧烈腹痛,以及妊娠终止的现实都将是孕妇出现较为激烈的情绪反应。可表现为哭泣、自责、无助、抑郁和恐惧等行为。

3.诊断检查

(1)腹部检查:输卵管妊娠流产或破裂者,下腹部有明显压痛或反跳痛,尤以患侧为甚,轻度腹肌紧张;出血多时,叩诊有移动性浊音;如出血时间较长,形成血凝块,在下腹可触及软性肿块。

(2)盆腔检查:输卵管妊娠未发生流产或破裂者,除子宫略大较软外,仔细检查可能触及胀大的输卵管并有轻度压痛。输卵管妊娠流产或破裂者,阴道后穹隆饱满,有触痛。将宫颈轻轻上抬或左右摇动时引起剧烈疼痛,称为宫颈抬举痛或摇摆痛,是输卵管妊娠的主要体征之一。子宫稍大而软,腹腔内出血多时子宫检查呈漂浮感。

(3)阴道后穹隆穿刺:是一种简单、可靠的诊断方法,适用于疑有腹腔内出血的患者。由于腹腔内血液易积聚于子宫直肠陷凹,抽出暗红色不凝血为阳性,说明存在血腹症。无内出血、内出血量少、血肿位置较高或子宫直肠陷凹有粘连者,可能抽不出血液,因而穿刺阴性不能排除输卵管妊娠存在。如有移动性浊音,可做腹腔穿刺。

(4)妊娠试验:放射免疫法测血中 HCG,尤其是 β-HCG 阳性有助诊断。虽然此方法灵敏度高,异位妊娠的阳性率一般可达 80%~90%,但 β-HCG 阴性者仍不能完全排除异位妊娠。

(5)血清黄体酮测定:对判断正常妊娠胚胎的发育情况有帮助,血清孕酮值<5 ng/mL 应考虑宫内妊娠流产或异位妊娠。

(6)超声检查:B 超显像有助于诊断异位妊娠。阴道 B 超检查较腹部 B 超检查准确性高。诊断早期异位妊娠。单凭 B 超现象有时可能会误诊。若能结合临床表现及 β-HCG 测定等,对诊断的帮助很大。

(7)腹腔镜检查:适用于输卵管妊娠尚未流产或破裂的早期患者和诊断有困难的患者,腹腔内有大量出血或伴有休克者,禁做腹腔镜检查。在早期异位妊娠患者,腹腔镜可见一侧输卵管肿大,表面紫蓝色,腹腔内无出血或有少量出血。

(8)子宫内膜病理检查:诊刮仅适用于阴道流血量较多的患者,目的在于排除宫内妊娠流产。将宫腔排出物或刮出物做病理检查,切片中见到绒毛,可诊断为宫内妊娠,仅见蜕膜未见绒毛者有助于诊断异位妊娠。现已经很少依靠诊断性刮宫协助诊断。

(二)护理诊断

1.潜在并发症

出血性休克。

2.恐惧

其与担心手术失败有关。

(三)预期目标

(1)患者休克症状得以及时发现并缓解。

(2)患者能以正常心态接受此次妊娠失败的事实。

(四)护理措施

1.接受手术治疗患者的护理

(1)护士在严密监测患者生命体征的同时,配合医师积极纠正患者休克症状,做好术前准备。手术治疗是输卵管异位妊娠的主要处理原则。对于严重内出血并发休克的患者,护士应立即开放静脉,交叉配血,做好输血输液的准备,以便配合医师积极纠正休克,补充血容量,并按急症手术要求迅速做好手术准备。

(2)加强心理护理:护士于术前简洁明了地向患者及家属讲明手术的必要性,并以亲切的态度和切实的行动赢得患者及家属的信任,保持周围环境的安静、有序,减少和消除患者的紧张、恐惧心理,协助患者接受手术治疗方案。术后,护士应帮助患者以正常的心态接受此次妊娠失败的现实,向她们讲述异位妊娠的有关知识,一方面可以减少因害怕再次发生移位妊娠而抵触妊娠的不良情绪,另一方面也可以增加和提高患者的自我保健意识。

2.接受非手术治疗患者的护理

对于接受非手术治疗方案的患者,护士应从以下几方面加强护理。

(1)护士需密切观察患者的一般情况、生命体征,并重视患者的主诉,尤应注意阴道流血量与腹腔内出血量不成比例,当阴道流血量不多时,不要误认为腹腔内出血量亦很少。

(2)护士应告诉患者病情发展的一些指征,如出血增多、腹痛加剧、肛门坠胀感明显等,以便当患者病情发展时,医患均能及时发现,给予相应处理。

(3)患者应卧床休息,避免腹部压力增大,从而减少异位妊娠破裂的机会。在患者卧床期间,护士需提供相应的生活护理。

(4)护士应协助正确留取血标本,以检测治疗效果。

(5)护士应指导患者摄取足够的营养物质,尤其是富含铁蛋白的食物,如动物肝脏、肉类、豆类、绿叶蔬菜以及黑木耳等,以促进血红蛋白的增加,增强患者的抵抗力。

3.出院指导

输卵管妊娠的预后在于防治输卵管的损伤和感染,因此护士应做好妇女的健康保健工作,防止发生盆腔感染。教育患者保持良好的卫生习惯,勤洗浴、勤换衣,性伴侣稳定。发生盆腔炎后须立即彻底治疗,以免延误病情。另外,由于输卵管妊娠者中约有 10% 的再发生率和 50%~60% 的不孕率。因此,护士需告诫患者,下次妊娠时要及时就医,并且不宜轻易终止妊娠。

(五)护理评价

(1)患者的休克症状得以及时发现并纠正。

(2)患者消除了恐惧心理.愿意接受手术治疗。

(于佳佳)

第六节 过 期 妊 娠

平时月经周期规则,妊娠达到或超过 42 周(＞294 天)尚未分娩者,称为过期妊娠。其发生率占妊娠总数的 3％～15％。过期妊娠使胎儿窘迫、胎粪吸入综合征、过熟综合征、新生儿窒息、围生儿死亡、巨大儿,以及难产等不良结局发生率增高,并随妊娠期延长而增加。

一、病因

过期妊娠可能与下列因素有关。

(一)雌、孕激素比例失调

内源性前列腺素和雌二醇分泌不足而孕酮水平增高,导致孕激素优势.抑制前列腺素和缩宫素的作用,延迟分娩发动,导致过期妊娠。

(二)头盆不称

部分过期妊娠胎儿较大,导致头盆不称和胎位异常,使胎先露部不能紧贴子宫下段及宫颈内口,反射性子宫收缩减少,容易发生过期妊娠。

(三)胎儿畸形

胎儿畸形如无脑儿,由于无下丘脑,垂体肾上腺轴发育不良或缺如,促肾上腺皮质激素产生不足,胎儿肾上腺皮质萎缩,使雌激素的前身物质 16α-羟基硫酸脱氢表雄酮不足,从而雌激素分泌减少;小而不规则的胎儿不能紧贴子宫下段及宫颈内口诱发宫缩,导致过期妊娠。

(四)遗传因素

某家族、某个体常反复发生过期妊娠,提示过期妊娠可能与遗传因素有关。胎盘硫酸酯酶缺乏症是一种罕见的伴性隐性遗传病,可导致过期妊娠。其发生机制是因胎盘缺乏硫酸酯酶,胎儿肾上腺与肝脏产生的 16α-羟基硫酸脱氢表雄酮不能脱去硫酸根转变为雌二醇及雌三醇,从而使血雌二醇及雌三醇明显减少,降低子宫对缩宫素的敏感性,使分娩难以启动。

二、临床表现

(一)胎盘

过期妊娠的胎盘病理有两种类型:一种是胎盘功能正常,除重量略有增加外。胎盘外观和镜检均与妊娠足月胎盘相似;另一种是胎盘功能减退,肉眼观察胎盘母体面呈片状或多灶性梗死及钙化,胎儿面及胎膜常被胎粪污染,呈黄绿色。

(二)羊水

正常妊娠 38 周后,羊水量随妊娠推延逐渐减少,妊娠 42 周后羊水减少迅速,约 30％减至300 mL 以下;羊水粪染率明显增高,是足月妊娠的 2～3 倍,若同时伴有羊水过少,羊水粪染率达 71％。

(三)胎儿

过期妊娠胎儿生长模式与胎盘功能有关,可分以下 3 种。

1.正常生长及巨大儿

胎盘功能正常者,能维持胎儿继续生长,约 25％成为巨大儿,其中 1.4％胎儿出生体重 ＞4 500 g。

2.胎儿成熟障碍

10％～20％过期妊娠并发胎儿成熟障碍。胎盘功能减退与胎盘血流灌注不足、胎儿缺氧及营养缺乏等有关。由于胎盘合成、代谢、运输及交换等功能障碍,胎儿不易再继续生长发育。临床分为3期:第Ⅰ期为过度成熟期,表现为胎脂消失、皮下脂肪减少、皮肤干燥松弛多皱褶,头发浓密,指(趾)甲长,身体瘦长,容貌似"小老人"。第Ⅱ期为胎儿缺氧期,肛门括约肌松弛,有胎粪排出,羊水及胎儿皮肤黄染,羊膜和脐带绿染,同胎儿患病率及围生儿死亡率最高。第Ⅲ期为胎儿全身因粪染历时较长广泛黄染,指(趾)甲和皮肤呈黄色,脐带和胎膜呈黄绿色,此期胎儿已经历和渡过第Ⅱ期危险阶段,其预后反较第Ⅱ期好。

3.胎儿生长受限

小样儿可与过期妊娠共存,后者更增加胎儿的危险性,约 1/3 过期妊娠死产儿为生长受限小样儿。

三、处理原则

应根据胎盘功能、胎儿大小、宫颈成熟度综合分析,以确诊过期妊娠,并选择恰当的分娩方式终止妊娠,在产程中密切观察羊水情况、胎心监护,出现胎儿窘迫征象,行剖宫产尽快结束分娩。

四、护理

(一)护理评估

1.病史

准确核实孕周,确定胎盘功能是否正常是关键。诊断过期妊娠之前必须准确核实孕周。

2.身心诊断

平时月经周期规则,妊娠达到或超过 42 周(＞294 天)未分娩者,可诊断为过期妊娠。由于结果的不可预知,恐惧、焦虑、猜测是过期妊娠孕妇常见的情绪反应。

3.诊断检查

实验室检查:①根据 B 超检查确定孕周,妊娠 20 周内,B 超检查对确定孕周有重要意义。妊娠 5～12 周内以胎儿顶臀径推算孕周较准确,妊娠 12～20 周以内以胎儿双顶径、股骨长度推算预产期较好;②根据妊娠初期血、尿 HCG 增高的时间推算孕周。

(二)可能的护理诊断

1.有新生儿受伤的危险

其与过期胎儿生长受限有关。

2.焦虑

其与担心分娩方式、过期胎儿预后有关。

(三)预期目标

(1)新生儿不存在因护理不当而产生的并发症。

(2)患者能平静地面对事实,接受治疗和护理。

(四)护理措施

1.预防过期妊娠

(1)加强孕期宣教,使孕妇及家属认识过期妊娠的危害性。

(2)定期进行产前检查,适时结束妊娠。

2.加强监测,判断胎儿在宫内情况

(1)教会孕妇进行胎动计数:妊娠超过 40 周的孕妇,通过计数胎动进行自我监测尤为重要。胎动计数>30 次/12 h 为正常,<10 次/12 h 或逐日下降,超过 50%,应视为胎盘功能减退,提示胎儿宫内缺氧。

(2)胎儿电子监护仪检测:无应激试验(NST)每周 2 次,胎动减少时应增加检测次数;住院后需每天 1 次监测胎心变化。NST 无反应型需进一步做缩宫素激惹试验(OCT),若多次反复相互现胎心晚期减速,提示胎盘功能减退、胎儿明显缺氧。因 NST 存在较高假阳性率,需结合 B 超检查,估计胎儿安危。

3.终止妊娠

应根据胎盘功能、胎儿大小、宫颈成熟度综合分析的分娩方式。

(1)终止妊娠的指征:已确诊过期妊娠,严格掌握终止妊娠的指征。具体如下:①宫颈条件成熟;②胎儿体重>4 000 g或胎儿生长受限;③12 h 内胎动<10 次或 NST 为无反应型,OCT 可疑;④尿E/C 比值持续低值;⑤羊水过少(羊水暗区<3 cm)和/或羊水粪染;⑥并发重度子痫前期或子痫。终止妊娠的方法应酌情而定。

(2)引产:宫颈条件成熟、Bishop 评分>7 分者,应予引产;胎头已衔接者,通常采用人工破膜,破膜时羊水多而清者,可静脉滴注缩宫素。在严密监视下经阴道分娩。对羊水Ⅱ度污染者,若阴道分娩,要求在胎肩娩出前用负压吸管或吸痰管吸净胎儿鼻咽部黏液。

(3)剖宫产:出现胎盘功能减退或胎儿窘迫征象,不论宫颈条件成熟与否,均应行剖宫产尽快结束分娩。过期妊娠时,胎儿虽有足够储备力,但临产后宫缩应激力的显著增加超过其储备力,出现隐性胎儿窘迫,对此应有足够认识。最好应用胎儿监护仪,及时发现问题,采取应急措施,适时选择剖宫产挽救胎儿。进入产程后。应鼓励产妇左侧卧位、吸氧。产程中最好连续监测胎心,注意羊水性状,必要时取胎儿头皮血测 pH,及早发现胎儿窘迫,并及时处理。过期妊娠时,常伴有胎儿窘迫、羊水粪染,分娩时应做相应准备。胎儿娩出后立即在直接喉镜指引下行气管插管吸出气管内容物,以减少胎粪吸入综合征的发生。过期胎儿患病率和死亡率均增高,应及时发现和处理新生儿窒息、脱水、低血容量及代谢性酸中毒等并发症。

(五)护理评价

(1)患者能积极配合医护措施。

(2)新生儿未发生窒息。

(于佳佳)

第七节 前置胎盘

妊娠 28 周后,胎盘附着于子宫下段,甚至胎盘下缘达到或覆盖宫颈内口,其位置低于胎先露部,称为前置胎盘(placenta previa)。前置胎盘是妊娠晚期严重并发症,也是妊娠晚期阴道流血最常见的原因。其发病率国外报道 0.5%,国内报道 0.24%~1.57%。

一、病因

目前尚不清楚,高龄初产妇(年龄>35 岁)、经产妇及多产妇、吸烟或吸毒妇女为高危人群。其病因可能与下述因素有关。

(一)子宫内膜病变或损伤

多次刮宫、分娩、子宫手术史等是前置胎盘的高危因素。上述情况可损伤子宫内膜,引起子宫内膜炎或萎缩性病变,再次受孕时子宫蜕膜血管形成不良、胎盘血供不足,刺激胎盘面积增大延伸到子宫下段。前次剖宫产手术瘢痕可妨碍胎盘在妊娠晚期向上迁移。增加前置胎盘的可能性。据统计发生前置胎盘的孕妇,85%~95%为经产妇。

(二)胎盘异常

双胎妊娠时胎盘面积过大,前置胎盘发生率较单胎妊娠高 1 倍;胎盘位置正常而副胎盘位于子宫下段接近宫颈内口;膜状胎盘大而薄,扩展到子宫下段,均可发生前置胎盘。

(三)受精卵滋养层发育迟缓

受精卵到达子宫腔后,滋养层尚未发育到可以着床的阶段,继续向下游走到达子宫下段,并在该处着床而发育成前置胎盘。

二、分类

根据胎盘下缘与宫颈内口的关系,将前置胎盘分为三类(图 9-2)。

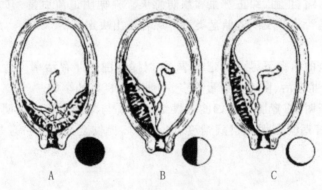

图 9-2 前置胎盘的类型
A.完全性前置胎盘;B.部分性前置胎盘;C.边缘性前置胎盘

(1)完全性前置胎盘又称中央性前置胎盘,胎盘组织完全覆盖宫颈内口。

(2)部分性前置胎盘宫颈内口部分为胎盘组织所覆盖。

(3)边缘性前置胎盘胎盘附着于子宫下段,胎盘边缘到达宫颈内口,未覆盖宫颈内口。

胎盘位于子宫下段,与胎盘边缘极为接近,但未达到宫颈内口,称为低置胎盘。胎盘下缘与宫颈内口的关系可因宫颈管消失、宫口扩张而改变。前置胎盘类型可因诊断时期不同而改变,如临产前为完全性前置胎盘,临产后因宫口扩张而成为部分性前置胎盘。目前临床上均依据处理前最后一次检查结果来决定其分类。

三、临床表现

(一)症状

前置胎盘的典型症状是妊娠晚期或临产时,发生无诱因、无痛性反复阴道流血。妊娠晚期子宫下段逐渐伸展,牵拉宫颈内口,宫颈管缩短;临产后规律宫缩使宫颈管消失成为软产道的一部分。宫颈外口扩张,附着于子宫下段及宫颈内口的胎盘前置部分不能相应伸展而与其附着处分离,血窦破裂出血。前置胎盘出血前无明显诱因,初次出血量一般不多,剥离处血液凝固后,出血自然停止;也有初次即发生致命性大出血而导致休克的。由于子宫下段不断伸展,前置胎盘出血常反复发生,出血量也越来越多。阴道流血发生的迟早、反复发生次数、出血量多少与前置胎盘类型有关。完全性前置胎盘初次出血时间早,多在妊娠28周左右,称为"警戒性出血"。边缘性前置胎盘出血多发生于妊娠晚期或临产后,出血量较少。部分性前置胎盘的初次出血时间、出血量及反复出血次数,介于两者之间。

(二)体征

患者一般情况与出血量有关,大量出血呈现面色苍白、脉搏增快微弱、血压下降等休克表现。腹部检查:子宫软,无压痛,大小与妊娠周数相符。由于子宫下段有胎盘占据,影响胎先露部入盆,故胎先露高浮,易并发胎位异常。反复出血或一次出血量过多,使胎儿宫内缺氧,严重者胎死宫内。当前置胎盘附着于子宫前壁时,可在耻骨联合上方听到胎盘杂音。临产时检查见宫缩为阵发性,间歇期子宫完全松弛。

四、处理原则

处理原则是抑制宫缩、止血、纠正贫血和预防感染。根据阴道流血量、有无休克、妊娠周数、胎位、胎儿是否存活、是否临产及前置胎盘类型等综合作出决定。

(一)期待疗法

应在保证孕妇安全的前提下尽可能延长孕周,以提高围生儿存活率。适用于妊娠<34周、胎儿体重<2 000 g,胎儿存活、阴道流血量不多、一般情况良好的孕妇。

尽管国外有资料证明,前置胎盘孕妇的妊娠结局住院与门诊治疗并无明显差异,但我国仍应强调住院治疗。住院期间密切观察病情变化,为孕妇提供全面优质护理是期待疗法的关键措施。

(二)终止妊娠

1.终止妊娠指征

孕妇反复发生多量出血甚至休克者,无论胎儿成熟与否,为了母亲安全应终止妊娠;期待疗法中发生大出血或出血量虽少,但胎龄达孕36周以上,胎儿成熟度检查提示胎儿肺成熟者;胎龄未达孕36周,出现胎儿窘迫征象,或胎儿电子监护发现胎心异常者;出血量多。危及胎儿;胎儿已死亡或出现难以存活的畸形,如无脑儿。

2.剖宫产

剖宫产可在短时间内娩出胎儿,迅速结束分娩,对母儿相对安全,是处理前置胎盘的主要手段。剖宫产指征应包括:完全性前置胎盘,持续大量阴道流血;部分性和边缘性前置胎盘出血量较多,先露高浮,短时间内不能结束分娩;胎心异常。术前应积极纠正贫血、预防感染等,备血,做好处理产后出血和抢救新生的准备。

3.阴道分娩

边缘性前置胎盘、枕先露、阴道流血不多、无头盆不称和胎位异常,估计在短时间内能结束分娩者,可予试产。

五、护理

(一)护理评估

1.病史

除个人健康史外,在孕产史中尤其注意识别有无剖宫产术、人工流产术及子宫内膜炎等前置胎盘的易发因素。此外妊娠中特别是孕 28 周后,是否出现无痛性、无诱因、反复阴道流血症状,并详细记录具体经过及医疗处理情况。

2.身心状况

患者的一般情况与出血量的多少密切相关。大量出血时可见面色苍白、脉搏细速、血压下降等休克症状。孕妇及其家属可因突然阴道流血而感到恐惧或焦虑,既担心孕妇的健康,更担心胎儿的安危,可能显得恐慌、紧张、手足无措。

3.诊断检查

(1)产科检查:子宫大小与停经月份一致,胎儿方位清楚,先露高浮,胎心可以正常,也可因孕妇失血过多致胎心异常或消失。前置胎盘位于子宫下段前壁时,可于耻骨联合上方听见胎盘血管杂音。临产后检查,宫缩为阵发性,间歇期子宫肌肉可以完全放松。

(2)超声波检查:B超断层相可清楚看到子宫壁、胎头、宫颈和胎盘的位置,胎盘定位准确率达 95% 以上,可反复检查,是目前最安全、有效的首选检查方法。

(3)阴道检查:目前一般不主张应用。只有在近临产期出血不多时,终止妊娠前为除外其他出血原因或明确诊断决定分娩方式前考虑采用。要求阴道检查操作必须在输血、输液和做好手术准备的情况下方可进行。怀疑前置胎盘的个案,切忌肛查。

(4)术后检查胎盘及胎膜:胎盘的前置部分可见陈旧血块附着呈黑紫色或暗红色,如这些改变位于胎盘的边缘,而且胎膜破口处距胎盘边缘<7 cm,则为部分性前置胎盘。如行剖宫产术,术中可直接了解胎盘附着的部分并确立诊断。

(二)护理诊断

1.潜在并发症

出血性休克。

2.有感染的危险

其与前置胎盘剥离面靠近子宫颈口、细菌易经阴道上行感染有关。

(三)预期目标

(1)接受期待疗法的孕妇血红蛋白不再继续下降,胎龄可达或更接近足月。

(2)产妇产后未发生产后出血或产后感染。

(四)护理措施

根据病情须立即接受终止妊娠的孕妇,立即安排孕妇去枕侧卧位,开放静脉,配血,做好输血准备。在抢救休克的同时,按腹部手术患者的护理进行术前准备,并做好母儿生命体征监护及抢救准备工作。接受期待疗法的孕妇的护理措施如下。

1.保证休息

减少刺激孕妇需住院观察,绝对卧床休息,尤以左侧卧位为佳,并定时间断吸氧,每天 3 次,每次 1 h,以提高胎儿血氧供应。此外,还需避免各种刺激,以减少出血可能。医护人员进行腹部检查时动作要轻柔,禁做阴道检查和肛查。

2.纠正贫血

除采取口服硫酸亚铁、输血等措施外,还应加强饮食营养指导,建议孕妇多食高蛋白及含铁丰富的食物,如动物肝脏、绿叶蔬菜和豆类等,一方面有助于纠正贫血,另一方面还可以增强机体抵抗力,同时也促进胎儿发育。

3.监测生命体征

及时发现病情变化严密观察并记录孕妇生命体征,阴道流血的量、色,流血事件及一般状况,检测胎儿宫内状态。按医嘱及时完成实验室检查项目,并交叉配血备用。发现异常及时报告医师并配合处理。

4.预防产后出血和感染

(1)产妇回病房休息时严密观察产妇的生命体征及阴道流血情况,发现异常及时报告医师处理,以防止或减少产后出血。

(2)及时更换会阴垫,以保持会阴部清洁、干燥。

(3)胎儿分娩后,及早使用宫缩剂,以预防产后大出血;对新生儿严格按照高危儿处理。

5.健康教育

护士应加强对孕妇的管理和宣教。指导围孕期妇女避免吸烟、酗酒等不良行为,避免多次刮宫、引产或宫内感染,防止多产,减少子宫内膜损伤或子宫内膜炎。对妊娠期出血,无论量多少均应就医,做到及时诊断、正确处理。

(五)护理评价

(1)接受期待疗法的孕妇胎龄接近(或达到)足月时终止妊娠。

(2)产妇产后未出现产后出血和感染。

(于佳佳)

第十章 骨科护理

第一节 锁骨骨折

一、基础知识

(一)解剖生理

锁骨,又名"锁子骨""缺盆骨",位于胸廓前上部两侧,全骨浅居皮下,桥架于胸骨与肩峰之间,是联系肩胛带与躯干的唯一支架。其骨干较细,内侧2/3呈三棱棒形,凸向前,有胸锁乳突肌和胸大肌附着,中外1/3交界处是骨折的好发部位。锁骨的功能是支持肩胛骨,使上肢骨与胸廓之间保持一定的距离,从而保证上肢的灵活运动。骨折后,近折端受胸锁乳突肌的牵拉而向上向后移位,远折端因上肢本身重量牵拉而向下移位,又因胸大肌、斜方肌、背阔肌的牵拉而向前向内移位,造成断端重叠(图10-1)。锁骨骨折可发生于各种年龄,但多见于儿童及青壮年,约有2/3为儿童患者,又以幼儿多见。

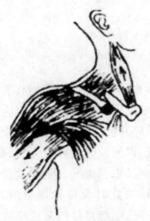

图 10-1 锁骨骨折

(二)病因

直接暴力和间接暴力均可造成锁骨骨折,但多为间接暴力所致。

(三)分类

1.横断骨折

跌倒时肩部外侧或手掌先着地,向上传导的外力经肩锁关节传至锁骨而发生骨折,以斜形或横断骨折为多。除有重叠移位,内侧段因胸锁乳突肌的牵拉向后上方移位,外侧段则由于上肢的重力和胸大肌、斜方肌、三角肌的牵拉而向前下方移位。

2.青枝骨折

幼儿骨质柔嫩而富有韧性,多发生青枝骨折。

3.粉碎骨折

直接暴力所致者,多因棒打、撞击等外力直接作用于锁骨而造成横断或粉碎骨折。粉碎骨折若严重移位,骨折片向下、向内移位时刺破胸膜或肺尖,可造成气胸、血胸。

(四)临床表现

骨折后局部疼痛、肿胀明显,锁骨上、下窝变浅或消失,骨折处异常隆起,出现功能障碍,患肩下垂并向前、内倾斜。患者常以健手托着患侧肘部,以减轻上肢重力牵拉而引起的疼痛。幼儿如不愿活动上肢,穿衣伸袖时哭闹,提示有锁骨骨折。X线检查,可了解骨折和移位情况。

二、治疗原则

(1)幼儿青枝骨折用三角巾悬吊即可,有移位骨折用"8"字绷带固定1～2周。

(2)少年或成年人有移位骨折,手法复位"8"字石膏固定。手法复位可在局麻下进行。患者坐在木凳上,双手叉腰,肩部外旋后伸挺胸,医师站于背后,一脚踏在凳上,顶在患者肩胛间区,双手握住两肩向后、向外、向上牵拉纠正移位。复位后用纱布棉垫保护腋窝,用绷带缠绕两肩在背后交叉呈"8"字形,然后用石膏绷带同样固定,使两肩固定在高度后伸、外旋和轻度外展位置。固定后即可练习握拳、伸屈肘关节及双手叉腰后伸,卧木板床休息,肩胛区可稍垫高,保持肩部后伸。3～4周后拆除。锁骨骨折复位并不难,但不易保持位置,愈合后上肢功能无影响,所以临床不强求解剖复位。

(3)锁骨骨折合并神经、血管压迫症状,畸形愈合影响功能,不愈合或少数要求解剖复位者,可切开复位内固定。

三、护理

(一)护理要点

(1)手法复位固定患者,要经常检查固定情况,既保持有效固定,又不能压迫腋窝。若发现患肢有麻木、发凉、运动障碍时,说明固定过紧,压迫血管神经,应及时调整固定。

(2)对粉碎性骨折,不必强行按压碎片使之复位,以防其刺伤肺尖及臂丛神经。对此种类型患者要严密观察呼吸及患肢运动情况,以便及时发现有无气、血胸及神经症状。

(3)术后患者要严密观察伤口渗血及末梢血循、感觉、运动情况,发现问题及时记录并处理。

(4)保持正常固定姿势。复位后,站立时保持挺胸提肩,卧位时应去枕仰卧于硬板床上。两肩胛间垫一窄枕,以使两肩后伸、外展,维持良好的复位位置。局部未加固定的患者,不可随便更换卧位。

(二)护理问题

有肩关节强直的可能。

(三)护理措施

(1)向患者解释功能锻炼的目的是促进气血运行,防止患肢肿胀,避免肩关节僵直,以取得患者配合。

(2)正确适时指导患者功能锻炼。

(四)出院指导

(1)锁骨骨折复位固定后,极少发生骨折不愈合,即使复位稍差,骨折畸形愈合,也不影响上肢功能,应先向患者及家属说明情况。

(2)复位固定后即出院的患者,应告诉其保持正确姿势,早期禁止做肩前屈动作,防止骨折移位;解除外固定出院的患者,应告诉其全面练习肩关节活动的要求:首先分别练习肩关节每个方向的动作,重点练习薄弱方面如肩前屈,活动范围由小到大,次数由少到多,然后进行各方面动作的综合练习,如肩关节环转活动,两臂做"箭步云手"等。不可过于急躁,活动幅度不可过大,力量不可过猛,以免造成软组织损伤。

(3)按时用药,患者出院时将药的名称、剂量、时间、用法、注意事项,向患者介绍清楚。

(4)饮食调养,骨折早期宜进清淡可口、易消化的半流食或软食;骨折中后期,饮食宜富有营养,增加钙质、胶质和滋补肝肾食品。

(5)注意休息,保持心情愉快,勿急躁。

(张秀梅)

第二节 肱骨干骨折

一、基础知识

(一)解剖生理

肱骨干是指肱骨外科颈下 1 cm 至肱骨髁上 2 cm 之间的部分,肱骨干中下 1/3 交界处后外侧有桡神经沟,此处骨折易损伤桡神经;肱骨中段有营养动脉穿入下行,中段以下骨折易损伤营养血管而影响骨折愈合。此外,肱骨干骨折有时也伤及由上臂经过的肱动脉、肱静脉、正中神经和尺神经。

(二)病因

直接暴力和间接暴力均可造成肱骨干骨折,肱骨干的上 1/3、中 1/3 骨质较为坚硬。该段骨折多由直接暴力引起,如棍棒打击、重物挤压和机器缠绞等,折线多为横断或粉碎。肱骨干周围有许多肌肉附着,由于肩部和上臂周围肌肉牵拉,在不同平面的骨折可造成不同方向的移位。

(三)分类

1.肱骨干上 1/3 骨折

骨折线若在胸大肌附着点以下,三角肌止点以上,则近折端受三角肌、喙肱肌、肱二头肌和肱三头肌的牵拉而向上向外移位。

2.肱骨干中 1/3 骨折

骨折线若在三角肌止点以下,近折端受三角肌牵拉向前、向外移位,远折端受肱二头肌、肱三头肌牵拉而向上移位。如患者将患肢屈肘悬于胸前,远折端将向内旋转移位。

3.肱骨干下 1/3 骨折

多为间接暴力引起,折线多为斜形或螺旋形,暴力方向、前臂和肘关节的位置不同可引起不同移位,大多都有成角移位(图 10-2)。

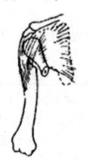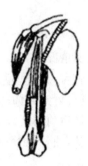

图 10-2 肱骨干骨折

(四)临床表现

伤后患臂疼痛、肿胀明显、活动障碍,患肢不能抬举,局部有明显环形压痛和纵向叩击痛。检查时必须注意腕及手指的功能,以便确定是否合并有神经损伤。肱骨中下 1/3 骨折常易合并桡神经损伤,桡神经损伤后,可出现腕下垂、掌指关节不能伸直,拇指不能伸展,手背第 1、2 掌骨间(虎口区)皮肤感觉障碍。

二、治疗原则

(一)手法复位小夹板固定

肱骨干各型骨折均可在局麻下或臂丛麻醉下行手法整复,根据 X 片移位情况,分析受伤机制,采取复位手法。麻醉后,纵向牵引纠正重叠,推按骨折两断端复位,小夹板固定。长管型石膏也可固定,但限制肩、肘关节活动。若石膏过重造成骨端分离,影响骨折愈合。

(二)骨折合并桡神经损伤

骨折无移位,神经多为挫伤,用小夹板或石膏固定,观察 1～3 月,神经无恢复可手术探查。骨折移位明显,桡神经有嵌入骨折断端可能。手法复位可造成神经断裂,应特别小心。手术探查神经时,同时做骨折复位内固定。晚期神经损伤多为压迫或粘连,应考虑手术治疗。

(三)开放骨折

伤势轻、无神经受损,可彻底清创,关闭伤口,闭合复位外固定,变开放伤为闭合伤。伤情重、错位多可彻底清创,探查神经、血管,同时复位固定骨折。

(四)陈旧性肱骨干骨折不愈合

肱骨干骨折无论用石膏或小夹板固定,都因肢体重量悬吊作用很少发生重叠、旋转及成角畸形,而因牵拉过度造成延迟愈合或不愈合者则多见,用石膏固定尤为常见。治疗肱骨干骨折时,要注意骨折断端分离,早期发现及时处理。已经不愈合者,应手术内固定并植骨促进愈合。

三、护理要点

(一)非手术治疗及术前护理

(1)减轻或预防不良情绪。

（2）给予高蛋白、高热量、高维生素、含钙丰富的饮食。

（3）U 形石膏托固定时可平卧。患肢以枕垫起,悬垂固定,2 周内只能取坐位或半坐位。

（4）合并桡神经损伤者应注意预防皮肤溃疡。

（5）外固定期间注意观察伤肢血液循环;合并桡神经损伤者观察感觉和运动功能恢复情况;注意肱动脉、肱静脉损伤情况。如发生可出现肢端皮肤苍白、皮温低、肿胀、发绀、湿冷等。

（6）功能锻炼。①早、中期:骨折固定后立即进行伤臂肌肉的舒缩活动。握拳、腕伸屈及主动耸肩等动作,每天 3 次。②晚期:去除固定后逐渐行摆肩。肩屈伸、内收、外展、内外旋等练习。

（二）术后护理

（1）内固定术后或使用外展架固定者,宜半卧位,平卧位时患肢下垫软枕。

（2）疼痛的护理:①找出引起疼痛的原因。②手术切口疼痛可用镇痛药;缺血性疼痛及时解除压迫;感染时及时处理伤口,应用抗生素。③移动时保护患处。

（3）预防血管痉挛。进行神经修复和血管重建术后,可能出现血管痉挛,应做到以下几点:①避免一切不良刺激;②1 周内应用扩血管、抗凝药物;③密切观察患肢血液循环变化;④功能锻炼。

四、健康指导

（1）注意保持功能体位。

（2）合并桡神经损伤者遵医嘱服用神经营养药物。

（3）继续进行功能锻炼:复位固定后即可进行手指主动伸屈运动。外固定或手术内固定者,2～3 周后进行腕、肘关节的主动运动和肩关节的内收、外展运动;4～6 周后进行肩关节的旋转活动。

（4）复诊:U 形石膏固定者,肿胀消退后复诊;悬吊石膏固定 2 周后更换长臂石膏托,维持6 周左右;伴桡神经损伤者,定期复查肌电图。

（张秀梅）

第三节 尺骨鹰嘴骨折

尺骨鹰嘴呈弯曲状突起于尺骨上端,形似鹰嘴。鹰嘴突与冠状突相连而成半月切迹,有较深凹陷的关节面,是肘关节屈伸的枢纽。半月切迹和肱骨滑车组成关节。此部位骨折称为尺骨鹰嘴骨折,又称肘骨骨折、鹅鼻骨骨折。大多为波及半月切迹的关节内骨折。多见于成年人。伤后肘部疼痛,局部肿胀明显,肘关节伸屈活动受限,不能主动伸直或对抗重力。

一、主要治疗

（一）非手术治疗

单纯石膏（或半伸直夹板）外固定,适用于无移位骨折;手法复位经皮穿针固定、手法复位鹰嘴钳固定,适用于有移位骨折。

（二）手术治疗

克氏针张力带钢丝固定和鹰嘴解剖钉板固定,适用于手法整复不成功或陈旧性骨折。

二、护理措施

(1)详细询问病史,了解患者的生活习惯,认真观察患者疼痛性质、部位及肢端血液循环、感觉、运动等情况,并指导和协助其练习健侧肢体适应日常生活,如穿衣、洗脸、梳头、吃饭等。

(2)石膏固定患者,患肢抬高,以利静脉和淋巴回流,严密观察患肢末梢血液循环、感觉、运动等情况,严防压疮形成,保持床铺及石膏的清洁,尽量不要搬动患者,并应及早进行功能锻炼,防止肌肉萎缩。

(3)夹板固定患者,随时注意调节夹板松紧度,保持有效的外固定,固定松紧以布带上下移动1 cm为宜,防止压疮及前臂筋膜室综合征发生。

(4)尺骨鹰嘴钳夹固定后,经常检查固定情况,发生滑脱及时报告医师给予处理。闭合穿针夹板外固定者,保持针眼清洁干燥,防止针眼感染,严密观察患肢末梢血液循环、感觉运动情况及尺神经损伤情况,如发现患肢发凉、发紫、小指麻木、感觉迟钝等情况,以及时报告医师给予处理。

(5)体位护理。整复或手术后,多采用平卧位,抬高患肢高于心脏水平,以利于静脉回流,减轻肿胀。下床活动时,应先坐起休息2 min适应后再下床,防止因体位改变而发生晕厥。

(6)病情观察。整复或手术后,严密观察患者肢端感觉、血液循环、活动及肿胀的程度,观察有无神经压迫症状,如有手指青紫、肿胀、发麻、发凉等情况,应及时报告医师处理。对儿童更要加强观察。

(7)刀口护理。严密观察刀口渗血情况,如有异常及时报告医师处理。

(8)功能锻炼。无移位或轻度移位骨折,通过主动锻炼活动,可获得良好的功能恢复。骨折复位或手术后即开始做手指、腕关节伸屈活动,如五指起落、左右摆掌、上翘下钩等,每天2～3次,每次5～10 min。中期(2～3周)继续上述锻炼,加做肩关节锻炼及上肢肌肉舒缩活动。后期(4周)外固定解除后,做肘关节伸屈、前臂旋转活动。

(9)出院指导:①按医嘱服用接骨续筋药物,以促进骨折愈合,如三七接骨丸等。将药品的名称、剂量、时间、用法、注意事项,向患者介绍清楚。②嘱患者加强营养,如肾阳虚者多食温补食品,如羊肉、猪肉、桂圆等;肝肾阴虚者多食清补之品,如山药、鸭肉、牛肉、百合、枸杞等;一般患者可食核桃、瘦肉、骨头汤、黑芝麻等补肝肾强筋骨之食品。③嘱患者有计划加强功能锻炼,忌盲目粗暴活动。如有外固定嘱其继续锻炼手指、腕关节、肩关节等部位活动,暂时限制肘关节的活动。④手法整复、闭合穿针夹板固定的患者,会因肿胀消退而固定过松,或者发生钢针脱出等问题,嘱其及时就诊。⑤慎起居,避风寒,注意休息,保持心情愉快,勿急躁。⑥出院1周后来院复查,不适随诊。⑦3个月可恢复正常活动,并逐渐恢复工作。

(张秀梅)

第四节　桡骨头骨折

桡骨头骨折包括桡骨头部、颈部骨折和桡骨头骨骺分离,亦称桡骨上端骨折,是成年人容易发生的肘部损伤,主要临床表现是肘关节功能障碍及肘外侧局限性压痛和肿胀,前臂旋转时疼痛加重,桡骨头部压痛,可触到骨擦感。骨折轻微时,前臂旋转可不受限,仅有伸肘轻度受限,当骨折超过 1/4 关节面时,干扰前臂的旋转运动。多发生在平地跌倒或体育运动时致伤。X 线检查可明确诊断并能确定骨折类型。

一、主要治疗

(一)非手术治疗
手法复位、石膏外固定。

(二)手术治疗
钢针撬拨复位夹板或石膏外固定、桡骨头切开复位、桡骨头切除、桡骨头假体置换。

二、护理措施

(1)入院时热情接待患者,详细了解受伤原因及部位,以及时正确地做好入院评估。

(2)手法复位或手术前做好患者心理支持,尽量消除患者的恐惧情绪,协助患者做好各项检查。

(3)整复或手术前,指导患者宜食高维生素,清淡可口易消化食物,如新鲜蔬菜、米粥、面条等,忌生冷辛辣、油腻、煎炸食物。整复或手术后可根据患者的饮食习惯指导其进食高蛋白、高营养食物如牛奶、鸡蛋、排骨汤、瘦肉、水果、蔬菜等。

(4)手法复位或手术后应严密观察肢体远端血液循环活动和感觉情况,观察夹板或石膏的松紧是否适宜,手术者观察渗血情况。术后 30 min 观察 1 次,4～6 次无异常后,4～8 h 观察 1 次,严格交接班。有异常时立即报告医师及时处理。

(5)功能锻炼:整复固定后即可做手指的抓空增力、腕关节伸屈活动,具体方法是将五指尽量伸开,再用力握拳,反复交替进行,患肢做手腕背伸屈曲活动,动作宜慢而有力,伸、屈动作反复交替进行,每天 3～4 次,每次 5～10 min;禁止做前臂旋转活动。3～4 周解除外固定后可做肘关节伸屈活动,前臂旋转活动,每天 3～4 次,每次 5～10 min,活动度逐渐加大,必要时辅以理疗、中药外洗。

(6)出院指导:①早期出院者嘱患者严密观察肢体远端血液循环活动和感觉情况,观察夹板或石膏的松紧是否适宜。②根据出院时骨折愈合情况继续服用接骨续筋之中成药,如三七接骨丸等。③加强营养,多食骨头汤、鸡蛋、鱼汤等,促进骨折愈合。④外固定解除后加强肘关节的伸曲、旋转活动,以主动锻炼为主,不可强行被动活动。⑤1 周后复查,以后根据骨折愈合情况定期复查至痊愈,发现问题及时处理。

(张秀梅)

第五节　尺桡骨干双骨折

尺桡骨干双骨折是常见的前臂损伤之一,青少年占多数,骨折后断端可发生重叠、旋转、成角和侧移 4 种畸形及上下尺桡关节、骨间膜的损伤,治疗时各种畸形均需得到矫正,方能恢复前臂旋转功能。多为直接暴力或重物打击伤或轧伤。临床表现：有明显外伤史，前臂伤后疼痛、肿胀及功能障碍，特别是前臂不能旋转活动，肢体骨折部位的压痛明显，且有肢体环形压痛，局部有明显畸形，有时可触及骨擦音，X线检查可确诊。

一、主要治疗

(一)非手术治疗
手法复位夹板或石膏外固定。

(二)手术治疗
经皮穿针内固定、切开复位钢板内固定、髓内针内固定。

二、护理措施

(1)入院时热情接待患者，详细了解受伤原因及部位，以及时正确地做好入院评估。

(2)了解患者的心理所需，消除其恐惧不安情绪，协助患者做好各项检查。

(3)饮食护理：手法复位或手术前，尊重患者的生活习惯，建议进食高蛋白、高维生素、高纤维易消化饮食，手术当日根据麻醉方式选择进食时间，臂丛神经麻醉者，术前4～6 h禁食水；全麻患者术前8 h禁食水。术后第2天根据患者的饮食习惯，宜食高维生素，清淡可口易消化食物，如新鲜蔬菜、米粥、面条等，忌生冷辛辣、油腻、煎炸食物。后期可根据患者的食欲习惯进食高蛋白如牛奶、鸡蛋、排骨汤、瘦肉、水果、蔬菜等。

(4)手法复位或手术后应抬高患肢，以利肿胀消退。注意观察手的温度、颜色及感觉，并向患者及家属说明注意事项。若手部肿胀严重，皮肤发凉、颜色青紫、疼痛剧烈，则应立即检查夹板或石膏是否固定太紧，必要时去除外固定，警惕发生前臂筋膜室综合征。手术者观察渗血情况，术后30 min观察1次，4～6次无异常后，4～8 h观察1次，连续3天，各班床头交接。有异常时及时报告医师给予处理。

(5)功能锻炼。手术或复位固定后即开始进行手指屈伸、握拳活动及上肢肌肉舒缩活动，握拳时要尽量用力，充分伸屈手指，以促进气血运行，使肿胀消退。开始锻炼时活动范围和运动量可略小，以后逐渐增加。2～3周后，局部肿胀消退，开始进行肩、肘、腕关节的屈伸活动，活动范围、频率逐渐增大，但应避免前臂旋转活动。固定6～8周后，前臂可做适当的旋转活动。外固定解除后，配合中药熏洗、全面锻炼患肢功能。

(6)出院指导。①早期出院者嘱患者注意观察肢体远端血液循环活动和感觉情况，观察夹板或石膏的松紧是否适宜。②出院时根据骨折愈合情况，遵医嘱指导患者继续服用药物治疗。③加强营养，促进骨折愈合，多食骨头汤、鸡蛋、鱼汤等。④外固定解除后加强肘关节的伸曲和前臂旋转活动。⑤儿童骨折时，告诉患儿在玩耍时注意保护患肢，防止再次致伤患肢。⑥1周后复查，以后根据骨折愈合情况定期复查至痊愈，发现问题及时处理。

(张秀梅)

第六节　桡骨远端骨折

桡骨远端骨折指桡骨下端 2～3 cm 范围内的松质骨骨折,是人体最常见的骨折之一,好发于中年及老年人,女性多于男性。分为科力骨折、史密斯骨折、巴尔通骨折。科力骨折,骨折远端向背侧移位并向桡侧偏,骨折近端相对移向前方,凸向掌侧,大部分患者伤后腕部及手部高度肿胀、压痛,活动受限,常有典型的餐叉样及枪刺样畸形。史密斯骨折,骨折远端向掌侧移位,近端向背侧移位。由于骨折平面与科力骨折相同,而骨折端移位的方向则相反,故又称反科力骨折。可因直接或间接暴力致伤,典型的呈垂状手畸形。巴尔通骨折又称背侧缘劈裂骨折,此类骨折较少见。

一、主要治疗

(一)非手术治疗

夹板或石膏外固定、手指皮牵引或掌骨牵引、手法复位经皮穿针夹板外固定,适用于桡骨远端不稳定及粉碎不十分严重的骨折。

(二)手术治疗

切开复位克氏针交叉内固定、T 型钢板内固定,适用于桡骨远端关节内骨折、粉碎性骨折、陈旧性骨折、手法复位失败者。

二、护理措施

(1)入院时详细询问病史,了解患者的生活习惯,帮助、指导其练习健侧肢体适应日常生活,如洗脸、刷牙、吃饭等。教会患者穿脱衣服的方法。

(2)手指牵引患者要注意防止牵引脱落,胶布松紧是否适中,局部皮肤情况,严密观察患肢末梢血液循环、感觉及运动情况。掌骨牵引患者应保持针眼处清洁干燥,牵引过程中加强巡视,经常检查牵引情况,以保持有效牵引,如手指发青、发凉、麻木、肿胀较甚、疼痛难忍者报告医师及时处理。

(3)饮食护理。骨折早期给患者清淡、易消化、温热饮食,如鸡蛋、牛奶、青菜、瘦肉等,忌食辛辣刺激、油腻、生冷及腥发类食物,如辣椒、胡椒等,中晚期给患者滋补肝肾、调和阴阳食物如动物肝脏、牛奶、排骨汤、瘦肉等以促进骨折愈合。

(4)老年患者注意观察患肢疼痛情况,给予无痛护理,手术后及时使用镇痛泵,手术当天遵医嘱及时正确使用止痛药,以防止血压升高,心脏不适。

(5)体位护理。复位或手术后患者卧位时应抬高患肢,高于心脏水平,以利静脉及淋巴回流,减轻肿胀。站立时应将前臂置于中立功能位,屈肘 90°用前臂吊带将患肢悬挂胸前。

(6)病情观察。整复或手术后,严密观察患肢末梢血液循环、感觉、运动情况及桡动脉搏动情况,如有手指青紫、肿胀、发凉、发麻、桡动脉搏动减弱或消失等情况时,报告医师处理。夹板固定的松紧度以绷带上下移动 1 cm 为宜,要随时检查夹板松紧情况,若过紧易引起骨筋膜室综合征,过松则起不到固定作用。

（7）刀口护理。手术后要严密观察刀口渗血情况，如有异常情况报告医师及时处理。

（8）功能锻炼。因该病易发生于中老年人，故功能锻炼十分重要。骨折复位夹板固定后，早期应协助并指导患者做手指及肩、肘关节的活动，如握拳、肘关节的屈伸、耸肩等，每天 2～3 次，每次 5～10 min。粉碎性骨折由于关节面遭到破坏，愈合后常易导致创伤性关节炎，拆除外固定后应早期进行腕关节功能锻炼，如腕关节的掌屈、背伸等，每天 3～5 次，每次 5～10 min。使关节面得到磨造，改善关节功能，以预防后遗创伤性关节炎。后期解除固定后，做腕关节屈伸、左右侧屈和前臂旋转锻炼，每天 3～5 次，每次 5～10 min。

（9）出院指导。①按医嘱服用接骨续筋、活血化瘀药物，如三七接骨丸、仙灵骨葆等，以促进骨折愈合。②合理饮食，多食增加钙质、胶质、滋补肝肾之品，以利骨痂生成。③功能锻炼活动范围由小到大，次数由少到多，循序渐进。不可急于求成，力量不可过大过猛，以免造成骨折再移位。后期外固定解除后，可配合中药熏洗、理疗、按摩等方法，以舒筋活络，通利关节。④注意夹板的松紧情况，以固定布带在夹板外上下移动 1 cm 为宜。如出现手指温度发凉、颜色发紫等情况及时就诊。⑤手法复位后 1 周来院复查，手术患者伤口拆线后 2～4 周来院复查，未拆线患者 1 周来院复查，不适随诊，以防骨折再次移位。⑥注意休息，劳逸结合，保持心情舒畅，以提高机体抵抗力。⑦3 个月后可恢复正常活动，并逐渐恢复工作。

（张秀梅）

第七节　骨盆骨折

一、分类

(一)稳定型骨折

（1）骨盆环前侧耻骨支或坐骨支骨折。

（2）撕脱骨折：髂前上棘、髂前下棘、坐骨结节处肌肉强力收缩，发生撕脱骨折。

（3）髂骨翼裂隙骨折。

(二)不稳定型骨折

（1）骶髂关节脱位。

（2）骶髂关节韧带损伤。

（3）髂骨翼后部直线骨折。

（4）骶孔直线骨折。

(三)骶骨骨折

骶骨骨折根据骨折部位可分为三区：Ⅰ区为骶骨翼骨折；Ⅱ区为骶管孔区，骶 1、2、3 孔区骨折，可损伤坐骨神经；Ⅲ区为骶管区，表现为骶区、肛门、会阴区麻木及括约肌功能障碍。

二、诊断

有明确外伤史，局部肿胀、疼痛，可有皮下瘀斑，骨盆挤压分离试验阳性。骶髂关节脱位时，双侧髂后上棘不对称。

骨盆正位 X 线检查是首选,可对 90％的病例做出准确诊断。必要时可行骨盆斜位拍片。CT 检查是金标准,但不是急诊评估的方法,可在患者情况稳定后进行。

此外,还需对骨折并发症,如休克、直肠肛管损伤等做出诊断。

三、治疗

骨盆骨折治疗原则是首先救治危及生命的内脏损伤及出血性休克等并发症,其次才是骨盆骨折本身。

(一)骨盆骨折并发症的治疗

1.出血性休克

一般应输血治疗,快速输血一定量后血压仍不能维持者,可先结扎髂内动脉,同时继续输血。此时仍不能稳定血压者,再找出血处止血,也可行血管造影和血管栓塞。

2.膀胱破裂及尿道损伤

膀胱破裂应手术治疗。尿道部分撕裂可保留导尿管,然后定期扩张尿道,可防止尿道狭窄。

3.神经损伤

先保守治疗,无效者需手术探查。

4.直肠肛管损伤

可给予彻底清创,缝合修补,局部引流,合理使用抗生素。

5.女性骨盆骨折合并生殖道损伤

应及时修补破裂阴道。

(二)骨盆骨折本身的治疗

1.稳定型骨折

一般不需整复,可卧床休息、止痛治疗。

2.不稳定型骨折

可行手法复位或牵引复位,持续牵引外固定法。牵引重量要大,以占体重 1/7～1/5 为宜,6 个月之内不应减重,牵引应不少于 8 周。对于耻骨联合不稳定、髂骨翼、骶髂关节不稳定、经骶骨的不稳定也可考虑行内固定治疗。

四、护理问题

(一)体液不足

体液不足与骨盆骨折失血过多有关。

(二)疼痛

疼痛与骨盆骨折有关。

(三)躯体移动障碍

躯体移动障碍与神经肌肉损伤、骨盆悬吊牵引有关。

(四)有皮肤完整性受损的危险

皮肤完整性受损与长期卧床、局部皮肤受压有关。

(五)有感染的危险

感染与长期卧床有关。

(六)潜在并发症

腹膜后血肿、膀胱及尿道损伤、直肠损伤、神经损伤等。

(七)尿潴留

尿潴留与骨盆骨折有关。

(八)知识缺乏

缺乏康复功能锻炼知识。

五、护理目标

(1)患者的生命体征稳定。

(2)患者疼痛缓解或舒适感增加。

(3)患者能最大限度地生活自理。

(4)患者皮肤完整无破损。

(5)患者未发生感染。

(6)并发症得到预防或早期发现及时处理。

(7)患者恢复正常的排尿功能。

(8)患者获得康复锻炼知识。

六、护理措施

(一)非手术治疗及术前护理

1.急救

患者入院后迅速建立有效的静脉通道,必要时 2 个或多个通道,且输液通道应建立在上肢或颈部,而不宜在下肢,以免液体不能有效进入血液循环。

2.心理护理

骨盆骨折多由较强大的暴力所致,常常引起严重的并发症,如休克、尿道、膀胱及直肠等损伤。患者伤势较重,易产生恐惧心理。应给予心理支持,并以娴熟的抢救技术控制病情发展,减少患者的恐惧。

3.饮食

饮食宜高蛋白、高维生素、高钙、高铁、粗纤维及果胶成分丰富的食物,以补充失血过多导致的营养失调。食物应易消化,且根据受伤程度决定膳食种类,若合并有直肠损伤,则应酌情禁食。

4.卧位

不影响骨盆环完整的骨折,可取仰卧与侧卧交替,侧卧时健侧在下,严禁坐立,伤后 1 周可取半卧位;影响骨盆环完整的骨折,伤后应平卧硬板床,且应减少搬动,必须搬动时则由多人平托,以免引起疼痛、增加出血。尽量使用智能按摩床垫,既可减少翻身次数,又能预防压疮,但床垫充气要足,以不影响骨折稳定为原则。

5.症状护理

(1)压疮:维持骨盆兜带悬吊有效牵引,牵引量以臀部抬高床面 5 cm 为宜。在骨盆两侧的兜带内置衬垫,以预防压疮。

(2)便秘:鼓励患者多饮水,多食含粗纤维丰富的蔬菜。经常按摩腹部,促进肠蠕动,必要时服用缓泻剂,利于排便。术前日必须排出肠道内淤积的大便,以利手术操作,减轻术后腹胀。

6.病情观察与处理

(1)全身情况。包括生命体征、意识和精神状态、尿量、皮肤黏膜、甲床毛细血管回流时间、皮肤弹性等,必要时检测中心静脉压、血红蛋白、红细胞计数及血细胞比容等各项指标,以确定是否有休克及程度。导致血容量不足乃至休克的相关因素主要有:骨盆各骨主要为松质骨,骨折后本身出血较多;其邻近有较丰富的动脉及静脉丛,加之静脉丛多无静脉瓣阻挡回流,骨折后可引起广泛出血。出血量若达1 000 mL以上,则可能合并有腹腔脏器损伤出血;如合并髂内、外动脉或股动脉损伤,可引起盆腔内更严重出血,甚至因失血过多而死亡。处理:迅速高流量给氧;快速补液输血;保暖:提高室温或用棉被和毛毯,忌用热水袋,以免增加微循环耗氧。

(2)腹部情况。观察有无腹痛、腹胀、呕吐、肠鸣音和腹膜刺激征,并定时测量腹围,以判断是否合并有腹膜后血肿、腹腔脏器损伤及膀胱损伤。由于骨折出血沿腹膜后疏松结缔间隙蔓延到肾区或膈下,形成腹膜后血肿,不仅可造成失血性休克,还可引起麻痹性肠梗阻;严重创伤时可合并腹腔脏器损伤,出现腹腔内出血,表现为腹痛、腹肌紧张,腹腔穿刺抽出不凝血;膀胱充盈时易受直接打击或被骨折刺伤而致膀胱破裂,表现为腹痛明显,并有明显的腹肌紧张、压痛、反跳痛,腹腔可抽出血性尿液。处理:按损伤部位做相应专科处理。

(3)排尿情况。有无血尿、尿道口滴血、排尿困难或无尿,以判断膀胱、尿道损伤程度。护理:尿道不完全撕裂时,留置导尿管2周并妥善固定;对于行膀胱造口的患者,需保持引流管通畅,防止扭曲或折叠。造口管一般留置1～2周,拔管前先夹管,观察能否自行排尿,如排尿困难或切口处有漏尿则延期拔管。

(4)肛门情况。有无疼痛、触痛、出血,必要时做肛门指诊,以确定直肠损伤的程度。护理:严格禁食,并遵医嘱应用抗生素预防感染。若行结肠造口术,保持造口周围皮肤清洁干燥,观察有无局部感染征象。

(5)神经损伤情况。有无会阴区、下肢麻木及运动障碍,以判断有无腰骶和坐骨神经损伤。护理:及早鼓励并指导患者做肌肉锻炼,定时按摩、理疗,促进局部血液循环,防止失用性肌萎缩;对有足下垂者穿丁字鞋或应用衬垫支撑,保持踝关节功能位,防止跟腱挛缩畸形。

7.功能锻炼

(1)未影响骨盆环完整的骨折:早期可在床上做上肢伸展运动及下肢肌肉收缩活动;1周后可进行半卧位及坐立练习,同时做髋关节、膝关节的伸屈运动;4～6周后下床站立并缓慢行走,逐日加大活动量,然后再练习正常行走及下蹲。

(2)影响骨盆环完整的骨折:伤后无并发症者卧硬板床,同时进行上肢锻炼;2周后开始练习半卧位,并进行下肢肌肉收缩的锻炼,以保持肌力,预防关节僵硬;3周后在床上进行髋关节、膝关节的锻炼,由被动锻炼逐渐过渡到主动锻炼;6～8周后拆除牵引固定,扶拐行走;12周后逐渐弃拐行走。

8.术前准备

备足够的血,会阴区备皮、导尿、清洁灌肠等。

(二)术后护理

1.心理护理

因术后卧床时间长,易产生厌烦情绪,应多开导,并取得家属的支持,共同为患者制订比较周密的康复计划并督促实施,适时鼓励,提高患者治疗的积极性。

2.饮食

多吃含粗纤维较多的蔬菜、果胶成分丰富的水果。

3.体位

尽量减少大幅度搬动患者,防止内固定断裂、脱落。术后置于智能按摩气垫上,或给予骶尾部垫水垫,每2～3h更换1次,平卧和健侧卧交替换位,以预防压疮。

4.伤口

观察切口渗血情况,保持引流瓶适当负压,以便及时引流出伤口积血,防止伤口感染。

5.功能锻炼

7～10周下床运动,并逐步加强患肢的功能锻炼。

七、健康指导

(1)合理安排饮食,补足营养,提高体质,促进骨折愈合。

(2)按康复计划进行功能锻炼。

(3)出院后1个月、3个月复查,检查内固定有无移位及骨折愈合等情况。

（张秀梅）

第八节　股骨颈骨折

一、基础知识

(一)解剖生理

1.内倾角

股骨颈指股骨头下至粗隆间的一段较细部,股骨颈与股骨干相交处形成夹角称颈干角,又名内倾角。正常成人颈干角为125°～135°,平均127°,幼儿可达150°,若小于125°为髋内翻,大于135°为髋外翻。内翻时股骨颈变短,大粗隆位置升高,沿大粗隆顶端向内的水平线高于股骨头凹,内、外翻均可引起功能障碍,影响正常步态。但临床多发生髋内翻畸形,股骨颈骨折治疗时应注意恢复正常的颈干角。

2.前倾角

下肢中立位时,股骨头与股骨干还在同一冠状面上,股骨头居前,因而股骨颈向前倾斜与股骨干之冠状面形成一个夹角,称前倾角。新生儿为20°～40°,随年龄增长而逐渐减小,成人为12°～15°。股骨上端大部分为松质骨,股骨颈近乎中空。股骨头表层有0.5～1.0cm的致密区,股骨颈内侧骨皮质最为坚厚,称股骨距。因此当股骨颈骨折进行内固定时,理想的位置是靠近内侧皮质深达股骨头表层的致密区,固定最为牢固。

3.血液供应

股骨头、颈供血较差,其主要供血来源有3条。

(1)关节囊支为股骨头、颈的主要供血来源,来自由股动脉发出的旋股内动脉,分成上、下干骺端动脉,分别由上、下方距股骨头软骨缘下0.5cm处,经关节囊进入股骨头,彼此交通形成血管网。

（2）网韧带支来自闭孔动脉的髋臼支，沿圆韧带进入股骨头，供血范围较小，仅供股骨头内下方不到 1/3 的范围，但为儿童生长期的重要血供来源。

（3）骨干营养支在儿童期不穿过骺板，在成年一般也只达股骨颈，仅小部分与关节囊支有吻合，故当股骨颈骨折或股骨头脱位时，均可损伤关节囊支和圆韧带支而影响血液供应，导致骨折愈合迟缓或不愈合，甚或发生股骨头缺血性坏死。

（二）病因

股骨颈骨折多发于老人，平均年龄在 60 岁以上。由于老人肾气衰弱，股骨颈骨质疏松、脆弱，不需太大外力即可造成骨折。骨折多为间接外力引起，如平地滑倒，大粗隆部着地；或下肢于固定情况下，躯体猛烈扭转；或自高坠下足跟着地时沿股骨纵轴的冲击应力，均可引起股骨颈骨折。而青壮年的股骨颈骨折，多由严重损伤引起，如工、农业和交通事故，或由高处跌坠等引起，偶有因过量负重、行走过久而引起的疲劳性骨折。

（三）分型

股骨颈骨折，从不同方面有多种分型方法，而正确的分型对指导治疗和预后都有很重要的意义。

（1）按外力作用方向和损伤机制，可分为内收型和外展型：①内收型骨折移位大时将严重损伤关节囊血管，使骨折愈合迟缓，股骨头缺血坏死率增高。②外展型骨折比较稳定，血循环破坏少，愈合率高，预后较好。

（2）按骨折移位程度，分为有移位型骨折和无移位型骨折。

（3）按骨折部位，可分为头下型、颈型和基底型三种，以颈型最多，头下型次之，基底型多见于儿童。前两型骨折部位均在关节囊内，故又称囊内骨折；后一型的骨折部位在关节囊外，故又称囊外骨折。

（4）按骨折线倾斜度可分为稳定型和不稳定型。

（5）按骨折时间可分为新鲜型和陈旧型，一般以骨折在三周以内者为新鲜性骨折，若骨折后由于某种原因失治或误治，超过三周者为陈旧性骨折。

除以上各型外，还有因负重过度、长久行走而引起的股骨颈疲劳性骨折。

（四）临床表现

1.肢体功能障碍

虽因不同类型而有很大差异，但都有程度不等的功能受限。无移位的线形或嵌插型骨折，伤后尚可站立或勉强行走，特别是疲劳性骨折，能坚持较长时间的劳动。

2.肿胀

在不同类型的股骨颈骨折中，差异很大。关节囊内骨折多无明显肿胀和瘀斑，有些可在腹股沟中点出现小片瘀斑。外展嵌插型骨折也无明显肿胀，股骨颈基底部骨折多有明显肿胀，甚或可沿内收肌向下出现大片瘀血斑。

3.畸形

在不同类型的股骨颈骨折中，差异很大。无移位骨折、外展嵌插型骨折和疲劳性骨折的早期，均无明显畸形。而有移位的内收型骨折和股骨颈基底部骨折，多有明显畸形。

4.疼痛

腹股沟中点部的压痛，大粗隆部的叩击痛，沿肢体纵轴的推、顶、叩击、扭旋等的疼痛和大腿滚动试验阳性，为股骨颈骨折所共有。

二、治疗原则

(一)新鲜股骨颈骨折的治疗

1.无移位或外展嵌插型骨折

无须整复,卧床休息和限制活动即可。患肢外展 30°,膝下垫枕使髋、膝关节屈曲 30°~40° 位,大粗隆部外贴止痛膏,挤砖法固定维持体位。也可于上述体位下采用皮肤牵引,以对抗肌肉 收缩,预防骨折移位。一般牵引 6~8 周,骨折愈合后,可扶拐下床进行不负重活动。

2.内收型股骨颈骨折

临床上最多见的一种,治疗比较困难,不愈合率和股骨头坏死率也较高。为提高治愈率,减 少并发症,在全身情况允许的情况下,应尽早整复固定,常用的固定方法为经皮进行三根鳞纹钉 内固定。术后置患肢于外展 30°中立位,膝关节微屈,膝下垫软枕或其他软物,固定 3~4 周,可下 床扶拐不负重走。

(二)陈旧性股骨颈骨折的治疗

可根据不同情况,采取下述方法处理。

(1)骨折时间在 1 个月左右,可先用胫骨结节或皮肤牵引,1 周后进行 X 线检查。若仍未完 成复位者,可实行"牵拉推挤内旋外展"手法复位。复位后进行鳞纹针经皮内固定,3~4 周后可 扶拐下床不负重活动。

(2)骨折时间在 2~3 个月者,可进行股骨髁上牵引,1~2 周进行 X 线检查。若复位仍不满 意者,可辅以手法矫正残余错位,然后进行鳞纹针固定术,3~4 周后扶拐下床不负重活动。

(3)若骨折日久,折端上移,吸收均较严重,骨折不易愈合并有股骨头坏死的可能者,或陈旧 性股骨颈骨折不愈合者,可以采用鳞纹针固定加股骨颈植骨手术。植骨方法多采用带肌蒂骨瓣 或带血管蒂骨瓣,如股方肌骨瓣移植或带旋髂深血管的髂骨瓣移植较为常用,以改善局部血供, 有利于骨折愈合和股骨头复活。

三、护理

(一)护理要点

(1)股骨颈骨折多见于老年人,感觉及反应都比较迟钝,生活能力低下,并且有不少老年人合 并有其他疾病,如心脏病、高血压、糖尿病、脑血栓、偏瘫、失语、大小便失禁、气管炎、哮喘病等。 因此,护理人员首先应细致地观察、了解病情,给予及时适当的治疗和护理,同时要加强基础护 理,预防肺炎、泌尿系统感染、压疮等并发症的发生。

(2)鳞纹钉内固定术后,应严密观察患者体位摆放是否正确,正确的体位应保持患肢外展中 立位,严禁侧卧、患肢内收、外旋、盘腿坐,以防鳞纹钉移位。

(3)陈旧性股骨颈骨折进行带血管骨瓣移植术后,4 周内禁止患者坐起,以防骨瓣、血管蒂脱 落。伤口置负压引流管的患者,应注意观察引流液的量、颜色、性质,以及时发现出血的速度及 量,为治疗提供依据。

(二)护理问题

(1)疼痛。

(2)肿胀。

(3)应激的心理反应。

（4）有发生意外的可能。

（5）营养不良。

（6）生活自理能力下降。

（7）失眠。

（8）伤口感染。

（9）有发生并发症的可能。

（10）食欲缺乏。

（11）不能保持正确体位。

（12）功能锻炼主动性差。

（13）移植的骨瓣和血管有脱落的可能。

（14）股骨头置换有脱位的可能。

（三）护理措施

（1）一般护理措施：①创伤骨折、外固定过紧、压迫、伤口感染等均可引起疼痛，针对引起疼痛的不同原因对症处理，对疼痛严重而诊断已明确者，在局部对症处理前可应用吗啡、哌替啶、布桂嗪、曲马朵等镇痛药物，减轻患者的痛苦。②适当抬高患肢，如无禁忌应尽早恢复肌肉、关节的功能锻炼，促进损伤局部血液循环，以利于静脉血液及淋巴液回流，防止、减轻或及早消除肢体肿胀。③突然的创伤刺激的较重的伤势，可能会遗留较严重的肢体功能障碍或丧失，患者会有焦虑、恐惧、忧郁、消沉、悲观失望等应激的心理反应，要有针对性地进行医疗卫生知识宣教，以及时了解患者的思想情绪波动，通过谈心、聊天，有的放矢地进行心理护理。④有些骨折及老年患者合并有潜在的心脏病、高血压、糖尿病等疾病，受到疼痛刺激后，可能诱发脑血管意外、心肌梗死、心脏骤停等意外的发生，应予以密切观察，以防发生意外。⑤加强营养，提高机体的抗病能力，对严重营养缺乏的患者可从静脉补充脂肪乳剂、氨基酸、人血清蛋白等。⑥股骨颈骨折因牵引、手术或保持有效固定的被迫体位，长期不能下床，导致生活自理能力下降。应从生活上关心体贴患者，以理解宽容的态度主动与患者交往，了解生活所需，尽量满足患者的要求，并引导患者做一些力所能及的事，以助于锻炼和增强信心。同时告诫患者力所不及的事不要勉强去做，以免影响体位引起骨折错位。⑦因疼痛、恐惧、焦虑、对环境不熟悉、生活节奏被打乱等常导致患者失眠，应同情、关心、体贴患者，消除影响患者情绪的不良因素，使患者尽快适应医院环境。避免一切影响患者睡眠的不良刺激，如噪声、强光等，为患者创造一个安静舒适的优良环境，鼓励患者适当娱乐，分散患者对疾病的注意力。⑧注意观察伤口情况，伤口疼痛的性质是否改变，有无红肿、波动感。对于伤口污染或感染严重的，应根据情况拆除缝线，敞开伤口、中药外洗、抗生素湿敷等。同时定期细菌培养，合理有效使用抗生素，积极控制感染。⑨保持病室空气新鲜，温湿度适宜，定期紫外线消毒，预防感染。鼓励患者做扩胸运动、深呼吸、拍背咳痰、吹气球等，以改善肺功能，预防发生坠积性肺炎。保持床铺平整、松软、清洁、干燥、无皱褶、无渣屑。经常为患者温水擦浴，保持皮肤清洁。每天定时按摩骶尾部、膝关节、足跟等受压部位，预防压疮发生。督促患者多饮水，便后清洗会阴部，预防泌尿系统感染。多食新鲜蔬菜和水果，以防发生胃肠道感染和大便秘结。鼓励患者及早进行正确的活动锻炼，如肌肉的等长收缩、关节活动，辅以肌肉按摩，指导髌骨及关节的被动活动，以促进血液循环、维持肌力和关节的正常活动度，以防止发生肌肉萎缩、关节僵硬、骨质疏松等并发症。

（2）老年患者胃肠功能差，常发生紊乱：损伤早期，因情绪不佳，肝失条达，横逆反胃，往往导致消化功能减弱。①指导患者食素淡可口、易消化吸收的软食物,如米粥、面条、藕粉、青菜、水果等,忌食油腻或不易消化的食物,同时要注意色、香、味俱全,以提高患者食欲。②深入病房与之亲切交谈,进行思想、情感上的沟通,使患者心情舒畅、精神愉快。③做好口腔护理、保持口腔清洁。④加强功能锻炼,在床上进行一些力所能及的活动,促进消化功能恢复。⑤必要时,少食多餐,口服助消化的药物,以利消化。

(3)骨折整复后,要求患者被动体位,且时间较长,老年患者因耐受力差等因素,往往不能保持正确体位。①可向患者讲解股骨颈的生理解剖位置,说明保持正确体位的重要性和非正确体位会出现的不良后果,以取得患者积极合作。②患者应保持患肢外展中立位(内收型骨折外展20°~30°,外展型骨折外展15°左右即可),忌侧卧、盘腿、内收、外旋,以防鳞纹钉移位,造成不良后果。③老年患者因皮下脂肪较薄,长时间以同一姿势卧床难免不适,因此应保持床铺清洁平整、干燥,硬板床上褥子应厚些,并经常按摩受压部位,同时可协助患者适当半坐位,避免时间过长,以减轻不适。④抬高患肢,以利消肿止痛。⑤必要时穿丁字鞋,两腿之间放一枕头,以防患肢外旋、内收。

(4)由于对功能锻炼的目的不甚了解,甚至误认为功能锻炼会影响骨折愈合和对位,老年患者体质差,懒于活动等因素可导致功能锻炼主动性差。①向患者说明功能锻炼的目的及意义,打消思想顾虑,使其主动进行功能锻炼,配合治疗和护理。②督促和指导患者功能锻炼,使其掌握正确的功能锻炼方法,如股四头肌的等长收缩,踝、趾关节的自主运动。同时应给患者经常推拿、按摩髌骨,以防肌肉萎缩,髌骨粘连,膝、踝关节强直等。功能锻炼应循序渐进,量力而行,以不感到疲劳为度。③患者下床活动时,应指导患者正确使用双拐,患肢保持外展、不负重行走,2~3个月进行X线复查后,再酌情负重行走。

(5)移植的骨瓣和血管束在未愈合的情况下,如果髋关节活动度过大或患肢体位摆放不正确,均有造成脱落的可能。①术后4周内患者保持平卧位,禁止坐起和下床活动。患肢需维持在外展20°~30°中立位,禁止外旋、内收。②术后4~6周后,移植的骨瓣和血管束已部分愈合,方可鼓励和帮助患者坐起并扶拐下床做不负重活动。待3个月后进行X线检查,再酌情由轻到重进行负重行走。

(6)护理搬动方法不当、早期功能锻炼方法不正确、患者个体差异等因素均可造成所置换股骨头脱位的可能。①了解患者的手术途径、关节类型,以便做好术后护理,避免关节脱位。②术后应保持患肢外展中立位,必要时穿防外旋鞋,以防外旋引起脱位。③搬动患者时需将髋关节及患肢整个托起,指导患者将患肢保持水平位,防止内收及屈髋,避免造成髋脱位。④鼓励患者尽早进行床上功能锻炼,并使其掌握正确的功能锻炼方法,即在术后疼痛消失后,在床上锻炼股四头肌,臀肌,足跖屈、背伸等,以增强髋周围的肌肉力量,固定股骨头,避免过早进行直腿抬高活动。⑤如发生髋关节脱位,应绝对卧床休息,制动,以防发生血管、神经损伤,然后酌情处理。

(张秀梅)

第九节　股骨干骨折

股骨干骨折是指由小转子下至股骨髁上部位骨干的骨折。

一、病因和发病机制

由强大的直接暴力或间接暴力所致,多见于30岁以下的男性。直接暴力可引起横形或粉碎形骨折,间接暴力多为坠落伤,可引起斜形骨折或螺旋形骨折。

二、临床表现

股骨干骨折后出血多,当高能损伤时,软组织破坏,出血和液体外渗,肢体明显肿胀。常导致低血容量性休克。患侧肢体短缩、成角、旋转和功能障碍,可有骨擦感。如果损伤腘窝血管和神经,可出现远端肢体的血液循环、感觉、运动功能障碍。常见的并发症有低血容量性休克、脂肪栓塞综合征、深静脉血栓、创伤性关节炎等。

三、实验室及其他检查

X线正侧位摄片应包括其近端的髋关节和远端的膝关节。骨折早期进行血气监测,可监测脂肪栓塞的发生。

四、诊断要点

根据受伤史及受伤后患肢缩短、外旋畸形,X线正侧位片可明确骨折的部位和类型。

五、治疗要点

(一)儿童股骨干骨折的治疗

3岁以下儿童股骨干骨折常用Bryant架行双下肢垂直悬吊牵引。牵引重量以臀部稍悬空为宜。牵引时间为3~4周。由于儿童骨骼愈合塑形能力强,骨折断端即使重叠1~2 cm,轻度向前、外成角是可以自行纠正的。但不能有旋转畸形。

(二)成人股骨干骨折的治疗

一般采用骨牵引,持续股骨髁上或胫骨结节骨牵引,直到骨折临床愈合,一般需6~8周。牵引过程中要复查X线,了解复位情况。非手术治疗失败或合并有神经、血管损伤或伴有多发性损伤不宜卧床过久的老年人可采用切开复位内固定,钢板、螺钉、带锁髓内针固定。

六、护理要点

(一)牵引的护理

小儿垂直悬吊牵引时,经常触摸患儿足部温度、颜色及足背动脉的搏动情况,以防血液循环障碍及皮肤破损。为有效产生反牵引力,注意牵引时臀部要离开床面,两腿牵引重量要相等。成人牵引时要抬高床尾,保持牵引力方向与股骨干纵轴成直线。定期测量下肢长度和力线以保持有效牵引。骨牵引针处每天消毒,严禁去除血痂。注意检查足背伸肌功能。腓骨头处加垫软垫,以防腓总神经受损伤。防止发生压疮。

(二)功能锻炼

1.小儿骨折

炎性期卧床进行股四头肌的静力收缩。骨痂形成期,患儿从不负重行走过渡到负重行走。骨痂成熟期,由部分负重行走过渡到完全负重行走。

2.成人骨折

除疼痛减轻后进行股四头肌等长收缩外,还要练习踝关节、足关节等小关节的活动。去除外固定后,可进行行走训练,适应下床行走后,逐渐进行负重行走。

(张秀梅)

第十节　股骨粗隆间骨折

一、基础知识

(一)解剖生理

股骨粗隆间骨折,也叫转子间骨折,是指发生在大小粗隆之间的骨折。股骨大粗隆呈长方形,罩于股骨颈后上部,它的后上面无任何结构附着,由直接暴力引起骨折机会较大。小粗隆在股骨干之后上内侧,在大粗隆平面之下,髂腰肌附着其上。股骨粗隆部的结构主要是骨松质,老年时变得脆而疏松,易发生骨折,其平均年龄较股骨颈骨折还要高。骨折多沿粗隆间线由外上斜向小粗隆,移位多不大。由于该部周围有丰富的肌肉层,血运丰富,且骨折的接触面大,所以容易愈合,极少发生不愈合或股骨头缺血性坏死。但复位不良或负重过早常会造成畸形愈合,较常见的为髋内翻,并由于承重线的改变,可能在后期引起患侧创伤性关节炎。

(二)病因

股骨粗隆间骨折,多为间接外力损伤,好发于 65 岁以上老人,由于年老肝肾衰弱,骨质疏松变脆,关节活动不灵,应变能力较差,突遭外力身体失去平衡,仰面或侧身跌倒,患肢因过度外旋或内旋,或内翻而引起;或下肢于固定情况下,上身突然扭旋,以及跌倒时大粗隆与地面碰撞等扭旋、内翻和过伸综合伤所致。

(三)分型

股骨粗隆间骨折,根据损伤机制、骨折线的走行方向和骨折的局部情况,可分为顺粗隆间型、反粗隆间型和粉碎型骨折三种,其中以顺粗隆间型骨折最为多见。根据骨折后的移位情况,可分为无移位型和移位型两种,而无移位型骨折较为少见。根据受伤时间长短,可分为新鲜性和陈旧性骨折两种。

(四)临床表现

肿胀、疼痛、功能受限,有些可沿内收大肌和阔筋膜张肌向下、后出现大片瘀血斑,患肢可有程度不等的短缩,多有明显外旋畸形。X 线检查可明确骨折的类型和移位程度。

二、治疗原则

(一)无移位骨折

无须整复,只需在大粗隆部外贴接骨止痛之消定膏,患肢固定于 30°~40°外展位,或配合皮牵引。6 周左右骨折愈合后,可扶拐下床活动。

(二)顺粗隆间型骨折

手法整复,保持对位,以 5 kg 重量皮肤或胫骨结节牵引,维持患肢于 45°外展位,6~8 周

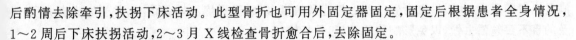

后酌情去除牵引,扶拐下床活动。此型骨折也可用外固定器固定,固定后根据患者全身情况,1～2周后下床扶拐活动,2～3月 X 线检查骨折愈合后,去除固定。

(三)粉碎性粗隆间骨折

手法复位后以胫骨结节或皮肤牵引,维持肢体于外展 45°位 8～10 周,骨折愈合后去除牵引,扶拐下床活动。

(四)反粗隆间型骨折

手法复位后采用股骨髁上或胫骨结节牵引,以 5～8 kg 重量,维持肢体于外展 45°位,固定 10 周左右,骨折愈合后去除牵引,扶拐下床活动。

(五)陈旧性粗隆间骨折

骨折时间 1 个月左右,全身情况允许,可在麻醉下进行手法复位,用胫骨结节或股骨髁上牵引,重量6～8 kg,维持患肢外展 45°位,6～8 周骨折愈合后,去除牵引,扶拐下床活动。

三、护理

(一)护理要点

1.股骨粗隆间骨折

多见于老年人,感觉及反应都比较迟钝,生活能力低下,并且有不少老年人合并有其他疾病,如心脏病、高血压、糖尿病、脑血栓、偏瘫、失语、大小便失禁、气管炎、哮喘病等。因此,护理人员首先应细致地观察、了解病情,给予及时适当的治疗和护理,同时要加强基础护理,预防肺炎、泌尿系统感染、压疮等并发症的发生。

2.牵引固定

应严密观察患者体位摆放是否正确,应保持患肢外展中立位,切忌内收,保持有效牵引。

(二)护理问题

有发生髋内翻的可能。

(三)护理措施

1.一般护理措施

(1)创伤骨折、外固定过紧、压迫、伤口感染等均可引起疼痛,针对引起疼痛的不同原因对症处理,对疼痛严重而诊断已明确者,在局部对症处理前可应用吗啡、哌替啶、布桂嗪、曲马朵等镇痛药物,减轻患者的痛苦。

(2)适当抬高患肢,如无禁忌应及早恢复肌肉、关节的功能锻炼,促进损伤局部血液循环,以利于静脉血液及淋巴液回流,防止、减轻或及早消除肢体肿胀。

(3)突然的创伤刺激及较重的伤势,可能会遗留较严重的肢体功能障碍或丧失,患者会有焦虑、恐惧、忧郁、消沉、悲观失望等应激的心理反应,要有针对性地进行医疗卫生知识宣教,以及时了解患者的思想情绪波动,通过谈心、聊天,有的放矢地进行心理护理。

(4)有些骨折的老年患者合并有潜在的心脏病、高血压、糖尿病等疾病,受到疼痛刺激后,可能诱发脑血管意外、心肌梗死、心脏骤停等意外的发生,应予以密切观察,以防发生意外。

(5)加强营养,提高机体的抗病能力,对严重营养缺乏的患者可从静脉补充脂肪乳剂、氨基酸、人血清蛋白等。

(6)股骨粗隆间骨折因牵引、手术或保持有效固定的被迫体位,长期不能下床,导致生活自理能力下降。应从生活上关心体贴患者,以理解宽容的态度主动与患者交往,了解生活所需,尽量满足患者的要求,并引导患者做一些力所能及的事,以助于锻炼和增强信心,并告诫患者力所不及的事不要勉强去做,以免影响体位,引起骨折错位。

(7)因疼痛、恐惧、焦虑、对环境不熟悉、生活节奏被打乱等常导致患者失眠,应同情、关心、体贴患者,消除影响患者情绪的不良因素,使患者尽快适应医院环境。避免一切影响患者睡眠的不良刺激,如噪声、强光等,为患者创造一个安静舒适的优良环境,鼓励患者适当娱乐,分散患者对疾病的注意力。

(8)注意观察伤口情况,伤口疼痛的性质是否改变,有无红肿、波动感。对于伤口污染或感染严重的,应根据情况拆除缝线敞开伤口、中药外洗、抗生素湿敷等。定期细菌培养,合理有效使用抗生素,积极控制感染。

(9)保持病室空气新鲜,温湿度适宜,定期紫外线消毒,预防感染。鼓励患者做扩胸运动、深呼吸、拍背咳痰、吹气球等,以改善肺功能,预防发生坠积性肺炎。保持床铺平整、松软、清洁、干燥、无皱褶、无渣屑。经常为患者温水擦浴,保持皮肤清洁。每天定时按摩骶尾部、膝关节、足跟等受压部位,预防压疮发生。督促患者多饮水,便后清洗会阴部,预防泌尿系统感染。多食新鲜蔬菜和水果,以防发生胃肠道感染和大便秘结。鼓励患者及早进行正确的活动锻炼,如肌肉的等长收缩、关节活动,辅以肌肉按摩,指导髌骨及关节的被动活动,以促进血液循环、维持肌力和关节的正常活动度,以防止发生肌肉萎缩、关节僵硬、骨质疏松等并发症。

2.股骨粗隆间骨折的特殊护理

(1)早期满意的整复和有效固定是防止发生髋内翻畸形的关键。因此,在整复对位后应向患者说明保持正确体位的重要性和必要性,以取得他们的配合。

(2)保持患肢外展、中立位,切忌内收,保持有效牵引,预防内收肌牵拉引起髋内翻畸形。

(3)为了防止患肢内收,应将骨盆放正,必要时进行两下肢同时外展中立位牵引,预防髋内翻畸形。

(4)牵引或外固定解除后,仍应保持患肢外展位,避免过早离拐。应在 X 线检查骨折已坚固愈合后,方可弃拐负重行走。

(张秀梅)

第十一节　胫腓骨干双骨折

一、概述

(一)概念

胫腓骨干骨折指胫骨平台以下至踝以上部分发生的骨折,占全身骨折的 13%～17%。

(二)相关病理生理

胫腓骨是长管状骨中最常发生骨折的部位,10 岁以下儿童尤为多见,其中以胫腓骨双骨折最多,胫骨骨折次之,单纯腓骨骨折最少。胫腓骨由于部位的关系,遭受直接暴力打击、压轧的机会较多,又因胫骨前内侧紧贴皮肤,所以开放性骨折较多见。严重外伤、创口面积大、骨折粉碎、污染严重、组织遭受挫裂伤为本病的特点。

（三）病因与分类

1.病因

（1）直接暴力：多为重物撞击伤、车轮碾轧等直接暴力损伤，可引起胫腓骨同一平面的横形、短斜形或粉碎性骨折。

（2）间接暴力：多为高处坠落后足着地，身体发生扭转所致。可引起胫骨、腓骨螺旋形或斜形骨折，软组织损伤较小，腓骨的骨折线高于胫骨骨折线。儿童胫腓骨干骨折常为青枝骨折。

2.分类

胫腓骨干骨折可分为：①胫腓骨干双骨折；②单纯胫骨干骨折；③单纯腓骨骨折。

（四）临床表现

1.症状

患肢局部疼痛、肿胀，不敢站立和行走。

2.体征

患肢可有反常活动和明显畸形。由于胫腓骨表浅，骨折常合并软组织损伤，形成开放性骨折，可见骨折端外露。胫骨上 1/3 骨折可致胫后动脉损伤，引起下肢严重缺血甚至坏死。胫骨中 1/3 骨折可引起骨筋膜室压力升高，胫前区和腓肠肌区可有张力增加。胫骨下 1/3 骨折由于血运差，软组织覆盖少，容易发生延迟愈合或不愈合。腓骨颈有移位的骨折可损伤腓总神经，可出现相应感觉和运动功能障碍。骨折后期，若骨折对位对线不良，使关节面失去平行，改变了关节的受力面，易发生创伤性关节。小儿青枝骨折表现为不敢负重和局部压痛。

（五）辅助检查

X 线检查应包括膝关节和踝关节，可确定骨折的部位、类型和移位情况。

（六）治疗原则

1.非手术治疗

（1）手法复位外固定：稳定的胫腓骨骨干横形骨折或短斜形骨折可在手法复位后用小夹板或长腿石膏固定，6～8 周可扶拐负重行走。单纯胫骨干骨折由于有完整腓骨的支撑，石膏固定 6～8 周后可下地活动。单纯胫骨干骨折若不伴有胫腓上、下关节分离，也无须特殊治疗。为减少下地活动时疼痛，用石膏固定 3～4 周。

（2）牵引复位：不稳定的胫腓骨干双骨折可采用腿骨结节牵引，纠正缩短畸形后手法复位，小夹板固定。6 周后去除牵引，改用小腿功能支架固定，或行长腿石膏固定，可下地负重行走。

2.手术治疗

手法复位失败、损伤严重或开放性骨折者应切开复位，选择钢板螺钉或髓内针固定。若固定牢固，手术 4～6 周后可负重行走。

二、护理评估

（一）一般评估

1.健康史

（1）一般情况：了解患者的年龄、职业特点、运动爱好、日常饮食结构、有无酗酒等。

（2）受伤情况：了解患者受伤的原因、部位和时间，受伤时的体位和环境，外力作用的方式、方向与性质，骨折轻重程度，急救处理的过程等。

（3）既往史：重点了解与骨折愈合有关的因素，如患者有无骨折史，有无药物滥用、服用特殊药物及药物过敏史,有无手术史等。

2.生命体征(T、P、R、BP)

(1)发热:骨折患者体温一般在正常范围。损伤严重或因血肿吸收,可出现低热但一般不超过38℃。开放性骨折出现高热,多由感染引起。

(2)休克:因骨折部位大量出血、剧烈疼痛或合并内脏损伤引起失血性或创伤性休克,多见于严重的开放性骨折。

3.患者主诉

受伤的原因、时间、外力方式与性质,骨折轻重程度及有无合并血管神经损伤、受伤时的体位和环境、急救处理的过程等。

4.相关记录

外伤情况及既往史;X线检查及实验室检查等结果记录。

(二)身体评估

1.术前评估

(1)视诊:肢体肿胀,有明显畸形。

(2)触诊:局部皮温可偏高,明显压痛;有骨擦音。

(3)动诊:可见反常活动,不能站立和行走。

(4)量诊:患肢有无短缩、双侧下肢周径大小、关节活动度。

2.术后评估

(1)视诊:牵引患者患肢保持外展中立位;外固定清洁、干燥,保持有效固定。

(2)触诊:患肢局部压痛减轻或消退。

(3)动诊:患肢根据愈合情况进行如活动足部、踝关节及小腿。

(4)量诊:患肢无短缩、双侧上肢周径大小相等、关节活动度无差异。

(三)心理-社会评估

评估心理状态,了解患者社会背景,致伤经过及家庭支持系统,对疾病的接受程度,是否承受心理负担,能否有效调节角色转换。

(四)辅助检查阳性结果评估

X线检查结果明确骨折具体部位、类型、稳定性及损伤程度。

(五)治疗效果的评估

(1)局部无压痛及叩击痛。

(2)局部无反常活动。

(3)内固定治疗者,X线检查显示骨折处有连续骨痂通过,骨折线已模糊。

(4)X线检查证实骨折愈合后可正常行走或负重行走。

(5)连续观察2周骨折处不变形。

三、主要护理诊断(问题)

(一)疼痛

疼痛与骨折、软组织损伤、肌痉挛和水肿有关。

(二)外周神经血管功能障碍的危险

外周神经血管功能障碍的危险与骨和软组织损伤、外固定不当有关。

（三）潜在并发症

肌萎缩、关节僵硬。

四、主要护理措施

（一）病情观察与并发症预防

1.病情观察

因骨折可损伤下肢重要神经或血管，观察患肢血液供应，如足背动脉搏动和毛细血管充盈情况，并与健肢比较，同时观察患肢是否出现感觉和运动障碍等。一旦发生异常，以及时报告医师并协助处理。

2.疼痛护理

及时评估患者疼痛程度，遵医嘱给予止痛药物。

3.牵引护理

（1）保持有效牵引，定期测量下肢的长度和力线，以免造成过度牵引和骨端旋转。

（2）注意牵引针是否有移位，若有移位应消毒后调整。

（3）预防腓总神经损伤，经常检查足部背伸运动，询问是否有感觉异常等情况。

（4）长期卧床者，骶尾处皮肤受压易发生压疮，给予睡气垫床，定时按摩受压处皮肤，足跟悬空。

（二）饮食

给予患者高热量、高蛋白、高纤维素、高钙、富含维生素及果胶成分饮食，如牛奶、鸡蛋、海米、虾皮、鱼汤、骨头汤、新鲜蔬菜和水果等。

（三）用药护理

了解药物不良反应，对症处理用药时观察其用药后效果。根据疼痛程度使用止痛药，并评估不良反应。

（四）心理护理

向患者和家属解释骨折的愈合是一个循序渐进的过程，充分固定能为骨折断端连接提供良好的条件。正确的功能锻炼可以促进断端生长愈合和患肢功能恢复。鼓励患者表达自己的思想，减轻患者及其家属的心理负担。

（五）健康教育

1.指导功能锻炼

复位固定后尽早开始趾间和足部关节的屈伸活动，做四头肌等长舒缩运动及髌骨的被动运动。有夹板外固定者可进行踝关节和膝关节活动，但禁止在膝关节伸直情况下旋转大腿，以防发生骨不连。去除牵引或外固定后遵医嘱进行膝关节和踝关节的屈伸练习和髋关节各种运动，逐渐下地行走。

2.复查

告知患者及家属若骨折远端肢体肿胀或疼痛明显加重，肢体感觉麻木、肢端发凉，应立即到医院复查并评估功能恢复情况。

3.安全指导

指导患者及家属评估家庭环境的安全性，妥善放置可能影响患者活动的障碍物。

五、护理效果评估

（1）患者是否主诉骨折部位疼痛减轻或消失，感觉舒适。

（2）患侧肢端能否维持正常的组织灌注，皮肤温度和颜色正常，末梢动脉搏动有力。

（3）能否避免低血容量休克等并发症的发生。一旦发生，能否及时发现和处理。

（4）患者在指导下能否按计划进行有效的功能锻炼，患肢功能恢复情况及有无活动障碍。

（张秀梅）

第十二节 髌骨骨折

髌骨，俗称膝盖骨，为全身最大的籽骨，是伸膝装置的重要组成部分。发生于该部位的骨折称为髌骨骨折，治疗不当常引起膝关节创伤性关节炎、膝关节僵硬。伤后膝关节前方肿胀、疼痛明显，可见皮肤瘀斑，常同时出现膝前皮肤擦伤，不能站立和行走，主动伸膝功能障碍。浮髌试验阳性，X线或CT检查进行确诊。

一、主要治疗

（一）非手术治疗

1.单纯石膏固定法

适用于无移位或轻度移位的骨折。

2.抱膝圈合并石膏固定法

适用于严重糖尿病、心脏病等不适合手术和经皮固定，而骨折块又有明显移位的骨折。

3.经皮固定法

（1）髌骨钳固定。

（2）抱聚髌器固定适用于横断型或者髌骨上下极撕脱性骨折。

（3）经皮钢针固定适用于横断型髌骨骨折。

（二）手术治疗

1.钢丝环扎固定

仅在星型骨折中尚有应用。

2.Magnuson固定法

适用于髌骨横断型骨折。

3.张力带钢丝固定

适用于髌骨横断型或者上下极撕脱性骨折。

4.改良张力带

适用于横断型或者髌骨上下极撕脱性骨折。

5.空心拉力螺钉加张力带固定

适用于髌骨横断型骨折。

6.镍钛-聚髌器(NT-PC)固定

适用于髌骨横断型和部分上极、下极和粉碎性骨折。

7.可吸收材料内固定

适用于髌骨纵型骨折。

8.髌骨切除

适用于严重粉碎性骨折。

二、护理措施

(一)体位护理

入院后根据骨折类型摆放患肢体位,将患肢平放或膝下垫软枕,使膝关节保持屈曲 5°～15° 功能位。保持患肢中立位,严禁外旋,预防腓总神经压伤。禁止膝关节屈曲运动、忌翻身、侧卧及下床行走。

(二)病情观察

注意观察患肢膝关节肿胀、末梢血液循环、感觉、运动情况。早期局部可进行冷敷。

(1)石膏固定术后,做好石膏固定术后观察和护理。

(2)抱膝圈固定术后注意局部皮肤颜色和血液循环的观察,预防松动滑脱,同时防止抱膝圈固定部位皮肤压伤。

(3)经皮固定后,注意观察针眼有无渗血、渗液及外固定是否稳妥,针眼敷料有渗血、渗液或污染时及时更换。同时注意保护外固定器具,预防碰撞、拉挂,引起外固定松动滑脱。

(4)术后注意观察伤口渗血渗液情况和绷带松紧度,避免手术创伤后肢体肿胀致绷带过紧引起腓总神经压伤。

(三)功能锻炼

(1)入院后开始鼓励患者进行患肢踝关节跖屈背伸锻炼,每天 2 次,每次 5～10 min,随着肿痛减轻及个人耐受逐渐增加,每 2 h 锻炼 1 次,每次 10～15 min,每个动作坚持 10 秒。

(2)根据治疗方法不同,在整复或术后保证复位良好、固定稳妥的前提下,进行主动及被动的关节活动训练,加强足踝部屈伸活动及股四头肌的收缩,预防股四头肌萎缩和伸膝无力。

单纯石膏固定或抱膝圈固定的患者,早期暂不进行股四头肌收缩锻炼,防止骨折移位或外固定松动滑脱。固定 2 周后方可进行。

经皮外固定 4 周～6 周,托板固定 2 周～3 周应及时解除,开始膝关节伸屈活动,每天2次,每次 5～10 min。

切开复位固定术后 1 周练习床上直腿抬高,即踝关节用力背伸,股四头肌和腓肠肌同时收缩形成肌夹板,将整个患肢慢慢抬起训练股四头肌肌力和患肢肌肉协调能力,每天 2 次,每次 5～10 min,并根据个人耐受渐增,开始时需要他人保护和协助下进行;2 周伤口愈合后可进行髌骨推移训练,每天 3 次,每次 10～15 min;3 周后即可在卧床及保护下练习膝关节伸屈运动。

对于髌骨全切除的患者,术后破坏了伸膝装置,可能出现股四头肌肌力下降、短缩、膝部疼痛、关节活动受限,应尽早进行股四头肌等长收缩锻炼,外固定解除后加强膝关节的伸屈活动和自主性运动。

骨折 6～8 周达到临床愈合后,可加大膝关节伸屈活动度训练,可以床沿屈膝练习,继而下地进行保护下的蹲起运动等。

(3)在骨折固定牢靠的情况下,早期可在 CPM 机上早期进行膝关节的连续被动运动,每天 2～3 次,每次 30～60 min,膝关节活动伸屈角度在医嘱指导下递增。

(四)健康教育

(1)告知患者骨折及处置后局部肿痛,伤肢应高于心脏水平,利于肿胀消退,减轻疼痛。

(2)骨折处置后因为石膏后托或术后绷带固定,可能会对腓总神经造成压迫。告知患者出现踝、趾关节感觉活动异常时,应及时告知医护人员。

(3)经皮外固定患者,穿衣应宽松,预防碰撞或拉挂。

(4)告知患者早期功能锻炼对伤肢功能恢复的重要性,取得患者的理解和配合。同时每一时期的锻炼内容都要在医护人员的指导下进行,因为不同类型的骨折可能因固定方法不同,锻炼内容会有所差异。锻炼整个过程应循序渐进。

(五)出院指导

(1)告知患者骨折处置后 1 个月、2 个月、3 个月、6 个月应到医院复查。

(2)带外固定出院的患者,如外固定松动滑脱或针眼有渗血、渗液时及时复查。术后患者告知如果局部出现红肿、疼痛或伤肢末梢感觉、运动与出院时有变化时,应及时复查处理。

(3)告知患者正确下床步骤和扶拐步行方法。

(张秀梅)

第十三节 关 节 脱 位

一、概述

关节稳态结构受到损伤,使关节面失去正常的对合关系,称为关节脱位。除了骨端对合失常外,其病理表现还有相应的骨端骨折、关节周围软组织损伤、关节腔的血肿及后期关节粘连异位骨化,丧失功能,可并发神经、血管损伤。创伤性脱位最多见,上肢脱位较下肢脱位常见。发生脱位的部位以肩关节、肘关节、髋关节多见。

(一)护理评估

1.健康史

(1)一般情况:如年龄、出生时的情况、对运动的喜好等。

(2)外伤史:评估患者有无突发外伤史,受伤后的症状和疼痛的特点、受伤后的处理方法。

(3)既往史:患者以前有无类似外伤病史、有无关节脱位的习惯、既往脱位后的治疗和回复情况等。

2.身体状况

(1)局部情况:患肢疼痛程度。有无血管和神经受压的表现、皮肤有无受损。

(2)全身情况:生命体征、躯体活动能力、生活自理能力等。

(3)辅助检查:X 线检查有无阳性结果发现。

3.心理-社会状况

患者的心理状态,对本次治疗有无信心。患者所具有的疾病知识和对治疗、护理的期望。

（二）常见护理诊断/问题

（1）疼痛：与关节脱位引起局部组织损伤及神经受压有关。

（2）躯体功能障碍：与关节脱位、疼痛、制动有关。

（3）有皮肤完整受损的危险：与外固定压迫局部皮肤有关。

（4）潜在并发症：血管、神经受损。

（三）护理目标

（1）患者疼痛逐渐减轻直至消失，感觉舒适。

（2）患者关节活动能力和舒适度得到改善。

（3）患者皮肤完整，未出现压疮。

（4）患者未出现血管、神经损伤，若发生能被及时发现和处理。

（四）护理措施

1.体位

抬高患肢并保持患肢处于关节的功能位，以利于回流，减轻肿胀。

2.缓解疼痛

（1）局部冷热敷：受伤 24 h 内局部冷敷，达到消肿止痛目的；受伤 24 h 后，局部热敷以减轻肌肉痉挛引起的疼痛。

（2）镇痛：应用心理暗示、转移注意力或放松治疗法等非药物镇痛方法缓解疼痛，必要时遵医嘱给予镇痛剂。

3.病情观察

定时观察患肢远端血运、皮肤颜色、温度、感觉和活动情况等，若发现患肢苍白、发冷、疼痛加剧、感觉麻木等，以及时通知医师。

4.保持皮肤完整性

使用石膏固定或牵引的患者，避免因固定物压迫而损伤皮肤。对皮肤感觉功能障碍的肢体，防止烫伤和冻伤。

5.心理护理

关节脱位多由意外事故造成，患者常焦虑、恐惧。在生活上给予帮助，加强沟通，使之心情舒畅，从而愉快地接受并配合治疗。

（五）护理评价

（1）疼痛得到有效控制。

（2）关节功能得以恢复，满足日常活动需要。

（3）皮肤完整，无压疮或感染发生。

（4）发生血管、神经损伤，若发生能被及时发现和处理。

二、肩关节脱位

肩关节脱位最为常见，约占全身关节脱位的 1/2。肩胛盂关节面小而浅，关节囊和韧带松大薄弱，有利于肩关节活动，但缺乏稳定性，容易脱位。

（一）病因和发病机制

肩关节脱位分为前脱位、后脱位、下脱位、盂上脱位，前脱位（图 10-3）又分为喙突下脱位、盂下脱位、锁骨下脱位，由于肩关节前下方组织薄弱，以前脱位最为多见。

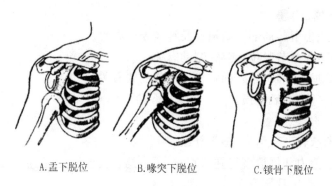

A.盂下脱位　　　　　B.喙突下脱位　　　　　C.锁骨下脱位

图 10-3　肩关节前脱位类型

导致肩关节脱位最常见的暴力形式为间接外力。摔倒时肘或手撑地,肩关节处于外展、外旋和后伸位,肱骨头滑出肩胛盂窝,位于喙突的下方,发生最常见的喙突下脱位。当肩关节极度外展、外旋和后伸,以肩峰作为支点通过上肢的杠杆作用发生盂下脱位。前脱位除了前关节囊损伤外,可有前缘的盂缘软骨撕脱,称 Bankart 损伤。也可造成肩胛下肌近止点处肌腱损伤,造成关节不稳定,成为脱位复发的潜在因素。肱骨头后上骨软骨塌陷骨折称 Hill-Saehs 损伤,肩关节脱位还常合并肱骨大结节撕脱骨折和肩袖损伤。

(二)临床表现

1.一般表现

外伤性肩关节前脱位主要表现为肩关节疼痛、周围软组织肿胀、关节活动受限。健侧手常用以扶持患肢前臂,头倾向患肩,以减少活动及肌牵拉,减轻疼痛。

2.局部特异体征

(1)弹性固定:上臂保持固定在轻度外展前屈位,任何方向上的活动都导致疼痛。

(2)杜加征阳性:患肢肘部贴近胸壁,患手不能触及对侧肩部,反之,患手放到对侧肩,患肘不能贴近胸壁。

(3)畸形:从前方观察患者,患肩失去正常饱满圆钝的外形,呈方肩畸形,患肢较健侧长,是肱骨头脱出于喙突下所致。

(4)关节窝空虚:除方肩畸形外,触诊肩峰下有空虚感,可在肩关节盂外触到脱位肱骨头。

(三)诊断要点

结合外伤病史,如跌倒时手掌撑地,肩部出现外展外旋,或肩关节后方直接受到剧烈撞击,就诊时患者特有的体态和临床表现,以及 X 线检查可以确诊。

(四)实验室及其他检查

影像学检查 X 线检查可以了解脱位的类型,还能明确是否合并骨折。必要时行 MRI 检查,可进一步了解关节囊、韧带及肩袖损伤。

(五)治疗要点

包括急性期的复位、固定和恢复期的功能锻炼。

1.复位

(1)手法复位。新鲜脱位应尽早进行复位,以便早期解除病痛。切忌暴力强行手法复位,以免损伤神经、血管、肌肉,甚至造成骨折。经典方法有两种。①Hippocrates 法(图 10-4),医师站于患者的患侧,沿患肢畸形方向缓慢持续牵引的同时以足蹬于患侧腋窝,逐渐增加牵引力量,轻柔旋转上臂,借用足作为支点,内收上臂,完成复位。②Stimson 法(图 10-5),患者俯卧于床,患肢垂于床旁,用布带将 2.3～4.5 kg 重物悬系患肢手腕自然牵拉10～15 min,肱骨头可在持续牵引中自动复位。该法安全、有效。

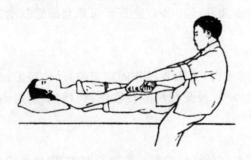

图 10-4　肩关节前脱位 Hippocrates 法复位

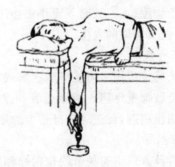

图 10-5　肩关节脱位 Stimson 法复位

(2)切开复位:如手法正确仍不能完成复位者,可采用切开复位。切开复位指征:软组织嵌入、肩胛盂骨折移位、合并大结节骨折、肱骨头移位明显,影响复位和稳定者,以及手法复位失败者。

2.固定

复位成功后,损伤的关节囊、韧带、肌腱、骨与软骨必须通过制动来修复。应使患肢内旋肘关节屈曲 90°于胸前,腋窝垫棉垫,以三角巾悬吊或将上肢以绷带与胸壁固定。关节囊破损明显或仍有肩关节半脱位者,将患侧手置于对侧肩上,上肢贴胸壁,腋窝垫棉垫,用绷带固定于胸壁前。40 岁以下患者宜制动3～4 周;40 岁以上患者,制动时间可相应缩短,因为年长者复发性肩关节脱位发生率相对较低,而肩关节僵硬却常有发生。

3.功能锻炼

肩关节的活动锻炼应开始于制动解除以后,而且应循序渐进,切忌操之过急。固定期间,活动腕部和手指,症状缓解后指导患者用健手被动外展和内收患肢。3 周后指导患者锻炼患肢。方法:弯腰 90°,患肢自然下垂,以肩为顶点做圆锥环转,范围逐渐增大。4 周后,指导患者手指爬墙外展、举手摸头顶、借力臂上举等,使肩关节功能恢复。

(六)护理要点

1.心理护理

给予患者生活上的照顾,以及时解决困难,精神安慰,缓解紧张心理。

2.病情观察

移位的骨端可压迫邻近的血管和神经,引起患肢缺血、感觉、运动障碍。对皮肤感觉功能障碍的肢体要防止烫伤。定时检查患肢末端的血液循环状况,若发现患肢苍白、发冷、大动脉搏动消失,提示有大动脉损伤的可能,应及时处理。动态观察患肢的感觉和运动,以了解患肢神经损伤的程度和恢复情况。

3.复位

做好复位前的身体与心理准备。复位前给予适当的麻醉,以减轻疼痛,同时使用肌肉松弛剂,利于复位。复位成功后被动活动。

4.固定

向患者及家属讲解复位后固定的目的、方法、意义、注意事项。使之充分了解关节脱位后复位固定的重要性。固定期间,要保持固定有效,经常观察患者肢体位置是否正确;固定时间不宜过长,固定时间过长易发生关节僵硬;固定时间过短,损伤得不到充分修复,易发生再脱位。一般固定3周左右,若合并骨折、陈旧性脱位、习惯性脱位,应适当延长固定的时间。由于肩关节脱位患肢固定于胸壁,注意腋窝下要垫棉垫以保护腋窝胸壁皮肤。40岁以上患者可适当缩短制动时间,注意肩关节僵硬的发生。

5.缓解疼痛

早期正确复位固定可使疼痛缓解或消失。移动患者时,帮患者托扶固定患肢,动作轻柔,避免因活动患肢加重疼痛。指导患者和家属应用心理暗示、松弛疗法等转移注意力而缓解疼痛。遵医嘱应用镇痛剂,促进患者舒适与睡眠。

6.健康指导

向患者及家属讲解关节脱位治疗和康复知识,讲述功能锻炼的重要性和必要性,指导并使患者能自觉地按计划进行正确的功能锻炼,减少盲目性。

三、肘关节脱位

全身大关节中,肘关节脱位的发生率相对低,约占总发病数的1/5。脱位后如不及时复位,容易导致前臂缺血性痉挛。

(一)病因和脱位机制

肘关节脱位可有后脱位、外侧方脱位、内侧方脱位和前脱位,其中后脱位最常见(图10-6),多为间接暴力所致。摔倒时前臂旋后位手掌撑地,由于肱骨滑车横轴线向外倾斜,使所传达的暴力达到肘部时转成肘外翻及前臂旋后过伸的应力,尺骨鹰嘴突在鹰嘴窝内呈杠杆作用,导致尺桡骨近端同时被推向后外侧,产生后脱位。肘前关节囊及肱前肌撕裂,后关节囊及内侧副韧带损伤,可合并肱骨内上髁骨折、正中神经和尺神经损伤。晚期可发生骨化性肌炎。

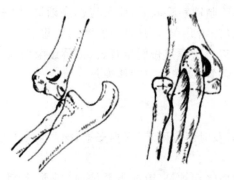

图10-6　肘关节后脱位

(二)临床表现

1.一般表现

伤后局部疼痛、肿胀、功能和活动受限。

2.特异体征

(1)畸形:肘后突,前臂短缩,肘后三角相互关系改变,鹰嘴突出内外髁,肘前皮下可触及肱骨下端。

(2)弹性固定:肘处于半屈近于伸直位,屈伸活动有阻力。

(3)关节窝空虚:肘后侧可触及鹰嘴的半月切迹。

3.并发症

脱位后,由于肿胀而压迫周围神经、血管。后脱位时可伤及正中神经、尺神经、肱动脉。

(1)正中神经损伤:成"猿手"畸形,拇指、示指、中指感觉迟钝或消失,不能屈曲,拇指不能外展和对掌。

(2)尺神经损伤:成"爪状手"畸形,表现为手部尺侧皮肤感觉消失,小鱼际及骨间肌萎缩,掌指关节过伸,拇指不能内收其他四指不能外展及内收。

(3)动脉受压:患肢血循环障碍,表现为患肢苍白、发冷、大动脉搏动减弱或消失。

(三)实验室及其他检查

X线检查用以证实脱位及发现合并的骨折。

(四)诊断要点

有外伤史,以跌倒手掌撑地最常见,根据临床表现和 X 线检查可明确诊断。

(五)治疗要点

1.复位

一般均能通过闭合方法完成复位。助手沿畸形关节方向对前臂和上臂作牵引和反牵引,术者从肘后用双手握住肘关节,以指推压尺骨鹰嘴向前下,同时矫正侧方移位,助手在复位过程中配合维持牵引并逐渐屈肘,出现弹跳感则表示复位成功。

2.固定

用长臂石膏或超关节夹板固定肘关节于功能位,3 周后去除固定。

3.功能锻炼

要求主动渐进活动关节,避免超限和被动牵拉关节。固定期间,可主动伸掌、握拳、屈伸手指等,去除固定后练习肘关节屈伸旋转以利功能恢复。

(六)护理要点

1.固定

注意观察固定的正确有效,固定期间保持肘关节的功能位,不可随意放松。

2.保持清洁、平整

肘关节周围皮肤保持清洁,石膏夹板内衬物保持平整。

3.指导活动

指导患者活动患侧掌指,按摩患肢,防止肌肉萎缩。

四、桡骨头半脱位

桡骨头半脱位是小儿多见的日常损伤,俗称牵拉肘。多发生在 5 岁以内,以 2～3 岁最常见。

(一)损伤机制与病理

患儿肘关节处于伸直位,前臂旋前时突然受到牵拉致伤。前臂旋前时,桡骨头容易从环状韧带的撕裂处脱出,使环状韧带嵌于肱桡关节间隙内。一般环状韧带滑脱不到桡骨头周径的一半,所以屈肘和前臂旋后容易复位。5 岁以后,环状韧带增厚,附着力渐强,不易发生半脱位。

(二)临床表现

患儿被牵拉受伤后,因疼痛哭闹,不让触动患部,不肯使用患肢,特别是举起前臂。检查发现前臂多呈旋前位,半屈;桡骨头处可有压痛,但无肿胀和畸形;肘关节活动受限。

(三)辅助检查与诊断

X 线检查无阳性发现。诊断主要依靠牵拉病史、症状和体征。

(四)治疗要点

1.复位

闭合复位多能成功。方法是一手握住患儿的前臂和腕部,另一手握住肘关节,拇指压住桡骨头,使前臂旋后多能获得复位。

2.固定

复位后无须特殊固定,用三角巾或布带悬吊患肢于功能位 1 周即可。

(五)护理要点

嘱患儿家属勿强力牵拉患儿手臂,复位后症状不能立即消除者,要密切观察一段时间来明确复位是否成功。

五、髋关节脱位

髋关节是身体最大的杵臼关节,结构稳固,周围有强大韧带和肌肉附着,只有高能暴力才能导致脱位,如车祸中高速暴力撞击。按股骨头的移位方向,髋关节脱位分为前脱位、后脱位和中心脱位,其中后脱位最多见,占 85%～90%。以髋关节后脱位为例详细阐述。

(一)病因、病理与分类

1.脱位机制

髋关节后脱位一般发生于交通事故时,患者处于髋关节屈曲内收和屈膝体位,强力使大腿急剧内收、内旋时,迫使股骨颈前缘抵于髋臼前缘形成支点,因杠杆作用股骨头冲破后关节囊,滑向髋臼后方形成后脱位。如暴力自前方作用于屈曲的膝,沿股骨纵轴传达到髋,也可使股骨头向后方脱位。

2.分类

临床上按有无合并骨折分型。①Ⅰ型:无骨折伴发,复位后无临床不稳定。②Ⅱ型:闭合手法不可复位,无股骨头或髋臼骨折。③Ⅲ型:不稳定,合并关节面、软骨或骨碎片骨折。④Ⅳ型:脱位合并髋臼骨折,须重建,恢复稳定和外形。⑤Ⅴ型:合并股骨头或股骨颈骨折。

(二)临床表现

脱位后出现髋部疼痛,髋关节活动受限。患肢呈屈曲、内收、内旋及短缩畸形,臀部可触及向后上突出移位的股骨头。可合并坐骨神经损伤,表现为大腿后侧、小腿后侧及外侧和足部全部感觉消失,膝关节屈曲,小腿和足部全部肌瘫痪,足部出现神经营养性瘫痪。

(三)实验室及其他检查

X 线检查 X 线正位、侧位和斜位像可明确诊断。应注意是否合并骨折,特别是容易漏诊的股骨干骨折。CT 可清楚显示髋臼后缘及关节内骨折情况。

(四)诊断要点

根据明显暴力外伤史,临床表现有疼痛、髋关节不能活动等确定诊断。

(五)治疗要点

对于Ⅰ型损伤可采取 24 h 内闭合复位治疗。对于Ⅱ～Ⅴ型损伤,多主张早期切开复位和对并发的骨折进行内固定。

1.闭合复位方法

应充分麻醉,使肌肉松弛。

(1)Allis 法(图 10-7)。患者仰卧于地面垫上,助手双手向下按压两侧髂前上棘以固定骨盆。术者一手握住患肢踝部,另一前臂置于小腿上端近腘窝处,使髋、膝关节屈曲 90°,再向上用力提拉持续牵引。待肌松弛后,再缓慢内旋、外旋,当听到或感到弹响,表示股骨头滑入髋臼,然后伸直患肢。若局部畸形消失、关节活动恢复,表示复位成功。

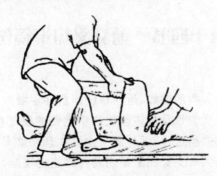

图 10-7　Allis 法复位

(2)Stimson 法(图 10-8)。患者俯卧于检查床上,患侧下肢悬空,髋及膝各屈曲 90°。助手固定骨盆,术者一手握住患者的踝部,另一手置于小腿近侧,靠近腘窝部,沿股骨纵轴向下牵拉,即可复位。

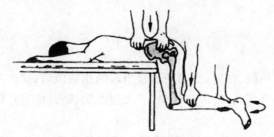

图 10-8　Stimson 法复位

2.切开复位术

当有梨状肌阻挡、关节囊嵌闭或骨软骨碎片卷入关节时,手法复位多失败。合并髋臼骨折片较大,影响关节稳定时,应手术切开复位,同时将骨折复位内固定。

3.固定

复位后患肢皮牵引 3 周。4 周后可持腋杖下地活动,3 个月后可负重活动。

4.功能锻炼

固定期间进行股四头肌收缩训练、未固定关节的活动。3 周后,活动关节。4 周后,皮牵引去除,指导患者拄双拐下地活动。3 个月内患肢不负重,以防股骨头缺血坏死及受压变形。3 个月后,经 X 线证实股骨头血供良好者,尝试去拐步行。

(六)护理要点

1.指导活动

髋关节脱位后常需皮牵引,牵引期间指导患者行股四头肌收缩训练,防止肌肉萎缩。

2.预防压疮

需长期卧床者注意做好皮肤护理预防压疮。

3.饮食护理

注意合理膳食,保持排便规律,预防便秘。

（买万茹）

第十四节　前交叉韧带损伤

近年来随着参加体育运动人数的增加,运动系统损伤逐年增加,而膝关节前交叉韧带损伤是最常见的运动损伤之一。前交叉韧带是人体膝关节中重要的稳定性结构,前内侧束主要生理功能是维持膝关节屈曲位的前直向稳定性,后外侧束主要生理功能是维持膝关节的旋转稳定性和伸直位的前直向稳定性。因膝关节交叉韧带损伤后自愈能力较差,且继发可出现胫骨前移、膝关节不稳,导致关节软骨及半月板的损害,所以如果损伤后治疗不及时可致骨性关节炎。目前主要的治疗方案包括保守治疗(即以石膏固定膝关节为主),传统切开韧带断端直接缝合修补术及关节镜下前交叉韧带重建术。因关节镜下重建前交叉韧带具有创伤小、操作视野清晰、术后康复快等优点,得到了广泛的认可和应用,目前已成为前交叉韧带损伤后主要的治疗方法。

一、护理评估

(一)术前评估

1.健康史

(1)个人情况:患者的年龄、性别、受伤经过及引起损伤的原因,损伤后的处理。

(2)既往史:既往有无外伤、长期卧床病史;有无冠心病、高血压、糖尿病等全身疾病。

2.身体状况

(1)膝关节局部皮肤的色泽、皮温,患肢毛细血管充盈度及动脉的搏动情况,有无血管危象发生。

(2)急性损伤有合并无重要脏器的损伤。

(3)疼痛部位、程度及性质。

(4)患肢感觉、活动及反射情况。

3.心理社会状况

(1)患者及家属是否了解前交叉韧带损伤的特点及治疗康复的目的和重要性。

(2)患者的心理状态、家庭及社会支持情况如何。

(二)术后评估

(1)患肢伤口渗血、渗液。

(2)患肢肢端血液循环情况、肿胀程度、组织张力等。

(3)有无深静脉血栓、肢体失用性综合征等并发症发生。

二、常见护理诊断

(一)疼痛

疼痛与炎症、损伤及平滑肌痉挛有关。

(二)潜在并发症

潜在并发症如深静脉血栓、肢体失用性综合征。

(三)知识缺乏

缺乏疾病治疗与康复的相关知识。

三、护理目标

(1)患者的疼痛程度减轻。

(2)患者未发生并发症,或并发症发生后得到及时发现与处理。

(3)患者知晓疾病治疗与康复的相关知识。

四、护理措施

(一)非手术治疗患者的护理

1.用药护理

(1)消炎止痛药物的不良反应主要有胃痛、腹胀、恶心、食欲缺乏等。如患者反应强烈,可遵医嘱更换药物或辅以护胃治疗。

(2)定期查肝功能、血常规。如检查结果改变明显,应停止服用,改用其他治疗方法。

(3)注意观察患者局部疼痛情况有无减轻。

2.冷敷、理疗护理

严密观察局部皮肤有无冻伤和疼痛加重情况。

3.石膏固定护理

(1)病情观察:①肢体血液循环,如皮肤颜色苍白、发绀、剧烈疼痛、麻木时,应立即报告医师。②伤口渗血渗液,当血液渗出石膏表面时,可将每次在石膏表面观察到的血迹画线并记录时间,根据血迹扩大范围判定出血量及是否继续出血;若石膏表面无渗血时,应观察石膏低位处,如长臂石膏的腋窝下,髋人字石膏的腰背部是否有血液流出;注意不能翻身的患者石膏出血量的观察。

(2)安置正确体位:四肢石膏固定者患肢应高于心脏水平面并放置稳妥,避免旋转、扭曲;躯干部石膏固定应将躯体凹部用垫枕支起,并注意将骨突部悬空,使患肢舒适。在翻身或搬动时必须保持固定位置不变,防止石膏断裂、变形等意外情况发生。

(3)生活护理:定时翻身,保持床单位清洁、平整;避免石膏污染,保持石膏清洁、干燥、边缘整齐;髋人字石膏及石膏短裤的患者,须保持会阴部清洁;石膏远端暴露的肢体,应注意保暖,防止受凉。

(4)功能锻炼:向患者交代石膏固定的时间,指导、鼓励患者多活动未固定的关节及肌肉,以免造成关节僵直和肌肉萎缩。

(二)手术治疗患者的护理

1.术前护理

(1)术前常规准备:包括交叉配血、麻醉前用药及有关检查等。

(2)病情观察：随时观察患肢血液循环、感觉运动情况及有无皮肤温度、颜色的改变。

2.术后护理

(1)病情观察。①患肢血液循环，观察有无皮肤苍白、皮温降低、毛细血管充盈时间延长、肢端动脉搏动减弱及消失的血管危象表现。一旦发生血管危象，应立即松开绷带敷料；若 1～2 h 未见好转，立即行手术探查。②切口渗血情况，观察切口敷料处有无渗血渗液，如有渗出大量鲜红血液，应立即通知医师并协助处理。

(2)预防感染。切口敷料污染时，应及时更换。

(3)包扎与抬高患肢。术后患肢膝关节加压包扎，用软枕抬高 3 天，用支具将膝关节活动固定于 0°伸直位 1 周。检查肢体有无受压，以及时松解过紧的包扎，观察有无水疱、血肿等现象。

(4)活动锻炼。①术后麻醉清醒鼓励患者行踝泵运动，术后第 1 天行下肢肌肉的等长收缩锻炼。②术后 1 周，将膝关节活动支具调至 0°～30°，活动固定膝关节，同时指导患者行膝关节主动及被动屈曲活动锻炼。③术后 4 周内，患者屈曲≤90°，并训练患肢部分负重逐渐过渡至完全负重。④术后 4～6 周，主要进行跨步训练、平衡训练、下蹲锻炼。⑤术后 6 周后，可行去除支具的活动锻炼，但行半月板缝合术后患者需佩戴支具 8 周。

五、健康教育

应向患者讲解石膏固定的目的及注意事项，注意勿折断或浸湿石膏；同时锻炼远端关节，预防关节畸形或挛缩；嘱患者不要随意取下或拆除支具，避免缝合的韧带在愈合前发生再断裂。

六、护理评价

(1)患者的疼痛程度是否减轻。

(2)患者是否出现并发症，若并发症发生是否得到及时发现和处理。

(3)患者是否知晓疾病治疗与康复的相关知识。

（买万茹）

第十五节 脊柱骨折

一、概述

(一)概念

脊柱骨折又称脊椎骨折，占全身各类骨折的 5%～6%。脊柱骨折可以并发脊髓或马尾神经损伤，特别是颈椎骨折-脱位合并有脊髓损伤时能严重致残甚至丧失生命。

(二)相关病理生理

脊柱分为前中后三柱。中柱和后柱包裹了脊髓和马尾神经，该区的损伤可以累及神经系统，特别是中柱损伤，碎骨片和髓核组织可以突入椎管的前半部而损伤脊髓。胸腰段脊柱（$T_{10} \sim L_2$）处于两个生理弧度的交汇处，是应力集中之处，也是常见骨折之处。

(三)临床表现

有严重的外伤史,如高空坠落,重物撞击腰背部,塌方事件被泥土、矿石掩埋等。胸腰椎损伤后,主要症状为局部疼痛,站立及翻身困难。腹膜后血肿刺激了腹腔神经节,合并肠蠕动减慢,常出现腹痛、腹胀甚至肠麻痹症状。

检查时要详细询问病史、受伤方式、受伤时姿势、伤后有无感觉及运动障碍。注意多发伤,多发伤患者往往合并有颅脑、胸、腹脏器的损伤。要先处理紧急情况,抢救生命。检查脊柱时暴露面应足够,必须用手指从上至下逐个按压棘突,如发现位于中线部位局部肿胀和明显的局部压痛,提示后柱已有损伤;胸腰段脊柱骨折常可摸到后凸畸形。

(四)辅助检查

1.影像学检查

(1)X线检查:有助于明确脊椎骨折的部位、类型和移位情况。

(2)CT检查:用于检查椎体的骨折情况,椎管内有无出血及碎骨片。

(3)MRI检查:有助于观察及确定脊髓损伤的程度和范围。

2.肌电图

测量肌的电传导情况,鉴别脊髓完整性的水平。

3.实验室检查

除常规检查外,血气分析检查可判断有通气不足危险患者的呼吸状况。

(五)治疗原则

1.抢救生命

脊柱损伤患者伴有颅脑、胸、腹脏器损伤或并发休克时,首先处理紧急问题,抢救生命。

2.卧硬板床

胸腰椎骨折和脱位,单纯压缩骨折椎体压缩不超过1/3者,可仰卧于木板床,在骨折部加枕垫,使脊柱过伸。

3.复位固定

较轻的颈椎骨折和脱位者用枕颌带做卧位牵引复位;明显压缩移位者做持续颅骨牵引复位。牵引重量3～5 kg,复位后用头颈胸支具固定3个月。胸腰椎复位后用腰围支具固定。也可用两桌法或双踝悬吊法复位,复位后不稳定或关节交锁者,可手术治疗,做植骨和内固定。

4.腰背肌锻炼

胸腰椎单纯压缩骨折,椎体压缩不超过1/3者,在受伤后1～2天开始进行,利用背伸肌的肌力及背伸姿势,使脊柱过伸,借椎体前方的前纵韧带和椎间盘纤维环的张力,使压缩的椎体自行复位,恢复原形状。严重的胸、腰椎骨折和骨折脱位,可通过腰背肌功能锻炼,使骨折获一定程度的复位。

二、护理评估

(一)一般评估

1.健康史

(1)一般情况:了解患者的年龄、职业特点、运动爱好、日常饮食结构、有无酗酒等。

(2)受伤情况:了解患者受伤的原因、部位和时间,受伤时的体位、症状和体征,搬运方式、现场及急诊室急救情况,有无昏迷史和其他部位复合伤等。

（3）既往史与服药史：有无脊柱受伤或手术史。

2.生命体征(T、P、R、BP)与意识

评估患者的呼吸、血压、脉搏、体温及意识情况，包括呼吸形态、节律、频率、深浅、呼吸道是否通畅、患者能否有效咳嗽和排除分泌物；有无心动过缓和低血压；有无出汗，患者皮肤的颜色、温度；有无体温调节障碍。对伴有颅脑损伤的患者，可用格拉斯昏迷量表评估患者的意识情况。排尿和排便情况，患者有无尿潴留或充盈性尿失禁；尿液颜色、量和比重；有无便秘或大便失禁。

3.患者主诉

受伤的时间、原因和部位，受伤时的体位、症状和体征，搬运方式，现场及急诊室急救的情况，有无昏迷史和其他部位的合并伤。患者既往健康情况，有无脊柱受伤或手术史，近期有无因其他疾病而服用药物，应用剂量、时间和疗程。

4.相关记录

疼痛评分、全身皮肤及其他外伤情况。

(二)身体评估

1.视诊

受伤部位有无皮肤组织破损，局部肤色和温度，有无活动性出血及其他复合性损伤的迹象。

2.触诊

评估感觉和运动情况，患者的痛、温、触及位置觉的丧失平面及程度。

3.叩诊

叩诊患肢神经反射是否正常。

4.动诊

肢体感觉，活动和肌力的变化，双侧有无差异，有无腹胀和麻痹性肠梗阻征象。

(三)心理-社会评估

评估患者有无恐惧、紧张心理；评估患者和亲属对疾病的心理承受能力和对相关康复知识的认知程度，家庭及社会支持情况。

(四)辅助检查阳性结果评估

评估患者的影像学检查和实验室检查结果有无异常，以帮助判断病情和预后。

(五)治疗效果的评估

1.术前评估要点

（1）术前实验室检查结果评估：血常规及血生化、腰椎 X 线片、心电图等。

（2）术前术区皮肤、饮食、肠道、用药准备情况。

（3）患者准备：评估患者对手术过程的了解程度，有无过度焦虑或者担忧；对预后的期望值等。

2.术后评估要点

（1）生命体征的评估：术后 24 h 内，密切观察生命体征的变化，进行床边心电监护，每 30 min 至 1 h 记录 1 次，观察有无因术中出血、麻醉等引起血压下降。

（2）体位评估：是否采取正确的体位，以保持脊柱功能位及舒适为标准。

（3）术后感觉，运动和各项功能恢复情况。

（4）功能锻炼情况，如患者是否按计划进行功能锻炼及有无活动障碍引起的并发症出现。

三、主要护理诊断

(一)有皮肤完整性受损的危险

皮肤受损与活动障碍和长期卧床有关。

(二)潜在并发症

潜在并发症,如脊髓损伤。

(三)有失用综合征的危险

失用综合征与脊柱骨折长期卧床有关。

四、护理措施

(一)病情观察与并发症预防

1.脊髓损伤的观察和预防

观察患者肢体感觉、运动、反射和括约肌功能是否随着病情发展而变化,以及时发现脊髓损伤征象,报告医师并协助处理。尽量减少搬动患者,搬运时保持患者的脊柱中立位,以免造成或加重脊髓损伤。对已发生脊髓损伤者做好相应护理。

2.疼痛护理

及时评估患者疼痛程度,遵医嘱给予止痛药物。

3.预防压疮

(1)定时翻身:间歇性解除压迫是有效预防压疮的关键,故在卧床期间应每 2～3 h 翻身 1 次。翻身时采用轴线翻身法,胸腰段骨折者双臂交叉放于胸前,两护士分别托扶患者肩背部和腰腿部翻至侧卧位;颈段骨折者还需 1 人托扶头部,使其与肩同时翻动。患者自行翻身时,应先挺直腰背部再翻身,以利用绷紧的躯干肌肉形成天然内固定夹板。侧卧时,患者背后从肩到臀用枕头抵住以免腰胸部脊柱扭转,上腿屈髋屈膝而下腿伸直。两腿间垫枕以防髋内收。颈椎骨折患者不可随意低头、抬头或转动颈部,遵医嘱决定是否垫枕及枕头放置位置。避免在床上拖拽患者,以减少局部皮肤剪切力。

(2)合适的床铺:床单清洁干燥和舒适,有条件的可使用特制翻身床、明胶床垫、充气床垫、波纹气垫等。注意保护骨突出部位,使用垫枕将各肢体保持良肢位并使骨突部位悬空,定时对受压的骨突部位进行按摩。保持个人清洁卫生和床单清洁干燥。

(3)增加营养:保证足够的营养素摄入,提高机体抵抗力。

4.牵引护理

(1)颅骨牵引时,每班检查牵引,并拧紧螺母,防止牵引弓脱落。

(2)牵引重锤保持悬空,不可随意增减或移去牵引重量,定期测量下肢的长度和力线,以免造成过度牵引和骨端旋转。

(3)注意牵引针是否有移位,若有移位应消毒后调整。

(4)保持对抗牵引力:颅骨牵引时,应抬高床头,若身体移位,抵住了床头,及时调整,以免失去反牵引作用。

(5)告知患者和家属牵引期间牵引方向与肢体方向应成直线,以达到有效牵引。

(二)饮食

给予患者高热量、高蛋白、高纤维素、高钙、富含维生素及果胶成分饮食。如牛奶、鸡蛋、海米、虾皮、鱼汤、骨头汤、新鲜蔬菜和水果等。

(三)用药护理

了解药物不良反应,对症处理用药时观察其用药后效果。根据疼痛程度使用止痛药,并评估不良反应。

(四)心理护理

向患者和家属解释骨折的愈合是一个循序渐进的过程,充分固定能为骨折断端连接提供良好的条件。正确的功能锻炼可以促进断端生长愈合和患肢功能恢复。鼓励患者表达自己的思想,减轻患者及其家属的心理负担。

(五)健康教育

1.指导功能锻炼

脊柱损伤后长期卧床可导致失用综合征,故应根据骨折部位、程度和康复治疗计划,指导和鼓励患者早期活动和功能锻炼。单纯压缩骨折患者卧床3天后开始腰背部肌肉锻炼,开始臀部左右活动,然后要求做背伸动作,使臀部离开床面,随着腰背肌力量的增加,臀部离开床面的高度也逐渐增高。2个月后骨折基本愈合,第3个月可以下地少量活动,但仍以卧床休息为主。3个月后逐渐增加下地活动时间。除了腰背肌锻炼,还应定时进行全身各个关节的全范围被动或主动活动,每天数次,以促进血液循环,预防关节僵硬和肌萎缩。鼓励患者适当进行日常活动能力的训练,以满足其生活需要。

2.复查

告知患者及家属局部疼痛明显加重,或不能活动,应立即到医院复查并评估功能恢复情况。

3.安全指导

指导患者及家属评估家庭环境的安全性,妥善放置可能影响患者活动的障碍物。

五、护理效果评估

(1)患者是否主诉骨折部位疼痛减轻或消失,感觉舒适。

(2)患者皮肤是否保持完整,能否避免压疮发生。

(3)能否避免脊髓损伤等并发症的发生,一旦发生,能否及时发现和处理。

(4)患者在指导下能否按计划进行有效的功能锻炼,能否避免失用综合征的发生。

(买万茹)

第十一章　抑郁症的心理治疗与护理

第一节　心理治疗概述

一、认知治疗的相关概念

(一)认知

认知是心理学上的一个专有名词。所谓认知,从微观上说,通常是指外部刺激进入大脑之后的内部加工过程,即个体对"感觉信号的接受、检测、转换、简约、合成、编码、储存、提取、重建、概念形成、判断和问题解决等信息加工的过程",是认识活动或认识过程,包括信念和信念体系、思维和想象等。从宏观上讲,认知系指人格、情感、意志、动机或行为相对的心理功能与状态,是个体对某个事物或某个对象的认识、理解与观点、看法,如对自己的认识评价,对他人的看法,对环境的认识或对事物的见解。包括接受和评估信息的过程;产生应对和处理问题方法的过程;预测和估计结果的过程。

(二)认知治疗

认知治疗是以认知理论为基础发展起来的一种心理治疗技术,是根据认知过程影响情感和行为的理论假设,通过认知和行为干预技术,以改变个体不合理的观念和看法来调整不良情绪和行为,克服心理障碍,从而促进心身健康的一类治疗方法的总称。认知疗法是西方心理咨询和心理治疗的重要方法之一。认知疗法与人本主义心理学在理论上有很深的渊源。

认知疗法没有统一的定义,理论也没有统一的纲领。认知疗法的治疗者虽持有不同的理论,应用不同的技术方法,但他们都强调认知过程是心理行为的决定因素,认为情绪和行为的产生依赖于个体对环境情况所做的评价,而此种评价又受个体的信念、假设观念等认知因素的作用和影响。

(三)认知行为治疗

认知行为治疗是一组治疗方法的总称,这组方法强调认知活动在心理或行为问题的发生和转归中起非常重要的作用,并且在治疗过程中既采用各种认知矫正技术,也采用行为治疗技术,故称之为认知行为治疗。该治疗具有积极性、指导性、整体性和时间短等特点。

二、认知治疗的基本原理

认知理论治疗心理障碍的原理所依据的理论假设,即个体的适应性或适应不良行为和情感的类型是经过认知过程而产生的,认知是情感和行为反应的中介,引起人们情绪和行为问题的原因不是事件本身,而是个体对事件的解释。认知、情感、行为互相联系,互相影响。而且认知过程可以被一定的不合逻辑的推论所激活,因而不良行为和情感与适应不良是个体不良认知和思维方式的结果。负性认知和情感、行为障碍互相加强,形成恶性循环,则是情感、行为障碍迁延不愈的重要原因。鉴于此,打破恶性循环是治疗的一个关键。

情绪障碍患者往往存在严重的认知曲解,这些认知曲解是患者痛苦的真正原因,一旦认知曲解得到识别和矫正,患者的情绪障碍便可获得迅速改善。所谓不良认知,是指歪曲的、不合理的、消极的信念、思想、观点,它们往往会导致情绪障碍和非适应性行为。因此,矫正这些不合理的认知,改变不正确的看法、观点或态度,可促使个体的感情和行为得到改变。

认知疗法就是通过改变个体的认知过程和这一过程中所产生的观念,来纠正适应不良的情绪或行为,从而矫正不良情绪和行为的心理治疗方法。治疗的目的不仅仅是针对行为、情绪的外在表现,而且要分析患者的具体思维活动,找出错误的认知、观念,并加以纠正,使之转变到正确的认识方式上来。

三、认知治疗的特征

(一)认知治疗的前提

(1)咨询者与来访者须有协同合作的联盟关系。

(2)心理困扰大部分是个体的认知过程受到干扰造成的。

(3)为了改善情绪状态与目标行为,必须改变认知方式。

(4)该治疗一般是在有限的时间内带有教育色彩的治疗方法,它针对的是特定明确的问题。

(二)认知治疗的特点

(1)原理明了,容易掌握。认知治疗的理论明白易懂,符合常理;它依赖人的理智和逻辑能力,以问题为中心,以现实合理的途径求得问题的解决。

(2)操作性强,短时程,适应范围广。把着眼点放在认知上,既明显又具体,便于取得来访者的理解与合作;咨询和治疗可在短期内施行。

(3)主动、定式、限时,强调此时此地。该疗法强调自主性,自己对自己负责这些品质的作用;同时强调现在和将来,而不纠缠于过去,重视"怎么办",而不是"为什么"。

(4)它注重思维和行为,较少直接针对情绪情感,治疗目标明确,达到目标的过程有良好定义。

(5)接受实验评估,以利于科学研究。

(6)平等协作的医患关系。该疗法重视咨询者和来访者的关系,但不像以人为中心疗法那样让咨询者处于一种被动、支持的状态,而允许咨询者更积极和主动,更多给予一些指导,对求助者来说是一个主动的再学习的过程。

(7)布置大量的家庭作业。所有认知行为治疗法所根据的都是有结构的心理教育模式,都强调家庭作业,来访者在治疗中与治疗后必须进行积极的行动,以及使用各种认知或行为技术来促成改变。

(三)认知治疗与其他心理流派的区别

认知治疗高度重视研究来访者的不良认知和思维方式,并且把自我挫败行为看成是其不良认知,即歪曲的、不合理的、消极的信念或思想的结果。治疗的目的在于矫正这些不合理的认知,从而使来访者的情感和行为得到相应的改变。

认知疗法不同于传统的行为疗法,因为它不仅重视适应不良性行为的矫正,而且更着重改变来访者的认知方式,达到认知-情感-行为三者的和谐。

同样,认知治疗也不同于传统的内省疗法或精神分析。因为内省疗法或精神分析在治疗时,常着重于心理与行为的潜意识层面和情感症结,而这种潜意识的欲望或情感,往往只是治疗者的分析推测,不容易向来访者解释,也不容易被其接受,更不易作为治疗的着眼点来操作。

认知治疗把着眼点放在认知上,它重视来访者现在的认知对其心身的影响,即重视意识而不是潜意识中的事件。它不必管看不到也摸不准的潜意识,只要更正这些可用语言描述的观念、想法、信念,处理好非功能的"认知"即可。

四、认知治疗的分类

(一)认知治疗的两大流派

1.认知分析治疗

由威纳倡导和发展,在认知治疗的基础上借鉴和应用精神分析治疗的方法。威纳认为认知过程的发展,即感知、记忆、推理、评价、解决问题以及学习的方式,不可能脱离个体的成长教育和人际交往,在此基础上,我们才有了自尊和认同、发泄和控制冲动、与他人的接触交往。

2.认知行为治疗

该疗法系马尔奈和阿恩科夫在前人工作的基础系统阐述和发展起来的,强调在认知治疗过程中应用一系列行为矫正技术。其基本假设是适应不良性行为是由心理因素、生物因素和环境因素相互影响产生的,治疗的方法就在于综合应用认知技术和行为技术来矫正不良行为。因此,认知疗法,又称之为认知行为疗法,就是因为他们在不同程度上都采用了大量的行为治疗的方法。不过行为的方法在此已不再像行为主义学派那样认为的,即只有改造外显的因素便可达到改变外部行为的目的,而是注入了认知这一重要的中介因素,使行为主义学派的方法在认知的指导下产生了新的功效。

(二)认知治疗的常见类型

(1)A.Elis(1955):理性情绪行为疗法(REBT)。

(2)A.T.Beck(1976):认知治疗或认知行为治疗(CBT)。

(3)Meichenbaum D.(1977):自我指导训练(SIT)或认知行为矫正法。

(4)Goldfried M. R.(1974):系统理性重建。

(5)Spivack G.(1974):问题解决法。

(6)Wiliam Glasser:现实疗法。

(7)Wessler R. L.:认知评价疗法(CAT)。

五、认知治疗的思维层次及干预

(一)认知疗法的思维层次

(1)自动思维系最易于接近的表面思维,这种思维往往是在某种特殊情境下立即闪现的思维。

（2）设想则是较深一层的思维，它是基于原有的条件及相关的情况所形成的信念。

（3）策略或复杂的思维模式为最深层的基本的信念，可能是一种固定的先入为主的信念。

(二)认知治疗的思维干预

这三个思维层次是相互关联的，认知治疗的目的就是试图纠正所有水平的错误认识。

（1）相对而言，自动思维最不牢固，并且易于测知。通常在治疗早期以针对这一水平为主。

（2）当患者已能较容易地识别和测定其自动思维后，治疗者应帮助患者进一步识别其潜在的设想，可以采用书面表达的形式，不过最好是采用行为尝试的方法来表达。

（3）最后应是测定、干预、改变策略。在充分了解个体的文化、知识水平及周围环境背景基础上，对个体现存的策略或复杂的思维模式进行评定、剖析和干预。

六、常用的治疗技术

(一)改变来访者的现实评价

认知疗法常用的治疗技术为改变求治者的现实评价。个体在药物作用、疲劳、意识清晰度下降或过分警觉的状态下，可能出现感知歪曲，从而影响现实评价，如"草木皆兵"便是生动的例子。在异常认知方式的影响下，个体同样可以出现现实检验的错误。如抑郁患者总觉得自己事事不如人，如同行尸走肉；疑病症者把任何的躯体不适都认为是严重疾病的征兆等。艾利斯（Elis）多次指出，"人怎么想就会有怎样的感觉"。

正常个体能够区分主观与客观、假设与现实，在接受假设以前，知道先对假设进行检验。但也有为数不少的人将二者混为一谈，如焦虑患者把任何风吹草动都视为危险信号。还有的患者虽然进行了检验，但只接受与个体观点一致的证据，拒绝与之相反的证据，以致患者的认知评价不能正确反映现实。临床要让患者充分认识到其认知的局限性，学习用认识论的原理来解释以下问题。

（1）对现实的感知，并不等同于现实本身，最多也只能接近现实，因为感觉器官功能的局限性，不可能完全反映现实，在病态的情况下尤其如此。

（2）对感知的解释依赖于认知过程，个体的分析与综合、抽象与概括，以及概念、判断、推理等思维过程并不总是正确的，有时也容易出错，任何生理、心理问题都会影响认知过程。

(二)改变信条的技术

个体主要根据其价值观念来调节自己的生活方式、人际关系，解释评论外界事物，解释评价自我与他人。贝克（Beck）将其价值观念称为信条（rule），并指出：如果信条定得太绝对，或使用不当，就会产生适应不良，结果导致焦虑、抑郁、恐怖、强迫等现象。常见的信条有下列几种。

（1）危险、安全信条：个体常用自己的信条来估计环境的危险性和应付危险。如果个体过高估计危险度，就会产生不必要的焦虑，使生活受限，如恐惧症、强迫症；如果过低估计危险度，则易发生意外。临床上所见到的问题，主要是过高估计危险度，表现为害怕某种环境、人际敏感等。

（2）快乐、痛苦信条：它是引起适应不良的主要问题，这一信条在于患者把快乐与痛苦绝对化，非此即彼，达到目标则快乐，相反则痛苦。如"我不名列前茅就没有快乐可言""只有拿金牌才是快乐的唯一源泉""没有名望，我就一文不值"。

（3）该与不该信条：来访者在自己内心中，有一套固定的信条，自己应该怎么样，不应该怎么样。这些信条大体有：我应该处处宽宏大量，体谅别人；我应该做个方方面面都好的人，如好爱人、好朋友、好父母、好老师、好学生；我应该沉着应付各种危机和挑战；我应该永远快乐，不应该忧心忡忡等。

(三)转换治疗

(1)让来访者换一种方式来解释自己的体验和外部环境。这是因为来访者的思维往往存在系统偏差,如果能改变其解释方式,使其认识到自己的偏差,就能改变情绪。

(2)告知换一种方式来应付心理和环境问题。通过讨论和练习,来访者会惊奇地发现自己能够解决原来认为不能解决的问题。

(四)角色扮演

医患间互换角色或扮演其他角色,旨在发现患者的认知歪曲,找出解决的办法。如一患者有明显的自杀观念,总认为自己一无是处,活着没价值。尽管该患者也明白自己做了不少的成绩,取得了领导的信任,但就是认为"那不算什么,人人都能做"。通过角色扮演,让患者更好地认清自己歪曲的认知。患者还可以用角色扮演来学习如何处理问题情境。这种方案主要用于共病焦虑障碍患者的治疗。

(五)去中心化

临床发现,大多数抑郁和焦虑的患者感到他们是人们注意的中心,其一言一行、一举一动都受到他人的"评头论足",并坚持认为自己是脆弱的、无力的。治疗中让患者不用以前的方式行事,观察周围人们的各种反应,结果发现很少有人会注意到他言行的变化。

(六)监察苦闷或焦虑水平

临床有许多慢性甚至急性焦虑患者,往往认为他们的焦虑会一直不变地持续下去,但事实上,焦虑的发生是波动的。治疗者应鼓励患者对焦虑的水平进行自我监测,促使其认清焦虑波动的特点,增强抵抗焦虑的信心,这也是认知治疗的一种常用的方法。

(七)真实性检验

通常,检验并诘难错误信念是认知治疗的核心,有时非此不足以改变患者的认知。具体即在治疗中鼓励当事人把这种信念当作假说看待,设计方法来调查、检验这种假设;结果当事人可能发现,绝大多数的时间里他的这种消极认知和信念是不符合实际的。

另外,采用认知重评技术,先找出发展适应不良的认知和态度,然后由医患双方共同评价,以检验其真实性。具体即:首先找出认知与沮丧的关联,以及认知与自暴自弃的关联,然后检查、评价、矫正这些歪曲性的认知。

(八)自我谈话技术

一般而言,无论何时何地、无论个体是内部陈述还是外部陈述,只要个体在进行思维活动,就有自我谈话。自我谈话是产生知觉与信念意识的媒介,因此它对认知控制起着关键作用。

自我谈话法有多种用途,如个体能够利用自我谈话来矫正不良的习惯、集中注意、改变激活状态、建立和维持自信等。以下介绍几种具体的方法。

1.了解消极的自我对话

夹子练习:先将许多夹子放在一个口袋内,每当一个消极自我陈述出现时,便将一个夹子转移到另一个口袋内。通常情况下,当个体惊奇地发现他们另一只口袋内的夹子很多时,便激起了一种要改变的愿望,想促使他们的自我谈话向另一个方向发展。

2.增加积极的自我对话

(1)要求患者坚持每天回顾并发现自己的优点或长处并记录,可让患者准备一个小本子,随时记录。

（2）要求患者针对自己的消极思想提出积极的想法。在一张纸的一面列出一些典型的消极自我陈述，如我太愚蠢，我没有希望了，我太懦弱了。在纸的另一面相应于每个消极的自我陈述，列出一些积极的自我陈述，如我会聪明的，只要努力我会改变的，我会逐渐坚强起来的。每当消极的自我陈述出现时，立即用积极的自我陈述替代之。

3.针对性地进行辩驳

Elis 指出，在帮助个体认识到他们不合理的信念后，要向他们介绍如何运用自我谈话的方式来反驳那些不合理的信念。辩驳是改变个体消极陈述的一种有效技术，它能够使积极的自我陈述更容易被个体接受。辩驳是一种内部争论的过程，即利用事实、合理的思维来反对自我挫败的思维。

4.重构合理的认知

个体认知建构系指个体能够自主地用来解释和预测事件的认知结构。通过改变自己的观点，个体常可以使消极的自我陈述转变为积极的自我陈述。认知重建的关键在于如何重建人的认知结构，从而达到治疗的目的。艾利斯指出，当人们陷入情绪障碍之中时，是他们自己使自己感到不快乐，是他们自己选择了这样的情绪取向，所以每个人都要对自己的情绪负责。认知治疗学家凯利指出，人们受心理问题煎熬是由于建构系统的缺陷，从而无力探索新的建构。

（九）应激控制的方法

应激的相互作用理论认为，在应激、环境与其他人不良影响的共同作用下，可增强个体不良的认知反应，这些错误的认知组成的生物反馈链，可使某些心理病理现象如抑郁、焦虑等得以维持下去。有关应激控制的方法较多，大体而言，可按应激出现的不同顺序将所有这些技术归为两类。

1.控制身体应激的技术

应激如果是以环境刺激（E）→唤醒（A）→消极思维（NT）→应激（S）的顺序出现，运用控制身体应激的技术较为妥当。

2.控制认知应激的技术

应激如果是以环境刺激（E）→消极思维（NT）→唤醒（A）→应激（S）的顺序出现，则应用控制认知应激的技术较为合适。

（十）思维中止技术

中止思维系指当个体发现自己头脑中充满着消极的思维时，可以利用言语的、视觉的或身体的任何一种刺激来使其中止。改变不良的思维类型、从合理思维中获取益处的关键是识别、确认哪些思维形式是歪曲的、消极的。关于这一点，斯坦美兹（Steinmetz）等人提出了下列评判标准。

（1）这些信念是否建立在客观现实的基础上。

（2）这些信念是否对个体有帮助。

（3）这些信念是否有利于减少人际交往中的冲突。

（4）这些信念是否有助于达到个体的目标。

（5）这些信念是否能减少个体的情绪冲突。

如果对上述所有问题的答案都是否定的，那么个体的信念就可能是不合理的，必须想办法纠正它。

贝克（Beck）指出，应该有目的地采取和辨别与不合理信念相反的行为，并以此作为体验新思维、新情感的一种方式。中止消极思维大体有下列几个步骤。

识别触发消极思维的事件;辨别必须中断的消极思维;引发放松反应,向自己大声地说"停!";把注意力集中到相关的任务上;用现实合理的思维代替消极不良的思维。可用想象去创造一个情境,使其产生消极思维,然后用信号来中止思维,再用合理的思维去代替它。

(十一)应对技巧训练

让患者想象不断递增的恐怖事件,然后想象如何应付焦虑,以学会调节和处理焦虑。

(十二)内隐示范

内隐示范的基本方法是,在想象中演习目标行为。可让患者预先了解事件的结果,同时训练患者的情感反应,以产生对应激情境的适应能力。该方案较适用于治疗共病恐惧症的患者。

(十三)问题解决疗法

该疗法要求患者详细说明他们生活中遇到的问题,帮助他们找出各种可能的解决办法,并学会选择其中最好的方法。这种疗法可用来治疗罹患障碍的儿童和那些似乎缺乏问题解决技能的成人。

(十四)行为分析

让求助者充分认识到,现有的不良和不适应行为是造成个体社会功能低下的直接原因,促使其改变固有的错误认知模式,初步接纳新的认知模式。指导求助者在实际生活中,以量化的行为作为指标,通过新认知模式的反复训练,逐步改变求助者的不良行为和情绪体验,最终达到矫治的总体目标。

(十五)系统脱敏训练

在学会放松技术的基础上,与求助者讨论建立焦虑等级表。让求助者想象自己被暴露于诱发焦虑的情境中,通过想象放松,再想象再放松的方法,达到逐级脱敏。采用此治疗前要给求助者充分的讲解,激发求助者的治疗动机和愿望,让他清楚治疗的过程。可以作业的形式布置下去,即每天练1～2次放松技术,每次30 min,每天练1～2次想象系统脱敏。

(十六)其他

其他技术涉及焦虑驾驭训练、应激接种训练等,也有一定的疗效。

七、促进求助者改变认知行为的策略

对求助者应用认知行为技术时要因人因时因事而异,全面评估求助者的身体、认知、情绪、行为、人际关系、家庭和社会适应能力。要了解求助者的人格特征,应对能力和应对资源。结合中国人的认知特点和行为风格,讲究应用策略,抓住关键问题,利用求助者的积极因素,引导求助者解决问题。

认知治疗的总体策略是交谈程序和行为矫正的混合物。在治疗中既强调解决当前的主要问题,也注意造成问题的原因。治疗的过程中,应帮助求助者解除他们歪曲的认知,与求助者共同努力发展,用正确的方法去评估他们的经历,常用的策略有以下几种。

(一)釜底抽薪

通过深入会谈发现求助者心理问题的根本原因,引导并鼓励求助者从根本上解决问题。

此时治疗性关系已经建立,求助者有了解决问题的责任意识,对心理问题的根本原因已经心知肚明。

(二)因势利导

对求助者关于心理问题的合理认知加以肯定,顺势引导进而解决问题。

此时求助者有强烈求助动机,对治疗者有充分的信赖和坦诚,求助者对心理问题有部分合理认知。

(三)提问诘难

在全面了解求助者心理问题的基础上,抓住关键向其提出问题,帮助求助者打开思路,发现自己的认知曲解,认知改变随之开始。

此时对心理问题已有全面了解,求助者的言语中暴露出认知曲解或非理性信念,治疗者提出的问题应有利于求助者重新评估自己的想法。

(四)改变视角

辩证客观地看待问题,改变原先消极片面地看问题的方式,转而从积极有利的方面看问题,重建新的认知。

此时求助者的心理问题与其消极地看待问题有关,治疗师要善用求助者自身具有若干积极因素和有利条件和资源,鼓励他"面对优点"。

(五)区分分析

求助者的心理问题是将现实生活情境或关系的某些方面与过去创伤经历的某些方面混同所引起,治疗师应引导求助者进行多方面比较区分,帮助求助者领悟。

此时治疗关系建立,认知曲解表现为"混同"。

(六)晓以利害

彻底审查不健康行为的危害,进而引导求助者生动想象改变不健康行为的益处,反复练习对摒弃不良行为有强大作用。

此时求助者有追求健康行为的愿望,有求助动机,愿意配合。

(七)扬长补短

充分揭示和发挥求助者自身的优势和积极因素,克服其自身的"弱点"。

此时全面了解求助者的优势和弱点,求助者对治疗者充分信赖,问题的关键已经明确。

(八)重新选择

鼓励求助者将消极的、伤害性的应对行为用积极的、建设性的应对行为取而代之。此时经过全面评估,让求助者认识到了解其伤害性行为是为了排解心情烦恼,建立良好治疗关系,在治疗者鼓励下求助者愿意重新选择。

(1)使信念不能获得证实,将那些与信念矛盾或相反的证据呈现在个体面前,从而导致个体对其信念发生怀疑和动摇。

(2)概念重建,给个体提供另一种解释其观察和经验的概念系统,从而取代其原有的信念。

(3)内省或顿悟,即促使个体理解他的信念形成过程,使得个体重新认识信念过程的不合理性,进而引起信念的修正。

(4)重复,如自我指导训练,对主体认为信念是否真实影响较小,但重复的结果可使个体在某一特定环境中产生一定想法的可能性增加。

肯德尔(Kendal P. C.)等认为认知障碍应区分为认知歪曲和认知缺陷两类。前三者是改变信念歪曲或错误的最有力的过程,而重复的手段可能对认知缺陷更为有效。临床证据显示,成人在患有抑郁症时,确有信念歪曲,适于用罗斯的手段。学龄前冲动性儿童,可发现有认知缺陷,缺少适当的认知中介因素,主要应采取重复的方法纠正。

（周致今）

第二节　抑郁症的心理治疗

一、Albert Elis 的理性情绪行为疗法

(一)ABC 人格理论及分析技术

ABC 人格理论是理性情绪行为疗法(REBT)理论和实践的重点。ABC 人格理论逐渐发展为 ABCDEF 模式疗法,其主要目标是帮助个体培养更实际的生活哲学,减少其情绪困扰与自我挫败行为,并学会如何有效地处理和解决未来的困难。

此处的 A(Activating events)指诱发性事件;B(Beliefs)指由诱发性事件 A 所引起的对该事件所持的信念、解释和评价;C(emotional and behavioral Consequences)指情绪和行为的后果;D(disputingirrational beliefs)指与不合理信念辩论,对不合理信念逐一进行反驳;E(effect)指通过治疗达到新的情绪及行为的治疗效果,即驳斥效果或对 A 的新看法;F(new feeling)指新的情绪。

该模型的具体含义为,来访者在事件 A 面前表现出来的消极情绪和不良行为 C,体现和反应其不合理的信念 B,针对 B 的不合理之处进行辩论,即进行 D 这一工作,用合理的信念 E 代替不合理的信念,消除导致不良情绪的内在因素,从而形成良好的情绪和行为反应 F。

ABC 人格理论的假设为,A(诱发事件)未必会引起 C(情绪后果),B(关于诱发事件的信念)才是问题的根源所在。认知治疗的关键是找出 B 中的非理性的信念,与之进行辩论,得出合理的信念,学会理性思维。Elis 认为个体极少能够纯粹客观地知觉经验 A,总是带着或根据大量已有的信念、期待、价值观、意愿、欲求、动机、偏好等来体验 A。鉴于此,个体对 A 的经验通常总是主观的,因人而异的,同样的 A 在不同的人会引起不同的 C,主要是源于其不同的信念 B。D 代表治疗,通过 D 来影响 B。认识偏差纠正了,情绪和行为困扰就会在很大程度上得到解除或减轻,达到 E 效果。负性情绪得到纠正,新的正性情绪形成,即最后达到 F 的目的。

认知行为治疗着眼于情绪问题,认为情绪紊乱是不良认知加工的产物。个体并不是对生活事件产生直接的情绪或行为反应,而是通过介入与评估的方式对之加以反应。Elis 指出,如果个体学会并扩大利用理性思考,减少非理性思考,大部分的不良情绪或心理困扰就可以解除。因此,理性情绪疗法的任务就是针对个体的认知系统,通过改变认知,以理性思维代替非理性思维,以合理的思维方式代替不合理的思维方式,最大限度地减少不合理认知引发的不良情绪。

(二)不合理信念的辩驳及合理信念的确立

辩论是一种应用科学的方法,协助来访者向其非理性信念进行挑战。来访者可以学会理性的原则,这些原则可用来摧毁任何不切实际而无效的假设。Elis 认为,辩论的过程包括三个要素:侦察、辩论与分辨。第一步,来访者要学会"侦察"其非理性信念,特别是那些带有绝对性字眼的语句,如带有"应该""必须""自我贬抑"的信念。接下来,要学习跟这些功能不良的信念进行"辩论",即对其进行理性与验证性的质疑,并跟这些信念做激烈的辩论。最后,来访者要学习如何分辨非理性的信念与理性的信念。进入 E 的效果阶段,获得新的有效的理性哲学,能以恰当的思考取代不恰当的思考。进而表现出新的行为,创造出 F 这种新的情绪状态,摆脱严重焦虑

或消沉的困扰,同时配合情境产生适当的感觉。所以,要想有较好的感觉状态,最好的方法就是开始形成一种有效而理性的价值观。

Albert Elis 的理性情绪行为疗法:情绪 ABC 理论的创立者 Elis 通过临床观察,总结出日常生活中通常会导致个体情绪困扰、甚至神经症的 11 种主要的不合理信念,这些不合理信念的共同特征是绝对化要求、过分概括化或糟糕至极。现围绕不合理信念的辩驳及合理信念的确立分述如下。

(1)一个人应被其周围的人喜欢和称赞,尤其是生活中重要的他人。这是不现实的。因为人的一生中,不可能得到所有人的认可,即使是家人、亲密朋友等对自己很重要的人,也不可能永远喜爱和赞许自己所做的一切。更何况人活着不是为了博得他人的喜欢和称赞,而应该活出个自我。持有这种不合理信念的人,就很可能千辛万苦、委曲求全地来取悦他人,以获得每个人的赞同和欣赏,但结果势必会使自己感到失望、沮丧和受挫,从而很难再建立自信。其实,一个人只要不是被周围所有的人否定和排斥,就可以肯定自己是受欢迎的。

(2)一个人必须全能,各方面都有成就,这样才有价值。这个目标是不切实际的。俗话说"金无赤金,人无完人。"世界上根本就不存在十全十美、永远成功的人。一个人可能在某些事情上较他人占优势,但在另外事情上,却可能不如他人。即便一个人以前有过许多成功的境遇,也无法保证在每一件事上都能成功。因此持有这样信念的人,就会为永远无法实现的目标而暗自悲伤。人的精力是有限的,能在某些方面有所成就,人生便是有价值的。

(3)那些邪恶可憎的人及坏人,都应该受到责骂与惩罚。俗话说"人非圣贤,孰能无过?"这个世界没有绝对的区分好人与坏人的标准,不该因他人一时之误就认定其是坏人,甚至对其产生极端的排斥和憎恶。艾里斯认为:"每个人都应该接受自己和他人是有可能犯错误的人类之一员。"人偶然犯错误是不可避免的,对那些犯错误的人要宽容相待。

(4)当事情不如意的时候,是很可怕,也是很悲惨的。俗话说"人生不如意事十之八九。"人不可能永远成功,生活和事业上的挫折、失败如家常便饭,关键在于你如何对待它。如果一经受挫就感到十分可怕,就会导致情绪困扰,也可能使事情更加恶化。如果遭受挫折后仔细分析并寻求解决的办法,那么挫折将会是人生一笔无形的财富。遭受挫折是很正常的事情,没有什么可怕。某事不如意,可以试着去改变它;如果无能为力,那就不妨试着接受它。

(5)不幸福、不快乐是外在因素所造成的,个人无法控制。外在因素对个人幸福的确有一定的影响,但并非自己想象的那样严重。情绪是人对外在事件的知觉、感受和评价引起的主观情绪体验。不正确、歪曲的评价往往导致消极的情绪;正确、合理的评价可以引起积极快乐的情绪。如果改变不了外在事件,可以试着改变对待事件的态度。不是外在因素而是对外在事件的评价,决定个体的主观幸福感,通过改变悲观消极的评价态度,便可以控制和调节其快乐和幸福的感受。

(6)我们必须非常关心危险可怕的事情,而且必须时时刻刻忧虑,并注意它可能再次发生。生活中的确有一些危险和可怕的事物,对其有一定的心理准备是正确的,但过分的忧虑则是非理性的。如果坚持这种信念只会夸大危险发生的可能性,使人不能对其进行客观的评价、正确地面对,并有效处理解决。杞人忧天不能解决任何问题,只会使生活变得沉重而缺乏生气。与其整日忧心忡忡,焦虑不已,不如置之不顾,将精力花在当前需要办理的事情上。对危险可怕的事情要有一定的心理准备,但不需要过分忧虑。

(7)面对困难和责任很不容易,倒不如逃避较省事。逃避可能使个体暂时摆脱不愉快的情绪,但问题终究还是未得到解决,有时甚至延误了解决的最佳时机;逃避还可能使问题更加恶化或连锁性地引发其他问题和困难,从而使问题难上加难,最终导致更为严重的情绪困扰。逃避可能使人暂时摆脱了情绪困扰,但不能真正解决问题。只有认真对待,困难和责任才不会像想象中的那么难。

(8)一个人应该要依靠别人,且需要找一个比他强的人来依靠。人在生活的某些方面需要彼此依赖,但凡事过分依靠他人,会让被依靠的人产生极大甚至是难以承受的心理压力,可能会使良好的人际关系产生裂痕或破裂。而过分夸大依靠的必要性则可能让人放弃培养独立自主的能力和习惯,失去自主性,甚至导致更大的依赖,并产生不安全感。每个人都是独立的个体,别人至多能在某些方面帮助你,但不能代替你。安全感的获得来自于自己的独立自主。

(9)过去的经验决定了现在,而且是永远无法改变的。过去的经历既成历史,这是无法改变的,不能说过去的事就会决定一个人的现在和将来。事实虽然不可改变,但对事件的看法和感受是可以改变的,因而人们仍然可以控制、改变自己以后的生活。过去已成历史,但并不能决定一个人的现在和将来,人通过自身的努力是能改变现状的。

(10)我们应该关心他人的问题,也要为他人的问题感到悲伤难过。关心他人、富于同情是爱心的表现,但如果过分关注他人的事情,就可能会影响、忽视自己的问题,引发自己的情绪困扰,甚至失去平衡。这样非但没有能力帮助他人解决问题,而且也会使得自己的情况更糟。对于他人的问题,可以表示关心和同情,有能力时也可以伸出援手,但如果帮不上忙也不必过多卷入或是自责。

(11)人生中的每个问题,都有一个正确而完美的答案,一旦得不到答案就会很痛苦。人生是个复杂多变的历程,遇到的问题总是层出不穷,有些问题有明确的答案,有些不一定有,有些即使有也不一定是正确而完美的,对任何问题都寻求完美的解决办法是不可能的事。如果坚持要寻求某种正确完美的答案,只会使自己感到迷惑、失望、无助和沮丧。并不是所有的问题都有正确而完美的答案,对于那些没有确定答案的问题不必刨根问底,更不必因为得不到完美答案而悲伤不已。

(三)理性情绪行为疗法相关的治疗内容

1.理性情绪行为疗法的治疗目标

(1)主要目标:培养更实际的生活哲学,减少来访者的情绪困扰与自我挫败行为。

(2)其他重要的目标:减少因生活中的错误而自责或责他的倾向(消极目标),以及教导来访者如何有效地处理未来的困难(积极目标)。

(3)特定目标:关心自己、具有社会兴趣、自我引导、容忍、变通性、接受不确定性、承诺、科学思考、自我接纳、敢于冒险、不要太理想化、学会容忍挫折以及为自己的困扰负责。

2.理性情绪行为疗法的治疗过程

(1)心理诊断阶段:了解来访者所关心的问题和情绪反应,以制定治疗所要达到的目标。

(2)领悟阶段:使来访者认识到造成情绪障碍的是其所持的不合理信念。

(3)沟通阶段:主要是同来访者就其不合理信念进行辩论,进而消除其不合理信念。

(4)再教育阶段:巩固心理治疗的成果,并进一步消除其他的不合理信念,帮助来访者学会以合理的思维方式代替不合理的思维方式,从而恢复健康的情绪。

3.理性情绪行为疗法的治疗要点

(1)使患者识别自己的非理性信念,弄清它们与情绪困扰的关系。

（2）树立对自己负责的意识，促使其积极参与治疗过程。

（3）帮助患者改变不合理思维，放弃非理性信念。

（4）学习合理信念，并使之内化为个体新的自我语言。

4.理性情绪行为疗法的工作纲要

（1）鼓励来访者发掘导致大多数困扰行为的非理性信念。

（2）激励来访者验证其信念的效度。

（3）对来访者说明他们思考中不符合逻辑的地方。

（4）使用荒谬和幽默的技巧来面质来访者的非理性思维。

（5）运用逻辑分析减少其非理性信念。

（6）向来访者说明这些信念的不当之处，以及它们如何导致情绪和行为的困扰。

（7）解释如何以具有证据基础的理性信念去取代非理性信念。

（8）教导来访者以科学方法进行思考，使他们可以观察并减少现在或未来的非理性信念及做不合逻辑的推理，此两者正是助长自我毁灭的感觉与行为的罪魁祸首。

（四）理性情绪行为疗法的洞察

（1）切实明白个体会在生活中自己选择某些事件来困扰自己。个体大部分的困扰是在结果C上，而不是对诱发事件 A 感到困扰，因为个体会创造并接受有关 A 的非理性信念而使自己困扰。

（2）了解个体最初获得非理性信念的方式，以及如何形成并保存这些信念。其实最初如何会有情绪困扰已不重要，重要的是我们之所以一直保持着这些信念，是因为自己不断地以一种绝对的信念在教导自己，个体的自我制约比幼年时期别人施加的制约更重要。

（3）了解个体要改变自己的人格与不安的倾向并不需要神奇的方法，只需乐于尝试练习，就能够改变自己的人格。通常理解了某个信念是非理性的，还不足以导致改变；无论个体多么清楚地了解什么困扰着自己，使生活变得如此悲惨，个体仍然很少能有所改变，除非个体奋起改变导致困扰的信念，并以实际行动来对抗之；如果个体希望打破这种恶性循环的困扰，必须坚决而强烈地从认知上、情绪上与行为上向非理性的信念宣战。

（五）理性情绪行为疗法的技术

理性行为疗法具有很强的指导性、说理性与面质性。尤以辩驳为其特点。Elis 认为，治疗师应该"一针见血地指出患者总体和具体的非理性思想"，"诱导他采取更为理性的思想"，并"不断地、反复再三地打击他的错误思想，使他排除恐惧"。理性情绪行为疗法的技术大体如下（Gerald Corey）。

1.理性情绪行为疗法的认知技术

（1）驳斥个体的非理性信念：理性行为治疗法最常使用的认知方法是，治疗者主动驳斥对方的非理性信念，并教导来访者向自己的非理性信念进行挑战。治疗者会告诉来访者，他们的困扰并非来自某事件或情境，而是对这些事件的知觉感受，以及他们自我暗示中存在的本质问题。

（2）布置认知的家庭作业：该疗法会要求来访者将他们的问题罗列出来，找出绝对性信念，并加以质疑。通过做家庭作业，可以追踪来访者内化的自我暗示中蕴含了哪些"应该"和"必须"的信念。部分家庭作业是将理性行为治疗法的 ABC 理论运用到个体日常生活所碰到的具体问题上。

（3）改变自我暗示内容：该法认为，不明确的语意是扭曲思考的原因之一。治疗者应注意来访者的语言形态,因为语言会塑造思考,而思考也会塑造语言。通过改变语言形态和做新的自我暗示,来访者可以用不同的方式去思考和行动,结果个体往往也开始会有不同的感受。

(4)合理使用幽默:理性行为治疗法认为,情绪困扰常由于自己过于严肃,以至于对生活中的事件失去了欣赏与幽默感。治疗者会使用幽默感来协助来访者对抗他们过于严肃的一面,并协助他们驳斥生活中的"必须"或"应该"哲学。幽默会使来访者嘲笑某些根深蒂固的非理性信念,这通常是有效地帮助来访者不那么严肃的良方。

2.理性情绪行为疗法的情绪技术

理性情绪行为疗法的情绪技术包括无条件地接纳、示范、理性角色扮演、理性心象,以及羞恶攻击练习等。下面重点介绍后三者。

(1)理性心象。这是一种心理练习技术,目的是建立新的情绪状态。来访者可以想象自己在真实的生活中以自己所喜欢的方式去思考、感觉及表现行为,也可以想象自己发生一件最糟糕的事情,想象自己面对这些情境时会产生不适当的不安、烦躁、焦虑,然后集中精神去体验此时的感受,接着再将这些感觉改变为适应的感觉。

(2)角色扮演。在角色扮演中常含有情绪的和行为的因素。治疗者应向来访者说明,个体自我暗示的内容会制造出情绪困扰,并向其示范可以做哪些改变,使之能以正确的情绪取代不适当的情绪。来访者可以通过练习特定的行为以引发在某一情境中的感觉。此时的焦点在于纠正导致不愉快感觉的潜在非理性信念。

(3)羞恶攻击练习。Elis 发展出许多练习方法来协助个体祛除不合理的羞耻情形。只要告诉自己,如果有人认为我们是大傻瓜也不是什么大灾难,我们就能够坚定地拒绝羞耻感。这种练习的重点或关键是,当其他人都清楚地表示不赞同来访者时,来访者仍能不感到丝毫的羞耻。Elis 建议使用力量与活力,协助来访者进行心智与情绪上的洞察。可以教导个体在自己产生非理性信念时,引导自己作有力的对话,然后强力地驳斥这些非理性信念。所以,强力与气势也是羞恶攻击练习的重要部分。

3.理性情绪行为疗法的行为技术

理性情绪行为疗法的行为技术涉及大部分常见的行为治疗法,特别是指导发现问题,自我提问法,利弊分析法,改变期望水平,自信心训练,脱敏,操作制约,自我管理原理,放松技术,技能训练与果断训练等。下面介绍一些常见的技术。

(1)等级任务安排。应用化整为零的策略,将大任务分解为小任务,让患者循序渐进,逐步完成若干力所能及的小任务,最后实现完成大任务的目的。

(2)日常活动计划。治疗者与患者协商合作,安排一些患者能完成的活动,每天每小时都有计划和任务。活动的难度和要求可随患者的能力和心情改善而提高。在真实生活情境中完成行为方面的家庭作业显得尤为重要。这些作业要以系统化的方式完成,并以一定的形式做好记录,以便分析。

(3)掌握和愉快评估技术。此法可与日常活动计划结合使用。让患者填写日常活动记录,在记录旁添加两栏评定,一栏为掌握或困难程度评分(为 0~5 级评分,0 表示容易,5 表示难度最大),另一栏为愉快程度评分(0~5 级评分,0 表示无任何愉快可言,5 表示非常愉快)。通过评定,多数患者可以发现自己的兴趣所在和成功方面以及愉快而有趣的活动,同时还可起到检验认知歪曲的作用。

(4)教练技术。治疗者为患者提供指导、反馈和阳性强化,帮助患者分析问题、发现问题、面对问题。当他有困难时给予鼓励和帮助,有进步时给予强化。

4.理性情绪行为疗法的辅助方法

例如,听磁带、行为导向的家庭作业、记录一周里所做的事(以及他们所想到和感受到东西)、阅读自我帮助的书籍,以及参加演讲和研讨会。通过这些方式来访者能更借助自身力量进一步地改变,而不需要过于依赖治疗者。

(六)对 REBT 的评论

1.优点

REBT 是第一种认知行为疗法,对心理治疗的发展意义重大。目前它已发展成为范围广泛及具有折中色彩的治疗法,强调思维、判断、决定以及行为。该法能够教导来访者如何进行科学化思考,如何消除未来可能再出现的新的自我挫败想法和行为。同时能教导个体如何以理性的生活哲学取代否定的思考过程,并把新获得的洞察付诸行动。通过教导来访者一些方法,使他们可以继续自我治疗,而不再需要治疗者的直接处理。

2.不足

该法很少顾及潜意识因素及自我防御机制。来访者很容易因勉强屈服于治疗者的力量和权威,而被动地接纳治疗者的观点。难以避免跨文化的差异,如探索价值观在认知行为治疗法中扮演着重要的角色,治疗者如不了解他们的信念与行为模式背后的文化涵义,贸然质疑其文化的基本价值观,便可能影响治疗效果。驳斥技术对治疗联盟的负性作用,如 REBT 的辩驳技术如在治疗关系或治疗联盟不牢靠的情况下使用,患者面对治疗者的驳斥有时会难以忍受,即误用驳斥技术可能损害治疗关系,使患者离开治疗。

二、Aaron T. Beck 的认知行为治疗

心理学家贝克(Beck)提出的情绪障碍认知理论指出,个体的情绪障碍不一定都是由神秘的、不可抗拒的力量所产生,相反,它可以从平常的事件中产生。诸如,错误的模仿学习,依据片面的或不正确的信息做出错误的假设和推论,以及不能妥善地区分现实与理想之间的差别等。因此,个体的情感和行为在很大程度上是由其自身认知外部世界、处世的方式或方法决定的,换言之,个体的思想决定了其内心体验和反应。

贝克提出情绪困扰的认知模式,其基本理论是,若要了解情绪困扰的本质,必须把焦点放在个人对于引发困扰事件的反应或想法上。贝克的认知治疗主要目标是协助来访者克服认知的盲点、模糊的知觉、自我欺骗、歪曲的判断,及改变其认知中对现实的直接扭曲或不合逻辑的思维方式。治疗者透过接纳、温暖、同理的态度,避免采用权威式的治疗方法,引导来访者采取尝试错误的态度,逐步进入问题解决的历程中。对自我在极端状态下建立起的各种刻板的、不现实的、绝对的思维和想法进行重新审查和检讨,从而改变那些歪曲的认知和非理性的推论,建立起对待生命的理性的信念和态度,就能够在一定程度上缓解认知失调和心理失衡造成的情绪困扰,重新树立起对未来生活的信心。

(一)认知歪曲类型

形成抑郁心理的原因是错综复杂的,美国心理学家研究认为,认知失真或歪曲是形成抑郁情绪的主要原因,认知歪曲的主要表现类型如下。

1.非此即彼

又称黑白分明,极端化思维或全或无思维。即要么全对,要么全错,个体往往把生活看成非

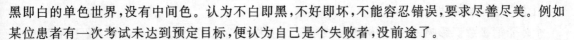

黑即白的单色世界,没有中间色。认为不白即黑,不好即坏,不能容忍错误,要求尽善尽美。例如某位患者有一次考试未达到预定目标,便认为自己是个失败者,没前途了。

2.任意推断

任意推断指没有支持性或相关的证据便任意下结论,如"我是无用的、无能的,因为我去买东西时商家已经关门了。"

3.选择性概括

单凭个别细节而不考虑其他情况便对整个事件做出结论,这是一种瞎子摸象式的、以偏概全的认知方式。如"单位中有许多不学无术的人在工作,这是我做领导的过错。"或称一叶障目,即置前后总体关系和背景于不顾,只看细节或一时的成败而做出结论。如某学生一次考试中有一题答不出,事后一心只想着未答的那道题,并感到这场考试全失败了。

4.过度概括化

过度引申,过度泛化,过度类化,是指在单一事件的基础上做出关于能力、操作或价值的普遍性结论,也就是说从一个细微事件出发引申做出的结论。如"因为我搞不懂这个问题,所以我是一个愚蠢的人"。亦指将某意外事件产生的不合理信念,不恰当地应用在不相干的事件或情况中。例如,某咨询师曾咨询过一位青少年碰到困难,于是便下结论说其不擅长青少年的咨询,或认为自己没有能力帮助任何人。

5.过度夸大和缩小

指过度强调或轻视某种事件或情况的重要性,如夸大细小的过失或忽略已取得的成绩。例如,因为偶然开个玩笑,并无恶意地撒一次谎,便认为自己完全丧失了诚意。再如把自己在工作或管理过程中出现的小小纰漏当成沉重的心理负担,最终走入忧郁的误区。

6.个人化

个人化系一种变形的内疚心理。即在没有根据的情况下把外部事件的发生全都归因于自己的过失与无能,或指一种将外在事件与自己联系起来的倾向,即使没有任何外部理由。例如,如果来访者第二次治疗未到,咨询师便认为是自己第一次咨询不力所致。

7.选择性消极注视

即心理过滤,用有色眼镜来看待周围的各种现象,把消极事物经过滤筛选后纳入自己的意识中,由此形成悲观失望的情绪。如某尿毒症患者,满眼看到的均是透析或换肾失败的信息,而透析或换肾成功维持生命的例子却视而不见。

8.情绪推理

情绪推理,指把自己的情绪当作真理的依据。"我认为我的能力很差,所以干不成什么大事。""我觉得自己力不从心,肯定做不出很好的成绩。""我感到自己没有竞争力,注定是个弱者。"如此情绪推理,不仅使自己无所事事,而且易形成自卑心理。

9.应该倾向

由于知觉的恒常性,许多现象习以为常后,便会成为一种"成见"或"刻板印象"。而这种"成见"和"刻板印象"常会在潜意识之中成为一种独断专横的强制性内心指令,使本来只是一种愿望的事情,表现为一种"应该""必须"等不留余地的苛求。

10.乱贴标签

指根据过去的不完美或过失来决定自己真正的身份认同,即消极片面地把自己或别人公式化。例如某一患者将孩子学习不好归咎于自己,并认为自己是个不合格的母亲。

11.使不合格或打折扣

个体受消极意识影响,贬抑积极事物或给积极事物泼冷水,抹杀其积极一面,留下无限惆怅难以释怀。如别人赞美某大夫工作很出色或办事能力强,他却认为别人在对其进行讽刺挖苦。这种消极的信念使得个体在工作生活中黯然失色。

12.消极暗示

在未了解真情实况下,就匆忙地给自己下消极结论,或给自己做消极预言。由于别人刚刚遭遇不愉快的事情而心情极为不好,因而对某人的精彩发言没有积极反应,甚至待理不理,于是他便对自己的水平、能力或人际吸引力便表示怀疑:"我努力做了可效果并不好,看来我不行。"沮丧、失望随之而生。

(二)治疗的相关内容

1.治疗原则

(1)抑郁、焦虑等消极情绪,在很大程度上是由可辨识的消极思维和认知歪曲所引发的。

(2)抑郁性的思维方式通常存在于人的无意识之中,但也很容易被人的意识所察觉。

(3)抑郁性和自杀倾向性的思维方式,一旦为个体的意识所察觉,可以加以改变,而且思维改变后情绪也会随之改变。

2.治疗目标

(1)应用认知行为疗法去发现和解决患者遭遇的问题。

(2)近期目标是减轻或缓解患者的症状。

(3)远期目标是解决患者生活中遇到的问题,预防或减少复发。

3.治疗过程结构

(1)整个疗程需 20 次左右,会谈每次 1 h。

(2)不同患者需要的治疗次数与频度各不相同。

4.治疗阶段

(1)治疗师要向患者说明个体的看法与态度会影响其心情及行为。

(2)帮助患者分析其所持有的对己、对人、对周围事物的观点、想法,从中发掘与患者主诉的问题有密切关系的"看法"或"态度"。

(3)协助患者去探讨、检验这些看法或态度与一般现实的差距,指出其不合理性和病态性。

(4)督促患者尝试改变这些看法或态度,建立较为合理的、健康的看法与态度,在此基础上进一步形成健康的心理与适应性的行为。

5.患者的选择

(1)患者是否抑郁、焦虑,抑郁、焦虑的性质如何? 抑郁、焦虑的严重程度怎样。

(2)患者是否有抑郁性或焦虑性认知。

(3)患者是否接受认知治疗原理的解释说明。

(4)与患者建立治疗性协作关系的可能性有多大。

(5)患者应对能力怎样。

6.技巧

跟 REBT 一样,认知治疗法向行为治疗法借鉴了许多行为技术,诸如角色扮演、自信训练、认知行为评定、应激接种训练、果断训练、行为练习、布置家庭作业、放松方法、社会技能训练、羞恶攻击练习,以及书籍阅读治疗等。

(三)具体的操作方法

1.建立治疗性联盟

强调温暖亲切、准确的共情与真诚。

2.初期会谈的任务

总任务是对患者的问题进行评估,确定治疗目标,向患者解释说明认知治疗的原理,增强患者活动性的家庭作业。

3.多维评估

从生理层次、认知层次、情绪层次、行为层次、情境层次、人际-社会层次对患者进行评估。

4.识别负性自动思维

在诱发事件与消极情感反应之间存在着一些思想活动,如消极的自我陈述或心理想象。可用 Elis 的 ABC 理论说明,诱发事件与反应之间有信念或思维活动 B 的影响作用,帮助患者识别自动思维的存在和影响。

5.检验负性自动想法

(1)言语盘问法:向患者提问的问题包括,这样想的根据是什么,有无可供选择的其他不同观点或看法,这样想有什么好处和坏处,这样想在逻辑上是否犯了什么错误。

(2)行为实验:通过医患协作的方法设计一种行为作业,以检验患者负性想法或预测的真实性。首先要明确什么是需要检验的想法,回顾反对与支持的证据,然后共同设计一种行为作业,鼓励患者去实施落实。

6.识别功能失调性假设

识别功能失调性假设常需要采取如下推论的方法。

(1)查找负性自动思维的主题。

(2)寻找可能的逻辑错误。

(3)盘问追根法。贝克强调苏格拉底式的对话,强调治疗者协助患者自己去发现错误观念。①情境:开会时看到两个员工闲聊。②情绪:愤怒、自责、焦虑、抑郁。③想法:自己没把会议主持好,不能引起员工的关注。

7.盘诘功能失调性假设

首先分析假设在什么方面是不合理的、无用的,假设从何而来。其次,什么是比较合适的替代,即保持原假设的有利之处而祛除不利的后果。

8.结束治疗

(1)患者获得新的认知,出现新的行为模式,医患双方一致认为达到目标,可以结束治疗。

(2)同患者讨论今后发生类似问题时的应对计划。

(3)继续练习巩固所学的新的认知和应对行为。

(4)如若有新的问题出现,则应适当追加治疗次数,不宜过早结束。

(四)对认知行为治疗的评价

该方法发展了特定的认知处理程序,能有效地挑战来访者的假设和信念,并能提供新的认知导致人们乐观积极地改变行为,成为沟通精神分析治疗法与行为治疗法的一座桥梁。认知行为治疗提供了一种有结构、有重点,以及积极主动的治疗取向,将焦点放在来访者的内心世界。贝克成功地创立出一种以现在为核心、以问题为导向的结构性治疗法,可以在相当短的时间内有效地治疗抑郁与焦虑。

认知行为治疗法受到的批评有,过于强调正面思考的力量,太肤浅或简化,忽视来访者的过去的重要性,过于技术导向,不重视治疗关系和情绪因素,只针对减少症状,并未探究造成情绪困扰的背后原因,忽略潜意识因素以及感觉的角色。

三、Wiliam Glasser 的现实疗法

现实疗法系由美国精神病学家维廉·格拉塞(Wiliam Glasser)所创立。该疗法理论明白易懂,符合常理,它根据个体的理智和逻辑能力,以问题为中心,以现实合理的途径求得问题的解决。

(一)基本假设

现实治疗的基本前提是,行为控制着个体的感受。尽管个体可能不能控制真实世界中的实际情形,个体确实试图控制其感受以满足自己的需要。对于大多数人来说,这意味着个体创造了自己感受到的世界。人的行为有四个成分,即行动、思维、感受、生理。根据 Glasser 的行为控制理论,控制感受和想法比控制行为更难,于是治疗的焦点就落在了行动,即可观察到的行为上。治疗师的任务是让来访者面对自己当前的行为,评价其所作所为在何种程度上帮助其实现了自我。

(二)治疗过程

现实治疗的特点是积极的、直接的、教导性的。治疗师的任务就是关注来访者的所有行为,帮助来访者澄清他们的需要和感受,对其进行合理评价,然后做出计划,以期带来变化。治疗师通过有技巧的询问,协助来访者对目前的行为进行评估。他们对个体目前问题的原因或对来访者过去经验的信息不感兴趣,焦点是让来访者对目前正在进行的事情引起注意。治疗阶段如下。

(1)建立关系阶段。现实治疗非常重视咨询者和来访者之间的关系,主张咨询者要"卷入"关系,力求创造一种亲密和谐、相互信任的关系氛围。在这一阶段,强调注意倾听技术的运用,以了解来访者的基本需要。

(2)鼓励来访者评价其行为阶段。探讨的焦点集中在当前的行为上,评价行为的标准是看行为是否有助于满足他们的需要。咨询者往往以质问辩论的形式,设法迫使来访者对其行为做出客观的评价。

(3)行动和计划阶段。帮助来访者重新考虑现实的行为,制定一个新的行为方案。让来访者承诺切实履行行为计划,在多数时候,咨询者要求来访者把承诺以书面形式写入行为合同。

(4)巩固和强化阶段。根据来访者的履行情况及时地进行反馈。治疗中不使用任何惩罚手段,但要求来访者承担行为后果。

Glasser 指出,咨询的双方都要表现出一种决不放弃的态度。现实治疗法的总体目标是,帮助来访者找到满足其归属、意愿、权利、自由和愉快需要的更有效的方法。当来访者重新获得对世界的控制,并可以更有效地满足其愿望和需要时,治疗就可以停止了。该疗法的优点是有一个具体的改变计划,使得对结果的客观评价成为可能。

四、Meichenbaum D.的自我指导训练

(一)概述

将认知看作是在行为技能发展中所运用的自我指导,这些指导在行为的初学阶段处于意识水平,但当行为习得之后,这些指导便从意识中消失,以后行为可以自动完成。如果学习的指导

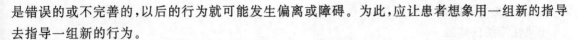

是错误的或不完善的,以后的行为就可能发生偏离或障碍。为此,应让患者想象用一组新的指导去指导一组新的行为。

(二)理论基础

自我指导训练的理论源自于鲁利亚(Luria)等人的研究。该学者指出语言,特别是内部语言与行为有着密切的关系,从某种程度上起着影响和控制行为的作用。Meichen baum 认为消极的内部语言是产生和影响行为障碍的重要因素,并指出通过矫正消极的内部语言,用正面的、积极的自我对话达到矫正异常行为或心理障碍的目的。

(三)治疗的基本原则方法

(1)教患者学会识别和察觉不适应的思维,即内心的自我陈述。

(2)给其示范适当的行为,同时用言语表达有效的行动策略,如对任务要求进行评估,自我指导循序渐进地完成作业,同时强调个人适应性和战胜克服困难的自我陈述,对于成功行为内在自我强化的重要性。

(3)要求患者在克服目标行为的同时,大声地用言语进行自我指导,此后进一步在内心重复强化。治疗者在这一过程中给予及时反馈,确保用积极的解决问题的自我对话,替代先前与异常行为有关的产生焦虑的自我对话。

(四)具体步骤

(1)治疗者示范,比如在执行一项任务时,大声地对自己说明操作步骤。

(2)儿童和青少年执行相同任务,治疗者在一旁指导操作步骤。

(3)儿童和青少年自己边说边做,大声地进行自我指导。

(4)儿童和青少年执行操作任务的同时,无声地口念操作步骤。

(5)儿童和青少年默默地执行任务,思考操作步骤的同时进行自我指导。

Meichenbaum 指出,个体的行为和情绪由自我指令性语言控制,而自我指令性语言在儿童时代就已经内化,虽在成人期意识不到,但仍在控制着人类的行为和情绪。如果自我指令性语言在形成过程中出现偏颇,则会产生情绪困扰和适应不良行为。因此,治疗涉及学习新的自我指令、运用想象技术来解决问题等。通过这些方法和步骤,外部言语逐步转变为儿童内在的言语,其中关键是积极认知的重复。积极认知的不断重复,能帮助来访者改变不合理想法,放弃不理性信念,学习合理信念,并使之内化为新的自我语言。

通常重整个体的自我陈述语句将会导致其行为的重整。在学习理论的构架下,来访者的认知宛如可观察到的外显行为一样,同样可以加以矫正。因此,行为技术除了可用来矫正外显行为,如操作制约、示范、行为练习外,也可用来矫正潜在的和更主观的思维历程与内心对话。

五、Wessler R.L.的认知评价疗法

(一)认知评价疗法概述

认知评价疗法(cognitive appraisal therapy,CAT)的核心概念是"个人生活规则",它是指个体的一种认知结构,代表个体对心理和社会性事件的法则化的看法和道德伦理的规定性。个体所产生的各种情绪和对自我的看法、评价皆与个人生活规则相关。个体心理问题之所以出现,在于个体所持有的个人生活规则缺乏一定的适应性,故心理治疗就是要对个人生活规则加以调整和修正。认知评价疗法吸收了诸多人文主义的观点,体现了心理疗法间相互融合的趋势。

(二)负性情绪的体验和表达

1.负性情绪的体验

Wessler 指出,通常可以有两种方法来确定个体的情感是不是处于失调状态,其一是应用DSM(精神障碍的诊断手册)的标准来确定;其二是根据主观的感受来进行判断。通常气愤和焦虑等不良情绪很难用 DSM 来诊断,因而个体主观报告的方法不失为一种较好的选择。

2.负性情绪的表达

该疗法指出,个体除了对情感进行体验外,还需要进行表达。认知评价疗法认为,所有的情感表达皆受制于社会规范,而后者又是因人而异的。认知评价疗法的治疗者鼓励患者在治疗的情境中表达自己的情感,以便使治疗者能了解其个人生活规则和发展的历史。只有当情感被真正唤起时,修正的情绪体验和认知变化才最有可能得到表达和体现。

(三)认知评价疗法的操作

1.人性化的技术

认知评价疗法既反对生搬硬套地套用一种既定的理论的做法,也不赞同心理治疗中过分强调技术的做法。指出若把那种所谓标准化的技术生硬地用到患者身上,并不能真正解决来访者的实际问题,简单和机械的技术,难以处理和解决人类复杂多样的经历和经验。故此,认知评价疗法在讨论治疗技术时,是解释性的人性化的,并主张任何技术和干预措施应该合乎道德原则,同时又让患者最大限度地受益。

2.独特的提问

"证据在哪里?"的提问,是治疗者获得患者个人生活规则的一个既简单又关键的方法和途径。通常艾利斯提出反诘式的问题,旨在证实个体的非理性信念,也即绝对化的陈述和要求的存在。贝克提问时偏重于实证意味,其真正的涵义是"关于你对现实的描述是真的这一点,证据在哪里?"而认知评价疗法的治疗者在提出这一问题时,更关心的是"你的个人生活规则对你发挥作用的证据在哪里?"或者"你是从哪里得到这个规则的?"即认知评价疗法侧重于某种规则在个体生活中的功能性结果。

3.识别规则冲突与认知失调

治疗者在治疗过程中适时的指出患者个人生活规则中的不一致或不协调甚至相互矛盾之处,也是极为重要的。在现实生活中,个体的价值观几乎很少有高度的一致性和严密的组织性;而在一个多元化的社会中,价值观上的对立更是司空见惯、比比皆是的。治疗者通过向患者展示其规则之间的冲突,来制造一定程度的认知失调,继之鼓励敦促患者重新思考规则,并在此基础上进行重新的组合和调整。

4.大胆尝试,促进转变

为了获得新的行为和思考模式,治疗者会鼓励患者大胆地尝试不同的行为。在与患者就此进行商量和讨论的基础上,还试图通过布置作业,以促进患者对相关问题的理解和思考。通常治疗者给患者布置体验性的行为作业,也会让患者在想象中去加以演练。认知评价疗法坚持认为,治疗者友好的态度以及与患者保持积极的关系,比逻辑上的雄辩更具影响力,并对凯利、贝克、艾利斯以及其他治疗者关于"人是科学家"的看法持有异议。

(四)认知评价疗法对抑郁症认知的看法

总的来说,认知评价疗法认可贝克的看法,即抑郁症有着认知上的特点,应当辨明患者认知上的消极评价和预期。不过,认知评价疗法格外强调个人过去的历史在其心理上所起的重要作用,特别注意对其过去事件进行再评价。该法认为,患者之所以固守着他们对现在与将来的看法不放,皆是因为他们固守着过去的看法不放。如果个体过去缺少成功的经验和体验,则会导致目前的无助感和无望感,而且对未来也不敢持乐观的态度。

六、以认知理论为基础的归因训练

(一)归因训练的基本原理

抑郁的归因训练是在归因理论的基础上,建立起来的认知行为治疗方法。它的基本原理为,从认知的消极归因方式入手,通过一系列认知行为的方法,建立认知的积极归因方式,促进情绪困扰和适应不良行为的改变,打破抑郁的恶性循环,并通过改进对事件的积极归因,引导患者走向良性循环。

通常,稳定性方面的归因与个体未来成功有直接关联。如果将失败结果归于能力低下、任务偏难等稳定原因时,个体就难以克服各种内外障碍,行为效能感随之降低,对未来成功失去信心,期望继续失败,发展下去不可避免地会陷入抑郁情绪中;如果将失败归因于努力不够等不稳定因素时,个体就有信心改变失败的结果,行为效能感便会提高,成功的期望增强,个体的情绪也趋于乐观。

(二)归因训练的操作

(1)归因训练主要有三种形式,分别源于三种理论的指导,即 Seligman 的习得性无助理论,Bandura 的自我效能说和 Weiner 的动机情绪归因理论。三种方法有一定的重叠性,后两者主要集中在教育心理学领域,应用在成就动机方面。抑郁的归因训练主要涉及第一种理论。

(2)抑郁的归因训练的形式既可以应用个体治疗,也可以应用团体训练。

(3)归因改变的途径有,在对自己归因方式认识的基础上,促进患者归因方式的重建和领悟。

(4)对归因方式性质的认识,既可以根据临床经验来获得,也可以应用归因方式问卷加以评估。

(5)涉及的方法既包括认知行为技术,也包括情绪干预的技术。

(6)同样提倡真诚、温暖和积极关注的治疗联盟的建立。

(7)一般来说归因训练的适用范围是以抑郁情绪为主要表现的心理问题,尤其是具有消极归因方式的抑郁者。

(三)抑郁症的归因模式

负性事件或应激与消极的归因方式共同作用,导致了抑郁的产生,而无望感和低自尊在这个过程中起到了中介的作用;反过来,抑郁又通过无望感,进一步降低了自尊,强化了消极的归因方式,从而形成恶性循环。

(四)归因训练的评价

尽管归因训练属于认知行为的治疗方法,但目前临床对抑郁症的治疗,主要还是应用抗抑郁剂、Beck 的认知治疗、精神分析以及支持性心理治疗等方法,很少关注抑郁者的归因方式。目前,虽然抑郁的归因理论尚缺乏大量本土化的研究支持和验证,但该理论从一个全新的角度揭示出抑郁的成因,深化了临床对抑郁的认识,对抑郁症的治疗有很大的借鉴价值。

由以上可以看出,Elis 强调要改变的是信念,Beck 注意的是改变假设、规则,Glasser 强调通过改变当前的行动来改变思维,Wessler 重视个人生活规则,Meichenbaum 强调以改变内部对话来改变认知、进而改变行为,归因训练着重祛除个体的消极归因。无论是以信念、规则、假设为术语,还是以改变行为为目的,或是以内部语言为称谓,抑或是以祛除消极归因为宗旨,认知疗法所要改变的都是人的思想及其认知结构。各种方法在侧重及改变的途径上虽各有不同,但重新建构一个更为合理的、积极的、适应性的认知结构,是其共同目标。通过这一目标的实现,以期达到改变情绪、行为的目的。

总之,抑郁症认知功能障碍的心理治疗大体如上,至于其他的心理治疗方法如人际关系心理治疗、家庭治疗等在相应章节中阐述。

（周致今）

第三节　抑郁症自杀的心理危机干预及护理

一、抑郁症自杀概述

(一)抑郁症与自杀的关系

有心理学家预言:"随着中国社会向商业化的变革,人们面临的心理问题和困扰人们的生理疾病相比,对自身生存的威胁更加严重。"抑郁症这种人类社会的"文明病",也在伴随着时代节拍影响着我们的身心健康。世界卫生组织的统计表明,世界范围内的抑郁症患病率为 $3\% \sim 5\%$。据统计,自杀的人群中至少有 1/3 是抑郁症所致。

从心理学角度来讲,抑郁是一种复合情绪,它是在自我意识的基础上,因为欲望不能满足或是在自我受到威胁的知觉中产生的。抑郁症患者长期处于情绪低落沮丧、忧伤的感觉当中,对日常活动提不起兴趣,对生活悲观失望,重症者甚至会产生自杀的念头和行为。抑郁症临床表现最突出的特征是持久的情绪低落,患者经常感到心情压抑、消沉、沮丧、失落,对生活失去信心,凡事总往坏处想,对事物不感兴趣,思维混乱。这些观念和情绪都是抑郁症的病态心理的临床常见症状。

(二)抑郁症自杀的病态心理机制

抑郁症自杀的病态心理机制大体为:其一,绝望;其二,自责和自罪感;其三,自厌。驱使抑郁症患者自杀的病态心理背景涉及隔离、痛苦、彷徨、失望、绝望等。认知心理学的理论认为,心理障碍的根源来自于异常的或歪曲的认知方式,忧郁症患者在人格上几乎都存在着悲观、情感脆弱等特点,他们往往把任何事情都看得很糟,经不起任何挫折和打击;一旦有外界刺激或事件发生时,便会在思维上形成歪曲的不合理信念,随之情绪低落,对前途悲观失望,错误地认为,只有自杀才能摆脱所有的痛苦,活着没有任何意义和价值。为了求得最终的解脱,遂产生自杀观念或行为。

(三)抑郁症自杀的危机干预

(1)评估并诊断抑郁程度和自杀意向。

(2)对自杀者进行安全监控,确保其没有自杀的机会,或拥有及时制止、抢救的条件。

(3)心理支持。在自杀危机干预中强调干预时间的紧迫性和干预的效果,成功的关键即如何在短期内给患者强有力的心理支持,恢复其正常的心理状态。

(4)创建应对自杀的个体认知建构。通过创建应对自杀的个体认知建构,抑郁症患者可以批判性地考察当前自己的行为,培养起对自己的消极情绪和行为负责任的意识,有效地寻找出自己持有的、造成这种情绪的非理性信念,认识到自己的情绪问题与自己的认知建构方式出现漏洞有关,并通过改变自己的语言、思维方式,消除那些对生活所持有的刻板的准则和自我击败的观点,不再用"应该"和"必须"来苛责自己,摒弃对现实生活的消极人生观,用理智和建设性的信念取代非理智的破坏性的信念。

另外,国外有人提出危机干预的"六步法",这种方法也很有借鉴的价值。"六步法"分别为:第一,确定问题;第二,确保求助者安全;第三,给予支持;第四,提出并验证可以变通的应对方式;第五,制定计划;第六,得到承诺。

二、抑郁症自杀的干预对策

国内目前针对自杀的预防研究主要集中在以下两个方面:自杀的预测和自杀的危机干预。前者是指对自杀危险性的评定,即通过一定的方法筛选出自杀高危人群,从而达到防范的目的。后者是指对已有明显自杀企图或已进行过自杀尝试而自杀未遂的个体进行干预和调停,以防止其进一步的自杀行为。现将主要的干预对策总结如下。

(一)遏制自杀冲动,安全度过危机情境

1.热爱生命的伦理教育

具有自杀意念的个体一般均遭遇过人生困境,其情感历程大致为:在经历了最初的空虚与痛苦之后,逐渐陷入悲观、悔恨、恐惧、孤独等状态,无助、无望感强烈,在其非理性认知的支配下,把自杀作为逃避现实、寻求解脱的手段。治疗者应该抓紧时机对自杀者进行有关生命伦理学方面的指导教育,使其意识到生命的可贵之处,延缓其自杀冲动,并采取相应的措施确保其生命安全,进而帮助其平安地度过自杀的危机情境。

2.最大限度地利用社会支持资源

当个体处于自杀危机阶段时,治疗者应引导其寻求各种有利的社会支持资源来帮助自己,如选择自己信赖的亲人或朋友来分担自己的苦恼,从而使其能得到及时、有益的帮助。可能的话,最好寻求专业人士的帮助。同时尽量避免一人独处,而应该让他人成为自杀者的生命线,直到最终能够自己帮助自己。

3.接纳自己,善待自身

(1)指导自杀者通过各种可能的方式和途径来安抚自己受伤的心灵,学会爱自己、关心自己、照顾自己,最终使自己平安地度过眼下的危难情境。

(2)鼓励自杀者运用放松身心的技术,实施善待自己的各种具体行动,如沐浴在阳光下、睡在松软的床上、冲冲热水澡、品尝一下美食等。通过彻底的身心放松,以暂时缓解心理的巨大压力,从而改善消极懈怠情绪,以便蓄积精力更好地应付危机。

(二)识别常见的认知歪曲的类型

1.掌握贝克提出的应用认知疗法的三个重要原则

(1)抑郁、焦虑等消极情绪在很大程度上是由可辨别的消极思维和认知歪曲所引起的;

(2)抑郁性的思维方式通常存在于个体的无意识中,但这种思维方式也很容易为个体的意识所察觉;

(3)抑郁性和自杀倾向性的思维方式,一旦被个体的意识所察觉,便可以加以改变,思维改变后情绪也会随之改变。

2.了解思维过程中容易犯的认知歪曲类型

艾利斯通过大量的研究表明,每个人生来都有一种容易将自己的认知歪曲的倾向。每个人不可能要求自己的思维是绝对正确的,这是非常不理性的,但个体应该学会识别并改变那些最容易对其造成消极影响的认知歪曲。

为了识别认知错误或歪曲,治疗者应当听取并记录当事人所诉说的自动化思维以及不同的情境和问题,然后要求来访者归纳出其中的一般规律,找出其共性。

3.监察并记录自己的心境变化

一个人的心境(或者说对痛苦的体验程度)不会是一成不变的,它具有波动性,同样,一个人的自杀意念也会随着时间的变化而发生变化。可以引导他运用记日记等方法,进行自我监察和记录苦闷焦虑情绪,通过监察不同时期的心境,了解自己的情感变化,有效地抑制自杀意念的产生。

(三)改正认知歪曲,调整自我挫败行为

1.了解认知治疗的原理

贝克的认知理论指出,人的情绪和行为是由认知过程决定的,而抑郁症则是由自我挫败的歪曲思维方式所造成的。认知疗法的核心是如何通过改变认知来改变情感和行为方面的问题。认知心理学认为,思维、情感和行为三者之间具有相互作用、相互影响的关系。通过改变思维、情感和行为这三个因素中的任一个因素,使三者之间发生良性互动,以此来更好地帮助自杀者正确应对危机,从而化危机为成长的转机。

通过了解自杀者内心的歪曲信念、不合理思维后,帮助自杀者分析其自身的人格弱点和歪曲的认知,并针对他们不同的心理状况进行疏导、分析、说服和教育等,从而重新构建他们的合理思维,防止自杀危机的发生。

2.改变自杀性信念的认知性方法

认知心理学家提出了改变自杀性信念的认知性方法,包括以下几点。

(1)功能性的方法:即识别了令其不安的思维之后,就思考这样的思维、想法或信念对其的影响,如果产生的影响是消极的,那么那就应该放弃这种思维。

(2)实证性的方法:与功能性方法不同的是,实证性的方法是评估思维的实际效用,即找出证据来证明思维是有效的还是无效的。

(3)苏格拉底式谈话法:该法注意自我的心理调节过程,强调建立内心对话和思维的沟通机制。通过进行反思性内心对话,从而建立起更准确的自我评价和更正确的思想观念。

3.运用行为策略,矫正认知歪曲

运用行为策略来改变认知,即通过改变自杀者的行为,来改变其自我挫败的信念。依照思维、情感与行为之间相互关系的认知模式,行为的改变也能促进认知及情感的改变。正如理性情绪行为疗法的创始人艾利斯所说:"有时,改变一种非理性信念的最佳方法,或者说是唯一的方法,即强迫自己用行动去挑战它,比如完成治疗师布置的家庭作业。"

针对自杀者非理性的信念而改变其自我挫败的行为,其所面临的困境便会出现转机,因而会使其逐渐改变错误歪曲的认知,最终放弃自杀意念或自杀行为。

(四)面对现实,提高解决问题的能力

1.正确评估自己解决问题的能力

研究发现,人们在处理他人问题上的技能要比在处理自己的问题时更好,自杀者也具有客观、冷静地分析和处理他人问题的能力。在遭遇危机时,自杀者认为死是解决问题的最好方式,这就大大地阻碍了他为自行解决问题而做出的努力。影响个体自己解决问题的可能理由有以下几点。

(1)自杀者的抑郁思维一般都倾向于夸大问题的不利方面,这种思维使解决问题的希望变得非常渺茫。

(2)一些自杀者倾向于低估自己解决问题的能力。

(3)完美主义倾向的存在,在一定程度上也限制了自杀者问题解决能力的发挥。

2.有效地处理问题,掌握解决问题的技能

(1)坚持正确的态度定位。面临危机时,应引导自杀者面对现实、接纳现实,而不应该持有否定现实的态度。只有面对现实并接受现实,才能去切实寻求解决问题的途径与方法。

(2)将存在的问题进行界定。如将"世界上没有人喜欢我"表述成"我不满意我的人际关系;我想知道我做什么努力才能改善我的人际关系。"后一种表述可以使自己存在的问题更加具体和清晰,而且每一种定义都代表了一个行动目标或是一种解决问题的方式。

(3)寻求解决问题的方法。用头脑风暴法,想象多种解决问题的方法,权衡利弊,然后找到自己认为最为合适的解决问题的方法,并制定出行动计划。

(4)实施行动计划并评估行动后果。在实施行动前,应该先对行动所产生的结果进行预测,并在行动后将出现的结果与事先所作的预测作一比较:如果现实结果比预测结果更好,则说明问题得到了有效的解决;而现实结果如果没有预测结果好,那就要寻找原因并加以修正。

在本质上,认知疗法属于心理教育模式,这种教育色彩充斥着整个治疗过程。中国人是一个较重事实、重理性的民族,注重"说理",认知治疗从总的倾向来看,是比较符合中国文化特点的。认知疗法对那些能够接受理性分析过程、具有较高智力水平的来访者尤为适用。

三、抑郁症自杀的心理护理

现代医学模式由生物医学模式转变到生物 - 心理 - 社会医学模式。护理工作也随之从以疾病为中心的护理转变为以患者为中心的整体护理。有研究表明,抑郁症患者出现自杀观念和自杀行为的发生率达 39%,因此对抑郁症患者实施整体护理及必要的危机干预就显得尤为重要。国外在此方面的著述颇丰,近年来国内也开展了一些研究,如学者李永国、周爱花等在此方面进行了论述。现将主要结果总结如下。

(一)制定患者的预期目标

(1)患者在住院期间不出现自杀观念和自杀行为。

(2)患者能在医护人员的协助下控制自杀行为。

(3)患者明白自杀行为的危害并有意识地对其自杀行为进行控制。

(二)护理干预措施

1.建立良好的护患关系,耐心倾听和疏导

在危机干预中,良好的护患关系是和患者有效沟通的基础。抑郁症患者大多数都性格内向、敏感,不轻易披露他们的内心矛盾,难以进行言语沟通。护士应该耐心倾听患者的经历和感受,减轻他们的心理压力,并给予他们真诚的关心、体贴和爱护,使他们意识到医护人员对其生命的关心和重视,从而建立起相互了解和信任的良好护患关系。

2.对自杀进行评估和干预

护理人员应当评估患者潜在自杀的危险性级别,并将其分为高、中、低三级。对有自杀观念和行为的患者,在治疗的同时,应该在危机干预中公开、毫不回避地同患者谈论自杀这一问题,以便对其进行合理的干预。同时应该教会患者缓解压力所常用的几种简单的方法。

3.以具体的行动和良好的服务态度感化患者

鉴于抑郁症患者的自杀是一种主动性行为,并带有明确的目的性,他们经常会对医疗救治采取对立态度或对抗行为。因此,护理人员除了根据医嘱进行治疗外,还应该从生活上关心患者,尽量满足其合理的需求,要以良好的医德、满腔的热情、认真的态度和娴熟的护理技术去影响患者,使其配合治疗。

4.了解患者的心理冲突,进行针对性干预

抑郁症患者的内心存在着比较强的心理冲突,还有对现实的强烈不满情绪,以及缺乏自信的矛盾心理状态。抑郁症状只是他们对压抑的承受能力达到一定极限时的一种自我保护机制,而自杀行为则是抑郁发展严重时的一种极端表现形式。护理人员应详细了解患者的个性特征以及引起患者产生心理矛盾和冲突的生活事件,了解其真实的心理矛盾和心理危机,帮助其分析自杀行为的后果和危害,为患者提供多个可供选择的解决问题的技巧。

5.实施预防自杀的措施

提供安全的环境,室内无危险物品,亲属探视时要交代不准给患者危险物品等。按时巡视病房,将有自杀行为和自杀观念的抑郁症患者列为重点观察对象,严密观察他们的行为,以防止发生意外、保障患者的安全。对于高度危险性的患者也可以先将其防护于床上,严密观察其情绪变化,但要向患者解释防护的原因,并注意处于防护状态的患者被防护躯体部位的血液供应状况,定时让患者下地活动,料理个人卫生。

6.制订遏止自杀危机的计划

指导患者制订遏止危机的计划,计划要由患者自行制订,这样可以让他更好地实施计划。包括再次出现自杀危机时的应对措施等,要找医护人员或亲朋好友谈心倾诉,鼓励其多参加娱乐活动,从而缓解心理压力。在计划中,应指导患者树立正确的自我观念,培养自己心胸开阔、性情开朗、稳定、乐观的良好心理素质。

7.重建患者的自尊自信

抑郁症患者普遍存在悲观、绝望、自卑的心理,他们看问题只能片面地看到阴暗的一面,认为自己一无是处。责任护士要鼓励患者回忆一些自己曾经做出的成绩,多给他们赞赏、激励的话语,使他们体验到以往成功的经历。给患者安排一些他们能完成的活动计划,让其按自己的意志独立自主地解决一些问题,让患者体验到自我存在的价值,并从中发现自己的兴趣、完成工作后的愉快,并重建自尊自信。

8.营造快乐的心理氛围

尽可能地美化病房,病区里要经常播放抒情、优美的音乐,使患者在愉快的气氛中恢复自我、减轻孤独感。经常组织患者开展种花植草、打羽毛球、打乒乓球、唱歌、跳舞、做广播体操、阅览书报、健身锻炼等娱乐活动。鼓励患者在活动中大胆发挥自己的才干,使他们在活动中保持愉悦心情,体会到生活的乐趣。

9.帮助患者制订生活计划

在抑郁症患者的恢复期,护理人员应在医师的指导下,根据患者的不同情况和兴趣,帮助他

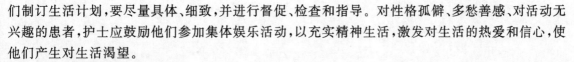

们制订生活计划,要尽量具体、细致,并进行督促、检查和指导。对性格孤僻、多愁善感、对活动无兴趣的患者,护士应鼓励他们参加集体娱乐活动,以充实精神生活,激发对生活的热爱和信心,使他们产生对生活渴望。

10.加强患者的认知教育

抑郁症患者往往具有不良的认知特点,他们的行为和情绪也与不良性认知有关。要帮助他们正确地认识疾病的性质和诱发因素,客观地分析和评价各种生活事件、自身的个性特征以及自己对事件的态度在发病过程中所起的作用,使其认识到不良的个性容易导致认知错误,而不良的认知会产生不良的行为,通过有意识的行为活动去强化正确的认知。

11.做好出院指导

要教会患者在有自杀观念出现时向他人求助的方法,给患者留下紧急求助的电话号码。抑郁症是易复发性疾病,因此,对患者及其亲属,应宣教抑郁症及心境障碍的医学知识。一旦有复发的表现,应及时到专科医院就诊,避免自杀事件的发生。

12.家庭支持与出院随访患者

在住院期间及出院后,护士要和患者家庭建立并保持联系,帮助患者亲友了解患者的病情和心理状况,引导他们给患者以心理支持,关心、体贴、理解患者,做到不抱怨、不歧视患者。对出院患者应定期进行随访,保持联系,对患者或家属反映的患者心理问题或电话、信件咨询要及时给予答复和帮助。

(三)意义

抑郁症是由社会心理因素引起的,常伴有强烈的自杀意向,甚至出现自杀行为,伴有自杀意向和自杀行为的抑郁症患者有逐年上升的趋势。抑郁症使躯体疾病的患病率、死亡率、自杀率均上升,自杀率高达15%,因此被称为"人类第一号心理杀手"。整体护理的实施要求护理人员每天从生理、心理、社会文化等方面考虑患者的健康行为问题,以帮助患者学会自己应付各种压力,掌握自杀观念出现时的预防方法,使其顺利度过心理危机,达到最佳的生理和心理状态。

(周致今)

第十二章　护理管理

第一节　SWOT 分析

一、SWOT 分析模型简介

SWOT 分析法，又称态势分析法，20 世纪 80 年代初由美国旧金山大学的管理学教授韦里克提出，经常被用于医疗机构战略制定、竞争对手分析等场合。在现在的战略规划报告里，SWOT 分析已经成为众所周知和必用的分析工具。SWOT 分析包括分析医疗机构的优势（strength）、劣势（weakness）、机会（opportunity）和威胁（threats）。因此，SWOT 分析实际上是对医疗机构内外部条件各方面内容进行综合和概括，进而分析组织的优劣势、面临的机会和威胁的一种方法。通过 SWOT 分析，可以帮助医疗机构把资源和行动聚集在自己的强项和有最多机会的地方。

二、SWOT 分析模型内容

优劣势分析主要是着眼于医疗机构自身的实力及其与竞争对手的比较，而机会和威胁分析将注意力放在外部环境的变化及对医疗机构的可能影响上。在分析时，应把所有的内部因素（即优劣势）集中在一起，然后用外部的力量来对这些因素进行评估。

（一）机会与威胁分析（OT）

随着经济、社会、科技等诸多方面的迅速发展，特别是世界经济全球化、一体化过程的加快，全球信息网络的建立和医疗消费需求的多样化，医疗机构所处的环境更为开放和动荡。这种变化几乎对所有医疗机构都产生了深刻的影响。环境分析成为一种日益重要的医疗机构的职能。环境发展趋势分为两大类：一类表示环境威胁；另一类表示环境机会。环境威胁指的是环境中一种不利的发展趋势所形成的挑战，如果不采取果断的战略行为，这种不利趋势将导致医院竞争地位受到削弱。环境机会就是对医院行为富有吸引力的领域，在这一领域中，该医院将拥有竞争优势。

（二）优势与劣势分析（SW）

每个医疗机构都要定期检查自己的优势与劣势，这可通过进行。医疗机构或医疗机构外的咨询机构都可利用"医疗机构经营管理检核表"的方式检查医疗机构的营销、财务、服务和组织能力等,每一方面都要按照强弱进行等级划分。两个医疗机构处在同一医疗服务市场,或者说它们向同一患者群体提供服务时,如果其中一个医疗机构有更高的服务能力或服务潜力,这个医疗机构就比另外一个医疗机构更具有竞争优势。换句话说,竞争优势是一个医疗机构超越其竞争对手的能力,这种能力有助于医疗机构战略目标的实现。竞争优势实际上说明一个医疗机构比其竞争对手有更强的综合优势,但是实际上医疗机构更希望明确在哪一方面具有优势,因为可以扬长避短。

(三)SWOT 分析步骤

(1)确认当前的战略是什么。

(2)确认医疗机构外部环境的变化。

(3)根据医疗机构资源组合情况,确认医疗机构的关键能力和关键限制。

(4)按照通用矩阵或类似的方式打分评价。

(5)把识别出的所有优势分成两组,是与行业中潜在的机会有关,还是与潜在的威胁有关。用同样的办法把劣势分成两组:一组与机会有关;另一组与威胁有关。将结果在 SWOT 分析图上定位或者用 SWOT 分析表,将刚才的优势和劣势按机会和威胁分别填入表格,形成 SWOT 战略方针,见图 12-1、图 12-2。

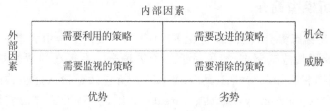

图 12-1 SWOT 分析矩阵

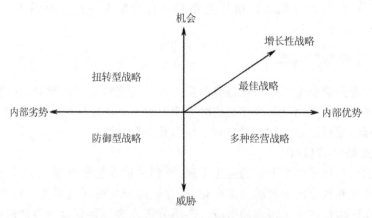

图 12-2 SWOT 分析结果的实施战略

三、使用方法及注意事项

(一)成功应用 SWOT 分析法时应注意

(1)进行 SWOT 分析的时候必须对医院的优势与劣势有客观的认识。

(2)必须区分医院的现状与前景。

(3)必须全面考虑各种情况。

(4)必须与竞争对手进行比较,优于或劣于竞争对手的方面。

(5)保持 SWOT 分析法的简洁化,避免复杂化与过度分析。

(6)SWOT 分析法因人而异。

(二)整体观念

由于医疗机构是一个整体,而且竞争性优势来源十分广泛,所以,在做优劣势分析时必须从整个价值链的每个环节上,将医疗机构与竞争对手做详细的对比。如果一个医疗机构在某一方面或几个方面的优势正是该行业医疗机构应具备的关键成功要素,那么,该医疗机构的综合竞争优势就强些。衡量一个医疗机构及其服务是否具有竞争优势,只能站在患者角度上,而不是站在医疗机构的角度上。

(三)局限性

与很多其他的战略模型一样,SWOT 模型也带有时代的局限性。以前的医疗机构可能比较关注成本、质量,现在的医疗机构可能更强调组织流程。SWOT 没有考虑到医疗机构改变现状的主动性,医疗机构是可以通过寻找新的资源来创造医疗机构所需要的优势,从而达到过去无法达成的战略目标。

(陈焕银)

第二节　品　管　圈

一、品管圈的简介

品管圈(quality control circle,QCC)是由日本石川馨博士于 1962 年所创。指同一工作现场、工作性质相似的人员自动自发进行品质管理所形成的小组,这些小组作为全面质量管理环节的一环,在自我启发、相互启发的原则下,活用各种统计工具,以全员参与的方式不断进行维护改善自己工作现场的活动。通过轻松愉快的现场管理方式,使护理人员自动自发地参与管理活动,在工作中获得满足感与成就感。

二、品管圈的主要内容

(一)组圈

由工作目标相同、场所相同、性质相同的 3~10 人组成品管圈,选出圈长。圈长通常由班、组长或部门主管、技术骨干担任。圈名由圈员共同商讨决定,最好选择富有持久性及象征性工作性质和意义的名字。

(二)选定主题

在充分了解、掌握部门工作现场问题的基础上,选定主题。工作现场的问题大致有效率问题、服务问题、品质问题等。选定主题应该慎重,要考虑其共通性,是圈能力可以解决的,可以数据量化,可以收到预期效果并且符合主要目标方针的主题。

(三)拟定活动计划

主题选定后,应拟定活动计划,事先拟定计划表对品管活动能否顺利推行并取得显著成效具有十分重要的作用。计划表可以周为单位来拟定,在实施过程中,如发现实际与计划有出入或停止不前,应立即找出问题所在并及时加以改进。在拟订计划表时应明确各步骤具体负责人看在活动推进过程中,需明确标注实施线,且计划线应在实施线之上。

(四)现况把握与分析

对工作现场进行调查分析,分析需用数据说话,这种数据的客观性、可比性、时限性,通过数据整理,分层分析,找到问题的症结。针对存在的问题进行原因分析,对诸多原因进行鉴别,找到主要原因,为制订策略提供依据。

(五)制订活动目标并解析

设定与主题对应的改善目标,目标要明确,最好用数据表示目标值并说明制定目标值的依据。

(六)检查对策

确定对策,用5W2H做法,具体为做什么(what);为什么做(why);谁来做(who);何地进行(where);何时(when);如何做(how);成本如何(how much)。讨论出的改善计划内容应包括改善项目主题、发生原因、对策措施、责任人、预定完成时间。

(七)实施对策

拟定具体的实施方法,实施前召集相关人员进行适当培训。实施过程中,负责专项责任的圈员应该负担起交到的责任,并控制过程中正确的做法。小组成员严格按照对策表列出的改进措施计划加以实施。每条对策实施完毕,应再次手机数据,与对策表中锁定的目标进行比较,检查对策是否彻底实施并达到要求。

(八)确认成效

把对策实施后的数据与实施前的现状以及小组置顶的目标进行比较,计算经济效益,鼓舞士气,增加成就感,调动积极性。

(九)标准化

评价活动效果,优秀或良好者应保持下去,并将实施方案标准化,写成标准操作程序,并经有关部门确定。已经标准化的作业方法,要进行认真培训,并确定遵守,确保活动收获成效。

(十)检讨与改进

据实评价活动开展过程中每个步骤的实施效果,分析其优缺点,总结经验,探讨今后应努力的方向,为下一圈活动的顺利推行提供经验。

三、使用方法及注意事项

(1)品管圈已广泛应用于病房管理、专科护理、健康教育等护理质量管理的层面,实现了护理质量管理以物为中心的传统管理模式向以人为中心的现代管理模式的转化,体现并强调了全员、全过程、全部门质量控制的全面质量管理理念,对促进护理人才队伍发展亦有重要实践意义。

(2)推行以单位为主的品管圈是护理人员作为改善护理工作问题常用策略,通过活动的不断改进,提升医疗护理水平。品管圈方法的应用,提高了全员质量意识,充分调动了基层护理人员的积极性,开发了管理潜能,引导他们在临床工作中以护理质量为核心,以满足患者需求为导向,发现及寻求方法解决工作中的一些实际问题,包括工作流程的改进、相关制度的落实、质量监控的方法、护理程序的应用、护理表格的制作等。通过品质改善活动,提高管理效益和执行力,提高护理质量。

(3)在护理质量管理过程中成功推行品管圈活动的关键是准确把握问题点。来自临床一线工作现场的问题点往往很多,以手术室护理质量管理为例,常见的护理质量相关的问题,手术体位安全摆放、术后标本正确处置等,当圈员从不同角度提出问题后,如何准确把握关键问题,确保品管圈活动能顺利推行并收获实效,受限需要把问题整理分类,从各个角度加以分析,确定上述哪些是将来可能解决的,哪些是当下亟须解决的,哪些是潜在问题;其次是要考虑问题的共通性;同时要兼顾圈能力,对上述问题的把握能定量化,可用数据表示;并且要评估项目实施的预期效果。只有通过这样严谨的流程确定的问题点,才是关键问题点,只有准确把握好关键问题点才能为品管圈活动顺利推行打下坚实基础。

(裴太兴)

第三节　PDCA 循环

一、PDCA 循环简介

PDCA 循环,又称戴明循环。20 世纪 20 年代有"统计质量控制之父"美名的美国著名统计学家沃特·阿曼德·休哈特,率先提出"计划-执行-检查"的概念,后由美国质量管理专家戴明发展成为计划-执行-检查-处理的 PDCA 模式,又被称为"戴明环"。PDCA 循环是计划、执行、检查、处理 4 个阶段的循环反复的过程,是一种程序化、标准化、科学化的管理方式,是发现问题和解决问题的过程。作为质量管理的基本方法,广泛应用于医疗和护理领域的各项工作中。

PDCA 循环的优点:①适用于日常管理,既适用于个人的管理,也适用于组织或团队管理。②PDCA循环是发现问题、解决问题的过程,会随着一个问题的解决,随之产生新的变化演变出新的问题,也就可以是问题得到不断持续的改进和提高。③适用于项目管理,在护理管理中特别适用于护理专项管理工作的改进,包括护理质量管理、护理人力资源管理等方面。④有助于持续改进和提高,因此也适用于护理服务的改进或护理新技术的研发和应用,如护理服务流程的不断改进,护理服务质量的不断提高。

二、PDCA 循环的主要内容

PDCA 循环是一个质量持续改进模型,包括持续改进与不断提高的 4 个阶段 8 个步骤。①计划阶段:第 1 步分析质量现状,找出存在的质量问题;第 2 步分析产生质量问题的原因或影响因素;第 3 步找出影响质量的主要因素;第 4 步针对影响质量的主要原因研究对策,制订相应的管理或措施,提出改进计划和行动方案,并预测实际效果。②实施阶段:将预定的质量计划、目标、措施及分工要求等,予以实施,成为 PDCA 循环的第 5 步。③检查阶段:根据计划要求,对实际执行情况进行检查,将实际效果与预计目标进行比较,寻找和发现计划执行中的问题并进行改

463

进,作为PDCA循环的第6步。④处理阶段：对检查结果进行分析、评价和总结,具体分为两个步骤,第7步把结果和经验纳入到有关标准和规范中。巩固已取得的成绩,防止不良结果再次发生。第8步把没有解决的质量问题或新发现的质量问题转入下一个PDCA循环,为制订下一轮循环计划提供信息。处理阶段通过总结经验,巩固成绩,工作结果标准化；提出尚未解决的问题,转入下一个循环。原有的问题解决了,又会产生新的问题,问题不断出现又被不断解决,使得PDCA循环周而复始地不停运转,使得管理问题得到不断改善和完善。

三、使用方法及注意事项

(1)PDCA循环作为科学的工作程序,是一个有机的整体,缺少任何一个环节都不可能产生预期效果,工作都很难得到改善。PDCA循环作为科学的管理方法,是用于护理管理的各项工作和环节。对于循环过程的各个循环彼此联系,相互作用。护理质量管理作为医院质量管理的子循环,与医疗、医技、行政、后勤等部门的质量管理的子循环共同构成医院质量管理的大循环。各护理单元或护理服务项目又是医院护理质量体系中的子循环,这些大小循环相互影响,相互作用,整个医院的质量取决于各个子系统、各部门和各个环节的质量,而这些子系统、各个部门和环节又必须围绕医院的总的质量目标协同行动,因此,医院作为大循环是小循环的依据,小循环又是大循环的基础。PDCA循环将医院各系统、各部门、各项工作有机地组织起来,彼此影响和促进,持续改进和提高。

(2)PDCA循环是一个持续改进型,需要不断改进和完善,阶梯式、螺旋式提高,每次循环的结束,都意味着新的循环的开始,使管理的效果从一个水平上升到另一个水平。

(3)应用PDCA循环4个阶段8个步骤来解决质量问题时,需要收集和整理信息,要采用科学的方法进行数据分析,用数据说话,用事实说话。最常用的排列图、因果图、直方图、分层法、相关图、控制图及统计分析表七种统计方法,以数理统计为理论基础,科学可靠、直观地可以使PDCA循环建立在坚实的问题提出和分析的基础上。统计方法与PDCA循环关系见表12-1。

表 12-1　统计方法与 PDCA 循环关系表

阶段	步骤	主要方法
	1.分析现状、找出问题	排列图、直方图、控制图
	2.分析各种影响因素或原因	因果图
P	3.找出主要影响因素	排列图,相关图
	4.针对主要原因,制订措施计划	回答"5W2H" (why、what、where、when、who、how、how much)
D	5.执行、实施计划	
C	6.检查计划执行结果	排列图、直方图、控制图
A	7.总结成功经验,制订相应标准	制订或修改工作规程,检查规程及有关规章制度
	8.把未解决或新出现问题转入下一个PDCA循环	

(裴太兴)

第四节　护理人员的培训

一、护理人员培训的目的与功能

(一)护理人员培训的目的

1.角色转变需要

帮助护理人员了解医院宗旨、文化、价值观和发展目标,增进护理人员对组织的认同感和归宿感。尽快适应角色。

2.满足工作需要

学校教育主要是完成基础教育和基本专业技术教育,毕业时所拥有的仅仅为基础理论知识与技能操作方法。进入医院护理岗位后将从事的工作大多数则是专业性较强的理论知识与技能,所以必须对他们进行相应的培训。

3.适应发展需要

随着社会、经济、医学科学技术和教育的发展,只有通过接受培训,才能顺应发展的需要,不断转变观念,更新知识,提高技能,发展能力。

4.提升素质需要

培训可以促使具有不同价值观、信念、工作习惯的护理人员,按照社会、市场、岗位及管理的要求,形成统一、团结、和谐的工作团队和饱满的精神状态,提升护理人员整体素质,提高工作效率,创造优质护理服务质量。

(二)护理人员培训的功能

(1)掌握工作基本方法:通过培训,使新上岗的护理人员或调到新岗位的护理人员尽快进入工作角色,掌握工作基本方法,履行角色职责。

(2)理解护理工作宗旨:通过培训,帮助护理人员理解组织和护理工作的宗旨、价值观和发展目标,提高和增进护理人员对组织的认同感和归属感。

(3)改善护理工作态度:通过培训,强化护理人员的职业素质,为创造优质护理服务质量奠定基础。

(4)制订职业生涯规划:通过培训,协助护理人员结合自身特点制订职业生涯发展规划,使护理人员在完成各项护理工作的同时有意识地关注自身的发展,自觉地提高个人素质,最大限度地发展个人潜能。

在注重对个体培训的同时,有计划地进行护理人力资源团队的建设,以利于护理工作的顺利开展,有效优化护理质量,保障护理人力资源的可持续发展。

二、护理人员培训的程序

目前的护理人员培训程序一般由 3 个阶段组成:培训前准备阶段、培训中实施阶段和培训后评价阶段。

(一)培训前准备阶段

主要是进行培训需求分析、培训前测试和确立培训目标。培训需求分析是从医院发展、工作岗位需求及护理人员个人要求 3 个方面考虑。培训需求分析是确立培训目标、制订培训计划和评价培训效果的依据。

(二)培训中实施阶段

在确定培训需求的基础上,培训者要根据目标制订出相应的培训计划。培训计划包括培训内容、时间安排、培训方法、学习形式、培训制度、受训人员和培训人员及必要的经费预算等内容。培训内容的选择应体现学习目标,既要考虑培训的系统性,也要考虑培训的可行性、适宜性。培训人员的选择要注重资格(教师本身的专业性)和责任心。培训方法与学习形式的选择应根据培训的目标、医院条件和岗位需求综合考虑。

(三)培训后评价阶段

培训评价是保证培训效果的重要一环,其主要包括 4 个步骤。

1.确立评价目标

以目标为基础确立评价标准。标准应具体、可操作、符合培训计划。

2.控制培训过程

控制培训过程是指培训过程中不断根据目标、标准和受训者的特点,矫正培训方法和控制培训进程。培训过程中注意观察,及时了解培训情况,及时获得培训过程中的信息,矫正偏差,保证培训取得预期效果。

3.评价培训效果

包括培训效果的评价和培训经费使用的审核两个方面,常用的评价方法如下。

(1)书面评估表评价课堂理论培训效果。

(2)小组讨论形式评价,让受训者讲述学习收获和对培训的建议。

(3)相关试卷测试及技能考核。

(4)岗位实际工作考核,观察受训者在工作中使用新知识、新技能的情况。

(5)问卷调查,通过问卷比较受训者培训前后的工作表现。

培训经费使用的审核包括:培训费用支出的有效性、可控性及合理性。

4.迁移评价效果

迁移评价效果是指把培训的效果应用于临床护理工作中,促进临床护理工作的优质化。

三、护理人员培训的形式和方法

(一)培训形式

1.岗前培训

岗前培训是使新员工熟悉组织,适应环境和岗位的过程。对刚进入工作单位的护士来说,最重要的是学会如何去做自己的工作以及保持与自己角色相适应的行为方式。岗前培训能帮助新护士放弃自己与组织要求不相适应的理念、价值观和行为方式,以便尽快地适应新组织的要求、工作准则和工作方法。岗前培训首先要使新护士在和谐的气氛中融入工作环境,为以后的工作打下良好的基础。其次,要使护士了解医院的组织文化、经营思想和发展目标,帮助护士熟悉胜任工作的必要知识技能和职业道德规范,了解医院和护理系统的有关政策、规章制度和运转程序,熟悉岗位职责和工作环境。

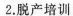

2.脱产培训

脱产培训是根据医院护理工作的实际需要选派不同层次的护理骨干,集中时间离开工作岗位,到专门的学校、研究机构或其他培训机构进行学习或接受教育。这种培训可以系统地学习相关理论,因此,对提高培训人员的素质和专业能力具有积极影响。脱产培训包括短期或长期脱产学习、学历教育和新技能培训等形式。

3.在职培训

在职培训是指护理人员边工作边接受指导、教育的学习过程。这种培训方法多采用导师制,即由高年资护士向低年资护士传送知识和技能的过程。这种指导关系不仅体现在操作技能方面,同时,在价值观的形成、人际关系的建立以及合作精神培养等方面都具有指导意义。

培训的安排有集中式、分散式、集中与分散相结合3种。集中式是由护理部统一安排所有新护士参加护理部组织的培训;分散式则由各临床科室护士长组织相应的临床师资,对进入本科室的新护士进行针对性的专科培训。集中与分散相结合则兼有上述两种形式。

(二)培训的方法

(1)讲授法:是一种以教师讲解为主的知识传授方法。通过教学人员的讲解可帮助学员理解有一定难度的知识。并且可同时对数量较多的护理人员进行培训。讲授法培训也可以结合案例分析进行讨论。可用于职业道德、规章制度、专科护理技术、护士礼仪等培训。

(2)演示法:是借助实物和教具,通过操作示范,使学员了解某项操作的完成步骤的一种教学方法。如心肺复苏术;呼吸机、监护仪、输液泵的使用等内容。演示法能激发学习者的学习兴趣,有利于加深对学习内容的理解。也可通过运用光盘、录像带、幻灯片等教具介绍医院的发展情况、医院环境、组织规模等,进行护士职业道德、行为规范、基础护理操作技术等教育。

(3)案例分析法:是通过观察和分析,让学员针对案例提出问题并找出解决问题方法的一种教学方法。案例分析法可以培养学员观察问题、分析问题和解决护理问题的实际能力。

(4)讨论法:是一种通过学员之间的讨论来加深对知识的理解、掌握和应用,并能解决疑难问题的培训方法。讨论法有利于知识和经验的交流,促使受训者积极思考,从而锻炼和培养实际工作能力。

(5)研讨会:是以学员感兴趣的题目为主,进行有特色的演讲,并发放相关材料,引导学习者讨论的培训方法。研讨会需要合适的场地,对参会人员数量和时间也有一定要求,这些因素都限制了研讨会的举行。适宜于在学校、研究机构或其他培训机构进行。

(6)其他方法:视听和多媒体教学法、角色扮演等方法均可选择性地运用于护理人员的培训教育。计算机网络技术的发展、远程教育手段等技术的应用,为提高护理人员的培训质量提供了更加广阔的前景。

(三)培训的内容

(1)公共部分:由护理部制订培训计划并组织实施,一般培训时间为1~2周。包括医院简介、医院环境、医院组织体系、有关规章制度、职业道德、护士礼仪与行为要求、有关法律法规及护理纠纷的防范、基本护理技术、急救技术(如心肺复苏)、院内感染预防、护理文书书写等,有些医院还组织新护士的授帽仪式。

(2)专科部分:由各临床科室分别制订计划并逐项落实,普通科室培训时间为3~4周,ICU、CCU、急诊科一般培训时间为6~8周。包括熟悉本科室环境、人员结构、各类人员职责、各班工作要求、质量控制标准等,以及本科室常见病和常见急症的主要临床表现、治疗(救治)原则及护理措施、主要专科检查和特殊诊疗技术的临床应用及主要护理措施(如各种造影检查、心电监护、呼吸机的应用)等。

(四)培训的考核

(1)公共部分由护理部统一组织安排,分为理论和技能两部分,理论部分包括有关规章制度、职业道德、护士礼仪与行为要求、有关法律法规及护理纠纷的防范、护理文书书写等内容;技能部分为主要基础护理操作技术、护士礼仪及语言的考核。

(2)专科部分由各专科护士长组织有关临床师资负责,以理论考试为主,包括护士的职责、各班工作要求、本科室常见病和常见急症的临床表现、治疗(救治)原则及护理措施、专科主要检查和特殊诊疗技术的临床应用及护理(如各种造影检查、心电监护、呼吸机的应用)等。

(五)护士的继续护理学教育

继续护理学教育是继护士的规范化培训之后,以学习新理论、新知识、新技术和新方法为主的一种终生性护理学教育。主要内容包括学术会议、专题讲座、调研考察报告、护理疑难病例讨论会、技术操作示教、专题培训班等,一般以短期和业余学习为主。

1.学分授予

继续护理学教育实行学分制,分为Ⅰ类学分和Ⅱ类学分。

2.学分制管理

继续护理学教育实行学分制,可按照《继续医学教育学分授予试行办法》执行。护理人员继续教育学分制要求护理技术人员每年参加经认可的继续护理学教育活动的最低学分为25学分,其中Ⅰ类学分须达到3~10学分,Ⅱ类学分须达到15~22学分。省、自治区、直辖市级医院的主管护师及其以上人员5年内必须获得国家级继续护理学教育项目授予5~10学分。护理技术人员在任期内每年须修满25学分以上(包括25学分),才能再次注册、聘任及晋升。

(刘国才)

参 考 文 献

[1] 潘雷.普外科临床思维与实践[M].北京:科学技术文献出版社,2019.

[2] 周庆云,褚青康.内科护理[M].郑州:郑州大学出版社,2018.

[3] 张阳.外科护理学理论基础与进展[M].北京:科学技术文献出版社,2020.

[4] 何文英,侯冬藏.实用消化内科护理手册[M].北京:化学工业出版社,2019.

[5] 于红,刘英,徐惠丽,等.临床护理技术与专科实践[M].成都:四川科学技术出版社,2021.

[6] 张翠华,张婷,王静,等.现代常见疾病护理精要[M].青岛:中国海洋大学出版社,2021.

[7] 李燕,郑玉婷.静脉诊疗护理常规[M].北京:人民卫生出版社,2021.

[8] 刘巍,常娇娇,盛妍.实用临床内科及护理[M].汕头:汕头大学出版社,2019.

[9] 孙爱针.现代内科护理与检验[M].汕头:汕头大学出版社,2021.

[10] 刘爱杰,张芙蓉,景莉,等.实用常见疾病护理[M].青岛:中国海洋大学出版社,2021.

[11] 高淑平.专科护理技术操作规范[M].北京:中国纺织出版社,2021.

[12] 马雯雯.现代外科护理新编[M].长春:吉林科学技术出版社,2019.

[13] 张俊英.精编临床常见疾病护理[M].青岛:中国海洋大学出版社,2021.

[14] 丁明星,彭兰,姚水洪.基础医学与护理[M].北京:高等教育出版社,2021.

[15] 郑祖平,林丽娟.内科护理[M].北京:人民卫生出版社,2018.

[16] 郭丽红.内科护理[M].北京:北京大学医学出版社,2019.

[17] 金莉,郭强.老年基础护理技术[M].武汉:华中科学技术大学出版社,2021.

[18] 刘毅.外科护理技术指导[M].北京/西安:世界图书出版公司,2019.

[19] 安利杰.内科护理查房手册[M].北京:中国医药科技出版社,2019.

[20] 高一鹭.神经外科诊疗常规[M].北京:中国医药科学技术出版社,2020.

[21] 丁四清,毛平,赵庆华.内科护理常规[M].长沙:湖南科学技术出版社,2019.

[22] 张薇薇.基础护理技术与各科护理实践[M].开封:河南大学出版社,2021.

[23] 姜雪.基础护理技术操作[M].西安:西北大学出版社,2021.

[24] 赵静.新编临床护理基础与操作[M].开封:河南大学出版社,2021.

[25] 刘峥.临床专科疾病护理要点[M].开封:河南大学出版社,2021.

[26] 初钰华,刘慧松,徐振彦.妇产科护理[M].济南:山东人民出版社,2021.

［27］张宏.现代内科临床护理［M］.天津：天津科学技术出版社,2018.

［28］刘萍.内科临床护理技能实践［M］.汕头：汕头大学出版社,2019.

［29］王秀兰.外科护理与风险防范［M］.哈尔滨：黑龙江科学技术出版社,2021.

［30］丁琼,王娟,冯雁,等.内科疾病护理常规［M］.北京：科学技术文献出版社,2018.

［31］王为民.内科护理［M］.北京：科学出版社,2019.

［32］高清源,刘俊香,魏映红.内科护理［M］.武汉：华中科技大学出版社,2018.

［33］王妍炜,林志红.儿科护理常规［M］.开封：河南大学出版社,2021.

［34］赵风琴.现代临床内科护理与实践［M］.汕头：汕头大学出版社,2019.

［35］陈素清.现代实用护理技术［M］.青岛：中国海洋大学出版社,2021.

［36］庄元震.早期肠内营养在危重症患者营养支持中的价值分析［J］.医药前沿,2022,12(2)：55-57.

［37］齐辉.临床护理路径在妊高征产妇产后出血护理中的应用及对出血量的影响［J］.国际护理学杂志,2021,40(18)：3421-3424.

［38］陈小莉.不同营养支持方式在神经外科重症患者中的应用效果［J］.黑龙江医学,2022,46(17)：2157-2159.

［39］俞艳梅.肠内与肠外营养支持对重症胰腺炎患者营养指标和免疫功能的影响［J］.基层医学论坛,2022,26(8)：99-101.

［40］陈少梅,林家羽,唐瑜.ICU 重症患者实施营养支持护理的效果及对提高患者营养情况的分析［J］.医学食疗与健康,2022,20(2)：16-18,22.